北京中医药大学特色教材

中医学基础概论

（供中药学、中药制药、药学、护理学、公共事业管理、药事管理、法学、英语等专业用）

李卫红　林　燕　主　编

全国百佳图书出版单位
中国中医药出版社
·北　京·

图书在版编目（CIP）数据

中医学基础概论 / 李卫红，林燕主编 . -- 北京：中国中医药出版社，2025. 3. -- (北京中医药大学特色教材).

ISBN 978-7-5132-9300-6

Ⅰ. R22

中国国家版本馆 CIP 数据核字第 2025JP9566 号

中国中医药出版社出版

北京经济技术开发区科创十三街 31 号院二区 8 号楼

邮政编码　100176

传真　010－64405721

北京盛通印刷股份有限公司印刷

各地新华书店经销

开本 787 × 1092　1/16　印张 22.25　字数 523 千字

2025 年 3 月第 1 版　2025 年 3 月第 1 次印刷

书号　ISBN 978 – 7 – 5132 – 9300 – 6

定价　99.00 元

网址　www.cptcm.com

服务热线　010-64405510

购书热线　010-89535836

维权打假　010-64405753

微信服务号　zgzyycbs

微商城网址　https://kdt.im/LIdUGr

官方微博　http://e.weibo.com/cptcm

天猫旗舰店网址　https://zgzyycbs.tmall.com

如有印装质量问题请与本社出版部联系（010－64405510）

北京中医药大学特色教材

《中医学基础概论》编委会

前言

为进一步深化教育教学综合改革，依托学校一流学科和一流专业的优势与特色，全面推进适应国家发展战略需求，建设信息技术与教育教学深度融合、多种介质综合运用、表现力丰富的新形态高水平教材，北京中医药大学启动了“特色教材建设项目”。

本套特色教材以习近平新时代中国特色社会主义思想为指导，紧密结合高等教育发展和教育教学改革的新形势，按照“立德树人、以文化人”的宗旨，将教材建设与教学、科研相结合，以我校专业建设、课程建设、教育教学改革成果为依托，力争建设一批体现中国立场、中国智慧、中国价值及中医药优秀文化，符合我校人才培养目标和培养模式，代表我校学术水平的高质量精品教材，充分发挥教材在提高人才培养质量中的基础性作用。

本套特色教材从最初的立项到书稿的形成都遵循着质量第一、特色突出的原则。每一个申请项目都经过学校教学指导委员会初选，再由校内外专家组成评审委员会对入围项目进行评审，教材书稿形成后又由校内外专家进行审读，严把质量关。根据教学需要，先期推出十余本特色教材，内容涵盖中医学、中药学、中西医临床医学、针灸推拿学、护理学等专业，既有理论阐述，又有临床实践及实验操作。本套特色教材在编写过程中融入了课程思政的内容，并在融合出版方面进行了适当探索。

本套特色教材的建设凝聚了北京中医药大学多位中医药行业高等教育工作者的集体智慧，体现了他们齐心协力、求真务实、精益求精的工作作风。谨此向全体组织人员和编写人员致以衷心的感谢。尽管所有组织者与编写者竭尽心智，精益求精，本套特色教材仍有进一步提升的空间，敬请广大师生提出宝贵意见和建议，以便不断修订完善。

北京中医药大学

2023 年 11 月

编写说明

近年来，为适应社会对人才的需求，高等中医药院校新兴专业应运而生，陆续开设了药事管理、公共事业管理、法学、英语等非医学专业。这些专业的培养目标并非医护人员，但学员们毕业后的工作大多与医疗相关，这就要求这些专业的学生具备一定的中医学知识背景。所以，加强中医药学相关专业的教材建设，对于培养高素质人才具有重要意义。

“中医学基础概论”为北京中医药大学针对这些非医学专业学生开设的一门必修课程，教学内容由中医基础理论、中医诊断学、中药学、方剂学四门基础课的内容组合而成，虽进行了一定程度的整合，删除了一些重复的部分，但保留了原课程的基本框架结构，使得课程内容之间衔接性不强。各章节知识点繁多，内容庞杂，加之课时有限，给教学带来很大的困难和不便。有鉴于此，我们重新编写了这本适合高等中医药院校非医专业使用的《中医学基础概论》教材。

本教材以最新修订的本科生培养方案为依据，顺应当今整合性课程建设的导向，在教材编写时，进一步优化和精炼教材内容，打破原有四门课程的界限，将所有知识点进行重新整合，按照中医学的哲学基础、生理观、病理观、诊疗体系的逻辑关系对教学内容进行重新梳理，注重前后教学内容的衔接，使整本教材的内容有一条主线，展现中医学知识的整体性与相互关联性，旨在为非医学专业学生提供一个结构较为完整、合理的中医学知识框架，使其能够利用有限的课时实现对中医学基础知识的系统掌握。

本教材除供高等中医药院校非医学专业使用外，也适合中医基础课程门数较多、课时相对较少的中医药类各专业学生及自学中医者使用。

第一章中医学导论由李卫红编写；第二章中医学的哲学基础由姜婧、王黎编写；第三章中医学的生理观由林燕、钟印芹、赵程博文编写；第四章中医学的病理观由马雪玲、王俊翔编写；第五章中医学的诊断体系由于春光、张炜悦编写；第六章中医学的防治原则由王臻、陈赟编写；第七章方药学基本知识由柴欣楼编写；第八章常用的中药与方剂由田昕、张惠敏编写。各章分别由副主编修改统稿，经编委会审定，最后由主编李卫红、林燕进行统稿、审稿、定稿。

由于本教材的编写属新的尝试，如有不当之处，诚望各位同道和读者提出宝贵意见，以便进一步修订提高。

《中医学基础概论》编委会

2024年10月

目 录

第一章　中医学导论

中医学具有数千年的悠久历史，是中华民族在长期的生产与生活实践中同疾病进行斗争的丰富经验的总结，是我国优秀民族文化遗产的重要组成部分，是世界医学史上的一颗璀璨明珠。它为中国人民的卫生保健事业和中华民族的繁衍昌盛作出了不可磨灭的巨大贡献。

一、中医学的基本概念

中医学是发祥于中国古代的研究人体生命、健康、疾病的科学。它具有独特的理论体系、丰富的临床经验和科学的思维方法，是以自然科学知识为主体，交融人文社会科学知识的科学知识体系。

中医学理论体系是由中医学的基本概念、基本原理，以及按照中医学逻辑演绎程序从基本原理推导出来的科学结论，即科学规律而构成的，是以中国古代的唯物论和辩证法思想，即气一元论和阴阳五行学说为哲学基础，以整体观念为指导思想，以脏腑经络的生理和病理为核心，以辨证论治为诊疗特点的独特的医学理论体系。

二、中医学的学科属性

中医学属于自然科学的范畴，但亦具有浓厚的人文社会科学的特点，还受到中国古代哲学思想的深刻影响，是一门以自然科学为主体、多学科知识相交融的医学科学。

（一）中医学属于自然科学范畴

自然科学是研究自然界各种物质运动变化和发展规律或本质的学科。中医学研究的对象是人，主要探讨人体的生、长、壮、老、已的生命规律，人体的形态结构与生理功能以及疾病的发生、发展和防治规律等，因而属于自然科学的范畴。

（二）中医学具有社会科学特性

社会科学是研究人类社会运动变化和发展规律的学科。人不仅具有自然物质（生物）的属性，还具有社会属性。人生活在社会中，必然受到社会环境的影响，社会环境的变更，人的社会地位、经济条件的变化，对人体的身心健康常产生较大影响，由此引起一系列有关健康和疾病的医学问题。中医预防和治疗疾病时，必须充分考虑社会因素对人体身心功能的影响，因而中医学具有明显的社会科学属性。

（三）中医学受到古代哲学的深刻影响

哲学是关于自然、社会和思维中最一般的共同规律的学科。任何一门自然学科的发展都离不开哲学的作用。中医学发祥于中国古代，受到当时哲学思想的深刻影响。在形成与发展过程中，中医学不断吸取当时的哲学成就，用当时盛行的哲学思想如精气、阴阳、五行学说等，阐述关于生命、健康、疾病等一系列医学问题，构建了自己独特的医学理论体系。

第一节　中医学理论体系的形成和发展

中医理论体系是随着中国社会文化科学技术的发展，通过历代医家和人民群众长期与疾病斗争的实践经验积累，不断地完善、提高而发展的，主要经历了以下几个历史时期。

一、先秦、秦汉时期

中医学的起源，经历了从原始社会至东周春秋时期的漫长岁月。中医药学知识如其他自然科学一样，从开始起便是由生产方式所决定的。我们的祖先在谋求生存和生活的过程中，经过生产实践不断地摸索，逐步积累了原始的医药卫生知识。如在寻找食物、采集野果的过程中，我们祖先发现一些植物或动物能够减轻或消除某种病痛，这就是最初中药的起源。“神农尝百草”“伏羲制九针”的典故均是我们祖先在生活和生产中探索医药知识的典范。

春秋战国至秦汉是中医学理论体系初步形成的时期。中医学理论体系的形成具有深刻的思想渊源和复杂的社会历史基础。

（1）有利的社会文化背景：春秋战国到秦汉这一历史时期，各种文化学术流派，如儒家、道家、墨家、法家、纵横家等，展开了学术争鸣与交流，奠定了中华民族文化的深厚基础，也为中医学理论体系的形成奠定了坚实的文化和社会历史基础。

（2）长期丰富的临床医疗经验的积累：人类自有生产活动以来，就开始了医疗活动。《左传》所记载的医和、医缓等人，即是专门以治病为职业的著名医生。这一历史时期著名的医家扁鹊，已擅长通过切脉、望色、听声等来诊断。这些古代医药学家积累的丰富的医药学知识，为中医学的发展及理论体系的建立奠定了实践基础。

（3）古代自然科学的发展：如中国古代高度发展的天文、历法、气象、农学、数学等多学科知识，对中医学的形成产生了重要的影响，奠定了中医学理论体系形成的科学基础。

（4）古代的哲学思想的渗透：春秋战国时期，学术思想活跃，特别是古代的唯物辩证法哲学思想（如阴阳五行学说）比较盛行，为中医学理论体系的形成奠定了思想基础。古代医家在整理长期积累下来的医疗经验时，以这些哲学思想为指导思想和方法论，把散在的、零碎的医疗经验，通过归纳、总结，使其逐步系统化和完整化，从感性认识上升为理性认识，使之成为比较完整的医学理论体系。

这一时期最重要的成就是被后世称为中医学“四大经典”的《黄帝内经》《难经》《伤寒杂病论》《神农本草经》的相继问世，它们系统总结了这一时期的医学理论和治疗经验，从理、法、方、药等几个方面完整地构建了中医学的理论框架，成为中医学发展的基石。

《黄帝内经》：简称《内经》，分《素问》《灵枢》两部分。《黄帝内经》一书，以古代哲学中的精气、阴阳、五行等学说为理论方法，以整体观念为主导思想，阐释了人体内在活动的规律性、人体与外在自然环境的统一性。对人体的解剖形态、脏腑经络、生理病理以及关于疾病的诊断和防治等，都做了比较全面系统的阐述。同时，《内经》以医学内容为中心，把自然科学与哲学理论有意识地结合起来，对当时哲学领域中一系列重大问题，诸如气、天人关系、形神关系等进行了深入的探讨，其中许多理论观点已经具有较高的水平，具有重要的研究价值。在诊断方面，《内经》不仅奠定了望、闻、问、切四诊的基础，更重要的是还提出诊断疾病必须结合致病的内外因素加以全面综合考虑。《内经》首次系统总结了春秋战国至秦汉时期的医疗经验和学术理论，并吸收了秦汉以前有关天文学、历算学、生物学、地理学、人类学、心理学以及哲学等多种学科的重要成就，确立了中医学独特的理论原则，成为中医药学发展的基础和源泉。《内经》的问世，是中医学理论体系初步形成的标志。

《难经》：成书于汉以前，是一部与《内经》相媲美的古典医籍，不仅解释了《内经》中的疑难问题，而且补充了《内经》之不足，其丰富的内容包括了生理、病理、诊断及治疗等各个方面，尤其是对脉学（独取寸口的诊脉方法）、经络学说，以及藏象学说中命门、三焦所阐述的思想理论，对后世各科的临床实践具有重要的指导意义。

《伤寒杂病论》：东汉末年著名医家张仲景在《内经》和《难经》的基础上，进一步总结前人的医学成就，并结合自己的临证经验，写成了我国第一部临床医学专著《伤寒杂病论》，以六经辨证和脏腑辨证等方法，对外感疾患和内伤杂病进行治疗，确立了中医临床医学的辨证论治体系和理法方药的运用原则，为后世临床医学的发展奠定了良好的基础。《伤寒杂病论》后经晋代医学家王叔和编纂整理成《伤寒论》与《金匮要略》两书。

《神农本草经》：作为中国医学史上现存最早的药物学专著，《神农本草经》收载药物365种，根据养生治病和有毒无毒，分为上、中、下三品，并将药物分为寒、热、温、凉四性，以及酸、苦、甘、辛、咸五味，使药理学与病理学密切结合，使中医学理论体系更加充实。同时，该书提出单行、相须、相使、相畏、相恶、相反、相杀等“七情和合”的药物配伍理论，为组方提供了重要的理论依据。

二、魏晋隋唐时期

魏晋隋唐时期，是中医学理论体系充实、丰富、系统化的时期。这一时期涌现出了众多名医与名著，中医理论体系不断充实，一批分支学科在分化中日趋成熟。晋代皇甫谧所著的《针灸甲乙经》是第一部针灸学专著。该书集魏晋以前针灸经络理论之大成，从藏象、经络、腧穴、标本、九针、刺法、诊法、病证、治法等方面，对经络学说和针灸理论进行了深入的探讨，对后世针灸学的发展贡献很大。

王叔和的《脉经》，作为第一部脉学专著，对中医脉学理论进行了全面系统的总结和整理。该书阐述了浮、芤、洪、滑、数、促、弦、紧等24种脉象及其主病，提倡简便实用的“寸口诊法”，丰富了脉学的基本知识和理论。

隋代巢元方所著《诸病源候论》为第一部病因病机证候学专著。该书对内、外、妇、儿、五官、皮肤各科疾病的病因、病机与症状进行了详尽论述，特别是对于一些病源的认识，在当时已具有相当高的科学研究价值。如指出疥疮由疥虫所致、“漆疮”的发生与体质有关、某些传染病由自然界的“乖戾之气”引起并有“转相染易”的特点等。

唐显庆四年（659年），颁布了由李勣、苏敬等主持编写的《新修本草》(又称《唐本草》)，由于是政府主持编撰并予颁行，故为我国第一部官修本草，也是世界上最早的一部药典性著作，比欧洲最早药典《纽伦堡药典》早800多年。该书收载国产和外来药物844种，内容丰富，取材精要，图文并茂，具有较高的学术水平和科学价值，对我国和世界医学的发展作出了重要的贡献。

唐代孙思邈编撰《千金方》(包括《备急千金要方》和《千金翼方》)，既是最早的方剂学专著，又可称我国最早的医学百科全书。两书详述了唐以前的医学理论、方剂、诊法、治法、食养等，代表了盛唐的医学发展水平，很多方剂至今还有效地指导着临床治疗。

在专科方面，这一时期出现了我国现存最早的妇科专著《经效产宝》、最早的儿科专著《颅囟经》、最早的外科专著《刘涓子鬼遗方》、最早的伤科专著《仙授理伤续断秘方》等，说明当时临床医学的发展在逐步走向专科化。

三、宋金元时期

宋金元时期成为中医学发展的繁盛时期。这一时期各专科日趋成熟，专科体系相继确立，同时涌现出一些新的学派，不仅活跃了学术气氛，更倡导了注重理论研究之风，并在某些领域取得了突破。如陈无择在《三因极一病证方论》中，针对中医的病因学提出了著名的“三因学说”，指出内因为七情所伤致病，外因为六淫外邪所感，不内外因为饮食饥饱、呼叫伤气、虫兽所伤、中毒金疮、跌损压溺等。此种分类方法，对中医病因学发展产生了深远的影响。此外，元代杜清碧的《敖氏伤寒金镜录》是我国现存的第一部舌诊专著。宋代钱乙的《小儿药证直诀》丰富了脏腑辨证内容。宋代宋慈依据历代法医知识和当时执法检验经验而编写的《洗冤集录》是我国最早的法医学专著，该书先后被译为朝鲜、日、法、荷兰、英、德、俄等多种文字，成为各国审理死伤案件的重要参考书。

金元时期，涌现出许多各具特色的医学流派，从不同的角度极大地丰富和发展了中医学理论，最具代表性的是“金元四大家”，见表1-1。

表 1–1 金元四大家及医学流派

金元四大家	派别	理论观点	擅长治法
刘完素	寒凉派	“火热论”，六气皆从火化，五志过极皆能生火	善用寒凉药物
张从正	攻邪派	病由邪生，“邪去则正安”	汗、吐、下法
李杲	补土派	内伤脾胃，百病由生	甘温除热法
朱震亨	滋阴派	“相火论”，阳常有余，阴常不足	滋阴降火法

此外，宋代方药学方面的发展也颇有成就。唐慎微编著的《经史证类备急本草》(简称《证类本草》)，该书载药1500余种，在集前人著作大成方面做了极大贡献。宋代出现了由政府组织编写的方书，如《太平圣惠方》和《圣济总录》。《太平惠民和剂局方》载方788首，是我国历史上第一部由政府颁发的成药典。

四、明清时期

明清时期是中医理论的集成和深化发展阶段，编撰了大量的医学全书、丛书和类书，对医学理论和经验进行了综合整理。同时，又有许多新的发明和创见，深化发展了中医学理论。

明清时期温病学派的出现，标志着中医学对传染性热病的认识已经发展到一个新的阶段。温热病学是研究四时温热病发生、发展规律及其诊治方法的学科。明代医家吴又可写成《温疫论》一书，提出了“戾气”学说。他认为“温疫”的病原“非风非寒非暑非湿，乃天地间别有一种异气所感”，其传染途径是从口鼻而入，而不是从肌表而入，这对温病（特别是瘟疫）的病因学有很大的发展。著名温病学家叶天士、吴鞠通、薛生白以及王孟英等，系统地总结了明清时期有关外感传染性热病的发病规律，创立了以卫气营血和三焦为核心的温热病辨证论治法则，从而使温热病学在病因、病机及脉证论治等方面形成了完整的理论体系，成为中医学理论的创新与突破，见表1–2。

表 1–2 温病学派代表人物

温病学派代表人物	主要观点及贡献	代表性著作
吴有性	创“戾气”说	《温疫论》
叶桂	创卫气营血辨证	《外感温热论》
吴瑭	创三焦辨证理论	《温病条辨》
薛雪	阐述了湿热病的病因、症状、传变规律、治则治法	《湿热病篇》
王士雄	外感传染性热病的发病规律，突破“温病不越伤寒”，创立辨证论治法则，形成完整的理论体系	《温热经纬》

在藏象学说的研究方面，明代赵献可、张介宾等在《内经》《难经》命门理论的基础上，发展形成了“命门学说”；李中梓提出“肾为先天本，脾为后天本”的论断，至今仍被广泛应用。清代医家王清任著《医林改错》一书，改正多处古医书在人体解剖方

面的错误，并在瘀血致病理论方面的发展作出较大的贡献。

《本草纲目》是一部中药学巨著，由明代李时珍所著。全书52卷，载药1892种，并按药物的自然属性和生态条件分为16纲、60类，是当时世界上最先进的分类法。本书不仅总结了我国16世纪以前的药物学知识，而且广泛介绍了植物学、动物学、矿物学、冶金学等多学科知识，是我国大型本草著作的范本，是我国科技史上极其辉煌的硕果。

五、近现代

近代（鸦片战争后），随着社会制度的变更，西方科技和文化的传入，中西医药出现了大碰撞，形成了以唐宗海、恽铁樵、张锡纯为代表的中西汇通学派，主张汲取西医之长以发展中医，奠定了中西医结合发展的基础。如张锡纯所著的《医学衷中参西录》，即是中西汇通的代表作。

中华人民共和国成立以来，中医事业进一步发展，中医学基础理论的系统整理和实验研究、中医学临床研究、中西医结合研究等方面，都取得了相当可喜的成绩，促进和推动了整个中医学的发展，为中医理论体系的现代化奠定了基础，并将继续为人类的健康事业作出重要的贡献。

第二节　中医学理论体系的主要内容

中医学在中国产生，经过数千年的发展，不仅积累了丰富的养生和诊疗经验，而且具备了完整而独特的理论体系，对世界医学的发展模式产生着深远的影响，同时为生命科学的研究提供了一条崭新的思路。就医学知识而言，可分为基本理论和医疗技术两大类。中医学的理论体系包括以下几方面：阴阳学说、五行学说、精气学说等哲学基础理论；藏象学说、气血津液学说、经络学说等人体生理的认知体系；发病学、病因病机学等疾病的认知体系；四诊、辨证等疾病的诊断体系；疾病的预防治疗体系等。现将其主要内容简介如下。

一、中医学的哲学基础

中医学的哲学基础诞生于中国古代，充分地借助了当时先进的哲学思想，解释人体的生理现象和病理变化，归纳出关于健康与疾病的某些规律，用于指导临床的诊断和治疗。在中医学的形成和发展过程中，影响最大的哲学思想有元气论、阴阳学说和五行学说。这些哲学思想是构建中医理论的一种方法，其被引进中医学领域后，又被赋予了医学含义，成为中医理论体系的内容之一，贯穿中医学的各个层面。只有深刻地领会这些哲学内容，才能有效地学习并掌握中医学的理论。

（一）元气论

气，是中国古代哲学中最重要、最基本的范畴，是标示物质存在的基本概念，是物质世界的本原。中医学认为，人之生为气之聚，万物都是气的变化。元气论是中国古代认识世界、了解世界的世界观和方法论。元气论应用于中医学领域后，与医学知识相结合，形成了中医学的气一元论。

（二）阴阳学说

阴阳学说是在元气论基础上建立起来的中国古代朴素的对立统一论。阴阳学说认为世界是物质的，物质世界是在阴阳二气的相互作用下发展变化着的。阴阳之间存在着对立制约、互根互用、交感互藏、消长平衡、相互转化等关系，构成了世间万物发生、发展、变化和消亡的总根源。中医学用阴阳学说构建了本学科的科学观和方法论，阐述了生命的起源和本质、人体的生理功能、病理变化及疾病的诊断和防治的根本规律。

（三）五行学说

五行学说认为木、火、土、金、水是构成物质世界的最基本物质，而此五行之间又是不断相互资生、相互克制地运动变化着的。五行的生克制化关系是推动万物生生不息、周而复始的重要动因。中医学把五行学说用于医学领域，以五行归类五脏、五腑、五体、五官、五志、五液等，建立了以五脏为中心的五个生理系统。这五个生理系统之间的生克制化关系，维系着人体的生命活动。中医学认为自然界的五行系统与人体五行系统息息相关，相互沟通和感应，形成统一的整体。

元气论、阴阳学说和五行学说都是含有深刻的唯物论思想和辩证法思想的中国古代哲学理论，其渗透到医学领域以后，使大量的临床实践资料升华到理性的高度，促进了中医学理论体系的建构和发展，贯穿中医学理论体系的各个层面。

二、中医学对人体结构和功能的认识

中医对正常人体的认识，着眼于整体联系，注重研究人体的功能。中医学认为人体是以心为主宰，以五脏为中心，以经络为通路，以精、气、血、津液为物质基础，联系着六腑、形体官窍的有机整体，共同维系了人体的生命活动。因此对五脏六腑、精气血津液、经络的认识，是中医学的理论核心和根基。

（一）藏象学说

藏象学说，即是通过对人体生理、病理现象的观察，研究人体脏腑系统的生理功能、病理变化及其相互关系的学说。人体脏腑按其生理功能特点可分为三类：五脏、六腑、奇恒之腑。五脏，即心、肺、脾、肝、肾，形态上多为实质性脏器，其功能特点是化生、贮藏人体精气，藏而不泻。六腑，即胆、胃、小肠、大肠、膀胱、三焦。六腑形态上多为中空性的管腔器官，其功能特点是传化水谷，泻而不藏，以通为用。《素问·五脏别论》说："五脏者，藏精气而不泻也，故满而不能实。六腑者，传化物而不藏，故实而不能满也。"这既是对脏腑功能的总概括，又阐明了五脏与六腑之间的主要区别。奇恒之腑，即脑、髓、骨、脉、胆、女子胞。因为这一类脏器虽然形态上多为中空而类似于六腑，但其功能特点多为贮藏人体精气而与六腑有别，故将其称为"奇恒之腑”。

藏象学说以五脏为主体，将六腑、五体、五官、九窍、四肢百骸等全身组织器官分成五大系统，它们相互之间并不是孤立的，而是通过经脉的络属沟通、气血的流贯，相互联系，形成统一的整体。藏象学说一方面研究脏腑、经络、形体官窍、气血津液各自的生理功能，另一方面从总体上揭示它们之间的复杂联系及活动规律，还注意自然界气候、气象、地理等环境因素对机体生理活动的影响，体现了“脏气法时”“四时五脏阴阳”的整体思想。

可见，藏象学说并不着重于形体结构的细微剖析，它所揭示的人体正常生理活动规律，是立足于生命活体所表现的各种征象来概括和阐释机体内部活动的实际情况，是从人与自然的相互关系中把握的生命活动规律。

（二）气血津液学说

气血津液学说是研究人体生命活动基本物质的生成、输布、生理功能及其相互关系的一种基础理论。人体生命活动的基本物质，主要包括气、血、津液等，它们是构成人体和维持人体生命活动的基本物质，也是脏腑、经络等组织器官功能活动的物质基础。机体的脏腑、经络等组织器官进行生理活动所需要的能量，来源于气、血、津液；而气、血、津液的生成和代谢，则又依赖于脏腑、经络等组织器官的正常生理活动。

气、血与津液各具不同的概念，它们在生成、输布与生理功能等各方面都有各自的特点。气是人体内存在着的极其微小但活力很强的精微物质，具有推动、温煦、防御、固摄、气化、营养等功能；血是运行于脉管中的红色液态物质，对全身具有营养和滋润作用；津液是人体内一切正常水液的总称。主要功能是滋润和濡养作用。同时气、血、津液之间又不是彼此孤立的，它们在复杂的生理过程中，有着多种多样的相互关系，主要体现在同源、互化、互用三个方面。同源，即都来源于水谷精微；互化，是指这些基本物质在人体气化过程中经常相互转化；互用，是指这些基本物质在运行、代谢、作用等过程中，常相互影响，或相互促进或相互制约。

由于气、血、津液在生理上与脏腑、经络、形体官窍之间存在着密切的联系，因而在病理上，这些组织器官的病变，都与气、血、津液的失常有关，所以该学说对临床辨证论治起着十分重要的指导作用。

（三）经络学说

经络学说是阐述人体经络系统的内容、循行分布、生理功能等的一种基础理论。经络是人体结构的重要组成部分，它与脏腑、形体官窍等组织器官，共同构成了完整的人体。经络是经脉和络脉的总称。经脉是经络系统中的主要部分，多行于人体的深部，有一定的循行路径，主要包括十二正经、奇经八脉、十二经别等；络脉是经脉小的分支，多行于较浅的部位，纵横交错，网络全身。以十二经脉为主体的经络系统，具有联络组织器官、沟通表里上下、通行气血阴阳、感应与传导、调节机体活动等生理功能。在发生病变时，经络就成为传递病邪和反映病变的途径。

经络学说广泛运用于临床各科，起着重要的指导作用。在病理方面，可以阐释病变机理；在诊断方面，可以辨别病位与证候，以诊断某些疾病；在治疗方面，针灸与按摩疗法可以根据经络的循行路线和联系范围采用“循经点穴”的方法，药物疗法可以根据药物归经的理论，指导分经用药以及引经药的使用。

三、中医学对疾病的认识

中医学认为，人体是一个有机的整体，各脏腑组织之间及人体与外界环境之间始终保持着既对立又统一的相对动态平衡状态，从而维持着机体的正常生命活动。如果因某种原因使这种平衡状态遭到破坏，且又不能自行调节得以及时恢复，机体就会发生疾病。破坏人体协调状态而引起疾病的原因就是病因。病机是指疾病发生、发展与演变的机理。中医病因病机理论反映了中医对疾病本质的认识，是中医理论体系的重要组成部分。

（一）病因学说

病因学说是研究各种致病因素的性质、致病特点及其临床表现的理论学说。病因即致病因素，泛指能破坏人体相对平衡状态而导致疾病的原因。中医病因学说包括外感病因、内伤病因、病理产物性致病因素及其他病因四类。外感病因是指与季节气候、地域环境有关，能引起外感病的致病因素，主要包括六淫和疠气。六淫，即风、寒、暑、湿、燥、火六种外感病邪的统称，每一致病因素都有其特定的性质和致病特点；疠气是一类具有强烈传染性的外感性致病邪气，是导致急性传染病、烈性传染病和一些急性感染性疾病的致病因素。内伤病因是人类在生活中调摄不慎，有悖常理的行为导致自身功能失常而形成疾病的致病因素，主要包括七情内伤、饮食失宜、劳逸失当三方面。这些病因能直接损伤内脏，导致脏腑功能障碍及气血阴阳失调而发病。人体在疾病过程中常可因水液停聚、血行不畅等形成痰饮、瘀血或结石，这些病变所形成的病理产物滞留体内，便成为一类新的致病因素，即病理产物性致病因素。主要包括痰饮和瘀血。此类病因明显有别于外感病因和内伤病因，其形成多在外感病因或内伤病因致病的基础上继发而成，有阻滞气机、壅塞经脉、伤及内脏、病程较长、病情复杂、缠绵难愈等共同致病特征。此外还有各种意外损伤、寄生虫、药物对人体的毒副作用及人力暂时无法抗拒的先天因素等，也属病因范围。

（二）病机学说

病机学说，是研究和探讨疾病发生、发展、变化和结局的基本规律的学说。病机，即疾病发生、发展和变化的机理，包括两个方面。

1.发病机理

发病机理是指人体疾病发生的机制和原理。它是研究人体疾病发生的一般规律的学说。疾病具有复杂的病理过程，总结起来，不外乎是病因作用于人体引起损害和机体正气抗损害两方面。因而，中医常从邪正相搏的角度来认识发病机理。所谓正气，即是指人体的功能活动（包括脏腑、经络、气血等功能）和抗病修复能力。所谓邪气，泛指对人体有害的各种致病因素，如外感六淫、内伤七情、疠气、痰饮、瘀血及食积等。因此，中医发病学认为，任何疾病的发生，都是在一定的条件下正邪相争的结果。正胜邪负则不发病，邪胜正负就会导致疾病。中医的发病观，既强调人体正气在发病中的决定作用，也不排除邪气在发病中的重要性。认为正气不足是疾病发生的内在根本原因，邪气是导致发病的重要条件，而且在某些特殊情况下，邪气对疾病的发生有时也可起到决定作用。此外，机体的内环境显示人体正气强弱和体质类型差异，外环境则决定邪气有无、邪气性质及邪气盛衰，这些都与疾病的发生有着密切的关系。

2. 基本病机

临床疾病多种多样，其病变机理亦非常复杂，不同的疾病和不同的证候均有其特殊的病理机制。中医病机学说是研究机体对于致病因素侵袭或影响所产生的基本病理反应，即病理变化的一般性规律。邪正盛衰、阴阳失调、气血津液及脏腑经络失常是人类疾病病理变化的基本规律。邪正盛衰是贯穿疾病发展变化全过程的普遍矛盾，邪正双方力量的消长变化所产生的虚实病机，决定着病证的虚实。阴阳失调，是一切疾病发生、发展变化机理的高度概括，阴阳的偏盛偏衰及其发展变化，可形成实热、实寒、虚热、虚寒，以及阴阳格拒、阴阳互损和阴阳亡失的病理类型。气血津液（气血阴阳）失常，也是发病过程的主要病机，多表现为不足、运行障碍或逆乱等病理状态。脏腑经络病机，是以脏腑病机为核心，因脏腑病变是人体病变的主体部分，不仅与经络病变密切相关，而且概括了形体官窍病变在内的机理，其基本机理是脏腑气血阴阳的不足或失调。由于各脏腑功能不同，所以产生的病变也有各自的病机特点。中医病机学说是立足于整体观和辩证观来认识和研究疾病的，把握疾病或病证的一般性发展变化规律，可以指导我们更深刻地认识各种疾病的特殊病理变化，掌握各种疾病的本质，从而更加有效地指导临床辨证论治。

四、中医对疾病的诊断

中医对疾病诊断的理论依据是整体观念，因为中医学强调人体是一个有机的整体。生理上，内在脏腑与外在形体官窍、四肢百骸密切相关；病理上，内脏的功能失调必然反映于外，全身性病变也可通过官窍等局部反映出来。因此，中医诊病是通过诊察患者外在的、局部的表现，进而推测内脏的变化，以确定病情，即所谓“司外揣内”。中医诊断主要包括诊法和辨证两部分内容。

（一）诊法

诊法是中医诊察、收集病情资料的基本方法，包括望诊、闻诊、问诊、切诊，因此，也将诊法称为“四诊”。望诊是医生运用视觉，观察患者全身的神、色、形、态或局部的外在表现，以了解病情的方法。闻诊是医生运用听觉诊察患者身体发出的声音变化以及通过嗅觉诊察病体发出的异常气味，以获得病情资料的方法。问诊是医生通过询问患者或陪诊者，了解当前的主要症状以及有关疾病的发生发展情况、诊疗情况等，以掌握病情资料的方法。切诊是医生通过切按患者的脉搏及触、摸、推、按患者身体的有关部位，以获取病情资料的方法。四诊分别从不同角度收集病情资料，也就是疾病表现出的各种异常现象，为进行辨证论治提供依据。

（二）辨证

辨证是指在中医学理论指导下，通过对望、闻、问、切四诊所收集的病情资料进行综合分析，从而判断出证候类型的诊断思维过程。辨证是识别疾病本质的关键。前人在不同历史时期与疾病作斗争的过程中，根据各种病证的发生发展规律，从不同的角度去认识疾病，不断总结出了多种辨证方法。临床常用的有八纲辨证、脏腑辨证、气血津液辨证、病因辨证、六经辨证、卫气营血辨证、三焦辨证等。一般而论，八纲辨证是将临床所有证候概括、归类为八类证候（表、里、寒、热、虚、实、阴、阳），它是各种辨证方法的基本纲领，贯穿各种辨证方法之中。脏腑辨证是将四诊所收集的症状、体征及有关病情资料，进行综合分析，从而推断疾病所在的脏腑病位及其具体病理性质的一种辨证方法。因为无论任何疾病都会直接或间接伤及脏腑，各种辨证的结果最终都会落实到脏腑上，因此脏腑辨证又是各种辨证的基础。气血津液辨证主要是辨析气、血、津液的生化或输布功能等失常而产生的证候。气、血、津液的生理功能和病理变化都与脏腑密不可分，故气血津液辨证实际上是脏腑辨证的补充。两者主要适用于内伤性疾病。病因辨证是根据病因的性质和致病特点辨别何种邪气致病的方法。六经、卫气营血、三焦辨证则是外感性疾病的发生发展规律，立足于不同病理阶段的特点去归纳辨别证候，用于说明外感疾病的演变规律。

诊法和辨证的关系，实际上就是诊与断的关系。中医对疾病的诊断就是运用诊法辨病和辨证的思维过程，分析病情，认识疾病的本质，判断出病证，为论治提供依据。

五、中医对疾病的防治

中医历来非常重视疾病的预防，明确提出了“治未病”的预防思想，至今对人们的养生保健具有积极的指导意义。中医对疾病的治疗是在中医学基本理论的指导下，将四诊收集的病情资料进行分析、归纳，揭示发病的机理，辨明疾病的证候，在此基础上确立施治法则，选择恰当的治疗方法以施治于患者身上，从而达到治愈疾病的目的。中医学在长期的临床医疗实践中，积累了丰富的治疗经验，确立了临床治疗原则，创造了多种行之有效的治疗方法，逐步形成了系统的中医治疗知识体系，主要包括：预防原则、治疗原则、治疗方法及具体治疗措施等。

（一）防治原则

防病与治病，是中医医学体系的两个不可分割的重要组成部分。中医学不仅在临床医学上建立了以整体观和辨证论治为特点的临床诊疗体系，而且在预防医学方面，也积累了极为丰富的临床经验，并有独特的理论。

1.预防原则

中医学中的预防思想，《内经》中称为“治未病”，包括未病先防和既病防变两方面。未病先防是指在疾病发生以前，采取各种措施以防止疾病的发生。其基本原则为：一是要培养正气，提高抗病能力；二是要消灭病邪，防止邪气的侵害。既病防变主要包括早期诊治和控制疾病的传变，它可以防止疾病的发展。

2.治疗原则

治疗原则，是治疗疾病的准则，为确立治疗方法的依据，对于临床各科病证的立法、处方及用药具有普遍的指导意义。中医治则主要包括治病求本、扶正祛邪、调整阴阳、三因制宜等。治病求本是中医治疗疾病的基本原则，它强调临床寻求和治疗病证本质的重要性。扶正祛邪是针对虚证、实证施治的两个基本原则，即“虚则补之”“实则泻之”的原则。标本先后是突出临床应从复杂多变的病证中，分辨其标本缓急，来确定治疗时的先后主次。正治反治是针对疾病有无假象所制定的两种治疗原则，即无假象者用正治，有假象者用反治。因人、因地、因时制宜是指出治疗疾病必须考虑到人的体质、年龄、性别，以及地理环境、时令气候等因素，对具体情况做具体分析，它是一种知常达变的治疗原则。

（二）治疗方法

治法，包括治疗大法和具体治法。治疗大法也叫基本治法，它概括了许多具体治法的共性，在临床上具有普遍意义，包括汗、吐、下、和、温、清、补、消“八法”。具体治法是针对具体病证而拟定的治法，属于个性的，各具特定应用范围的治疗方法，如“活血化瘀”“清热解毒”“疏肝理气”“化痰开窍”等都属于具体治法。

（三）治疗措施

中医治疗疾病是历代劳动人民和医家长期与疾病做斗争的经验积累。实践证明，其理论与实践经验具有显著的科学性、实用性，其方法可谓琳琅满目、丰富多彩。其治疗方法有内治法，有外治法，包括中药方剂、针灸、推拿按摩、气功，以及大量行之有效的单方、验方和散在民间的各种简易疗法等。

1.药物疗法

药物疗法是中医治疗疾病的一种最常用的治疗方法。在长期的临床实践中，中医学形成了相对完整和系统的方药学理论知识。

（1）中药：中药是指在中医理论指导下，用于预防、治疗、诊断疾病并具有康复与保健作用的物质。中药主要来源于天然药物及其加工品，包括植物药、动物药、矿物药及部分化学、生物制品类药物，其中以植物药居多，故自古相沿把中药称本草。由于中药主要来源于自然界，其产地、采收与贮藏是否合宜、炮制方法是否得当，直接影响到药物的质量和疗效。

中医学认为任何疾病的发生发展过程都是致病因素（邪气）作用于人体，引起机体正邪斗争，从而导致阴阳气血偏盛偏衰或脏腑经络功能活动失常的结果。中药之所以能够针对病情发挥作用，是由于中药本身各自具有若干特性和作用，即“药物的偏性”，利用这些偏性来纠正阴阳气血偏盛偏衰，调节脏腑的功能，使之最大限度地恢复到正常状态，达到治愈疾病的目的，即所谓“以偏纠偏”。中医学把药物与疗效有关的性质和性能统称为药性，它包括药物发挥疗效的物质基础和治疗过程中所体现出来的作用。它是药物性质与功能的高度概括。研究药性形成的机制及其运用规律的理论称为药性理论，其基本内容包括四气、五味、升降浮沉、归经、有毒无毒、配伍、禁忌等。药性理论是我国历代医家在长期医疗实践中，以阴阳、脏腑、经络学说为依据，根据药物的各种性质及所表现出来的治疗作用总结出来的用药规律，是药物治病的主要理论依据。

（2）方剂：药物的配伍应用是中医用药的主要形式，药物按一定法度加以组合，并确定一定的分量比例，制成适当的剂型，即是方剂。由于疾病可表现为数病相兼的复杂病情，或表里同病，或虚实互见，或寒热错杂，因而中药常以配伍的形式进行应用，中医将各种药物的配伍关系归纳为单行、相须、相使、相杀、相畏、相恶、相反七种形式，称之为“七情”。方剂是药物配伍的发展，也是药物配伍应用更为普遍、更为高级的形式。临证遣药组方，为了达到安全有效的治疗要求，首先应遵循“依法制方”原则，即在辨清证候、审明病机的基础上制定有针对性的治疗方法，根据正确治法选择药物、酌定用量、妥善配伍，制定用以体现治法的具体方剂，所谓“法随证立，方从法出，方以药成”。其次还应遵循“有序构方”原则，在组织不同作用和地位的药物时，应符合严密的组方基本结构的要求，即“君、臣、佐、使”的组方形式。做到结构严谨、主次有序，使各具特性的群药组合成一个有机整体，从而发挥相辅相成、相制相成或相反相成的综合治疗效果。

中药与方剂种类繁多，为了便于检索、研究和运用，古今医药学家采用了多种分类法。现代方药学普遍采用的功能分类法，即按功效将常用方药分为解表方药、清热方药、泻下方药、祛湿方药、温里方药、理气方药、消食方药、驱虫方药、止血方药、活血方药、化痰止咳平喘方药、安神方药、平肝息风方药、开窍方药、补虚方药、固涩方药等。每一类药物在药性、功效、主治病证、禁忌等方面具有共性和个性特征，分别适用于不同类型的病证。

2. 针灸与推拿

针灸与推拿都是以经络与腧穴理论为指导的治疗手法，也是中医治疗疾病的常用方法。经络学说如前所述，腧穴是脏腑、经络之气输注于体表的特殊部位，也是疾病的反应点和针灸等治法的刺激点。人体腧穴包括十四经穴、经外奇穴及阿是穴三大类。腧穴并不是位于体表的一些孤立的点，而是归属于某些经络，或与某些经络有着密切的联系，并且通过经络内连于脏腑，外连于肌肉、皮肤的点，因此，对体表腧穴的刺激可以通过经络作用于相应的脏腑。

针灸包括针法和灸法两种不同的治疗方法，临床常结合应用，故合称针灸。针法是利用金属制成的针具，通过一定的手法，刺激人体腧穴，以治疗人体多种疾病的方法。常用的针法有毫针刺法、皮内针法、皮肤针法、电针法、三棱针法等。灸法是用艾叶捣制成艾绒，制成艾炷或艾条，点燃后熏灼体表穴位或患部，以达调整脏腑经络功能，防治疾病目的的方法。灸法的种类很多，常用的有艾炷灸、艾条灸、温针灸等。针法与灸法均是通过刺激人体一定的穴位，激发经络之气，以疏通经络、调和气血、调整阴阳、扶正祛邪、调整脏腑功能等，从而达到防治疾病的目的。

推拿是以中医理论为指导，运用各种手法作用于人体特定部位或穴位来防治疾病的一种治疗方法，又称“按摩”。推拿在临床上常用的治疗大法有温、补、和、散、通、泻、汗、清，也称推拿八法。推拿常用的手法有㨰法、一指禅法、揉法、摩法、推法、擦法、搓法、抹法、按法、点法、捏法、拿法、捻法、拍法、抖法等。推拿的作用原理是通过手法作用于人体体表的特定部位，以达到疏通经络、调和气血、调整脏腑、理筋整复、增强抗病能力等作用，恢复机体“阴平阳秘”的状态。推拿可适应于内、外、妇、儿、骨伤、五官等各科病证，特别是小儿推拿疗法，能免除针药之苦，容易被家长及小儿接受，在临床应用较为广泛。

3. 其他疗法

中医治疗方法内容丰富、各具特色，除药物、针灸、推拿疗法外，还有刮痧、火罐、熨法、水疗、浴法、熏蒸、蜡疗、导引、气功、心理、食疗等许多方法。这些疗法多以经络理论和脏腑理论为指导，临证时通过四诊对复杂病情进行分析、归纳，了解疾病的寒热、虚实等属性，明确其病位所属何经、何脏，辨认其证候和标本缓急，借助一定工具通过经穴配伍和施以一定的刺激手法而达到调整阴阳、扶正祛邪、疏通经络等目的。这些丰富的疗法往往简便易行且疗效确切，体现了“简、便、廉、效”的治疗优势。近年来，有的疗法与现代科学技术相结合，经过不断的改进和发展，显著地提高了临床疗效，为保障我国人民的身体健康作出了积极的贡献。

第三节　中医学理论体系的基本特点

中医学作为独特的理论体系，对于人体生理功能和病理变化的认识，以及有关疾病的诊断和治疗等方面，有其自己的特点。它的基本特点可概括为整体观念和辨证论治。

一、整体观念

（一）整体观念的概念

所谓整体，即是指事物的统一性和完整性。整体观念，是中医学关于人体自身的完整性及人与自然、社会环境的统一性的认识。中医学认为人体是一个有机的整体，构成人体的各个组成部分之间，在结构上是不可分割的，在功能上是相互协调、相互为用的，在病理上则是相互影响的。同时，人生活在自然和社会环境中，人体的生理功能和病理变化，必然受到自然环境、社会条件的影响。人类在适应和改造自然与社会环境的斗争中维持着机体的生命活动。

（二）整体观念的内容

整体观贯穿中医生理、病理、诊法、辨证、治疗等各个方面。

1. 人体是一个有机的整体

人体的各个脏腑、组织和器官，都有其各自不同的功能，这些不同的功能则又都是整体活动的组成部分，这就决定了机体的整体统一性。

（1）生理上的整体性：人体自身在生理上的整体性，主要体现在两个方面：一是构成人体的各个组成部分在结构与功能上是完整统一的，即五脏一体观。人体以五脏为中心，通过经络系统，把六腑、五体、五官、九窍、四肢百骸等全身组织器官联结成一个有机的整体，并通过精、气、血、津液的作用，来完成人体统一协调的功能活动。这种整体作用只有在心的统一指挥下才能生生不息。二是人的形体与精神是相互依附、不可分割的，即形神一体观。形是神的藏舍之处，神是形的生命体现。神不能离开形体而单独存在，有形才能有神，形健则神旺。形神统一是生命存在的保证。

（2）病理上的整体性：中医学不仅从整体方面来探索生命活动的正常规律，而且在认识和分析疾病的病理机制时，也首先着眼于整体，着眼于局部病变所引起的整体病理反应，并把局部病理变化与整体病理反应统一起来。病理上的整体观主要体现在病变的相互影响和传变方面，如一脏病变可通过经络反映于体表，或通过经络传变到其他脏腑。

（3）诊治上的整体性：正是由于各脏腑、组织和器官在生理、病理上的相互联系和相互影响，决定了在诊治疾病时，可以通过五官、形体、色脉等外在的变化，来了解和判断其内脏的病变，从而作出正确的诊断和治疗。例如舌通过经络可以直接或间接与五脏相通，人体内在脏腑的虚实、气血的盛衰、津液的盈亏，以及疾病的轻重顺逆，都可以通过观察舌象的变化测知。治疗疾病，也必须从整体出发，采取适当的治疗方法和措施，才能获得较好的疗效。如心开窍于舌，心与小肠相表里，所以可用清心热、泻小肠火的方法治疗口舌糜烂。其他如“从阴引阳，从阳引阴，以右治左，以左治右”（《素问·阴阳应象大论》），“病在上者下取之，病在下者高取之”（《灵枢·终始》）等，都是在整体观念指导下确定的治疗原则。

综上所述，中医学在阐述人体的生理功能、病理变化，以及疾病的诊断和治疗时，都贯穿着“人体是有机的整体”这一基本观点。

2. 人与自然界的统一性

人类生活在自然界之中，人与自然界的变化息息相关。正常条件下，自然界的变化可以直接或间接地影响着人体，而机体则相应地产生适应性调节，即“天人相应”。但人类适应自然环境的能力是有限度的，如果气候剧变，或环境过于恶劣，超过了人体生理调节的限度，或者机体的调节功能失常，不能对反常的自然界变化做出适应性的调节时，则会发生疾病。

（1）季节气候对人体生理的影响：在四时气候的变化中，春属木，其气温；夏属火，其气热；长夏（农历六月）属土，其气湿；秋属金，其气燥；冬属水，其气寒。春温、夏热、长夏湿、秋燥、冬寒，是一年之中气候变化的一般规律。生物在这种气候变化的影响下，就会有春生、夏长、长夏化、秋收、冬藏等相应的适应性变化。人体同样也必须与之相适应。如《灵枢·五癃津液别》说：“天暑衣厚则腠理开，故汗出……

天寒则腠理闭，气湿不行，水下留于膀胱，则为溺……”这说明春夏季节，阳气发泄，气血容易趋向于体表，皮肤松弛，机体以出汗散热来调节人体之阴阳平衡；秋冬季节，阳气收敛，气血趋向于里，则皮肤致密，少汗多尿，既可保证人体水液代谢正常排出，又能保证人体阳气不过分地向外耗散。由此看出，人体在一年四季之中，随着自然气候的变化，阴阳气血亦进行着相应的生理性调节。而四时的脉象亦是因人体受四时气候更替的影响，相应地发生着某些适应性变化，如李时珍《濒湖脉学》说：“春弦夏洪，秋毛冬石，四季和缓，是谓平脉。”

季节气候对人体病理的影响：四时气候的变化有时也会成为影响人类生存的不利因素。由于每一个季节都有它不同的特点，因此，常常出现季节性多发病或时令性的流行病。如《素问·金匮真言论》说：“春善病鼽衄，仲夏善病胸胁，长夏善病洞泄寒中，秋善病风疟，冬善病痹厥。”这是说春天多生鼻塞或鼻出血之病、夏天多生胸胁疾患、长夏多病里寒泄泻、秋天多生风疟之病、冬天多生四肢寒冷痹痛之症。

（2）昼夜晨昏对人体生理的影响：中医学认为，即使在一天之内，随着昼夜晨昏的变化，人体的阴阳气血也进行着相应的调节。如《素问·生气通天论》说：“阳气者，一日而主外，平旦人气生，日中而阳气隆，日西而阳气已虚，气门乃闭。”气门，即汗孔，又称玄府，为人体出汗散热的主要途径。此段说明，人体的阳气，白天运行于外，趋向于表，推动人体的组织器官进行各种功能活动。早晨阳气初生，中午阳气隆盛，至夜晚则阳气内敛，人体休息，恢复精力，故中医学认为“阳入于阴则寐”。

昼夜晨昏对人体病理的影响：昼夜晨昏的阴阳变化，对于疾病的发生发展亦有一定的影响。一般疾病，大多是白天病情较轻，夜晚较重，故《灵枢·顺气一日分为四时》说：“夫百病者，多以旦慧昼安，夕加夜甚。”

（3）地域环境对人体生理的影响：一般来说，地区气候有着一定的差异，地理环境和生活习惯亦有所不同，在一定程度上也影响着人体的生理活动。如我国江南多湿热，人体腠理多稀疏；北方多燥寒，人体腠理多致密。而一旦易地而处，人体由于自然生活环境突然改变，初期多感不太适应，但经过一定时间的锻炼，亦能逐渐习惯。

地域环境对人体病理的影响：某些地方性疾病，更是与地理环境有密切关系。如南方地区，阳热旺盛，地势低洼，水土湿弱，人们喜食酸类及腐制食品，经常发生拘挛湿痹等病证。

（4）养生防治中天人合一：正是由于自然环境的变化时刻影响着人的生命活动，因而在养生防病中应顺应自然规律，如《素问·四气调神大论》所说：“春夏养阳，秋冬养阴，以从其根。”疾病的治疗过程中，必须重视外在自然环境与人体的关系，所以因时、因地制宜，就成为中医治疗学上的重要原则。只有分析和把握外在环境与人体的有机联系，才能进行有效的治疗。

3. 人与社会环境的统一性

人是社会中的一员，具备社会属性。人体的生命活动，受到社会环境变化的制约。

（1）社会环境对人体生理的影响：社会环境不同，会给人们的生活条件、生产方式、思想意识和精神状态带来相应的变化，从而影响人的身心功能的改变。一般说来，良好的社会环境，有力的社会支持，融洽的人际关系，可使人精神振奋，勇于进取，有利于身心健康；而不利的社会环境，可使人精神压抑，或紧张、恐惧，从而影响身心功能，危害身心健康。

（2）社会环境对人体病理的影响：剧烈、骤然变化的社会环境，对人体脏腑经络的生理功能有较大的影响，从而损害人的身心健康。不利的社会环境，如家庭纠纷、邻里不和、亲人亡故、同事不睦等，可破坏人体原有的生理和心理的协调稳定，不仅易引发某些身心疾病，而且常使某些原发疾病病情恶化加重，甚至死亡。

（3）社会环境与疾病防治的关系：预防和治疗疾病时，必须充分考虑社会因素对人体身心功能的影响，尽量避免不利的社会因素对人的精神刺激，创造有利的社会环境，获得有力的社会支持，并通过精神调摄提高对社会环境的适应能力，以维持身心健康，预防疾病的发生，并促进疾病向好的方面转化。

二、辨证论治

（一）症、证、病的概念及关系

1.证

"证"是对机体在疾病发展过程中的某一阶段，多方面病理特性的概括。由于证包括了病位、病因、病性以及邪正情况，能够反映出疾病发展过程中某一阶段病理变化的本质，中医学将其作为确定治法、处方遣药的依据。

2.症

"症"是人体对疾病的反应而表现出来的症状和体征。"症"包括患者诉说的不适，如头痛、发热、身痛等，也包括医生检查患者时发现的异常征象，如舌苔、脉象等。

3.病

"病"是机体在一定的病因和条件下所发生的病理变化的总过程，它具有特定的病因、发病形式、病变机理、发展规律和转归。

4.病、证和症的关系

病与证，都是对疾病本质的认识，但病的重点是全过程，而证的重点在现阶段。同一种病可以出现几种不同的证，而不同的疾病在其发展过程中可以出现相同的证，症反映的是疾病的现象，是病和证的基本要素，疾病和证候都由症状和体征构成。例如，感冒，见发热、恶寒、头身疼痛等症状，病属在表，但由于致病因素和机体反应的不同，又常表现为风寒感冒和风热感冒两种不同的证。只有把感冒所表现的"证"是属于风寒还是风热辨别清楚，才能确定用辛温解表或辛凉解表方法，给以适当治疗。

（二）辨证论治的概念

辨证论治是中医认识疾病和治疗疾病的基本原则，也是中医学的基本特点之一。

"辨证"，就是将四诊（望、闻、问、切）所收集的资料，通过分析、综合，辨清疾病的原因、性质、部位，以及邪正之间的关系，从而概括判断为某种性质证候的过程。

“论治”，又叫施治，则是根据辨证分析的结果，来确定相应的治疗原则和治疗方法。

辨证和论治，是诊治疾病过程中相互联系、不可分割的两个方面，是理论和实践相结合的体现。辨证是决定治疗的前提和依据，论治则是治疗疾病的手段和方法，也是对辨证是否正确的实际检验。所以，辨证论治的过程，实质上就是中医学认识疾病和解决疾病的过程。

（三）辨证论治的应用

辨证论治作为指导临床诊治疾病的基本法则，能辩证地看待病和证的关系，认为一种病可以包括几种不同的证，而不同的疾病在其发展过程中可以出现相同的证，因此在根据中医诊断的基本原理辩证后，临床治疗时采取“同病异治”或“异病同治”的方法来处理。

同病异治：是指对同一种疾病，由于发病的时间、地区及患者机体的反应不同，或病变处于不同的发展阶段，所表现的证不同，因而采用不同的治法。以感冒为例，由于发病的季节及患者的体质不同，不仅有风寒表证和风热表证之异，还有气虚感冒、阳虚感冒等不同证型，故其治法也就有辛温解表、辛凉解表、扶正解表等不同。

异病同治：所谓“异病同治”，则是指对不同的疾病，由于它们的病机相同，并出现了相同的证候，均可以采用同一种方法来治疗。例如久泻脱肛、子宫下垂等，是不同的疾病，但经辨证均属中气下陷证，故都可以用升提中气的方法来治疗。

由此可见，中医治病主要不是着眼于“病”的异同，而是着眼于“证”的区别，着眼于病机的区别。故凡相同的证，则可用基本相同的治法；不同的证，就必须采用不同的治法。所谓“证同治亦同，证异治亦异”。这种针对疾病发展过程中不同质的矛盾用不同质的方法去解决的法则，体现了辨证论治的精神实质。

第四节　中医学的认知与思维方法

科学哲学认为方法是学科体系中最深层、最本质的内容，它决定着学科的众多特点。认知，是指一般认识活动或认识过程，认知过程是对客观世界的认识和察觉过程，包括感觉、知觉、记忆、思维、注意等心理活动。思维，是指理性认识过程，是人脑对客观事物能动的、间接的和概括的反映。间接性和概括性是思维的主要特征，认知和思维密切相关。

思维方式与文化有着密切的关系，思维方式不仅是文化的组成部分，而且是文化的最高凝聚和内核。中国传统思维方式的形成，是以中国特定的社会历史条件和文化为背景的，它一旦形成并且被普遍接受后，就成为一种相对稳定的思维结构或所谓的思维惯性，决定着人们对事物的认识及一切实践活动。中医学的形成，与中国传统文化及其思维方式有着不可分割的关系，因此，中医学的思维方式与中国传统思维方式有着共同的特征。

中医学的认知和思维方法，是中医理论体系构建过程中理论认识的方法学，它借助于语言，运用概念、判断、推理等认知与思维方式反映人体内外的本质联系及其规律。中医学在长期的医疗实践基础上，运用中国古代哲学的认知和思维方法，对人体的组织结构、生理功能、病因病机、诊法和治则、养生与预防等进行了综合分析、归纳和总结，逐渐形成了中医学的理性认识。因此了解和掌握中医学特有的认知和思维方法，有利于对中医基本理论的学习和理解，更有利于培养临床实践中的中医思维，提高诊疗能力。中医学的认知和思维方法可概括为以下几个方面：

一、司外揣内

司外揣内，是指通过事物的外在表象，以揣测分析其内在变化的认知和思维方法，又称"以表知里"。古代学者认为"有诸内，必形诸外"，由于事物内在是一个整体，相互之间有着密切联系，因此，一切事物的内在变化，通过某种方式都可在外部表现出来。因此，通过观察表象，可在一定程度上认识内在的变化机制。这一认知方法是中医学常用的方法，中医藏象学说的构建就是司外揣内的典型。由于中医对人体脏腑的认识是在活体生命过程中进行的，人体的内脏都隐藏于内而肉眼不可见，恰似现代控制论所言之"黑箱"，"黑箱"虽然不能打开，但其内在的功能均有表现显现于外。因此，人们可以通过外部象的变化，测知内在脏腑的功能状态。如心脏虽然深藏于体内，但心的功能却可以通过面色、舌、神情等情况来测知。可见司外揣内也是中医诊断的基本方法。

二、援物比类

援物比类，又称"取象比类"，是运用象形思维，根据被研究对象与已知对象在某方面的相似或类同，从而认为两者在其他方面也有可能相似或类同，并由此推测被研究对象某些性状特点的认知和思维方法。《素问·示从容论》提出"援物比类，化之冥冥""不引此类，是知不明也"，可见援物比类是中医学常用的认知和思维方法。五行学说认为宇宙间的一些事物，都是由木、火、土、金、水五种物质构成，事物的发生、发展、变化都是这五种物质运动和相互作用的结果。中医学借助援物比类的方法，把人体脏腑组织功能特性按照五行各自特性相配归属，如将具有升发特性的肝归属于木，以此类推，心属火、脾属土、肺属金、肾属水，从而形成了人体的肝、心、脾、肺、肾五大生理病理系统，并利用五行之间的关系来阐述和揭示五脏间的生理和病理关系。此外，中医经常以取象比类法探求病因，如自然界的风可以使树枝摇动，故认为人体四肢抽搐、震颤、眩晕、突然仆倒等动摇不定的病证是由风邪所致；湿性类水而沉重，故大凡人之肢体头部沉重之感受，常与水湿有关。自然界水的流动性状明显受到天气寒温变化的影响，人体的主要成分水、血液也是液态物质，其在体内循行就像水在河道中流动一样，它的运行也会受到寒温变化的影响，因此就有"血得温则行，得寒则凝"的说法，常用于指导血行异常病证的诊断和治疗。

此法虽在许多情况下十分有效，但也存在着局限性。因为事物之间存在着同一性与差异性，同一性提供了比类的逻辑依据，差异性则限制着比类结论的正确性。因此，比类推理的结论可能是正确的，也可能是错误的，比类得到的结论，还须进行具体分析，不可盲从。

三、揆度奇恒

揆度奇恒，又称“以常衡变”。揆度，揣测或估量；奇，指特殊的；恒，指通常的；是一种以正常人的某些指标衡量患者情况，确定病之所在及病之轻重的思维方法。《素问·玉版论要》说：“揆度者，度病之浅深也；奇恒者，言奇病也。”即先确定正常人的某些指标，然后以此为尺度去衡量其他人，经过比较，与正常指数相同的为无病，超过或者未满正常指标的为有病。通过比较进行鉴别认识，是中医学分析人体生命活动、病理变化常用的方法，在中医学的临床实践中普遍应用。如《素问·平人气象论》所说：“人一呼脉再动，一吸脉亦再动，呼吸定息脉五动，闰以太息，命曰平人。平人者，不病也。常以不病调病人，医不病，故为病人平息以调之为法。”又说：“人一呼脉一动，一吸脉一动，曰少气。人一呼脉三动，一吸脉三动而躁……人一呼脉四动以上曰死。”这种通过健康人的呼吸对患者脉率迟速进行比较，以区分和鉴别平脉、病脉和危重病脉的方法，就是揆度奇恒方法的具体运用。中医学正是通过对大量的人体生理、病理现象进行比较，并结合自然现象加以鉴别分析，依据其存在的共同之处和不同点，来认识人体生理病理机制。

四、试探与反证

试探，古代又称“消息法”，是指对复杂的对象先做一番考察，尝试性地提出初步设想，依据这些设想采取一些措施，然后根据实践结果，再做适当调整，完善修改原设想，以决定下一步措施的一种逐步接近的认知方法。反证，是指从结果来追溯或推测原因并加以证实的一种逆向的认知方法。这两种方法既有共性，又有区别，它们都从结果反推出原因，不同之处在于，试探是事先采取一定措施后观察结果，而反证则无此环节。

试探与反证这两种认知方法在中医学中都被广泛应用。《景岳全书·传忠录》即是运用试探的范例：“若疑其为虚，意欲用补而未决，则以轻浅消导之剂，纯用数味，先以探之。消而不投，即知为真虚矣。疑其为实，意欲攻而未决，则以甘温纯补之剂，轻用数味，先以探之。补而觉滞，即知其实也。假寒者略温之，必见烦躁；假热者略寒之，必加呕恶；探得其情，意自定矣。”张景岳不仅强调了试探法的重要性，也表明了中医把握病证性质的过程，常是既依赖经验又具备机敏智慧的认知和思维过程。汉代张仲景在《伤寒论·辨阳明病脉证并治》中记载：“若不大便六七日，恐有燥屎。欲知之法，少与小承气汤，汤入腹中，转矢气者，此有燥屎也，乃可攻之。若不转矢气者，此但初头硬，后必溏，不可攻之，攻之必胀满，不能食也。”此处“少与小承气汤”便是进行试探性治疗。反证法也在中医学中被广泛应用，如耳鸣、耳聋患者服用补肾药物后症状逐渐缓解，由此反证“肾开窍于耳”。中医认识病因的“审证求因”法是典型的反证法。它通过对症状和体征的审辨甄别，从结果出发去追索反推出病因。中医学关于“六淫”的认识，大多是这样形成的。

总之，中医学的认知和思维方法，具有多元化、多层次的特点，如擅长哲学与类比思维、注重宏观与整体研究、讲究系统论原则、注重捕获灵感和顿悟、长于逻辑思维、抽象能力和概括能力强等，具有复杂性科学思维的特征。

第五节　中医学的学科优势及特色

虽然现代生命科学和医药科学取得了巨大进步，可是人类面临的健康问题依然严峻。随着社会的发展和生活方式的变化，传统中医药学以其独特的理论体系和丰富的实践经验，在医学模式转化和疾病谱改变的今天显示出不可替代、不可或缺的优越性。

一、医哲交融的整体观念

中医学诞生于中国古代的自然哲学之中，在起源上与古代哲学连为一体，在思维方法上一开始就以整体观念统领学科，使中医药学理论体系自始至终都是在整体观念下丰富与发展。中医学把人作为一个整体，放在自然界、社会环境中进行考察，以整体观念进行诊疗，强调时间环境、地理环境、气候环境、社会环境等变化对患者的影响。在疾病观上，中医学认为患病是邪胜正衰及人体功能平衡失调所造成的。在治疗观上，中医学重视整体调节人体平衡失调状态，进行辨证论治。可以看出，中医的医学模式与现代医学所提倡的“环境－社会－心理－生物－人伦”等多元的医学模式有惊人的相似之处。当现代医学正在摒弃传统的纯生物模式向多元医学模式探索转化时，中医学已积累了极为丰富的经验，显示出了医学模式的先进性和优越性。

二、安全有效的诊疗方法

中医诊查疾病主要采用望、闻、问、切的方式获取临床资料，具有无创、简单、经济的特点。中医药疗法丰富多彩，包括中草药、针灸、推拿、按摩、导引、药膳、火罐、刮痧等。治疗药物绝大多数来源于自然界，其中植物、动物类药占其大半，大多数中药药性平和，毒副作用较小，而且通过药物配伍，起到减毒增效的作用。其他疗法的手法操作治疗则更能体现医者与患者间的沟通交流。因此，中医药疗法的主要特点是安全，其合理应用一般无明显毒副作用；其次为有效，其经过反复的实践检验证实疗效可靠；最后是简便和廉价，从卫生经济学角度考虑，中医药疗法具有显著的性价比和效价比优势。

三、同中求异的个性化治疗

个体化治疗逐渐成为西医学治疗的新理念，即突出个性化特征的临床具体诊断，及与诊断相应的个性化治疗。西医学对疾病强调个体化治疗，就是为每个特定的患者“量身定做”一个符合自己的治疗方案。个体化治疗不仅是追求良好医疗效果的需要，更是治疗措施人性化的体现，它是西医学甚为推崇并努力追求的医疗范式与发展方向。而中医学辨证施治的诊疗特色、三因治宜的治疗原则，决定了中医学自始至终具有追求个体化治疗的特征。中医治疗疾病时，不同的患者在一个时期内可能有同一种表现，可以用同一种治法去治疗，同一个患者在不同时期可以有不同的表现，就要采用不同的治法去治疗，即“同病异治，异病同治”，正是中医辨证施治思想的高度体现，显示了中医的特色与优势。西医学由于自身的学科特点，即使试图从传统的疾病模式化治疗转向个体化治疗，但其与中医临床的“异病同治，同病异治”“因时、因地、因人制宜”的灵活性又并非完全等同。

四、独具特色的养治理念

中医学植根于中华民族文化土壤，历经数千年的探索，积累了丰富的养生保健知识并将之融入日常生活，成为中华民族生活文化的重要组成部分。这些养生保健知识在中医学理论指导下，形成了一整套相对完整的养生保健理论体系。《内经》中记载有大量关于“保精、养气、御神”等养生理论，在后世医学著作中也记载有很多养生保健知识以及方法，如食疗、药膳、吐纳、导引、太极拳等，往往简单易行且行之有效。尤其是中医“未病先防，既病防变”的“治未病”思想，充分体现了中医学预防与治疗相统一的特点，这与现代医学重视和强调“预防为主”的观点不谋而合。实践证实，中医学在长期的发展过程中积累的丰富的养生保健知识，不仅对健康和亚健康状态的维护和调理具有重要作用，而且极为重视在疾病的治疗过程中对机体正气调护，促进康复，完整地体现了治病与养生的有机结合。

可见，作为一门优秀的传统医学学科，中医药自身有着极其丰富的科学内涵和独特优势，这正是中医药历经千年而不衰，并且日益焕发出勃勃生机的内在根本原因。

第二章　中医学的哲学基础

中国古代唯物主义哲学，曾经对中国古代包括医学等多种自然科学产生过深远的影响。我国古代医学家，在长期医疗实践的基础上，将阴阳学说和五行学说运用于医学领域，借以阐明人体的生理功能和病理变化，并用以指导临床的诊断和治疗，成为中医学理论体系的一个重要组成部分。阴阳学说和五行学说，是古人用以认识自然和解释自然的宇宙观和方法论，是我国古代的唯物论、辩证法和系统结构观，它们构成了中医药学理论体系的哲学基础。

第一节　阴阳学说

一、阴阳学说的基本概念

（一）阴阳的概念

阴阳，是对自然界既相互对立又相互关联的两种事物或现象以及同一个事物内部相互对立的两个方面的概括，体现了对立统一的法则。

（二）阴阳概念的形成

阴阳的最初含义是很朴素的，仅指日光的向背，向日为阳，背日为阴。后来引申为气候的寒暖，方位的上下、左右、内外，运动状态的躁动和宁静等。

（三）阴阳规律是天地万物运动变化的固有规律

阴阳学说认为，世界是物质性的，世界本身是阴阳二气对立统一矛盾运动的结果。宇宙间的任何事物，无不包含着阴和阳相互对立的两个方面，如白昼和黑夜、晴朗和阴雨、炎热和寒冷等。所以《素问·阴阳应象大论》说："阴阳者，天地之道也，万物之纲纪，变化之父母，生杀之本始，神明之府也。"所谓天地，指宇宙和自然界。道，即道理或规律。万物，则泛指众多的事物。神明，指物质世界的无穷变化。所谓"神明之府"，是说万事万物的无穷变化，即在于阴阳的运动。可以看出，自然界和宇宙间众多事物的发展变化，尽管错综复杂，但究其根源，无不是阴阳相互对立、相互斗争的结果。也就是说，阴阳的运动决定着一切事物的生长、发展、变化以及衰败和消亡。因此，中医学认为，阴阳的变化乃是宇宙自然界中事物运动变化的一种基本规律。

（四）事物阴阳属性的归类

《素问·阴阳应象大论》说："水火者，阴阳之征兆也。"因此，水火为阴阳属性的标志，凡是具有与水相类似属性的事物或现象皆属阴，凡是具有与火相类似属性的事物或现象皆属阳。一般地说，凡是剧烈运动着的、外向的、上升的、温热的、明亮的事物或现象属于阳；相对静止着的、内守的、下降的、寒冷的、晦暗的事物或现象属于阴。阴和阳的相对属性引入医学领域，即是将对于人体具有推动、温煦、兴奋等作用的物质和功能统属于阳；对于人体具有凝聚、滋润、抑制等作用的物质和功能统属于阴。

（五）阴阳属性的特点

1. 阴阳的相关性 指阴阳所分析的事物或现象必须是相互关联的，或者事物或现象是属于同一个统一体中的相互关联的两部分。

2. 阴阳的普遍性 阴阳的属性，并不局限于某一特定的事物，而是普遍存在于自然界各种事物或现象之中，代表着相互对立而又相互联系的两个方面。

3. 阴阳的相对性 事物的阴阳属性，并不是绝对的，而是相对的。这种相对性体现在两个方面：一是阴阳的相互转化性。在一定的条件下，事物的阴阳属性可以发生相互转化，即阴可以转化为阳，阳也可以转化为阴。二是阴阳的无限可分性。宇宙间的任何事物都可以概括为阴和阳两类，任何一种事物内部又可分为阴和阳两个方面，而每一事物中的阴或阳的任何一方，还可以再分阴阳。如昼为阳，夜为阴，而上午与下午相对而言，则上午为阳中之阳，下午为阳中之阴。所以《素问·阴阳离合论》说："阴阳者，数之可十，推之可百，数之可千，推之可万,万之大不可胜数，然其要一也。"

4. 阴阳的规定性 阴阳学说作为认识论、方法论，依据阴阳属性的特征，将自然界相互对立、相互关联的事物或现象分成阴阳两类。对于水火而言，火为阳，水为阴；对温度而言，温暖属阳，寒冷属阴；对昼夜而言，白昼为阳，夜晚属阴等。阴阳学说对事物属性的这种规定性，在前提不变的情况下，已确定的属性是不变的，阴阳之间不可反称。

二、阴阳学说的基本内容

阴阳学说认为，一切事物的发生、发展和变化，都是事物内部阴阳两个方面相互斗争、运动变化的结果，而且主要体现在阴阳之间的对立制约、互根互用、交感互藏、消长平衡和相互转化等方面。

（一）阴阳的对立制约

阴阳的对立制约，是指相互关联的阴阳双方之间存在着相互抑制、排斥、牵制等关系。阴阳学说认为自然界一切事物或现象都存在着相互对立的阴阳两个方面，如上与下，左与右，天与地，动与静，出与入，升与降，乃至昼与夜，明与暗，寒与热，水与火等。属性相反的阴阳双方在一个统一体中，必然产生相互斗争、相互制约和相互排斥，正是由于这种相互对立制约才维持了阴阳之间的动态平衡，并促进了事物的发生、发展和变化。

阴阳双方既是对立的，又是统一的。阴与阳相互制约的结果，最终将取得一个动态平衡，即取得了对立统一，而任何事物的运动变化，无不处于阴阳的对立统一之中。如春、夏、秋、冬四季有温、热、凉、寒的气候变化，春夏之所以温热，是因为春夏阳气上升抑制了秋冬的寒凉之气；秋冬之所以寒冷，是因为秋冬阴气上升反制了春夏的温热之气的缘故。这是自然界阴阳相互制约、相互消长的结果。正如《类经附翼·医易》所说："动极者镇之以静，阴亢者胜之以阳。"只有阴与阳之间存在相互制约、对抗、排斥的矛盾运动，才能推动事物的发展变化，自然界才能生生不息。

（二）阴阳的互根互用

阴阳互根，即阴阳的相互依存，是说明阴和阳任何一方都不能脱离对方而独立存在，且每一方都以另一方作为自己存在的条件或前提。如上为阳、下为阴，没有上也就无所谓下；没有下，也就无所谓上。热为阳、寒为阴，没有热，就无所谓寒；没有寒，也就无所谓热。

阴阳互用，是指阴阳在相互依存的基础上，某些范畴的阴阳关系还体现为相互资生、相互为用的特点。《素问·阴阳应象大论》说："阴在内，阳之守也；阳在外，阴之使也。"即是对阴阳的互根互用理论的高度概括。如气和血是组成人体和维持人体生命活动的最基本物质，就气和血的关系而言，气属于阳，血属于阴；气为血之帅，血为气之舍，二者是相互作用的。如王冰注解《素问·生气通天论》说："无阴则阳无以生，无阳则阴无以化。"

此外，阴阳的互根互用，又是阴阳转化的内在依据。这是由于阴和阳是相关事物的对立双方，或事物内部的对立双方，因而阴和阳可以在一定的条件下，各自向着相反方向转化。如果阴和阳之间不存在互根互用的关系，即阴和阳之间不是处在一个统一体中，那就不可能发生相互转化的关系，就会导致"孤阴不生，独阳不长"，甚则"阴阳离决，精气乃绝"（《素问·生气通天论》），导致生命活动停止。

（三）阴阳的交感互藏

阴阳交感，是指阴阳二气在运动中相互感应而交合，亦即相互发生作用。阴阳交感是宇宙万物赖以生成和变化的根源。阴阳二气是永恒运动的，当其在运动过程中相遇又处于和谐状态时，便会发生交感作用。天地阴阳的交感，便产生了自然界、万物、人类。人体阴阳二气的升降运动协调，则维持着生命活动的正常进行。人体中阴阳二气的交感有两种形式：一是在上之气（阳气）下降，在下之气（阴气）上升，阴阳二气交感、协调，如心肾相交，水火既济；二是在内之气（阴气）向外运行，在外之气（阳气）向内运行，阴阳二气协调，如营卫出入等。

阴阳互藏，是指相互对立的阴阳双方中的任何一方都包含着另一方，即阴中有阳、阳中有阴。宇宙中的任何事物都含有阴与阳两种属性不同的成分，属阳的事物含有阴性成分，属阴的事物也含有属阳的成分。《类经·运气类》说："天本阳也，然阳中有阴；地本阴也，然阴中有阳。此阴阳互藏之道。"阴阳互藏是阴阳双方相互依存、相互为用关系的构建基础和维系纽带。阴阳互藏也是阴阳消长与转化的内在根据。阴中寓阳，阴才有向阳转化的可能性；阳中藏阴，阳才有向阴转化的可能性。

（四）阴阳的消长平衡

所谓"消"，即减少、衰弱；所谓"长"，是增多、旺盛。阴阳消长，是指阴和阳双方始终处于不断的运动变化之中。阴阳的消长是阴阳运动的主要形式之一。由阴阳对立制约关系导致的阴阳消长变化主要表现为阴阳的互为消长，或表现为阴长阳消，或表现为阳长阴消；由阴阳互根互用关系导致的阴阳消长变化主要表现为阴阳的皆消皆长，或表现为此长彼亦长，或表现为此消彼亦消。如以四时气候变化而言，从冬至春及夏，气候逐渐转暖变热，这是"阳长阴消"的过程，由夏至秋及冬，气候由炎热逐渐转凉变寒，这是"阴长阳消"的过程。

所谓"消长平衡"，是指阴和阳之间的消长变化始终维持在一定的限度之内，并保持着"此消彼长""此进彼退"的动态平衡。阴阳的消长平衡，符合事物的运动规律，即运动是绝对的，静止是相对的；消长是绝对的，平衡是相对的。事物就是在绝对的运动和相对的静止、绝对的消长和相对的平衡之中生化不息而发生发展的。如以四时气候变化而言，四时气候的变迁，寒暑的更替，实际上即是反映了阴阳消长的过程。从一年的总体来说，还是处于相对的动态平衡之中的。如以人体的生理功能而言，白天阳盛，故机体的生理功能也以兴奋为主；黑夜阴盛，故机体的生理功能也以抑制为主。子夜一阳生，日中阳气隆，机体的生理功能由抑制逐渐转向兴奋，即是"阴消阳长"的过程；日中至黄昏，阳气渐衰，阴气渐盛，机体的生理功能也从兴奋逐渐转向抑制，即是"阳消阴长"的过程。所谓"阴平阳秘"，是阴阳在对立制约和消长中所取得的动态平衡，在人体即是生理活动的协调与平衡。

（五）阴阳的相互转化

阴阳转化，是指阴阳对立的双方，在一定的条件下，可以各自向其相反的方向转化。即阴可以转化为阳，阳也可以转化为阴。阴阳的相互转化，一般都发生在事物发展变化的"极期"阶段，所谓"物极必反"。《素问·阴阳应象大论》说："寒极生热，热极生寒……重阴必阳，重阳必阴。"《灵枢·论疾诊尺》说："阴主寒，阳主热。故寒甚则热，热甚则寒。故曰：寒生热，热生寒，此阴阳之变也。"这里的"重""极"或"甚"就是促进转化的条件。没有这样的条件，便不能转化。如果说阴阳消长是一个量变过程的话，则阴阳转化便是在量变基础上产生的质变。阴阳的转化，虽然也可发生突变，但大多数则有一个由量变到质变的发展过程。

综上所述，阴阳的对立制约、互根互用、交感互藏、消长平衡和相互转化，说明阴和阳之间的相互关系不是孤立的、静止不变的，它们之间是相互联系的。阴阳对立的双方，必须以对方之存在为自己存在的前提；阴阳双方可交互感应，双方的消长运动是绝对的，平衡则是相对的；对立双方的消长运动在一定的条件下可以产生质的飞跃，从而形成阴阳的转化，这就是中医阴阳学说基本内容的实质。

三、阴阳学说在中医学中的应用

阴阳学说，贯穿中医学理论体系的各个方面，用来说明人体的组织结构、生理功能、疾病的发生发展规律，并指导临床诊断和治疗。

（一）说明人体的组织结构

中医学根据阴阳对立统一的观点，认为人体是一个有机整体，人体内部充满着阴阳对立统一的关系。人体脏腑组织的阴阳属性，就大体部位来说，上部为阳，下部为阴；体表属阳，体内属阴；背属阳，腹属阴。以脏腑来分，五脏属里，藏精气而不泻，故为阴；六腑属表，传化物而不藏，故为阳，见表2–1。

表 2–1　人体部位和组织结构的阴阳属性

属性	人体的部位和组织结构							
阳	表	上	背	四肢外侧	皮肤	六腑	手足三阳经	气
阴	里	下	腹	四肢内侧	筋骨	五脏	手足三阴经	血

五脏之中，又各有阴阳所属，如心、肺居于上焦胸腔属阳，肝、脾、肾位于中下焦腹腔属阴。而心肺相对而言，心属火，主温通，为阳中之阳；肺属金，主肃降，为阳中之阴。肝与脾、肾相较，肝属木，主升发，为阴中之阳；肾属水，主闭藏，为阴中之阴；脾属土，居中焦，为阴中之至阴。具体到每一脏腑，则又有阴阳之分。即心有心阴、心阳，肾有肾阴、肾阳等。

（二）说明人体的生理功能

对于人体的生理功能，中医学也是用阴阳学说来加以概括说明的，认为人体的正常生命活动，是阴精与阳气两个方面保持着对立统一协调关系的结果。

1.说明人体物质与功能之间的联系

以人体整体而言，阴阳二气的相互作用，推动着人体内物质与物质之间、物质与能量之间的相互转化，推动和调控着人体的生命进程。以功能与物质相对而言，功能属于阳，物质属于阴。人体的生理活动是以物质为基础的，而生理活动的结果，又不断促进物质的新陈代谢。

2.说明生命活动的基本形式

人体生命活动形式是一个不断地进行升降出入的运动体系，阳主升，阴主降，阴阳之中复有阴阳，如果阴阳不能相互为用而分离，人的生命也就终止了。所以说：“阴平

阳秘，精神乃治；阴阳离决，精气乃绝。”（《素问·生气通天论》）

（三）说明人体的病理变化

中医学用阴阳学说阐释人体的病理变化，主要表现在以下两个方面。

1. 阐释疾病的本质

人体内外、表里、上下各部分之间，以及机体的物质与物质、功能与功能、功能与物质之间，必须经常保持其相对的阴阳协调关系，才能维持正常的生理活动，因此，阴阳的相对协调是健康的表现。疾病的发生发展关系到正、邪两个方面。正气分阴阳，包括阳气和阴精两部分；邪气分阴阳，有阴邪和阳邪之分。疾病的发生是由于病邪作用于人体，引起邪正相争，导致机体阴阳失调、脏腑组织损伤和生理功能失常的结果。不管疾病如何错综复杂、千变万化，就其本质而言均属于阴阳的平衡失调。

2. 阐明疾病的病机

疾病的发生发展过程就是邪气与正气相互斗争的过程，在这一过程中，由于各种致病因素的影响，导致机体失去阴阳相对的协调与平衡，从而形成阴阳或偏盛偏衰，或阴不制阳，或阳不制阴，或阴阳互损，或阴阳相互格拒，或阴阳亡失等病理状态，因此中医学可以用阴阳盛衰理论来说明解释人体的病理变化。

（1）阴阳偏盛：阴阳偏盛，是指阴或阳任何一方过亢，高于正常水平的病变。《素问·阴阳应象大论》说：“阳胜则热，阴胜则寒。”即指出阴阳偏盛的病理状态，其临床表现有寒热（实寒或实热）的特点。

阳胜则热：阳盛，是指阳邪侵犯人体，使机体阳气亢盛所致的一类病证。由于阳气的特性是热，因而阳盛则出现热证。故曰：“阳胜则热。”如温热之邪侵犯人体，可出现高热、烦躁、面赤、脉数等热象。由于阳能制约阴，故在阳热偏盛时则可损伤阴液，出现口渴、尿少、便干等表现，即所谓“阳胜则阴病”（《素问·阴阳应象大论》）。

阴胜则寒：阴胜，是阴邪侵犯人体，致使人体阴气亢盛所致的一类病证。由于阴气的特性是寒，因而阴偏盛则导致寒证，出现恶寒肢冷、脘腹冷痛、苔白、脉迟或紧等。故曰：“阴胜则寒。”由于阴能制约阳，故在阴气亢盛时必然会损耗机体的阳气，出现尿清、便溏等症，所谓“阴胜则阳病”（《素问·阴阳应象大论》）。

（2）阴阳偏衰：阴阳的偏衰，即阴虚、阳虚，是阴或阳任何一方低于正常水平的病理状态。表现为“阳虚则外寒，阴虚则内热”（《素问·调经论》）之病理反应。

阳虚则寒：阳虚是指机体阳气虚损，机能减退或衰弱，机体反应性低下，代谢活动减退，热量不足的病理状态。多由于先天禀赋不足，或后天饮食失养，或劳倦内伤，或久病损伤阳气所致。如果机体阳气虚弱不能制阴，则阴气相对偏盛而导致虚寒证候。可出现㿠白、蜷卧神疲、小便清长、下利清谷、舌淡脉迟等虚寒征象。

阴虚则热：阴虚是指机体精、血、津液等物质亏耗，以及由于阴液不足，阴不制阳，导致阳相对亢盛，机能虚性亢奋的病理状态。多由于热性病证邪热炽盛，灼耗津液；或因五志过极，化火伤阴；或因久病损耗阴液等所致。可见出现潮热、盗汗、五心烦热、口干舌燥、脉细数等虚热征象。

（3）阴阳互损：阴阳互损是指阴或阳任何一方虚损到相当程度，病变发展影响及相对的一方，形成阴阳两虚的病理机制。当阳虚至一定程度时，可继而出现阴虚的现象，称为“阳损及阴”。同样，当阴虚至一定程度时，继而出现阳虚的现象，称为“阴损及阳”。“阳损及阴”或“阴损及阳”最终的结果是“阴阳两虚”。应当指出，由于肾藏精气，内寓真阴真阳，为全身阳气阴液之根本，因此，一般说来，无论阴虚或阳虚，多损及肾的阴阳，肾本身阴阳失调的情况下，才易于产生阴损及阳或阳损及阴的阴阳互损病理变化。

（4）阴阳转化：阴阳转化是指由于阴阳失调而出现的病证，其性质还可以在一定的条件下向相反的方向转化。阳证可以转化为阴证，阴证可以转化为阳证。如某些急性温热病，由于热毒极重，大量耗伤机体正气，在持续高热的情况下，可突然出现体温下降、面色苍白、四肢厥冷、脉微欲绝等阳气暴脱的危象，这种变化，即属于由阳证转化为阴证。再如寒饮中阻之患者，本为阴证，但由于某种原因，寒饮化热，可由阴证转化为阳证。前者的热毒极重、后者的寒饮郁久不解，是促成阴阳互相转化的条件。

（四）用于疾病的诊断

阴阳学说用于疾病的诊断，主要包括分析四诊所收集的资料和概括各种证候的阴阳属性两个方面。

1.四诊分阴阳

由于疾病的发生发展变化的内在原因在于阴阳失调，所以任何疾病，尽管它的临床表现错综复杂，千变万化，但都可用阴或阳来加以概括说明。故曰：“善诊者，察色按脉，先别阴阳。”（《素问·阴阳应象大论》）

望诊分阴阳：观察色泽的明暗，可以辨别病情的阴阳属性。色泽鲜明为阳，色泽晦暗为阴。

闻诊分阴阳：声高气粗，多言而躁动者为阳；声低息微，少言而沉静者为阴。

问诊分阴阳：喜寒恶热属阳，喜热恶寒属阴。

切诊分阴阳：以部位分，则寸为阳，尺为阴；以至数分，则数者为阳，迟者为阴；以形态分，则浮大洪滑为阳，沉小细涩为阴。

2.辨证分阴阳

辨证论治是中医学的基本特点之一。在临床辨证中，可用阴阳理论来概括分析错综复杂的各种证候。辨别疾病属于阴证或阳证，在临床诊断中具有重要意义。如八纲辨证中，虽有阴、阳、表、里、寒、热、虚、实八个方面，但又可以阴阳作为总纲，表、实、热属阳；里、虚、寒属阴。在临床辨证中，首先要分清阴阳，才能抓住疾病的本质，做到执简驭繁。

（五）用于疾病的治疗

阴阳学说用以指导疾病的治疗，一是确定治疗原则，二是归纳药物的性能。

1. 确定治疗原则

由于疾病发生发展的根本原因是阴阳失调，因此，调整阴阳，补偏救弊，恢复阴阳的相对平衡，就是治疗的基本原则。故曰："谨察阴阳所在而调之，以平为期。"(《素问·至真要大论》)

阴阳偏盛的治疗原则为"损其有余"。阴阳偏盛，即阴或阳的过盛有余，可采用"损其有余"的原则。由于阴阳偏盛形成的是实证，故其治疗原则又称为"实则泻之"，即阳盛者泻热，阴盛者祛寒。若其相对一方有所偏衰时，则当兼顾其不足，配合以扶阳或益阴之法。

阴阳偏衰的治疗原则为"补其不足"。阴阳偏衰，即阴或阳的虚损不足，可采用"补其不足"的原则。由于阴阳偏衰出现的是虚证，故其治疗原则又称为"虚则补之"，即阳虚者扶阳，阴虚者补阴。

总之，治疗的基本原则是泻其有余、补其不足，以使阴阳偏盛偏衰的异常现象，复归于平衡协调的正常状态。

2. 归纳药物的性能

药物的性质功能也可用阴阳来概括，作为指导临床用药的依据。药物的性能，一般地说包括四气、五味和升降浮沉等，皆可用阴阳来归纳说明，见表2-2。

表2-2　药物性能的阴阳属性

药物的性能	阴	阳
四气	凉、寒	温、热
五味	酸、苦、咸	辛、甘（淡）
升降浮沉	沉、降	升、浮

总之，治疗疾病，就是根据病证的阴阳偏盛偏衰情况，确定治疗原则，再结合药物性能的阴阳属性，选择相应的药物，以纠正由疾病引起的阴阳失调状态，从而达到治愈疾病之目的。

第二节　五行学说

一、五行学说的基本概念

（一）五行的概念

五行，即是木、火、土、金、水五种物质属性。我国古代劳动人民在长期的生活和生产实践中认识到，木、火、土、金、水是日常生活中不可缺少的五种基本物质，故五行最初被称作"五材"。在此基础上，古人进一步认识到，木、火、土、金、水是构成宇宙间万事万物的五种基本元素。在后来的发展中，五行的意义已发生了质的变化，它已不再是指五种物质本身的运动，而抽象为代表五大类事物属性的哲学概念。

（二）五行学说的概念

五行学说，是古代哲学家以木、火、土、金、水五种基本物质的功能属性为代表，来归类自然界事物的属性，并以五行之间的相互资生、相互制约关系来阐释事物之间的相互联系，以及复杂的运动变化规律。五行学说认为任何事物都不是孤立的、静止的，而是在不断的生克运动之中维持着协调和平衡。

二、五行学说的基本内容

（一）五行的特性

五行的特性，是古人在长期的生活和生产实践中，对木、火、土、金、水五种物质进行细致观察的基础上，逐渐归纳和抽象所形成的理论认识，用以分析各种事物的五行属性和研究事物之间相互联系。《尚书·洪范》所说的“水曰润下，火曰炎上，木曰曲直，金曰从革，土爰稼穑”是对五行特性的经典概括。

“木曰曲直”：是指树木的生长形态能曲能直，舒展柔和，引申为生长、升发、条达舒畅之意。凡具有这些作用或性质的事物或现象，均归属于木。

“火曰炎上”：是指火具有温热、上升的特性，引申为温暖、升腾之意。具有这些作用或性质的事物或现象，均归属于火。

“土爰稼穑”：“爰”，通“曰”；“稼”，即种植谷物；“穑”，即收获谷物。“稼穑”，泛指人类播种和收获农作物的农事活动，引申为生化、承载、受纳之意。凡具有这些作用或性质的事物或现象，均归属于土。故有“土为万物之母”之说。

“金曰从革”：“从”，顺也；“革”，即变革。“金曰从革”本意是指金属的产生源于变革，后来引申产生了清洁、肃降、收敛之意。凡具有这些作用或性质的事物或现象，均归属于金。

“水曰润下”：是指水具有滋润和下行的特性，引申为寒凉、滋润、向下之意。凡具有这些作用或性质的事物或现象，均归属于水。

（二）事物的五行属性归类

五行学说是以五行的特性为依据来对自然界事物进行五行属性归类的，即是将事物的性质和作用与木、火、土、金、水五行的特性相类比，得出事物的五行属性，从而将自然界的各种事物和现象分别归属于木、火、土、金、水五大类。

1.归属方法

（1）直接的取象比类法：如以方位配属五行，见图2–1。

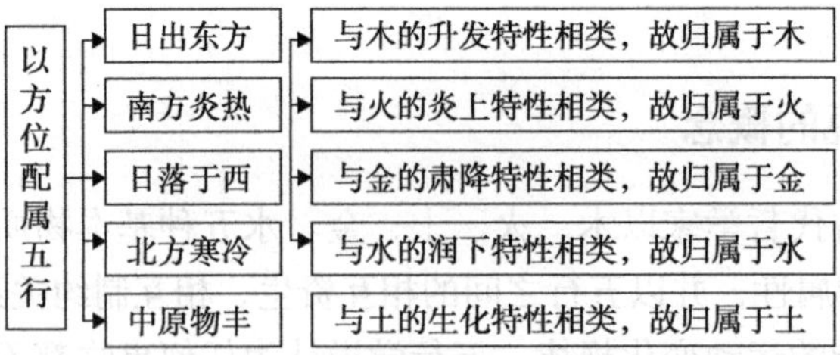

图 2–1　方位的五行归属

（2）间接的推演络绎法：如肝属于木，则与肝有关的胆、筋和目等亦属于木；心属于火，与心有关的小肠、脉和舌等亦属于火等。

2. 人体和自然界的五行归类

五行学说通过对事物的五行归类，把自然界千变万化的事物及人体各种组织和功能有机地联系在一起，构成木、火、土、金、水五大系统。五行学说认为，具有同一属性的事物，彼此都存在着相关的联系。现将事物与人体五行属性归类列表，见表2–3。

表 2–3　自然界和人体的五行属性归类

自然界						五行	人体					
五味	五色	五化	五气	五方	五季		五脏	五腑	五官	五体	五志	五声
酸	青	生	风	东	春	木	肝	胆	目	筋	怒	呼
苦	赤	长	暑	南	夏	火	心	小肠	舌	脉	喜	笑
甘	黄	化	湿	中	长夏	土	脾	胃	口	肉	思	歌
辛	白	收	燥	西	秋	金	肺	大肠	鼻	皮毛	悲	哭
咸	黑	藏	寒	北	冬	水	肾	膀胱	耳	骨	恐	呻

（三）五行之间的相互关系

五行学说并不是静止地、孤立地将事物归属于五行，而是运用五行之间相生相克的关系，来探索和阐释事物之间的协调平衡关系，以及事物之间协调平衡关系被破坏后的相互影响。

1. 五行之间的正常关系

（1）五行相生：是指五行之间存在着有序的递相资生、助长、促进的关系。五行相生的规律是：木生火，火生土，土生金，金生水，水生木。相生关系又称为母子关系，任何一行都存在“生我”和“我生”两个方面，“生我”者为“母”，“我生”者为“子”。如木生火，故木为火之“母”，火为木之“子”。

（2）五行相克：是指五行之间存在着有序的递相克制和制约的关系，又称“相胜”。五行相克的规律是：木克土，土克水，水克火，火克金，金克木。在五行相克关系中，任何一行都存在“克我”和“我克”两个方面，在《内经》中称作“所不胜”和“所胜”。“克我”者为我“所不胜”，“我克”者为我“所胜”。例如火克金，火为金之“所不胜”，而金为火之“所胜”。

（3）五行制化：是指五行之间存在既相互促进和资助、又相互抑制和制约的对立统一关系，从而维持着事物之间协调平衡的正常状态。

由于五行之间存在着相生和相克的联系，所以从五行中的任何一行来说，都有着“生我”“我生”和“克我”“我克”四个方面的联系。所谓五行制化正是相生与相克这两种关系并存的状态，也就是说，相生与相克是不可分割的两个方面。没有生，就没有事物的发生和成长；没有克，就不能维持其正常协调关系下的变化和发展。只有依次相生，依次相克，如环无端，才能生化不息，维持事物之间的动态平衡。对于自然界来说，维持着正常的生态平衡；对人体来说，则维持着生理上的动态平衡，从而保证生命活动的正常进行。故《类经图翼》说：“造化之机，不可无生，亦不可无制。无生则发育无由，无制则亢而为害。”

2.五行之间的异常关系

（1）相生关系的异常——母子相及：母子相及是五行之间正常的相生关系遭到破坏后所出现的异常变化，包括母病及子和子病及母两个方面。如木生火，木行的异常可影响及火行，是“母病及子”；火行的异常影响及木行属“子病犯母”。

（2）相克关系的异常——相乘相侮：五行的相乘相侮，是指五行之间正常的相克关系遭到破坏后所出现的异常相克现象。乘、侮均有以强凌弱的意思。

相乘：是指五行中某一行对被克的一行克制太过，超过了正常限度的制约，从而引起一系列异常的相克反应。五行相乘的规律与五行相克的规律一致，即木乘土、土乘水、水乘火、火乘金、金乘木。引起相乘的原因有两个方面，一是五行中的某一行过亢，造成对被克制一行的克伐太过，导致被克的一行的虚弱，如“木旺乘土”；二是由于某一行本身虚弱，因而导致“克我”的一行乘虚而入，以致克伐太过，如“土虚木乘”。

相侮：是指反向的相克，又称“反侮”。相侮与相克的规律相反，即土侮木、水侮土、火侮水、金侮火、木侮金。引起相侮的原因亦有两个方面，一是五行中的某一行过亢，对原来“克我”的一行进行反克，如“木旺侮金”；二是某一行不足，原来“所胜”的一行乘虚而反克，如“金虚木侮”。

相乘和相侮，都是不正常的相克现象，两者之间既有区别又有联系。其主要区别是，前者是按五行的相克次序发生过强的克制，后者则是与五行相克次序相反方向的克制现象；两者之间的联系，是在发生相乘时，也可同时发生相侮；发生相侮时，也可以同时发生相乘。如木气过亢，既可以乘土，又可以侮金；金虚时，既可被火乘，也可以被木侮。

三、五行学说在中医学中的应用

中医学应用五行学说，就是用事物属性的五行分类方法及其生克乘侮的变化规律，具体地解释人体生理病理现象，并指导临床诊断与治疗。

（一）说明脏腑的生理功能及相互关系

1.构建天人一体的五脏系统

中医学根据“天人相应”的整体思想，首先以五行的特性来分析归纳人体脏腑、经络、形体、官窍等组织器官和精神情志等各种功能活动，构建起了一个以五脏为中心的生理病理系统，并通过五行学说把人体五脏系统与外界环境的五季、五气、五色、五味等相联系，为以五行的生克制化规律来分析五脏之间的生理联系、以五行的乘侮和母子相及规律来阐释五脏病变的相互影响、指导疾病的诊断和防治奠定了基础。详见自然界和人体的五行属性归类表。

2.说明五脏的生理功能

五行学说，将人体的内脏分别归属于五行，以五行的特性来说明五脏的生理功能特点，见图2–2。

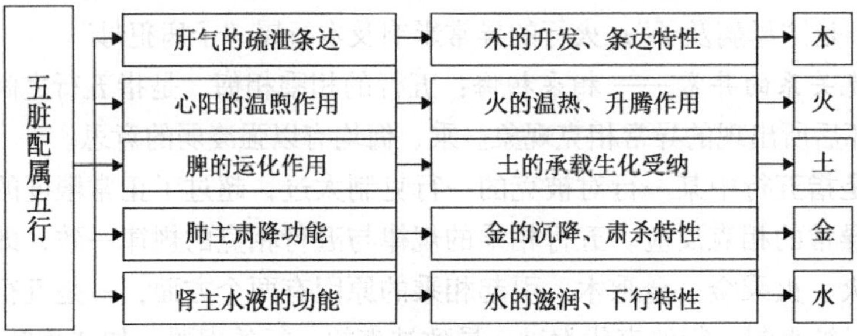

图 2–2　五脏的五行属性

3.说明五脏之间的内在联系

如肾藏精以养肝，肝藏血以济心，心阳之热以温脾，脾化精微以养肺，肺金生水以滋肾，这就是五脏相互资生的关系。而肺气清肃下降，可以抑制肝阳的上亢；肝木条达，可以疏泄脾土的壅郁；脾的运化，可以制止肾水的泛滥；肾的滋润，可以防止心阳的偏亢；心阳的温煦，可以制约肺金的清肃太过，这就是五脏相互制约的关系。

（二）说明脏腑间的病理影响

五行学说不仅可用以说明生理情况下脏腑间的相互联系，而且也可用以说明在病理情况下，脏腑间的相互影响和传变。某脏有病可以传至他脏，他脏疾病也可以传至本脏，这种病理上的相互影响称为传变。

1.相生关系的病理传变

（1）*母病及子*：指病变由母脏累及子脏，也称“顺传”。如临床常见的因肾阴不足不能资助肝阴而致的肝肾阴虚证，脾气虚导致肺气不足的脾肺两虚证。

（2）*子病及母（子盗母气）*：指病变由子脏波及母脏，也称“逆传”。如因心血不足累及肝血亏虚而致的心肝血虚证，肾阴虚累及肺阴虚所致的肺肾阴虚证。

2. 相克关系的病理传变

（1）相乘：如肝病可以传脾，为木乘土。

（2）相侮：如肺病及心，为金侮火；肝病及肺，又称木火刑金。

（三）用于疾病的诊断

1. 指导疾病的定位诊断

人体内脏功能活动及其相互关系的异常变化，都可以从人的面色、声音、口味、脉象等方面反映出来。而五脏与五色、五音、五味以及相关脉象的变化，在五行分类归属上有着一定的联系，所以，在临床诊断疾病时，就可以根据五行的所属及其生克乘侮的变化规律来推断病情。如面见青色，喜食酸味，脉见弦象，可以诊断为肝病；面见赤色，口味苦，脉象洪，可以诊断为心火亢盛。

2. 判断疾病的传变趋势

根据五行生克理论，从脉和面色上判断五行属性，推断疾病的传变规律。如脾虚患者，面见青色，脉见弦象，为木乘土。心脏病患者，面见黑色，为水来乘火等。

（四）用于疾病的治疗

1. 控制疾病的传变

由于五行学说阐明了五脏之间在生理病理上的密切关联，在治疗时，除了对病变的本脏进行处理外，还应考虑到其他有关的脏腑，以控制其传变。《难经・七十七难》提出的“见肝之病，则知肝当传之于脾，故先实其脾气”，就是运用五行生克关系控制疾病传变的具体运用。

2. 确定治疗原则

运用五行相生相克规律，可确定相应的治疗原则和治疗方法，在临床治疗中具有重要的指导意义。

（1）根据相生规律确定治疗原则和方法：此法多用于母病及子或子病及母（即子盗母气）等病证。《难经・六十六难》说：“虚则补其母，实则泄其子。”故其基本治则，即是补母或泻子。

补母：主要适用于母子关系失调的虚证。即通过补母以治疗母子两脏皆虚或子脏虚弱证。如肾阴不足，不能滋养肝木，而导致肝阴不足，肝阳亢逆者，称为水不生木或水不涵木，治疗时不直接治肝，而侧重于补肾阴之虚。肾为肝母，肾水可以生肝木，故滋补肾阴即可以涵敛肝阳。

泻子：主要是用于母子关系失调的实证。即通过泻子，抑制子脏过分亢进的功能活动，以治疗母子两脏皆实之证或母脏的实证。如肝火炽盛，有升无降，而见肝病实证时，其治疗则可兼用泻心之法，肝木是母，心火是子，故泻心火以助于泻肝火。

根据相生规律临床常用的治疗方法，主要有滋水涵木法、培土生金法、金水相生法等，见表2–4。

表 2–4 根据相生规律临床常用的治疗方法

治法	内容
滋水涵木法	滋肾阴以养肝阴，以制约肝阳上亢的方法
培土生金法	补脾气以益肺气的方法
金水相生法	滋养肺肾阴虚的方法，又称滋养肺肾法
益火补土法	温肾阳以补脾阳的方法

（2）*根据相克规律确定治疗原则和方法*：此法多用于因为相克关系紊乱而导致的乘侮病证。其基本治则是抑强或扶弱，并侧重于制伏其亢盛，从而使弱者易于恢复。所谓抑强，主要适用于因某一行过亢所形成的相乘或相侮病证。如肝气横逆犯胃或乘脾所出现的肝胃不和或肝脾不和，属于木亢乘土，治应疏肝、平肝为法。所谓扶弱，主要适用于因某一行力量不及所形成的被乘或被侮病证。如脾胃虚弱，肝气乘虚而入，导致肝脾不和之证，称为“土虚木乘”或“土虚木贼”，治疗应以健脾益气为主。根据相克规律，临床常用的治疗方法主要有抑木扶土法、培土制水法、佐金平木法、泻火补水法等，见表2–5。

表 2–5 根据相克规律临床常用的治疗方法

治法	内容
抑木扶土法	通过疏肝、平肝、健脾治疗肝旺脾虚证的方法
培土制水法	温运脾阳或温肾健脾法治疗水湿停蓄为病的一种方法
佐金平木法	滋肺阴清肝火以治疗肝火犯肺证的方法。
泻火补水法（泻南补北法）	泻心火补肾水以治疗肾阴不足，心火偏亢的心肾不交证的方法

此外，五行的生克关系，对于情志病证的治疗亦有一定的指导意义，因为悲能胜怒、恐能胜喜、怒能胜思、喜能胜忧、思能胜恐，故在临床上即可运用情志的制约关系，作为辅助疗法可达到调整情志治疗疾病的目的。

综上所述，可以看出，阴阳五行学说是我国古代的哲学思想和方法论。应用于医学领域，则是以脏腑、经络活动等为客观依据，用阴阳、五行的理论思想来分析、研究、归纳，解释人体的生理活动和病理变化，并指导临床诊断与治疗。在实际运用的过程中，阴阳五行学说，又常常是相互联系、不可分割的，从而有利于解释复杂的生命现象和病理过程。

第三章 中医学的生理观

中医学的生理观，即中医对正常人体组织结构、生理功能、生命活动的认识，是源于古代解剖知识、对人体生理病理现象的长期观察以及对临床实践的总结等所获得的知识逐步积累而形成和发展起来的。人体是一个极其复杂的有机整体，由许多组织器官所构成。这些脏腑组织具有各自的形态结构、生理功能和物质基础，共同维持着整体的生命活动。研究人体的生命活动规律，就必须从人体的结构与功能及其所依赖的物质着手。中医学认为，脏腑是人体结构与功能的主体，人体以五脏为中心进行着整体生命活动；精、气、血、津液为脏腑活动的产物，是构成人体的基本物质，又是维持人体功能活动的物质基础；经络则是人体运行气血、联络脏腑器官的通路，与人体的结构与功能密切相关。人体正常的生命活动则是脏腑、经络、气血津液等在整个功能活动中的综合表现，同时也受天地四时阴阳及社会因素的影响，从而使人体的局部与局部、局部与整体，以及人体与外界环境成为密切相关的统一体。因此，中医学的生理观主要包括藏象学说、气血津液学说和经络学说等内容，其基本特点是以五脏为中心的整体观，反映了人体结构与功能、物质与代谢、局部与整体的统一性，以及人体与环境的统一性。

第一节 藏象学说

藏，是指藏于躯体内的脏腑组织器官；象，是指内部脏腑组织器官表现于外的各种征象。藏象，指藏于体内的脏腑组织器官及其表现于外的生理和病理现象。“藏象”一词，首见于《内经》，如《素问·六节藏象论》说：“藏象何如?”张景岳则在《类经·藏象类》中说：“象，形象也。脏居于内，形见于外，故曰藏象。”

藏象学说，即是通过观察人体生理、病理现象，研究人体脏腑系统的生理功能、病理变化及其相互关系的学说。藏象学说认为，人体各脏腑虽然深藏于体内，难以进行直观观察，但这些脏腑通过经络与体表的组织器官相互联系，若内脏有病，则与之相应的体表组织器官可出现异常反应，即表现出各种症状和体征。临床上，通过观察这些体表组织器官的病理现象，根据它们与人体脏腑的联系，可以推断出内部脏腑的病变，为治疗用药提供依据。正如朱丹溪所说：“欲知其内者，当以观乎外，诊于外者，斯以知其内，盖有诸内者，必形诸外。”藏象学说，是中医基础理论的核心组成部分，具有极其重要的意义。

藏象学说在其形成和发展过程中，形成了鲜明的特点，主要表现为以下两个方面。一是以五脏为中心的整体观。人体以五脏为核心，在内联络着六腑、奇恒之腑以及各形体诸窍，在外则通过“天人相应”与自然界构成系统联系。二是中医藏象学说的脏腑器官具有独特的内涵。中医藏象学说之中的脏腑不仅是形态学的器官，更是一种理论模型，其蕴涵的相互联系和调控规律贯穿生理、病理、诊断、治疗的各个方面，成为中医学最具特色的理论学说之一。

藏象学说根据脏腑部位形态、功能特点的不同，将脏腑系统分为五脏、六腑和奇恒之腑三类：

五脏，即心、肺、脾、肝、肾。五脏在形态上多为实质性脏器，其功能特点是化生、贮藏人体精气，藏而不泻。人体的各种精微物质，包括精、气、血、津液等，均贮藏于五脏，这些精微物质应经常保持充满而不能过度耗散，故称“藏而不泻”。如《素问·五脏别论》说：“五脏者，藏精气而不泻也，故满而不能实。”满，指精气的盈满；实，按经文原意是指五脏应时时充满精气，而不能像六腑传化水谷那样虚实更替。五脏除贮藏精气外，还能藏神，故有“五神脏”之称。

六腑，即胆、胃、小肠、大肠、膀胱、三焦。六腑形态上多为中空性的管腔器官，其功能特点是传化水谷，泻而不藏，以通为用。六腑主要功能是受纳、消化饮食物并传导、排泄糟粕。摄入到胃肠道的饮食物，精微物质被吸收后，其糟粕必须及时向下通降并排泄到人体外部，故称其为“泻而不藏”。如《素问·五脏别论》说：“六腑者，传化物而不藏，故实而不能满也。”意指虽进食后胃肠道充实着水谷，但应及时传化，虚实有序。

奇恒之腑，即脑、髓、骨、脉、胆、女子胞。因这一类脏器虽然形态上多为中空而类似于六腑，但其功能特点多为贮藏人体精气，与六腑有别，故将其称为“奇恒之腑”。

一、五脏

五脏，即心、肺、脾、肝、肾五个脏器的合称。五脏的共同生理功能是化生和贮藏人体精气、藏神。中医藏象学说以五脏为中心，五脏在内联络六腑和其他组织器官，在外则通应自然界的四时阴阳，从而形成了五个独特的生理病理系统。

（一）心

心位于胸腔，居横膈之上，外为心包络裹护，内有孔窍相通。心在阴阳属性中被称为“阳中之阳”，在五行中属火，为五脏六腑之大主、生命之主宰，故称之为“君主之官”。心的主要生理功能为主血脉、主神志。心与六腑中的小肠互为表里。心在体为脉、在窍为舌，其华在面，与自然界夏气通应。

1.心的生理功能

（1）心主血脉：主，有主持、管理之意。血，指血液，是人体重要的营养物质。脉，指经脉，是血液运行的通道，中医又称之为“血府”。心主血脉，即是指心气推动血液在经脉内运行的生理功能。心脏位于胸中，有经脉与之相连而形成一个密闭的循环系统。此系统的生理功能都由心所主，都有赖于心脏的正常搏动。

心脏推动血液在经脉内循行的功能，全有赖于心气的作用。心脏在人的一生中不停地跳动，通过经脉把血液输送到各脏腑组织器官，以维持人体正常的生命活动。因此心脏搏动的正常与否，对人体十分重要。心脏有规律地跳动，与心脏相通的脉管亦随之产生有规律的搏动，称之为“脉搏”。在人体的某些部位，可以直接触及脉搏的跳动，例如在颈侧部（人迎脉）、腕部（寸口脉）、足背部（趺阳脉）等均可触及脉搏跳动。中医通过触摸这些部位脉搏的跳动，来了解全身气血的盛衰，以此作为临床诊断疾病的依据，称之为“诊脉”。

心主血脉的生理及病理表现：在正常生理情况下，心气强健，推动血液运行的功能正常，气血运行通畅，表现为面色红润而有光泽，脉搏节律均匀、和缓有力。各脏腑器官得到心脏输送的气血的充养，才能够发挥各自的生理功能。若心主血脉的生理功能失常，必然会出现相应的病理变化。如心气虚，则推动血液运行的功能减退，血脉不畅，可导致心的血脉瘀阻，临床可见心前区憋闷刺痛、面色晦暗、唇舌青紫、脉涩或脉结代等。中医往往采用益气活血、通脉止痛的方药进行治疗。又如心血不足，血脉空虚，临床可见心悸、面色苍白、舌淡无华、脉细无力等。

（2）心主神志：心主神志，又称心主神明或心藏神。心为神志活动产生的主要场所，神志活动亦由心所主。在中医学中，神的基本含义有二，即一般所指的广义的神和狭义的神。广义的神是指人体生命活动的外在反映，它可以通过人的眼神、面色、语言、反应和形体姿态动作等，综合反映于人体外部，又称为“神气”。而望神是中医望诊中的重要内容。狭义的神是指人体的精神活动，包括意识、思维和情志活动。心主神志，一般指狭义的神。

心主神志的生理及病理表现：心主神志的功能正常，则人的精神振作、意识清晰、思维敏捷。如果心主神志的功能失常，必然会出现相应的病理变化。如心血亏虚，心神失常，可见心悸、健忘、失眠、多梦、反应迟钝等，中医往往采用养心血、安心神的方药来治疗。又如痰浊上扰、蒙蔽心窍则可见神志昏迷、痴呆、举止失常，可采用豁痰开窍的方药治疗。再如痰火内盛、扰动心神，还可以见神昏谵语、狂躁等，可采用涤痰泻火的方药予以治疗。由此可见，心主神志的理论，对中医的临床实践具有十分重要的指导意义。

2.心的生理特性

（1）心为阳脏而主阳气：心不仅为阳中之阳，也为阳中之太阳，以阳气为用。心的阳气能推动血液循环，维持人体的生命活动，使人体生机不息，故被喻为人身之“日”。“盖人与天地相合，天有日，人亦有日，君父之阳，日也”（《医学实在易》）。心脏阳热之气，不仅维持了心本身的生理功能，而且对全身有温养作用。“心为火脏，烛照万物”（《血证论·脏腑病机论》），故凡脾胃之腐熟运化、肾阳之温煦蒸腾，以及全身的水液代谢、汗液的调节等生理过程，心阳皆在其中起着重要作用。

（2）心气与夏气相通应：心应夏气，“通”即相互通应之意。人与自然是一个统一整体，自然界的四时阴阳消长变化，与人体五脏功能活动系统是相互沟通联系的。心与夏季、南方、热、火、苦味、赤色等有着内在联系。心为阳脏而主阳气。天人相应，自然界中夏季以火热为主，与人体阳中之太阳的心相通应。心通于夏气，意思是心阳在夏季最为旺盛，功能最强。

【附】心包络：心包络，简称心包，是指裹护在心脏外面的包膜。心包为心脏的外围组织，对心脏有保护作用。在经络学说中，手厥阴经隶属于心包络，与手少阳三焦经相为表里。中医学有一传统观点，即心为君主之官，不能受邪。如果邪气侵及心脏，即由心包代心受邪。如《灵枢·邪客》说："心者，五脏六腑之大主也，精神之所舍也，其脏坚固，邪弗能容也，容之则心伤，心伤则神去，神去则死矣。故诸邪之在于心者，皆在于心之包络。"这一说法在温病学中得到了进一步发挥，如把外感热病发病过程中所表现出的高热、神昏、谵语等神志异常的病理变化，称为"热入心包"。

（二）肺

肺位于胸腔，居横膈之上，上连呼吸道。肺在五脏中位置最高，居于诸脏之上，故有"华盖"之称。肺在阴阳属性中被称为"阳中之阴"，在五行中属金。肺的主要生理功能为主气，主宣发，肃降，主通调水道，朝百脉而主治节。肺与六腑中的大肠为表里，其在体为皮、在窍为鼻，其华在毛，与自然界秋气相互通应。

1.肺的生理功能

（1）肺主气：肺主气，指肺有主持、调节各脏腑经络之气的功能。肺主气包括主呼吸之气和主一身之气两个方面。

肺主呼吸之气：肺为呼吸器官，为人体内外气体交换的重要场所。人体通过肺的呼吸作用，呼出体内的浊气，吸入自然界的清气，完成体内外气体的正常交换；促进气的生成，调节气的升降出入运动，从而维持着人体的新陈代谢和生命活动。故《素问·阴阳应象大论》说："天气通于肺。"

肺主一身之气：是指肺有主持、调节全身之气的作用。故《素问·五脏生成》说："诸气者，皆属于肺。"肺主一身之气的功能主要体现在两个方面：①参与气的生成。肺参与全身之气的生成，特别是宗气的生成。宗气生成的来源主要有两个方面：一是肺吸入的自然界的清气，二是脾胃运化的饮食中的水谷精微之气。宗气生成后聚积于胸中，其主要功能是走上助肺以司呼吸，贯注于心脉助心以行气血，为各种人体功能活动的动力。由于人体的各种功能活动都与宗气有关，而宗气的生成又依赖于肺的呼吸功能，所以肺通过参与宗气的生成起到主一身之气的作用。②调节气机。所谓气机，泛指气的升、降、出、入运动。人体的气处在不断地变化运动之中，其基本的运动形式即是升降出入。气的升降出入运动推动着人体的呼吸过程，促进着脾胃的升降运化，维持着人体的整个生命活动。肺有节律地一呼一吸，对全身气机的升降出入运动起着重要的调节作用。肺的呼吸运动，也是气的升降出入运动的具体体现。

肺主呼吸之气与肺主一身之气有着内在联系。肺主一身之气的功能的正常与否，取决于肺主呼吸的功能的正常与否。因为只有肺主呼吸的功能正常，清气才得以正常摄入，宗气才得以正常生成，气机才得以调畅。

肺主气的生理及病理表现：肺主呼吸之气的功能正常，则呼吸调畅，气体得以正常交换，宗气得以正常生成。宗气助肺司呼吸、助心行气血，使全身气机得以调畅。肺主呼吸之气的功能失常，则肺气不利，可见咳嗽、气喘等症。肺主一身之气的功能失常可影响到宗气的生成和气机的调节，进而出现相应的病理变化。若清气吸入不足，宗气生成减少，助肺司呼吸的功能减退，则可见咳喘无力、自汗气短；而助心行血的功能减退可导致心血瘀阻而见心前区憋闷刺痛等。

（2）肺主宣发、肃降：宣发，即宣布和发散之意；肃降，即清肃和下降，是肺气运动的最基本形式，肺的各种功能活动也多依赖肺的宣发肃降来实现。

所谓宣发，是指肺气向上、向外的升宣和布散的生理功能。主要体现于以下三个方面：一是呼出体内浊气。人体代谢后产生的浊气，通过肺的宣发，经口鼻排出于人体外部，维持气体的交换。二是布散水谷精微和津液。脾胃运化的饮食物中的水谷精微和津液，经肺的宣发而布散于皮毛和周身，滋养皮毛和周身。三是宣发卫气。卫气来源于水谷精微之气，其功能有护卫肌表、防御外邪、温养皮毛脏腑、司汗孔开合。但卫气要通过肺的宣发才能布散于周身皮毛，发挥其正常的功能。

所谓肃降，是指肺的清肃下降的生理功能。清肃，是指肺是清虚之体，性喜清润。肺的肃降功能主要体现在如下三个方面：一是吸入自然界清气。通过肺气向下向内运动，将自然界的清气摄入到人体内，促进人体的新陈代谢。二是向下布散水谷精微和津液。通过肺的肃降，将上焦的水谷精微和津液向下布散，滋养脏腑组织，维持正常的生命活动。三是肃清呼吸道异物。通过肺的清肃作用，可及时肃清、排出呼吸道异物，如痰饮等，从而保持呼吸道的洁净通畅，有利于肺的呼吸及气体交换。

肺主宣发、肃降的生理及病理表现：肺的宣发与肃降，是相反相成的矛盾运动，二者相互依存，相互制约。如在生理上，在呼吸作用的过程中，只有肺的宣发正常，体内的浊气才能彻底排出，人体才得以顺利吸入自然界的清气；而只有肺的肃降正常，呼吸道保持洁净、通畅，体内浊气才得以顺利排出。肺主宣发的功能失常，可导致浊气不能顺畅排出，水谷精微和卫气不能得以正常输布而见咳嗽、胸闷、鼻塞、喷嚏、无汗或自汗、易患感冒等。肺的肃降功能失常，可导致清气吸入障碍，呼吸道难以保持通畅而见气喘、胸闷、痰多等。中医在治疗肺部病变时，往往将宣肺和降肺的药结合应用，正是考虑到肺的宣发和肃降功能的矛盾关系。

（3）肺主通调水道：通，疏通；调，调节。水道，是水液运行和排泄的道路。肺主通调水道，是指肺的宣发肃降对人体水液代谢具有疏通和调节作用。

肺主通调水道的功能，主要体现在以下两个方面：一是通过肺的宣发，既可将卫气布散于皮毛，又可将水液布散于皮毛和周身，发挥其滋养作用。到达皮毛的水液，在卫气功能调节下，部分生成汗液，排泄于人体外部。此外，肺在呼气过程中也可带走部分水液。二是通过肺的肃降，将上焦水液向下布散，其中部分水液经肾的气化作用下输到膀胱，生成尿液排泄出人体外部。此外，肺的肃降，推动大肠的传导，通过粪便也可带走部分水液。

由于肺位于人体的上焦，肺的宣发肃降功能又对水液代谢具有重要的疏通调节作用，故中医有“肺为水之上源”“肺主行水”之说。

肺主通调水道的生理及病理表现：肺主通调水道功能正常，则人体水液得以正常布散和排泄。如果肺的宣发或肃降功能失常，水道失于通调，水液代谢障碍，即可见尿少，颜面、周身水肿等。中医在治疗此类病症时，常在利水药中加入适量的宣降肺气的药物，称之为“宣肺利水”或“提壶揭盖”，这是肺主通调水道理论在临床上的具体应用。

（4）肺朝百脉：朝，有朝会、聚会的意思。肺朝百脉，指全身的气血均通过经脉朝会于肺。肺朝百脉的生理意义有以下两个方面：一是气体交换。人体全身的气血均通过经脉汇聚于肺部，并通过肺的呼吸作用，呼出浊气，吸入清气，所吸入的清气又随着血液流布全身，维持人体的生命活动。二是助心行血。血液的运行要靠气的推动。肺朝百脉，将肺气散布于血液之中，可以辅佐心脏，推动血液的运行。

肺朝百脉的生理及病理表现：肺朝百脉功能正常，则血液得以正常进行清浊更换，且能正常运行，发挥其荣养全身的作用。若肺气虚损，清气吸入减少，宗气生成不足，助心行血功能减退，可导致心血瘀阻而见心前区憋闷刺痛等症。

（5）肺主治节：《素问·灵兰秘典论》说：“肺者，相傅之官，治节出焉。”肺主治节，指肺有辅佐心脏对全身进行治理和调节的作用。

肺主治节的生理意义主要有以下四个方面：一是主司呼吸。肺有节律地一呼一吸，使呼吸运动平稳有序，体内外气体得以充分交换。二是调节气机。通过肺的有节律的呼吸运动，促进和调节全身气机的升降出入，形成有序运动。三是肺朝百脉。肺吸入的清气和水谷精气结合而生成宗气，促进心脏推动血的运行。四是通调水道，调节水液代谢。肺为水之上源，主行水，通过肺气的宣发和肃降，疏通和调节津液的生成、输布和排泄。

应当指出，肺主治节不是与其主气、主宣发肃降及通调水道等同一层次的具体生理功能，而是对肺诸项生理功能的高度概括，其生理、病理及临床意义应体现在肺的各类具体功能中。

2.肺的生理特性

（1）肺为华盖：华盖，原指古代帝王的车盖。肺为华盖是指肺在体腔中位居最高，具有保护诸脏、抵御外邪的作用。肺位于胸腔，居五脏的最高位置，有覆盖诸脏的作用，肺又主一身之表，为脏腑之外卫，故称肺为华盖。

（2）肺为娇脏：肺为娇脏是指肺脏清虚娇嫩而易受邪侵的特性。娇是娇嫩之意。肺为清虚之体，且居高位，为诸脏之华盖，百脉之所朝，外合皮毛，开窍于鼻，与天气直接相通。六淫外邪侵犯人体，不论是从口鼻而入，还是侵犯皮毛，皆易于犯肺而致肺病；他脏之寒热病变，亦常波及于肺，以其不耐寒热，易于受邪。

（3）肺气与秋气相应：肺为清虚之体，性喜清润，与秋季气候清肃、空气明润相通应。故肺气在秋季最旺盛，秋季也多见肺的病变。如秋金之时，燥气当令，此时燥邪极易侵犯人体而耗伤肺之阴津，出现干咳和皮肤、口鼻干燥等症状。

（三）脾

脾位于人体中焦，居横膈之下，在左侧腹腔内。脾的阴阳属性被称为“阴中之至阴”，在五行中属土。脾的主要生理功能为主运化、主升、主统血。脾与六腑中的胃相表里，其在体合肌肉、在窍为口，其华在唇，与自然界的长夏相通应。

1.脾的生理功能

（1）脾主运化：运，即转运、输送；化，即消化吸收。脾主运化指脾具有消化吸收饮食中的水谷精微并将其转输至全身的生理功能。脾主运化，包括运化水谷和运化水液两个方面。

运化水谷：是指脾有消化吸收和转输水谷精微的生理功能。水谷，泛指各种饮食物。饮食物的消化吸收，是一个十分复杂的生理过程，是在多个脏器的协同作用下完成的，但脾在这里起主导作用。饮食物经口腔、食道进入胃，经胃的初步腐熟，然后下降至小肠泌别清浊。这期间必须依赖脾的阳气的运化，才能将饮食水谷消化为人体必需的精微物质；同时，有赖于脾的升清、运化，这些精微物质才能被输送到各脏腑组织器官，发挥其正常的生理功能。如《素问·经脉别论》说：“饮入于胃，游溢精气，上输于脾，脾气散精，上归于肺。”由于人出生后，全赖脾胃运化的水谷精微以化生气血来维持生命活动，所以中医有“脾胃为后天之本”“气血生化之源”之说。

运化水液：是指脾对水液的吸收、转输和布散功能，是脾主运化的重要组成部分。脾运化水液的功能包括两个方面：一是摄入到人体内的水液，需经过脾的运化转输，气化成津液，并通过心肺到达周身脏腑组织器官，发挥其濡养、滋润的作用；二是代谢后的水液及某些废物，亦要经过脾的转输而至肺、肾，通过肺、肾的气化作用，化为汗、尿等排出体外，以维持人体水液代谢的协调平衡。由于脾位于人体中焦，故在水液代谢中起着重要的枢纽作用。

脾主运化的生理及病理表现：脾的运化功能，全赖于脾的阳气。脾的运化水谷的功能正常，饮食物才得以被正常地消化吸收，精微物质才得以被顺利地输布。另外，脾的运化水液的功能正常，方能保障水液在体内的正常运行，防止湿、痰、饮等病理产物的产生。若脾气虚损，脾失健运，则可见食欲不振、腹胀、便溏、倦怠、消瘦等症。中医往往采用健脾益气的方药进行治疗。如果脾气虚，运化水液功能减退，则水液代谢障碍，多余的水液停滞于局部，即可产生痰饮、湿浊、水肿等病变。故《素问·至真要大论》说：“诸湿肿满，皆属于脾。”临床上，治疗痰饮、水肿的方法很多，但健脾燥湿则是最基本、最常用的治法。

（2）脾主升：脾主升，是指脾气具有将水谷精微向上输布并固护脏器位置的生理功能。脾主升具体表现为以下两个方面：一是升输清气。即通过脾气的升清作用，将饮食物中的水谷精微上输于心肺和头面部，到达心肺的水谷精微又可通过心肺的作用输布周身，以维持正常的生命活动；而到达头面部的水谷精微则可滋养口、眼、鼻、舌、耳等清窍，维持这些感官的生理功能。二是升提脏器，防止下垂。脾气的上升作用，还可以升托内脏，使其恒定在相应位置。

若脾主升的功能失常，则可出现相应的病理变化：一是升清失常，水谷精微不能及时上升于心肺和头面部，导致全身和清窍失养而见头目眩晕、倦怠乏力；二是中气下陷，导致内脏下垂，如胃下垂、肾下垂、子宫脱垂、直肠脱垂等。这里的中气下陷意指脾气下陷，因脾位于人体的中焦，故习惯上常把脾气称为“中气”。对于中气下陷证，中医常采用补中益气升提的方药进行治疗，此即为脾主升的理论对临床的指导意义。

（3）脾主统血：脾主统血，是指脾具有统摄血液在经脉内运行而防止其逸出脉外的生理功能。中医学认为，血液的正常运行除了靠心气的推动，也赖于脾气的统摄。脾的统血功能为血液的运行提供了控制力和约束力，使血液循经而行，不致逸出脉外。

脾主统血的生理及病理表现：脾气强健，脾的统血功能正常，血液才能得以正常运行而不逸出脉外。若脾气虚损，统血功能失常，中医称之为脾不统血，临床可见尿血、便血、崩漏、肌肤发斑等。脾不统血的出血特点是多发生在人体下半部，颜色浅淡，可伴有脾气虚的其他症状，如倦怠乏力、面色无华等，中医往往采用补脾摄血的方药来治疗。

2.脾的生理特性

（1）脾宜升则健：五脏各有升降，心肺在上，在上者宜降；肝肾在下，在下者宜升；脾胃居中，在中者能升能降。五脏气机升降相互作用，形成了机体升降出入气化活动的整体，维持着气机升降出入的动态动衡。脾升胃降，为人体气机上下升降的枢纽。脾性主升，是指脾的气机运动形式以升为要。脾升则脾气健旺，生理功能正常，故曰：“脾宜升则健。”（《临证指南医案·卷二》）

（2）脾喜燥恶湿：脾为太阴湿土之脏，胃为阳明燥土之腑。“太阴湿土，得阳始运；阳明燥土，得阴自安，此脾喜刚燥，胃喜柔润也。”（《临证指南医案·卷二》）脾喜燥恶湿，与胃喜润恶燥相对。脾能运化水湿，以调节体内水液代谢的平衡：脾虚不运则最易生湿，而湿邪过胜又最易困脾。因湿邪伤脾，脾失健运而水湿为患者，称为“湿困脾土”，可见头重如裹、脘腹胀闷、口黏不渴等症。若脾气虚弱，健运无权而水湿停聚，可见肢倦、纳呆、脘腹胀满、痰饮、泄泻、水肿等。总之，脾具有恶湿的特性，并且对于湿邪有特殊的易感性。

（3）脾气与长夏相应：脾主长夏，脾脏的生理功能活动，与长夏的阴阳变化相互通应。长夏为阴历六月，湿邪当令，脾运湿又恶湿，若脾为湿困，运化失职，可引起胸脘痞满、食少体倦、大便溏薄、口甜多涎、舌苔滑腻等。

（四）肝

肝位于腹部，横膈之下，右胁之内。肝的阴阳属性为“阴中之阳”，在五行中属木。肝的主要生理功能为主疏泄、主藏血。肝与六腑中的胆相为表里，其在体为筋、在窍为目，其华在爪，与自然界春气相互通应。

1.肝的生理功能

（1）肝主疏泄：疏，疏通；泄，宣泄，升发。肝主疏泄，是指肝具有疏通、宣泄和升发的生理功能。元代的朱丹溪在《格致余论·阳有余阴不足论》中说：“司疏泄者，肝也。”肝主疏泄，有着丰富的理论内涵和重要的临床指导意义，具体表现为以下几方面：

1）调畅气机：气机，即气的升、降、出、入运动。肝的疏泄功能，对气升降出入运动有重要疏通调节作用。人体的各种生理功能，包括呼吸、饮食物的消化、水液的代谢、血液的运行以及生殖功能等，都有赖于气的推动，受肝主疏泄功能的调节。从某种角度讲，肝主疏泄对饮食消化、精神情志、津血代谢、生殖功能的影响，也均建立在调畅气机的基础之上。

肝调畅气机的生理及病理表现：肝主疏泄的功能正常，则气机调畅，津血运行通利，与之相关的各生理功能也正常。肝主疏泄的生理功能失常，则可导致气机失调而出现相应的病理变化。一是疏泄功能太过，肝气亢奋，血随气涌而见面红目赤、头胀头痛、急躁易怒等，甚或血随气逆而见呕血、昏厥。中医往往采用平肝泻火的方药治疗。二是肝的疏泄功能不及，气机郁结，气血不畅而见胸胁、两乳胀满不适甚或疼痛等症，中医多采用疏肝理气的方药予以治疗。

2）促进津血的运行和代谢：血的运行依赖于气的推动，受肝主疏泄功能调节。同样，水液代谢也依赖于气的升降出入运动，肝的疏泄可通利三焦，促进肺、脾、肾等脏的气化，有利于水液正常代谢。

相关的生理及病理表现：肝主疏泄功能正常，气机调畅，则血脉通畅，津液才得以正常运行和输布。肝主疏泄功能失常，则势必影响到血液的运行。一是疏泄功能减退，气机不畅，气滞血瘀，导致病患部位胀满、刺痛，甚或出现癥瘕积聚等，可采用疏肝理气、活血化瘀的方法治疗。二是疏泄太过，甚至血随气逆，而见吐血、衄血、崩漏等。中医多施以清肝泻火、凉血止血之法。肝失疏泄，气滞水停，则可致水液代谢障碍而见痰饮，水肿等，若痰气交结，阻滞经络，还可见瘰疬、痰核、梅核气等诸多病变。中医在治疗此类病变时，往往在利湿祛痰的基础上，加入适量的疏肝理气之品以获得更好的疗效。

3）促进脾胃运化：饮食物的消化吸收，主要依赖于脾胃的运化功能，但脾胃之间的纳运升降运动是否协调平衡，则又要依赖于肝的疏泄功能是否正常。一般来说，肝对脾胃运化功能的影响，表现在以下两方面：一是促进脾胃的升降。受纳于胃的饮食物，经过胃的腐熟，停留到一定时间后，要通过胃的通降作用下降到小肠，由小肠分别清浊，进一步消化吸收。而饮食物中的水谷精微则要经过脾的运化升清，才能上输于心肺，随气血运行周身。而脾升胃降的气机运动，则受到肝气疏泄功能的调节。二是分泌胆汁，以助消化。胆附于肝，胆汁为肝之余气积聚而成。贮存于胆中的胆汁，在进食时排入肠腔，以助饮食物的腐熟消化。但胆汁的分泌与排泄，实际上也是肝主疏泄功能的一个方面。

相关的生理及病理表现：肝主疏泄的功能正常，人体气机调畅，脾胃才能有序地升清降浊，饮食物方能得以被正常地消化吸收及输布。同样，肝主疏泄功能正常，则胆汁才得以正常地分泌和排泄，促进饮食物的消化与吸收。肝气的疏泄异常，会影响脾的运化与升清功能，在上可见头目眩晕、两胁胀闷；在下可见腹胀、腹泻等，中医称之为“肝脾不和”。若肝气疏泄异常影响到胃的受纳与腐熟功能，则在上可见呕逆、嗳气、纳呆，在中为脘腹胀满疼痛，在下可见便秘，中医称之为“肝气犯胃”。治疗这类证候，总以疏肝理气、健脾和胃为要。此外，肝气郁结、疏泄功能失常，则胆汁生成排泄障碍，出现胁肋胀满疼痛、口苦、纳食不化等症。若胆汁逆流入于血脉，外溢于皮肤，则可见黄疸等。中医在治疗此类病变时多采用疏肝利胆的方法。

4）调畅情志：情志，属心理活动，是人对外界客观事物刺激所产生的喜、怒、忧、思、悲、恐、惊等情感变化，与肝的疏泄功能密切相关。人的情志活动以气血为物质基础，而肝主疏泄，调畅气机，促进气血的运行，故能调畅情志。

相关的生理及病理表现：肝主疏泄功能正常，气血调畅，人的精神情志才正常。肝失疏泄，气血不调则可致情志失调，主要表现为以下两种情况，一是肝的疏泄功能太过，肝气亢奋，临床可见头胀头痛、急躁易怒等。二是疏泄功能减退，气血不畅，肝气郁结，临床可见郁郁寡欢、多疑善虑等，中医多采用疏肝解郁的方药治疗。

5）促进和调节生殖机能：肝主疏泄还可影响人的生殖功能，主要表现为以下两点，其一是对女子胞的影响。女子胞的功能是主管月经的排泄和胎儿的孕育，以气血为物质基础，而肝主疏泄，调畅气机，可促进气血的运行；同时，肝又主藏血，调节血量，为女子胞输送气血以维持其正常的生理功能。正是因为肝与女子胞的功能极其密切，故又有“女子以肝为先天”之说。其二是可影响到男子的生殖功能。男子精气排泄也依赖肝主疏泄功能的调节。

相关的生理及病理表现：肝主疏泄功能正常，则女子月经排泄和孕育胎儿功能正常，男子精液排泄正常。肝失疏泄，气血不畅，影响到女子胞功能，则可见月经不调，如周期紊乱、痛经等。中医多采用疏肝理气、活血调经的方药予以治疗。肝失疏泄也可影响到男子的精气排泄，如肝的疏泄功能太过，扰动精室，则可见遗精，早泄等。

（2）肝主藏血：所谓肝主藏血，是指肝脏具有贮藏血液、调节血量的生理功能。人体的血液由脾胃消化吸收来的水谷精微化生。血液生成后，一部分被各脏腑组织器官直接利用，另一部分则流入肝脏被贮藏起来。人体各脏腑组织器官的血流量，常随人的机能状态及外环境的影响而发生改变。如体力劳动时则四肢血液的分布量较多，脑力劳动时则大脑的血流量增加，而在进食时则胃肠道的血流量显著增加。人体血量的这种分布，即可保证了处于运动中的脏腑组织器官得到充足的血液供应，又防止处于相对抑制的脏腑器官消耗过量的血液，而肝脏在这方面具有重要的调节功能，主要表现在血液的贮藏及排放上。当人体某一部位活动量增加，血液需求量亦增加时，肝脏即可将贮藏的血液适时排放到相应部位，保证这些脏腑组织器官有充足的血液供应。而当人体活动量减少，血液量需求也相应减少时，一部分血液又流回肝脏，由肝来贮藏。肝脏通过自身的藏血功能来调节全身的血量分布的过程即是如此。

肝主藏血的生理及病理表现：由于肝具有藏血功能，故中医学有“肝为血海”之说。各个组织器官得到了肝血的滋养才能发挥正常的生理功能，如两目得到肝血的滋养才能发挥视觉功能，筋脉得到肝血的滋养，才能强健有力、活动自如。所以《素问·五脏生成》说：“肝受血而能视，足受血而能步，掌受血而能握，指受血而能摄。”肝藏血的功能对防止出血，制约、涵养肝阳及调节妇女月经也有重要意义。此外，藏象学说中还有“肝藏魂”之说。魂乃神之变，是神所派生的。魂与神一样，皆是以血为其主要物质基础，肝藏血，故藏魂。因此，肝藏血的功能失常，可产生以下病理变化：肝血虚少，则脏腑组织器官失养。血不养目，可见目花、干涩、夜盲；血不养筋，可见筋脉拘急、麻木、屈伸不利甚或抽搐；血海空虚，还可见妇女月经量少，甚或经闭。肝不藏血，则可见各种出血症状，如呕血、衄血等，在女子则可见月经量多或崩漏。肝的藏血功能正常，肝血充足，则魂有所舍；若肝血不足，心血亏损，则魂不守舍，可见惊骇多梦、卧寐不安、梦游、梦呓等。

2.肝的生理特性

（1）肝喜条达而恶抑郁：条达，为舒展、调畅、通达之意。肝为风木之脏，肝气升发，喜条达而恶抑郁。肝气宜保持柔和舒畅、升发条达的特性，才能维持其正常的生理功能，宛如春天的树木生长那样条达舒畅，充满生机。肝主升发是指肝具升发生长、生机不息之性，有启迪诸脏生长化育之功。

（2）肝为刚脏，肝体阴而用阳：肝为风木之脏，其气易逆易亢，其性刚强，故称刚脏，又被喻为“将军之官”。肝体阴而用阳：所谓“体”，是指肝的本体；所谓“用”，是指肝脏的功能活动。肝为藏血之脏，血属阴，故肝体为阴；肝主疏泄，性喜条达，主升主动，故肝用为阳。在正常生理情况下，肝之体阴赖肾之阴精以涵，方能充盈，故肝自身之体阴常不足而其用阳常易亢。刚柔不济，柔弱而刚强，故肝气易亢易逆。肝气、肝阳常有余的病理特性，反映了肝脏本身具有刚强躁急的特性。

（3）肝气与春气相应：春季为一年之始，阳气始生，万物以荣，气候温暖多风。天人相应，同气相求，在人体则与肝相应。故肝气在春季最旺盛，而在春季也多见肝之病变。春三月为肝木当令之时，肝主疏泄，与人的精神情志活动有关，故精神神经病变多发于春天。

（五）肾

肾位于腰部，腹腔之内，脊柱两旁，左右各一。肾在阴阳属性中被称为“阴中之阴”，在五行中属水。肾的主要生理功能为肾主藏精，促进生长、发育与生殖，主水，主纳气。肾与六腑中的膀胱相为表里，其在体为骨、在窍为耳及二阴，其华在发，与自然界冬气相互通应。

1.肾的生理功能

（1）肾藏精，主生长、发育与生殖：肾藏精，指肾有贮藏人体精气的作用。如《素问·六节藏象论》说：“肾者主蛰，封藏之本，精之处也。”精是构成人体和维持人体生命活动的基本物质，是脏腑形体官窍功能活动的物质基础。肾所藏的精包括先天之精和后天之精。先天之精即来源于父母两性的生殖之精，它既是构成胎儿的原始物质，又是繁衍后代的物质基础，故又被称为“生殖之精”。后天之精来源于胎儿出生后，依赖于脾胃的运化功能从饮食物当中摄取的水谷之精，具有滋养脏腑功能，故又被称为“脏腑之精”。先天之精和后天之精相互依存、相互促进。先天之精的存在和其产生的激发、推动作用，为后天之精的摄取提供了物质基础和前提条件，而后天之精又不断地补充先天之精，使其保持长久的充盛和活力。中医将先天、后天之精的关系概括为“先天生后天，后天养先天”。

肾藏的精可以转化为气，中医称之为肾的精气。而肾的精气的盛衰，决定着人的生长、发育与生殖情况的好坏。《内经》认为，人从幼年开始，肾的精气就逐渐充盛，出现齿更发长的生理变化；到了青春期，肾的精气进一步充盛，身体迅速发育，天癸至，开始具备生殖力，表现为女子有月经的来潮，男子有精气的排泄。所谓天癸，一般认为是指肾的精气充盛到一定程度所出现的一种促进并维持生殖功能的物质。进入中年，肾的精气逐渐衰减，形体开始衰老，表现为发堕齿槁等；到了老年，肾的精气进一步衰减，形体衰老，天癸枯竭，女子出现绝经，男子可停止排精，从而失去了生殖力。可见，人的整个生命活动，即生、长、壮、老、已的过程，是肾的精气由弱到强、由盛转衰直至消亡的过程。正如《素问·上古天真论》说："女子七岁，肾气盛，齿更发长；二七而天癸至，太冲脉盛，月事以时下，故有子；三七，肾气平均，故真牙生而长极；四七；筋骨坚，发长极，身体盛壮；五七，阳明脉衰；面始焦，发始堕；六七，三阳脉衰于上，面皆焦，发始白；七七，任脉虚，太冲脉衰少，天癸竭，地道不通，故形坏而无子也。丈夫八岁，肾气实，发长齿更；二八，肾气盛，天癸至，精气溢泻，阴阳和，故能有子；三八，肾气平均，筋骨劲强，故真牙生而长极；四八，筋骨隆盛，肌肉满壮；五八，肾气衰，发堕齿槁；六八，阳气衰竭于上，面焦、发鬓颁白；七八，肝气衰，筋不能动，天癸竭，精少，肾脏衰，形体皆极；八八，则齿发去。"

肾藏精的生理及病理表现：肾中精气的充盛，则人的生长、发育和生殖功能正常。如果肾的精气虚衰，必然会给人体带来相应的病理变化。例如，幼年时期，如果肾的精气不足，则可致生长、发育迟缓，智力低下，可见小儿的五迟（立迟、行迟、语迟、齿迟、发迟）、五软（手足软、口软、头软、颈软、肌肉软）等病症；在成年时期，如果肾的精气过度亏损，则一方面可出现早衰，如发齿脱落、耳聋目花、记忆力减退、身体衰弱等；另一方面则可致生殖功能异常，如男子精少、不育，女子月经迟发、闭经、不孕等。中医在治疗这些疾病时，往往着眼于肾，采用补肾填精的方药予以治疗。

（2）肾主水：肾主水，指肾具有主持和调节水液代谢的生理功能。如《素问·逆调论》说："肾者，水脏，主津液。"津液代谢是一个复杂的生理过程，是在多个脏腑器官相互协调的作用下完成的，如肺主通调水道，脾主运化水液，膀胱贮尿、排尿等，但肾在津液代谢中起着决定性的作用。

肾主水的生理及病理表现：肾主水的生理功能主要体现在两个方面：一是肾的气化作用对全身津液代谢的促进作用。所谓气化，即指精、气、血、津液各自的新陈代谢和相互转化，这里的气化则专指津液代谢。进入到人体内的水液，必须在阳气的蒸化下，像雾露一样输布于周身，起滋润濡养的作用。而代谢后的水液，也要经过气化，才能化为汗、尿等排泄于人体外部。中医学认为肾藏精，为阴阳之根，故肾的气化在津液代谢中起决定作用，从某种角度看，肺、脾、膀胱及三焦等对水液的气化作用均依赖于肾的气化。二是肾升清降浊、司膀胱的开合。中医学认为，代谢过程中的部分水液可下达于肾，经过肾的气化而升清降浊，其清者重新输布周身，其浊者下注膀胱，化成尿液，排出于体外。

肾主水的功能失常，必然会出现相应的病理变化。若肾的精气阴阳失调，水液代谢障碍，可形成痰饮、水肿；肾的升清降浊、司膀胱开合功能失常，可导致尿液排出失常。若肾的气化失常，导致膀胱气化不利，尿液生成、排泄障碍，则出现小便不利，甚或尿闭，中医称为“癃闭”；若肾的精气不足，封藏不固，导致膀胱失约，则可见尿频、尿清长、遗尿，甚或尿失禁等。临床上，中医对待此类疾病，往往责之于肾，从肾论治。

（3）肾主纳气：纳，即受纳、固摄之意。肾主纳气，是指肾有摄纳肺吸入之清气的生理功能。人的呼吸虽由肺所主，但与肾也有密切的联系。由肺吸入的自然界的清气必须下行至肾，由肾摄纳之。故《类证治裁·卷二》说：“肺为气之主，肾为气之根，肺主出气，肾主纳气，阴阳相交，呼吸乃和。”肾主纳气的功能是肾的封藏作用在呼吸运动中的具体体现。

肾主水的生理及病理表现：肾主水的生理意义是保持呼吸运动的平稳深沉，即控制呼吸的频率，保证呼吸的深度，有利于体内外气体的充分交换，维持人体的新陈代谢。肾的精气不足，封藏不固，则可导致肺肾气虚，肾不纳气，临床可见呼吸困难、呼多吸少、动则喘甚。中医往往采用补肾纳气的方药治疗。

2. 肾的生理特性

（1）肾主封藏，为固摄之本：封藏是肾的重要生理特性。肾为先天之本，生命之根，藏真阴而寓元阳，为水火之脏。肾藏精，精宜藏而不宜泄，故曰：“肾者主蛰，封藏之本，精之处也。”（《素问·六节藏象论》）。肾主闭藏的生理特性体现在藏精、纳气、主水、固胎等各方面。正是由于肾的封藏固摄作用，使体内精微物质得以保留，元阴元阳得以闭藏，人的生命力才能旺盛，身体才能健康。若肾有病变，使肾的封藏、固摄功能失职，就会引起阴精过度耗损妄泄的病症，表现为遗精、带下、滑胎、尿浊、尿甜等。

（2）肾为阴阳之根：肾阴、肾阳以肾中精气为物质基础，肾阴又称“元阴”“真阴”，为一身阴液之根本，对其他脏腑乃至全身有重要的滋润作用；肾阳又称“元阳”“真阳”，为一身阳气之根本，对其他脏腑乃至全身具有重要的温煦作用，故称肾为“阴阳之根”“水火之脏”。病理上，肾的阴阳失调可以导致其他脏腑的阴阳失调，而其他脏腑的阴虚或阳虚日久，可最终累及肾，导致肾的阴虚或者阳虚，中医称之为“穷必究肾”“久病及肾”。

（3）肾气与冬气相应：冬季在正常情况下应为“静顺”，万物归藏。在人应肾，阴平阳秘，封藏有节。若四时阴阳异常，在人则肾之阴阳失调，封藏失职。人体在冬季以肾气变化为著，故冬季有肾病、关节疾病较多的时令特点。

（六）五脏与形体官窍的联系

形体，一般是指人的整个躯体，而藏象学说中的形体则是指皮、肉、筋、脉、骨，简称为“五体”。官窍，即五官九窍。官，指人体具有特定功能的器官。窍，即孔窍，是人体内部脏腑与外界相通应的门户。官，通常指口、目、鼻、舌、耳，也称“五官”。窍，指两只眼睛，两个耳孔，两个鼻孔，再加上口，称为“七窍”，如果再加上前阴和后阴，则又称为“九窍”。

脏腑与形体官窍的联系，主要表现为中医藏象学说以五脏为中心的整体观，五脏既是各个独立的脏器，又代表着一个系统。人体的各形体官窍分属于五脏，如心“在窍为舌”“在体为脉”“其华在面”等。五脏与形体官窍的这种内在联系，反映了中医理论的独特性。其理论意义主要表现在以下几个方面：一是在组织结构上，各形体官窍通过经络与五脏紧密联系。二是在生理上，各形体官窍的功能依赖于五脏，如《灵枢·脉度》说：“肾气通于耳，肾和则耳能闻五音矣。”三是在病理上五脏与形体官窍互相影响。如心火上炎可见口舌生疮，肾精气不足可见耳鸣耳聋等。反之，形体官窍的病变也可内传于相应的脏腑，如外感病邪可以通过口鼻内舍于肺，出现咳嗽、气喘、吐痰等肺病症状。四是在诊断上中医常通过观察表现于外的形体官窍的异常变化，再根据其与脏腑的内在联系来诊断内脏的病变，如见两目干涩、视物昏花的症状，根据肝“在窍为目”的理论，诊为“肝血亏虚”。而症见肢体麻木，甚至抽搐者，根据肝“在体为筋”的理论，诊为“肝风内动”。五是中医常通过调整内脏的功能来治疗局部形体官窍的病变。如口舌生疮，诊为“心火上炎”，可以采用清心利尿的方药治疗；又如耳鸣耳聋，可诊为“肾精亏虚”，可采用补肾填精的方药治疗。

总之，中医把各形体官窍看成是五脏系统的重要组成部分。形体官窍虽然有各自相对独立的功能，但这些功能又与五脏紧密联系，是五脏功能的外在表现形式。五脏与形体官窍的关系，见表3-1。

表3-1 五脏与形体官窍的关系

五脏	在体	其华	在窍	在液	在志
心	脉	面	舌	汗	喜
肺	皮	毛	鼻	涕	悲、忧
脾	肌肉，四肢	唇	口	涎	思
肝	筋	爪	目	泪	怒
肾	骨	发	耳、二阴	唾	恐、惊

二、六腑

六腑，即胆、胃、小肠、大肠、膀胱、三焦六个脏器的总称。腑，古作府，有府库之意，其意义与饮食物的消化、吸收、排泄及水液代谢密切相关，故称“六腑”。六腑的生理功能是受纳、运化水谷，传导糟粕，其共同生理特点是传化物而不藏，实而不能满。所以《素问·五脏别论》说：“六腑者传化物而不藏，故实而不能满也。所以然者，水谷入口，则胃实而肠虚；食下，则肠实而胃虚。”这里明确指出了，六腑的功能是以传化水谷、排泄糟粕为主，应该有实有虚，不能经常充满而不排泄。如胆汁的生成排泄、饮食物的传导、大小便的排泄，无不反映着六腑的这一生理特点，后世医家将此理论概括为“六腑以通为用，以降为顺”。不过，六腑“以通为用”的理论，只是针对六腑的功能特点而言，实际上，六腑的通降太过或不及，均属于病态。

（一）胆

居六腑之首，又隶属奇恒之腑，胆与肝相连，附于肝之短叶间。肝与胆通过经脉相互络属，互为表里。胆为中空的囊状器官，内藏胆汁。因胆汁属人体的精气，故《灵枢・本输》称胆为“中精之腑”，亦有医家将其称为“中清之腑”。

1.贮藏和排泄胆汁

胆汁味苦，色黄绿，为肝之余气所化生。如《东医宝鉴》说：“肝之余气，泄于胆，聚而成精。”胆汁在肝内生成后，在肝的疏泄功能作用下，流入胆囊，被贮藏起来。在进食时，贮存于胆囊的胆汁又流入肠腔，以助消化。肝胆的疏泄功能正常，胆汁的生成和排泄无虞，饮食物消化吸收才得以正常进行。反之，则会引起相应的病理变化。如肝胆的疏泄功能失常，胆汁不得正常生成和排泄，脾胃升降失常，可见胁痛、腹胀、食欲不振、恶心、呕吐等；胆汁上逆，可见口苦、呕吐黄绿苦水等；若胆汁外溢肌肤，则出现身、面、目俱黄的黄疸症状。

2.主决断，调情志

中医学认为，胆的生理功能，还与人体情志活动密切相关，主要表现在对事物的决断及勇怯方面。《素问・灵兰秘典论》说：“胆者，中正之官，决断出焉。”若胆的功能失常，则会出现情志方面的变化。临床若见口苦、呕逆、心烦不寐、惊悸不宁等症状，中医往往诊为胆虚痰扰，从胆论治，则可获良效。

（二）胃

胃位于腹腔之内，横膈膜以下，上接食管，下连小肠。胃又称“胃脘”，分为上、中、下三部。上部为上脘，包括贲门；下部为下脘，包括幽门；上下脘之间为中脘，包括胃体。其中贲门上接食管，幽门下连小肠。

1.主受纳、腐熟水谷

受纳，是接受和容纳的意思。胃主受纳，是指胃有接受和容纳饮食物的生理功能。饮食入口，经过食道，到达胃部，由胃来容纳并停留一定的时间，以利于消化吸收，故称胃为“太仓”“水谷之海”。所谓腐熟，是指受纳于胃的水谷，在胃的不断蠕动及胃中阳气的蒸化下变成食糜，有利于进一步消化吸收，中医称此过程为腐熟。只有经过胃的腐熟，水谷才能游溢出人体所需要的精微物质，人的气血才能充盛，脏腑组织才能得到水谷精微的充养而发挥其各自的生理功能，故又称胃为“水谷气血之海”。

如果胃的受纳和腐熟功能失常，必然引起饮食物消化吸收障碍。如胃的受纳功能失常，可见胃纳不佳、饮食无味，甚或不思饮食等。胃的腐熟功能失常，一般分为两种情况：一为腐熟功能太过，如胃火亢盛，腐熟功能亢进，表现为吞酸嘈杂、消谷善饥等。二为胃的腐熟功能减退，可见胃脘部胀满疼痛、食欲不振，甚或饮食停滞等。

饮食物的消化吸收，是一个复杂的生理过程，除了胃的受纳腐熟功能，还要靠脾的运化、小肠的分别清浊等协同作用，才能顺利完成。中医常把人体的正常的消化功能，概括为“胃气”。古代医家非常重视胃气的作用，认为人“以胃气为本”，胃气强则五脏俱盛，胃气弱则五脏俱衰，甚至认为人有胃气则生，无胃气则死。如《素问·平人气象论》说：“平人之常气禀于胃，胃者，平人之常气也，人无胃气曰逆，逆者死。”临床上诊治疾病，常把“保胃气”作为重要的原则。历代医家皆重视胃气的作用，认为维持正常的消化功能是维持患者生命和恢复其健康的重要保证，现在中医治疗疾病，亦常把“保胃气”作为一条重要的原则。

2. 主通降，以降为和

通降，即通利、下降之意。胃主通降，是指胃有通利下降的生理功能及特性，胃以通降为正常。饮食物经过胃的受纳腐熟并保留一定时间后，必须下降到小肠，泌别清浊，其清者经脾的运化输布周身，浊者继续下降到大肠，形成糟粕排出到体外。所以胃主通降的功能关系到饮食物的整个消化吸收及排泄。此外，胃气主降和脾气主升的功能是相反相成的，胃气主降，使饮食物及时下降到小肠，泌别清浊；脾气主升，及时把水谷精微输布周身，脾胃升降有序，纳运相宜，完成饮食物的消化吸收。

胃的通降功能失常，中医称为胃失和降及胃气上逆。胃失和降，存留于胃的饮食物不能及时下降，影响了胃的受纳腐熟，可见脘腹胀满或疼痛、口臭、大便秘结等症。若胃气不降，反而上逆，则可见恶心、呕吐、嗳气及呃逆等症。

（三）小肠

小肠位于腹腔，其上端接幽门与胃相通，下端接阑门与大肠相连，迂回叠积于腹腔内。小肠与心通过经脉相互络属，互为表里。

1. 主受盛与化物

受盛，即接受，以器盛物之意。化物，即消化、转化饮食物的意思。小肠的受盛功能主要体现在两个方面：一是指经过胃初步腐熟的饮食物要适时下降到小肠，由小肠来承受；二是指下降到小肠的饮食物要在小肠内停留一定时间，以便进一步充分的消化和吸收。小肠的化物功能，是指将水谷化为精微物质，经脾转输，以营养周身。故《素问·灵兰秘典论》说：“小肠者，受盛之官，化物出焉。”

在病理上，若小肠的受盛功能失常，则可见腹部胀闷疼痛。如化物功能失常，可致消化、吸收障碍，出现消化不良、腹泻便溏，甚或完谷不化等。

2. 泌别清浊

泌，即分泌；别，即分别。所谓清浊，是指饮食物中的精微物质及糟粕，而糟粕又包括食物残渣及废水。小肠泌别清浊的功能，具体表现为以下三个方面：一是由胃下降到小肠的饮食物，在小肠“化物”功能的作用下，分为水谷精微及食物残渣两部分；二是小肠吸收的水谷精微，通过脾的运化功能，转输于心肺，并布散于周身，以维持人体正常的生理功能，小肠吸收水谷精微的同时也吸收大量的水液，又有“小肠主液”之说；三是泌别清浊后的糟粕，分为食物残渣及废水两部分，食物残渣下降到大肠，形成粪便而排出体外；而多余的水分则通过小肠的渗泌作用进入膀胱，生成尿液排出体外。如《类经》说：“小肠居胃之下，受盛胃中水谷而分清浊，水液由此渗于前，糟粕由此而归于后，脾气化而上升，小肠化而下降，故曰化物出焉。”《医宗必读》亦说：“小肠……泌别清浊……水液渗入膀胱，滓秽流入大肠。”由此可见，小肠在饮食物消化吸收中的作用是十分重要的，小肠的生理功能正常，则饮食物得以充分的消化吸收，清浊各走其道。其清者输布周身，营养脏腑；其浊者，则糟粕下归大肠，形成粪便排出体外，浊水则渗入膀胱，生成尿液排出体外。在病理上，小肠生理功能失常，不仅会引起消化吸收功能失常，出现腹胀、腹痛、消化不良等症，还可导致二便排泄的异常，如小肠泌别清浊失常，则水液不能及时渗泌膀胱，水谷并走大肠，可见大便稀薄、小便短少等症。对于这类腹泻患者，中医多采用“分利”的方法，即“利小便以实大便”，使浊水残渣各走其道，则腹泻自止。

（四）大肠

大肠位于腹中，其上口通过阑门与小肠相接，其下端为肛门，又称为“魄门”。

1.主传导糟粕

饮食物在小肠泌别清浊后，其清者，即水谷精微，经脾转输到心肺，布散周身；其浊者，即糟粕，则下降到大肠，大肠将糟粕经过燥化变成粪便，排出体外。所以《素问·灵兰秘典论》说：“大肠者，传导之官，变化出焉。”

大肠的传导功能，是胃的降浊功能的体现，亦与肺的肃降功能密切相关。肺气的肃降，可推动糟粕下行，有利于大肠的传导。故《中西医汇通医经精义·脏腑之官》说：“大肠之所以能传导者，以其为肺之腑，肺气下达，故能传导。”大肠的主要功能是传导糟粕，所以大肠功能失调，主要表现为大便排泄的异常。如大肠液亏，肠道失润，则大便干结难下；若湿热蕴结大肠，大肠气滞，传导失职，则可见腹痛、里急后重、下利脓血。

2.大肠主津

大肠在传导糟粕的同时，还能吸收其部分水分，因此又有“大肠主津”的说法。由于大肠有吸收水分的功能，故能使糟粕燥化，变为成形之粪便而排出体外。若大肠吸收水分过多，则大便干结而致便秘；反之，可见腹泻、大便稀溏。

（五）膀胱

膀胱位于小腹部，为囊性器官。膀胱上通于肾，下连尿道与外界直接相通。膀胱与肾互为表里。

膀胱的主要功能为贮存和排泄尿液。膀胱的功能依赖于肾的气化功能，主要体现在两方面：一是尿液的生成，主要靠肾的气化功能。只有肾的气化功能正常，尿液才能得以正常生成；二是尿液的排泄，主要靠肾气封藏功能的调节。只有肾中精气充足，封藏功能正常发挥，膀胱才能开合有度，尿液才得以正常排泄。若肾的气化失常，引起膀胱的气化不利，则可见排尿不畅，甚或癃闭；若肾气虚，封藏不固，膀胱失于约束，则可见小便频数、量多、遗尿，甚或失禁。故《素问·灵兰秘典论》说：“膀胱者，州都之官，津液藏焉。”

（六）三焦

三焦为六腑之一。有些学者认为其在脏腑中最大，又与五脏没有直接的阴阳表里联系，故又称为“孤腑”。三焦，是中医藏象学说中的一个特有名称，其所在部位和具体形态，在中医学术的历史上有颇多争议，直至现代，亦未取得统一认识。现代较为公认的看法是，三焦为六腑之一，是有形质可见的。一般认为三焦为划分内脏的区域部位，包括上、中、下三部：上焦为横膈以上的部位，包括心、肺等；中焦为横膈以下至脐的部位，包括脾、胃等；下焦为脐以下的部位，包括肾、膀胱、大小肠等。

虽然中医对三焦的形态和部位有很多争议，但对其生理功能的认识却是比较一致的，概括起来，有以下几方面。

1.通行元气，总司全身的气机和气化

《难经·六十六难》说：“三焦者，原气之别使也。”原气，也称元气，是人体生命活动的原动力，由肾中的先天之精所化生，通过三焦布散全身。三焦不但是元气之别使，更能主持诸气。宗气以三焦为通路下行，以资助元气；卫气循三焦，通腠理，走肌表，以温煦卫外；脏腑之气的升降运动均以三焦为通路。因此，三焦功能正常，则气道通畅，气机通利，脏腑功能正常。

2.疏通水道，运行水液

三焦为水液运行的通路。人体的津液代谢，是由肺、脾、肾、膀胱等脏腑的协同作用而完成的，然而必须以三焦为通路，津液代谢才得以正常运行。如果三焦气化功能失常，水道不畅，必然会引起津液代谢失常，出现尿少、痰饮、水肿等病理变化。

三焦的上述两个方面的生理功能，是相互关联的。这是因为水液的运化要依赖于气的升降出入运动；而人体的气机只能依附于津液与血才能正常运行。气血津液的运行、代谢，又均以三焦作为通路的，故《素问·灵兰秘典论》说：“三焦者，决渎之官，水道出焉。”

三、奇恒之腑

奇恒之腑，包括脑、髓、骨、脉、胆、女子胞六个脏器组织。由于形态上多为中空有腔而似腑，但其功能上多贮藏人体精气，藏而不泻，与六腑传化水谷、泻而不藏之特点有别，故称“奇恒之腑”。

胆属六腑，又属奇恒之腑，历代医家解释不一。现一般认为胆兼具六腑和奇恒之腑的生理特点。胆为中空器官，胆汁应适时排泄，泻而不藏，具六腑特点；但是胆不直接传化水谷，而是藏蓄精汁，兼具奇恒之腑的特点，故又属奇恒之腑。

（一）脑

脑位于头部的颅腔之内，为髓汇聚之处，故《素问·海论》说：“脑为髓之海”。脑的生理功能如下。

1.脑主宰生命活动

“脑为元神之府”(《本草纲目》)，是生命的枢机，主宰人体的生命活动。如《素问·刺禁论》说：“刺头，中脑户，立死。”张景岳在注释这段原文时说：“脑户，督脉穴，在枕骨上，通于脑中，脑为髓之海，乃元阳精气所聚。针入脑则真气泄，故立死。”

2.脑主精神活动

人的精神活动，都是客观外界事物反映于脑的结果。中医学一方面强调心是思维的主要器官，“所以任物者谓之心”(《灵枢·本神》)；一方面也认识到“灵性记忆不在心而在脑”(《医林改错》)。“脑为元神府，精髓之海，实记忆所凭也”(《类证治裁·卷三》)，这种思维意识活动是在元神功能基础上，后天获得的思虑识见活动。脑为精神、意识、思维活动的枢纽，“为一身之宗，百神之会”(《修真十书》)。脑主精神意识的功能正常，则精神饱满、意识清楚、思维灵敏、记忆力强、语言清晰、情志正常。否则，便会出现神明功能异常的症状。

3.脑主感觉运动

人的感官位于头部，与脑相通。脑为髓之海，脊髓亦通过督脉等与脑相通。只有脑髓充盈才能耳聪目明，感觉灵敏，肢体活动自如。若髓海不足，脑髓空虚，在幼儿可见聋、哑、视力低下；在成人可见耳聋目花、发齿早落。也可导致肢体运动失常，如偏瘫、截瘫，甚至全身瘫痪。中医在治疗此类病证时，也多采用疏通经络、补脑填髓的方药。

（二）女子胞

女子胞，又称胞宫、胞脏、子宫、子脏等。女子胞位于小腹部，膀胱之后，直肠之前，通过阴道与外界相通，是女性的生殖器官。女子胞的生理功能如下。

1.主持月经

女子胞为女子排泄月经的器官。当女子到了14岁左右，肾的精气旺盛，出现了天癸，子宫等生殖器官发育成熟，冲任二脉气血旺盛。此时女子开始按时排泄月经，并具备了生殖能力。这种生理状态一直持续到女子49岁左右，之后因肾的精气逐渐衰败，天癸竭绝，冲任二脉气血衰少，进入绝经期。

2.孕育胎儿

在女子受孕后，女子胞即成为孕育胎儿的场所。此时，女子胞停止排泄月经，全身的气血有相当一部分输送到胞宫，保护胎元，促进胎儿的发育，直至分娩。故《类经》说：“女子之胞，子宫是也，亦以出纳精气而成胎孕者为奇。”

四、脏腑之间的表里关系

脏与腑的关系主要表现为脏腑阴阳表里相合的关系。就阴阳属性而言，五脏属阴属里，六腑属阳属表。脏腑之间在组织结构上，多数位置比较接近，更通过经络相互络属，在生理功能上密切配合，在病理上常相互影响，从而构成脏腑表里相合的紧密关系。据此关系，中医在治疗上相应有脏病治腑、腑病治脏等治法。

（一）心与小肠

心与小肠通过经脉相互联系：心经属心络小肠，小肠经属小肠络心。心与小肠在生理上也相互联系：小肠分别清浊，其清者可转化为心血；心主血脉，将气血输送于小肠，有利于小肠的受盛和化物。

在病理上，心与小肠互相影响传变，如心火炽盛，可以循经下移于小肠，引起小肠泌别清浊的功能失常，出现小便短赤、灼热疼痛，甚或尿血等症。中医将此称为“心火移热于小肠”。反之，小肠有热，也可循经上扰于心，出现心烦、尿赤、口舌生疮等症。

（二）肺与大肠

肺与大肠亦通过经脉的相互络属而构成表里相合的关系。在生理功能上，肺主肃降，肺气的下降可以推动大肠的传导，有助于糟粕下行；而大肠传导正常，腑气通畅，亦有利于肺气的下降。

在病理上，肺失清肃，津液不能下达，大肠失润，传导失常，可见大便干结难下；若肺气虚弱，推动无力，大肠传导无力，可见大便困难，中医称之为“气虚便秘”。反之，若大肠腑气不通，传导不利，则肺气壅塞而不能下降，出现胸闷、咳喘、呼吸困难等，是谓上窍不通则下窍不利，下窍不利则上窍为之闭塞。在治疗中，中医常通过通腑泄热治疗肺热咳喘，亦常采用宣降肺气法治疗大肠腑气不通。

（三）脾与胃

脾与胃以膜相连，通过经脉相互络属而构成表里相合的关系。脾与胃在生理上密切配合，共同完成饮食物的消化吸收。

1.纳运相成

脾主运化，胃主受纳，受纳与运化相辅相成。胃主受纳，将饮食物摄入到人体并进行初步的消化腐熟，是谓“游溢精气”；脾主运化，将水谷精微之气及时输布于周身，是谓“为胃行其津液”。二者一纳一运，紧密配合，共同完成饮食物的消化吸收。在病理上，胃主受纳与脾主运化的功能相互影响，胃之受纳失常则脾之运化不利，脾失健运则胃纳失常，出现恶心呕吐、脘腹胀满、不思饮食等，中医称为“脾胃不和”。

2.升降相因

脾气主升，以升为顺；胃气主降，以降为和。脾气主升，将水谷精微输布于头目心肺；胃气主降，将水谷下降于小肠而泌别清浊，糟粕得以下行。脾胃之间，纳运相合，升降相因，有序不乱，相反相成，饮食物得以正常的消化吸收。在病理上，脾升胃降相互影响。脾气不升，水谷夹杂而下，出现泄泻，甚则完谷不化；胃气不降反而上逆，可见恶心呕吐、呃逆嗳气。

3.燥湿相济

脾胃在五行中均属土，但脾为阴土，喜燥而恶湿；胃为阳土，喜润恶燥。脾喜燥恶湿，是指脾主运化水液，易被湿邪所困；胃喜润恶燥，是指胃为水谷之海，阳气亢奋，易化燥伤津。此外，脾属阴，阳气易损；胃属阳，阴气易伤。故有喜恶之偏性。正因为脾胃有此特性，故临床上脾阳易损，导致水湿不运；胃阴易伤，以致消化异常，在治疗中亦应注意保护脾阳、胃阴。

（四）肝与胆

胆附于肝，有经脉互为络属，构成表里关系，肝与胆的关系，主要表现在消化与情志方面。

1.消化方面

肝与胆在消化方面的联系，首先表现在胆汁的生成和排泄方面。胆汁为肝之余气所生，但只有在肝主疏泄的功能正常的情况下，胆汁才能顺利生成并适时排入肠腔，以助消化。其次，肝胆均属木，有疏泄功能，促进脾胃的升降和运化。

在病理上，若肝失疏泄，可影响胆汁的生成、排泄并引起消化机能异常。若胆汁排泄障碍，亦可引起肝之疏泄异常，临床可见口苦、纳呆、腹胀、胁肋胀痛，甚或黄疸，中医常以疏肝利胆之法治之。

2.精神情志方面

肝主疏泄，调畅情志；胆主决断，与人之勇怯相关，肝胆之间相互为用。如《类经》说："胆附于肝，相为表里，肝气虽强，非胆不断，肝胆相济，勇敢乃成。"肝胆病变，可引起精神、情志异常，如多疑善虑、胆小易惊等。

（五）肾与膀胱

肾与膀胱通过经脉相互络属，构成表里关系。肾与膀胱的关系主要表现在水液代谢方面。在生理上，膀胱的贮尿和排尿功能，均依赖于肾之气化作用，只有肾气充足，摄纳有权，膀胱才能开合有度，尿液才得以正常的生成和排泄。在病理上，肾的功能失常，常会影响到膀胱。如肾气虚衰，固摄无权，则膀胱开合无度，可见尿频、小便清长、遗尿甚或尿失禁；若肾阳虚衰，肾与膀胱气化不利，可见小便不利，甚或癃闭。

第二节　气血津液

气、血、津液是构成人体和维持人体生命活动的基本物质，也是脏腑、经络等组织器官功能活动的物质基础。而气、血、津液的生成和代谢，则又依赖于脏腑、经络等组织器官的正常生理活动。因此，无论在生理还是在病理方面，气、血、津液和脏腑、经络等组织器官之间，始终存在着互为因果的密切关系。

一、气

气是构成人体和维持人体生命活动的最基本的物质。它的生成，禀受于先天之精气、后天水谷之精气，以及自然界清阳之气。由于气具有活力很强的不断运动着的特性，对人体生命活动有推动和温煦等作用，因而，中医学中以气的运动变化来阐释人体的生命活动。

（一）气的基本概念

中医学的气概念，源于古人对人体生命现象的观察，也受到古代哲学气学说的渗透和影响。早在春秋战国时期，古代唯物主义哲学家即认为，“气”是构成自然界最基本的物质，宇宙间的一切事物都是由气的运动变化产生的。如《春秋公羊传解诂》说：“元者，气也。无形以起，有形以分。造起天地，天地之始也。”

这种朴素的观点被引入医学领域，就形成了中医学中的气的概念，认为气也是构成人体的最基本物质，并以气的运动变化来说明人体的生命活动。《素问·宝命全形论》说：“人以天地之气生，四时之法成。”“天地合气，命之曰人。”这就是说，人是自然界的产物，也就是“天地之气”的产物。人的形体构成，实际上也是以“气”为最基本的物质基础。故《医门法律》说：“气聚则形成，气散则形亡。”气具有很强的活力，不停地运动，对人体生理活动起着推动和温煦等作用，从而维持人体的生理活动。所以，气也是维持人体生命活动的最基本物质。

总之，中医学中的气，是指人体内存在着的极其微小但活力很强的精微物质，而这种物质的运动，构成人体并维持着人体的生命活动。

（二）气的生成

气的生成，一般来说，可以分三个方面：一是禀受于父母的先天之精气，源于父母生殖之精，是人体气的重要组成部分；二是饮食物中的营养物质，即水谷之精气，简称“谷气”，从饮食水谷中化生，源于脾胃的运化功能；三是从自然界吸入的清气，依赖于肺的呼吸功能。因此，气的化生，与肾、脾胃、肺等脏腑的生理功能密切相关。应当指出，在后天气的生化过程中，脾胃的功能尤为重要。因为人体在出生之后，先天肾精已经完成，必须依赖于后天饮食的营养以维持其生命活动，脾胃的受纳和运化功能正常，才能把饮食物中的营养物质化为水谷精气。先天之精气，也必须依赖于水谷之精气的充养，才能发挥其生理效应。

（三）气的运动

人体的气，是一种活动力很强的精微物质，它不断地运动，流行于全身内外上下各个组织器官。气的运动，称作“气机”。升、降、出、入则是气运动的最基本的形式。人体的脏腑、经络等组织器官，都是气升降出入的场所。气的升降出入，具体体现在各脏腑的功能活动以及脏腑间的相互协调关系之中。如肺主呼吸，气有升降出入；肺主呼气与肾主纳气；心火下降与肾水升腾以及脾主升清与胃主降浊等，无不体现了气的运动。如果气的运行阻滞或逆乱，便会影响到脏腑生理功能及相互间的协调平衡，如胃气上逆、脾气下陷、肺失宣降、心肾不交等。气的升降出入一旦停止，也就意味着生命活动的停止。

（四）气的功能

1.推动作用

气是活动能力极强的精微物质，对于人体生命活动具有激发和推动的作用，体现在以下三个方面：一是推动人体的生长发育，主要依赖于元气；二是推动脏腑经络组织器官的功能活动；三是推动血液、津液的生成与运行。如气虚，导致激发与推动作用减弱，则生长、发育迟缓，脏腑、经络等功能减退，或发生血行不利、水液潴留等病理变化。

2.温煦作用

气能温暖全身，是人体热量的来源。其生理意义在于：一是维持机体恒定的体温；二是有助于脏腑经络组织器官的功能活动；三是促进血液、津液等的运行和输布，故云："血得温而行，得寒而凝。"如果体内气虚，温煦作用减退，便会引起畏寒怯冷、四肢不温，或血行滞缓、津液凝聚等病变。

3.防御作用

气具有保卫人体、抗御外邪的作用。体现在两个方面：一是护卫全身肌表，防御外邪入侵，主要依赖于卫气的功能。正如《素问·刺法论》所说："正气存内，邪不可干。"二是一旦邪气侵害机体，能够与邪相争，驱邪外出。若正气不足，防御和战胜邪气的力量减弱，则人体容易受邪而发生各种病变。

4.固摄作用

固摄作用，主要是指气对于精、血、津液等液态物质具有固护统摄，防止其无故流失的作用。其表现形式有：固摄血液，使其在脉管内循行；固摄肾精，使其不妄泄而耗损；控制汗液、尿液、唾液、胃液、肠液等，使之正常分泌和排泄，防止其无故外泄和流失，从而维持体内水液代谢的相对平衡。若气虚不能摄血，可发生各种出血证；若气不摄津固精，则可导致自汗、多尿、小便失禁、滑精、早泄等。

5.气化作用

气化，广义地说，是指通过气的运动而产生的各种变化。具体而言是指气具有促进精、气、血、津液等物质的新陈代谢及相互转化的作用。气化作用的过程，实际上就是体内物质代谢的过程，就是物质转化和能量转化的过程。如果气化功能失常，则影响到饮食物的消化和吸收，影响精、气、血、津液的生成和转化，影响汗液、尿液等的排泄，从而使代谢功能发生异常。

6.营养作用

气具有营养全身，为脏腑组织器官提供必需营养物质的作用。如营气、水谷精气等。气能"肥腠理""荣四末"；能"内注五脏六腑"，营养内外上下。

上述气的六个方面的作用，都是人体生命活动中不可缺少的。人体生命活动中，各种气相互为用，密切配合，共同维持着人体生理活动的正常进行。

（五）气的分类与功能特点

人体的气，由于其主要生成来源、分布部位和功能特点不同，具有各种不同的名称，主要有元气、宗气、营气、卫气等。

1.元气

元气，又称“原气”，是人体最基本、最重要的气，是人体生命活动的原动力。元气是由肾中精气所化生的，它以先天之精为基础，并受后天水谷之精气的不断补充和培育。元气的充盛与否，不仅与来源于父母的先天之精有关，而且与后天脾胃运化功能是否正常有关。

元气根于肾，通过三焦而流行于全身，内至脏腑，外达肌肤腠理。元气的主要功能，一是推动和促进人体的生长发育；二是温煦和激发各脏腑、经络等组织器官的生理活动。所以说，元气是人体生命活动的原动力，是维持人体生命活动的最基本物质。若先天禀赋不足，或后天失调，或久病耗损，则可致元气生成不足或损耗太过，就会形成元气虚衰，脏腑功能低下的状态，从而产生种种病变。

2.宗气

宗气，是积于胸中的后天宗始之气。宗气在胸中积聚之处，称作“气海”，又称“膻中”。宗气是由肺吸入的清气和脾胃运化生成的水谷精气结合而生成的。因此，肺的呼吸功能与脾胃的运化功能正常与否，直接影响着宗气的盛衰。

宗气生成以后，首先聚集于胸中，而后贯注于心肺之脉。宗气的主要功能有两方面：一是上走息道助肺呼吸，二是下贯心脉助心行血。故凡语言、声音、呼吸的强弱，气血的运行，肢体的寒温和活动能力，视听功能，心搏的强弱及其节律等，皆与宗气盛衰有关。

3.卫气

卫，有卫护、保卫之意。卫气，是对人体具有保护作用的气。卫气由水谷精气所化生，是其中活力较强的部分，具有“慓疾滑利”的特点。也是说卫气的活动能力特别强，流动很迅速，所以其分布不受脉管的约束，运行于脉外，布散于全身内外上下。卫气的生理功能有三个方面：一是护卫肌表，防御外邪入侵；二是温养脏腑、肌肉、皮毛等；三是调节控制汗孔的开合和汗液的排泄，以维持体温的相对恒定。故《灵枢·本藏》说：“卫气者，所以温分肉、充皮肤、肥腠理、司开合者也。”

4.营气

营，是营养、营运之意。营气，又称“荣气”，是行于脉中而具有营养作用的气。营气主要来源于脾胃所运化的水谷精气，由水谷精气中清柔而富含营养的部分所化生。营气运行于血脉之中，成为血液的重要组成部分，并能循脉上下，营运于全身，化生血液和营养人体。故《素问·痹论》说：“营者，水谷之精气也。和调于五脏，洒陈于六腑，乃能入于脉也。故循脉上下，贯五脏，络六腑也。”营气与血液的关系极为密切，所以常以“营血”并称。

二、血

（一）血的基本概念

血，即血液，是脉管中流动的红色液体，是构成人体和维持人体生命活动的基本物质之一。血主于心，藏于肝，统于脾，循行于脉中，是人体不可缺少的营养物质。

（二）血的生成

1.水谷精微化血

水谷精微通过脾胃运化功能而产生，水谷精微转化生成营气和津液，营气和津液再经气化变而为血，说明脾胃的运化功能在血液的化生过程中具有重要作用。《灵枢·决气》说："中焦受气取汁，变化而赤，是谓血。"《灵枢·邪客》又说："营气者，泌其津液，注之于脉，化以为血。"所以说"脾胃是气血生化之源"。

2.肾精化血

肾中所藏之精也是化生血液的基本物质。精和血之间，存在着相互资生和相互转化的关系。肾藏精，精生髓，髓化血。精藏于肾，血藏于肝。肾中精气充盛，则肝有所养，血有所充；肝的藏血充盈，则肾有所藏，精有所资，故又有"精血同源""肝肾同源"之说。

（三）血的循行

血循行于脉管之中，环周不休，运行不息，以供给机体各脏腑组织器官营养的需要。血液的正常运行，与心、肺、肝、脾等脏腑的功能密切相关。心主血脉，心气的推动，是血液循行的基本动力。故《医学入门》说："人心动，则血行诸经。"肺朝百脉，主一身之气，通过宗气贯心脉助心推动血液的循行。脾主统血，脾气统摄血液在脉中的运行，使之不溢出脉外。肝主疏泄，气行则血行，是促进和通利血液运行的重要因素。任何一脏的功能失调，都有可能引起血行失常的病变。此外，脉道的通利与否，血液的或寒或热等，也直接影响着血的运行。

（四）血的功能

1.营养和滋润作用

血在脉中循行，内至脏腑，外达皮肉筋骨，运行不息，灌溉周身，对全身各脏腑组织器官起着充分的营养和滋润作用，以维持正常的生理活动。《素问·五脏生成》说："肝受血而能视，足受血而能步，掌受血而能握，指受血而能摄。"如果血生成不足，或耗损过多，或血的营养滋润作用减弱，均可引起全身或局部血虚的病理变化，出现头昏目花、面色不华或萎黄、毛发干枯、肌肤干燥、肢体麻木等临床表现。

2. 血是神志活动的物质基础

血能养神，人的气血充盈，才能神志清晰，精神旺盛。《素问·八正神明论》说："血气者，人之神。"如果血虚、血热或血液运行失常，可以出现神志方面的多种病变。如心血虚、肝血虚常有多梦、失眠、惊悸不安等症状。

此外，血液亦是化生经水乳汁、养育胎儿、哺育婴儿的物质基础。若血液亏虚，则经水无源，乳汁亦见缺少，临床则可见经少，甚则经闭，以及缺乳等症。

三、津液

（一）津液的基本概念

津液，是机体一起正常水液的总称，包括各脏腑组织器官的内在体液及其正常的分泌物，如胃液、唾液、肠液、关节腔液等。津液，也是构成人体和维持人体生命活动的基本物质。

津和液同源于饮食水谷，但在性状、功能及分布部位上有所不同。一般地说，津的质地较清稀，流动性较大，多分布于体表皮肤、肌肉和孔窍，并能渗注于血脉，主要发挥滋润的作用；液的质地较稠厚，流动性较小，多灌注于骨节、脏腑、脑、髓等组织，具有濡养和润滑的作用。《灵枢·五癃津液别》说："津液各走其道，故三焦出气，温肌肉，充皮肤，为其津；其流而不行者，为液。"津和液之间可以相互转化，故津和液常并称。临床上当患者津液受损时，程度较轻的，称为"伤津"；程度较重者，称为"脱液"。

（二）津液的生成、输布和排泄

津液的生成、输布和排泄，是一个极其复杂的生理过程，是通过多个脏腑器官的综合作用完成的。《素问·经脉别论》说："饮入于胃，游溢精气，上输于脾，脾气散精，上归于肺，通调水道，下输膀胱，水精四布，五经并行。"即是对津液的生成、输布和排泄过程的简明概括。

1. 津液的生成

津液来源于饮食水谷。饮食水谷经过胃的受纳腐熟饮的过程后"游溢精气"，由胃吸收部分水精之气；小肠受盛化物"泌清别浊"，产生大量水液；大肠在传导过程中吸收剩余的水液。所有水液都在脾的运化作用下被消化吸收，再转送到周身。

2. 津液的输布和排泄

津液的输布和排泄，主要是通过脾的转输、肺的宣降和肾的蒸腾气化，并以三焦为通道布散于全身而环流不息。"脾气散精"，一方面脾将津液输布到全身以滋润和灌溉各组织器官，另一方面，脾将津液上输于肺，然后由肺再宣发到全身。肺对津液的输布和排泄作用，称作"通调水道"。肺的宣发作用将津液输布于全身体表，以发挥营养和滋润作用，津液被代谢后形成汗液而排出体外；肺的肃降作用，则将津液下输于肾。另外，人体通过肺的呼吸运动，也排出了大量的水分。肺在津液的输布和排泄过程中起着重要的作用，故称肺为“水之上源”。肾在津液的输布和排泄过程中起主宰作用，主要依赖于肾中阳气的蒸腾气化作用。肾阳能够通过温煦、推动、促进等功能，发挥脾、肺以及三焦等脏腑在水液代谢中的作用，并且通过升清降浊的功能直接影响尿液的生成，控制膀胱的开合，从而对全身水液代谢的平衡起主导和调节作用。

由此可见，津液的生成、输布、排泄及其维持代谢的平衡，依赖于各个脏腑的诸多生理功能的协调平衡，其中尤以肺、脾、肾三脏的生理功能起着主要的调节作用。所以，无论哪一脏腑的功能失调，均可影响津液的生成、输布、排泄，从而导致伤津、脱液等津液不足的病理变化；或导致津液环流障碍，形成水、湿、痰、饮等病理产物积聚的病理变化。

（三）津液的功能

1.滋润濡养作用

输布于肌表、孔窍等处的津，具有润泽皮毛肌肤，濡润眼、鼻、口等官窍，濡养脏腑，充养骨髓与脑髓，滑利关节等作用。正如《灵枢·决气》所说：“腠理发泄，汗出溱溱，是谓津……谷入气满，淖泽注于骨，骨属屈伸，泄泽，补益脑髓，皮肤润泽，是谓液。”

2.参与血液的生成

由水谷化生的津液与营气相结合，注入脉中便形成了血液，故津液也是血液的组成成分之一。津液还有调节血液浓度及滑利血脉的作用。

四、气血津液之间的关系

气、血、津液均是构成人体和维持人体生命活动的基本物质，彼此间又存在着相互依存、相互制约和相互为用的密切关系。

（一）气和血的关系

气属阳，无形而善动，主司温煦、推动作用；血属阴，有形而多静，具有营养、滋润等功效。气血之间存在着“气为血之帅”“血为气之母”的密切关系。具体体现在以下四个方面。

1.气为血之帅

（1）气能生血：血液的生成必须依赖气的推动作用和气化作用。营气和津液是血液的主要组成部分，它们均是在脾胃之气的作用下所化生的。营气和津液转化成血液的过程，离不开气的运动变化。所以说，气旺则血旺，气虚则血虚。故临床治疗血虚病证时，常配以益气药物以提高疗效。

（2）气能行血：血液的正常循行，有赖于心气的推动、肺气的敷布、肝气的条达，所谓气行则血行，气滞则血瘀。若气虚推动血行无力，可形成瘀血；若气机逆乱，则血行亦可随之而紊乱。临床治疗血行失常的病证，常配合理气、补气药物，以获得较好的效果。

（3）气能摄血：指气对血液具有统摄、控制作用，使之正常地循行于脉管之中，而不溢出于脉外。如果气虚不能统摄血液，则可以导致各种出血病证，称为“气不摄血”。治疗时，必须用补气摄血的方法，以达止血的目的。

2. 血为气之母

血能载气：血能载气是指无形之气必须要依附于有形之血中，并受血液的滋养才不会散失。由于气的活力很强，易于逸脱，所以气必须依附于血或津液，才能布达于全身发挥其生理效应。如果气失去依附，则浮散无根；血脱者，气亦随之而脱。

（二）气和津液的关系

气属阳，津液属阴。气和津液的关系，与气和血的关系相似。具体表现在以下几方面。

1. 气能生津

气能生津是指津液的生成必须依赖气化作用。津液的生成与胃的受纳腐熟、脾的散精、小肠主液、大肠主津等一系列气化过程有关。其中脾胃之气的作用最为关键，气旺则津生，气虚则津亏。

2. 气能行津

气能行津是指津液的运行和排泄必须依靠气的推动作用。由于脾气的转输、肺气的宣降、肾阳的蒸化，才能使津液输布至全身，并使代谢多余的津液转化为汗液和尿液排出体外，从而维持水液代谢的相对平衡。气行则水行，气虚、气滞均可使津液停滞，形成水湿、痰饮。

3. 气能摄津

指气对津液具有固摄、控制作用，从而防止津液的过度流失。如气虚固摄作用减弱时，可产生多汗、漏汗、遗尿或尿失禁等病症。

4. 津能载气

气在体内的存在，不仅依附于血，而且依附于津液，故津液亦是气的载体。一旦津液大量流失，气也会随之脱失。在多汗、多尿或大吐大泻等津液大量流失的情况下，亦可出现“气随津脱”的病证。

（三）血和津液的关系

血和津液，都是液态物质，亦都具有滋润和濡养的作用，两者之间亦存在着极其密切的关系。血和津液均由水谷精气所化生，故有“津血同源”之说。在生理上，津液是血液的组成部分，它们在一定的条件下可相互转化。津液渗注于脉，即成为血；若血中的津液渗出于脉外，即为脉外的津液，二者相互依存，不可分离。在病理情况下，血和津液之间也多会相互影响。如失血过多，可导致津液的损伤，出现口渴、尿少、皮肤干燥等病理改变；反之，严重的伤津脱液，也会影响到血液，导致血脉空虚、津枯血燥等病变的产生。因此，对于失血患者，临床上不宜采用发汗等疗法，如张仲景提出“衄家不可发汗”“亡血家不可发汗”（《伤寒论》）。对于大汗夺津或者津液大亏的患者，也不可轻易使用破血、逐血之峻剂，正如《灵枢·营卫生会》所言："夺血者无汗，夺汗者无血。"

第三节 经 络

经络学说，是研究人体经络系统的概念、构成、循行分布、生理功能、病理变化及其与脏腑形体官窍、精气血神之间相互联系的基础理论，是中医学理论体系的重要组成部分。它不仅是针灸、推拿、气功等学科的理论基础，而且对于中医临床各科均有着十分重要的指导意义。

一、经络的概念与经络系统的组成

（一）经络的概念

经络是人体运行全身气血，联络脏腑形体官窍，沟通内外上下，调节体内各部分功能活动的特有的组织结构和联络系统。经络，是经脉和络脉的总称。经，有路径的意思，是经络系统的主干，大多循行于深部；络，有网络的意思，是经脉的分支，纵横交错，大多循行于较浅的部位。

经络系统通过有规律的循行和错综复杂的联络交会，纵横交错，网络全身，把人体的五脏六腑、四肢百骸、五官九窍、皮肉筋骨等组织器官联结成一个统一的有机整体，从而保证人体生命活动的正常进行。

（二）经络系统的组成

经络系统，由经脉、络脉及其他连属部分组成。

经脉分为正经和奇经，前者为十二经脉，后者为奇经八脉和十二经别。络脉包括十五别络、孙络和浮络。经筋和皮部，是十二经脉与筋肉和体表的连属部分。经络系统的组成见表3–2。

表 3–2 经络系统的组成

分类		组成	功能
经脉	十二经脉	手、足三阴经和手、足三阳经，有一定的循行部位和交接顺序，在肢体的分布和走向有一定的规律，与体内的相关脏腑有直接的络属关系	气血运行的主要通道
	奇经八脉	督脉、任脉、冲脉、带脉、阴跷脉、阳跷脉、阴维脉、阳维脉	统率、联络和调节十二经脉
	十二经别	十二经脉别出的经络，如从手太阴肺经别出者，则称为手太阴经别	加强十二经脉中相为表里的两经之间在体内的联系，并通达某些正经未循行到的器官和形体部位，以补正经之不足

续表

分类		组成	功能
络脉	十五别络	十二经脉之络、督脉之络、任脉之络、脾之大络	加强相为表里的两条经脉之间在体表的联系
	孙络	细小的络脉	渗灌气血以涵养全身
	浮络	浮现于体表的络脉	渗灌气血以涵养全身
连属部分	经筋	十二经脉所连属的筋肉系统	连缀四肢百骸，主司关节运动
	皮部	十二经脉及其所属络脉在皮表的分区	十二经脉之气的散布所在，抗御外邪，保卫机体

二、十二经脉

十二经脉是经络系统的主要组成部分。奇经、经别和络脉等都是以十二经脉为主体，彼此联系，相互配合而发挥作用的。

（一）十二经脉的名称

十二经脉对称地分布于人体的左右两侧，分别循行于上肢或下肢的内侧或外侧，而每一条经脉又分别隶属于一个脏或一个腑。因此，十二经脉的命名方式结合了阴阳、手足及脏腑三个方面的要素。手经循行于上肢，足经循行于下肢。阴经循行于四肢内侧，属脏；阳经循行于四肢外侧，属腑。手足三阴有太阴、少阴、厥阴之别；手足三阳则有太阳、少阳、阳明之异。三阴三阳的含义，是据《内经》阴阳之气盛衰多少的理论而划分的，见图3-1。

- 手足阴经
  - 手三阴经：手太阴肺经、手厥阴心包经、手少阴心经
  - 足三阴经：足太阴脾经、足厥阴肝经、足少阴肾经
- 手足阳经
  - 手三阳经：手阳明大肠经、手少阳三焦经、手太阳小肠经
  - 足三阳经：足阳明胃经、足少阳胆经、足太阳膀胱经

图3-1　十二经脉名称

（二）十二经脉的循行分布规律

1.走向交接规律

手三阴经分别起于胸中，走向手指末端，交于手三阳经；手三阳经均起于手指末端，走向头面部，交于足三阳经；足三阳经分别起于头面部，走向足趾末端，交于足三阴经；足三阴经分别起于足趾，走向腹腔、胸腔，交于手三阴经。这样，就构成了一个"阴阳相贯，如环无端"(《灵枢·营卫生会》)的循环路径。在十二经脉的循行衔接过程中，其交接的部位呈现出明显的规律性，即相为表里的阴经与阳经在四肢部衔接。其中，相表里的手三阴经与手三阳经在上肢末端（手指）交接；相表里的足三阳经与足三

阴经在下肢末端（足趾）交接；同名的手、足阳经在头面部相接；手、足阴经在胸部交接，见图3–2。

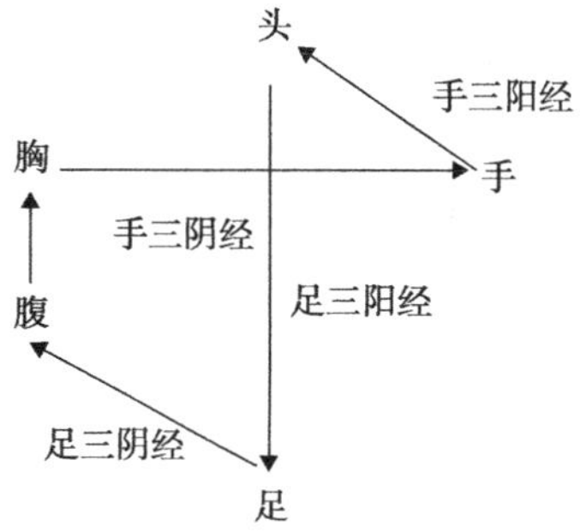

图3–2 十二经脉的走向交接规律

2.体表分布规律

十二经脉在体表基本以纵行分布，并且有一定的规律。

（1）头面部位：“头为诸阳之会”，头面部主要分布的是手足阳经。其中，手、足阳明经行于面部、额部；手、足少阳经行于头侧部；手、足太阳经行于面颊、头顶及头后部。

（2）四肢部位：阴经分布于四肢内侧面，阳经分布于四肢外侧面。其分布规律大体上是太阴、阳明经在前缘；厥阴、少阳经在中线；少阴、太阳经在后缘。其中，下肢内侧内踝上8寸以下的经脉分布不符合上述规律，即足厥阴肝经在前，足太阴脾经在中，在内踝上8寸处两条经脉交叉，复归于常。详见表3–3。

表3–3 十二经脉在四肢部的分布规律

阴经（属脏）	循行部位（阴经行于内侧，阳经行于外侧）		阳经（属腑）
手太阴肺经	上肢	前缘	手阳明大肠经
手厥阴心包经		中线	手少阳三焦经
手少阴心经		后缘	手太阳小肠经
足太阴脾经	下肢	前缘	足阳明胃经
足厥阴肝经		中线	足少阳胆经
足少阴肾经		后缘	足太阳膀胱经

注：下肢内侧内踝上8寸以下，厥阴在前，太阴在中。

（3）躯干部位：十二经脉在其循行分布过程中均与躯干部位发生联系，其分布规律是：手三阴经均出走于腋下；手三阳经皆上行于肩胛；足三阳经贯穿整个躯干。足三阳经中，阳明经行于胸腹面，太阳经行于背面，少阳经行于侧面。足三阴经均行于腹面。循行于腹面的经脉，其排列顺序自内向外为足少阴肾经、足阳明胃经、足太阴脾经、足厥阴肝经。

应当指出，十二经脉分布于胸、腹、背、头面、四肢，均是左右对称地分布于人体之两侧，共计二十四条经脉。其中，每一条阴经都同另一条阳经在体内与有关脏腑相互属络，同时在四肢循行于内侧和外侧相对应的部位。

（三）流注次序

十二经脉是气血运行的主要通道。十二经脉分布于人体内外，经脉中的气血运行是循环贯注的。经脉所运行之气血，自手太阴肺经开始，逐经依次相传至足厥阴肝经，再复注于手太阴肺经，首尾相贯，如环无端。见图3–3。

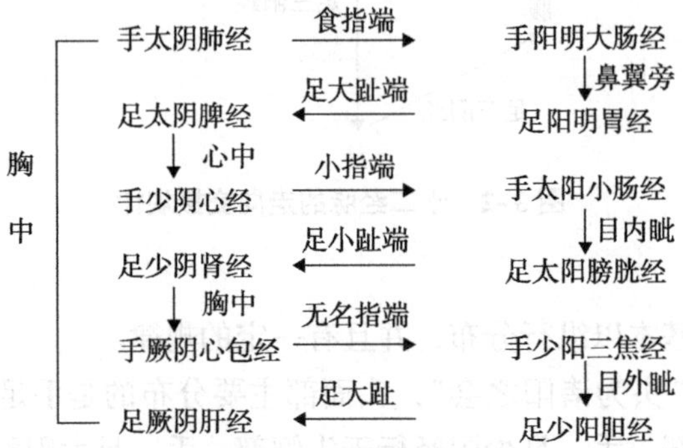

图3–3　十二经脉流注次序

三、奇经八脉

（一）奇经八脉的概念及特点

奇经八脉，是指在十二经脉之外“别道而行”的八条经脉，包括督脉、任脉、冲脉、带脉、阴跷脉、阳跷脉、阴维脉、阳维脉。奇经八脉的特点是：①其分布和走向不像十二经脉那样规则；②同五脏六腑无直接络属关系，但与奇恒之腑和部分脏腑有一定的联系；③奇经八脉之间无表里相配之关系。

（二）奇经八脉的生理功能

1.密切十二经脉之间的联系

奇经八脉在其循行的过程中，同十二经脉的某些经脉交叉衔接，从而紧密地沟通了各条经脉之间的相互联系。如督脉“总督诸阳”，能联系手足三阳经脉，使阳经的经气都交会于督脉的大椎穴。

2.调节十二经脉气血

奇经八脉错综分布、循行于十二经脉之间，当十二经脉的气血旺盛而有余时，多余的气血则流注于奇经八脉，蓄以备用；当人体生理功能活动需要或十二经脉气血不足时，则可由奇经“溢出”，渗灌和供应于全身组织。

3.参与人体生殖及脑髓机能的调节

奇经八脉与肝、肾及女子胞的关系极为密切，与女子的经、带、胎、产等功能密切相关，故能参与人体生殖功能的调节。奇经八脉在循行过程中与脑、髓直接联系，相互之间在生理和病理上均有一定的影响。

（三）奇经八脉的功能

1. 督脉

督，有总督、督管、统率的含义。督脉的功能如下。

（1）调节阳经的气血：督脉行于背部的正中，其脉多次与手足三阳经及阳维脉交会，能对全身之阳经起到调节作用，故又称其为“阳脉之海”。

（2）与脑、髓和肾的功能有关：督脉循行于脊里，并从脊里分出属肾，后上行入颅络脑。肾主藏精、生髓，脑为髓海，故督脉与脑、髓和肾的功能活动有着密切的联系。

2. 任脉

任，有担任、妊养的含义。任脉的功能如下。

（1）调节阴经气血：任脉循行于腹面正中线，其脉多次与足三阴经及阴维脉交会，能总任阴经之间的相互联系，故对阴经气血起着调节作用。因此，又称之为“阴脉之海”。

（2）主持妊养胞胎：由于任脉起于胞中，能调节月经，促进女子生殖功能，与妇女妊娠有关，故曰：“任主胞胎。”为生养之本。

3. 冲脉

冲，有要冲、冲要之意。冲脉的功能特点如下。

（1）调节十二经气血：冲脉上行至头，下行于足，为总领诸经气血之要冲，故又称其为“十二经脉之海”。

（2）冲为血海：冲脉起于胞中，同妇女的月经有着密切的联系，有促进生殖之功能，故称其为“血海”。

4. 带脉

带脉围腰一周，状如束带，其功能特点如下。

（1）约束纵行诸经：带脉是人体内唯一横行的经脉，其环腰一周，能约束全身纵行各条经脉。

（2）主司妇女带下：临床观察发现，妇女的带下与带脉的功能正常与否有一定的关联。

5. 阴跷脉、阳跷脉

跷，有跷捷轻健的含义。其主要功能如下。

（1）主肢体的运动：跷脉从下肢内、外侧分别上行至头面，能交通一身阴阳之气和调节肢体肌肉运动，可使下肢运动灵活跷捷。

（2）司眼睑之开合：由于阴阳跷脉交会于目内眦，入属于脑，故中医认为跷脉有濡养眼目和司眼睑开合的作用。

6. 阴维脉、阳维脉

维，有维系、维络的意思。阴维、阳维脉有维系、联络全身阴经与阳经的作用。

四、经络的生理功能

以十二经脉为主体的经络系统，具有沟通联络、运输渗灌、感应传导以及调节平衡等基本功能。

（一）沟通联络作用

人体是由五脏六腑、四肢百骸、五官九窍、皮肉筋骨等所组成，这些脏器组织虽然各有不同的生理功能，但又是相互协作、协调统一的。这种功能活动的协调统一，主要通过经络系统的联络作用而实现。由于十二经脉、奇经八脉及其分支的纵横交错，入里出表，通上达下，从而沟通了脏腑与外周肢节之间、脏腑与形体官窍之间、脏腑与脏腑之间以及经脉与经脉之间的联系，使人体不仅在组织结构上，而且在生理功能上成为一个协调共济的有机整体，并完成各种复杂的功能活动。

（二）运输气血作用

人体各个组织器官，均需气血以濡润滋养，才能维持其正常的生理活动。而气血之所以能通达于全身，发挥其营养机体的作用，则必须依赖于经络的传注方能实现。经络不断地将气血输送到全身各部，在内灌注脏腑组织，在外濡养腠理皮毛。

（三）感应传导作用

感应传导，是指经络系统对于针刺（或其他刺激）的感觉具有传递通导作用，又称为“经络感传现象”。“经络感传现象”，是指当某种刺激作用于一定穴位时，人体会产生某些酸、麻、胀、重等感觉，并可沿经脉的循行路线而传导放散。中医称之为“得气”或“气至”。

（四）调节平衡作用

经络能运行气血和协调阴阳，使机体的功能活动保持相对的平衡。当人体发生疾病时，出现气血不和或阴阳偏盛偏衰等证候，即可运用针灸等治疗方法以激发经络的调节作用，从而达到“泻其有余，补其不足，阴阳平复”之目的。

第四章 中医学的病理观

中医学的病理观是中医学对疾病的一般规律的认识，包括人体患病的原因和疾病发生、发展与演变的机制等。中医学认为，人体各组织器官之间、人体与外界环境之间，既对立又统一，它们在不断地产生矛盾而又解决矛盾的过程中，维持着相互之间的协调状态，从而保持着正常的生理活动。当这种协调状态因某种原因遭到破坏，又不能通过自行调节得以恢复时，人体就会发生疾病。这种破坏人体协调状态而引起疾病的原因就是病因。中医的病因大体可以分为外因、内因和继发性致病因素三大类。病机研究的是疾病发生、发展与变化的机理。中医学认为，疾病的发生主要关系到正气和邪气两方面的因素，疾病发生的过程就是邪正斗争的过程。正胜邪负则不发病，邪胜正负就会导致疾病。疾病发生后，病理变化十分复杂，涉及人体阴阳失去相对平衡、脏腑经络的功能失调、气血功能紊乱等方面，从而产生全身或局部的多种多样的病理变化。尽管疾病的种类繁多，各个疾病都有其各自的病机，但总的来说，离不开正邪盛衰、阴阳失调、气血津液失常等一般规律。

第一节 病 因

病因，即是引起人体发生疾病的原因。病因学说，就是研究各种致病因素的性质、致病特点及其临床表现的理论学说。目前，一般将病因分为外感性致病因素、内伤性致病因素、其他致病因素。外感性致病因素，包括六淫、疠气等；内伤性致病因素，包括七情过激、饮食所伤、劳逸过度等；其他致病因素，包括外伤和虫兽伤等；另外，在疾病发展过程中形成的某些病理产物，如痰饮、瘀血等，也可成为某些疾病的致病因素。

“辨证求因”是中医病因学的主要特点。中医学认为，任何病证都是在某种原因的影响和作用下，患病机体所产生的一种病态反应。中医认识病因，除了了解可能作为致病因素的客观条件外，主要是以病证的临床表现为依据，通过分析疾病的症状、体征来推求病因，为治疗用药提供依据，从而形成了中医病因学的特点——“辨证求因”。所以，中医的病因学，不但研究病因的性质和致病特点，同时也探讨各种致病因素所导致的病证的临床表现，以便更好地指导临床诊断和治疗。

一、外感性致病因素

（一）六淫

六淫是外感性疾病的主要致病因素之一，当自然界气候变化异常或人体正气不足、抵抗力下降时，六淫可伤及人体而导致人体发生疾病。

1.六淫的概念

六淫，即风、寒、暑、湿、燥、火六种外感病邪的统称，又称“六邪”。风、寒、暑、湿、燥、火是自然界中六种不同的气候变化，在正常情况下，称为“六气”。是万物生长化收藏和人类赖以生存的必要条件。当四季气候变化异常，六气发生太过或不及；或非其时而有其气；或气候变化过于急骤，加上人体正气不足，抵抗力下降时，六气才能成为致病因素，伤及人体而导致疾病的发生。在这种情况下，反常的六气便被称为“六淫”。

2.六淫的共同致病特点

（1）外感性：六淫为病，其发病途径多从肌表、口鼻而入，故又有“外感六淫”之称。

（2）季节性：六淫致病多具有明显的季节性。如春季多风病、夏季多暑病、长夏多湿病、秋季多燥病、冬季多寒病等。

（3）环境性：六淫致病与生活、工作或居住的环境密切相关。如西北高原地区多寒病；东南沿海地区多湿热病；久居湿地或水上作业之人易患湿病。

（4）相兼性：六淫邪气可以单独致病，也可以两种或两种以上相合侵袭人体致病，称为相兼性。如“风寒湿三气杂至，合而为痹也”。

（5）转化性：在一定条件下，六淫致病的证候性质可以发生转化，如寒邪入里可以化热。

3.六淫各自致病特点及临床表现

（1）风邪：风为春季的主气

1）风邪的性质和致病特点

①风为阳邪，其性开泄，易袭阳位：风邪善动，具有升发、向上、向外的特性，故属于阳邪。“其性开泄”，指风邪伤人，可使人的腠理疏松开张，故有汗出、恶风等症。风邪侵袭，容易伤及人体的阳位，如头面部、阳经和肌表。

②风性善行而数变：“善行”，是指风邪致病具有病位游移、行无定处的特性。如行痹，症见关节游走性疼痛。“数变”，是指风邪致病具有发病迅速和变幻无常的特点。如荨麻疹，具有此起彼伏、发无定处的特征。

③风性主动：“动”是指风邪致病具有动摇不定的特点，表现出头目眩晕、震颤、抽搐、强直等症状。

④风为百病之长：是指风邪致病机会最多，又常为其他邪气致病之先导，且常与其他邪气兼夹致病。

2）风淫证候的常见临床表现：风邪袭表可见恶风、微发热、汗出、鼻塞、喷嚏、咳嗽、咽喉痒痛、舌苔薄白、脉浮缓等；风邪客于肌肤可见突发皮肤瘙痒，甚至出现丘疹、瘾疹；风邪侵袭经络，轻者可见颜面麻木不仁、口眼㖞斜等，重者可见颈项强直、肢体抽搐、角弓反张等；风与寒湿相合，阻滞经络，可见肢体关节疼痛而游走不定等。

（2）寒邪：寒为冬季主气

1）寒邪的性质及致病特点

①寒为阴邪，易伤阳气：寒为阴气盛的表现，故其性属阴。寒邪侵犯人体，最易损伤阳气，从而表现为寒证。

②寒性凝滞主痛："凝滞"，即凝结，阻滞不通。人体气血津液的运行，全赖一身阳气的温煦与推动，若体内阴寒偏盛，则经脉气血为寒邪凝结阻滞，不通则痛，易出现疼痛症状。

③寒性收引："收引"即收缩牵引之意，寒邪侵袭人体，可使气机收敛，腠理闭塞，血脉、筋脉挛急。如寒邪袭表，毛窍腠理闭塞，则无汗；寒客筋脉，致其拘急收引，则可使肢体屈伸不利。

2）寒淫证候的常见临床表现：寒邪袭表可见恶寒重、发热轻、无汗、鼻塞流清涕、头身疼痛、苔薄白、脉浮紧等；寒邪客肺可见咳嗽、哮喘、咯吐白痰等；寒滞肠胃可见脘腹冷痛、肠鸣、呕吐、泄泻等；寒邪客于经脉关节则表现出关节冷痛、屈伸不利等症状。

（3）暑邪：暑为夏季主气

暑乃火热所化。暑邪致病有明显的季节性，多发生于夏至以后至立秋以前。

1）暑邪的性质及致病特点

①暑为阳邪，其性炎热：暑为夏季火热之气所化，故为阳邪。暑邪伤人，多表现出阳热亢盛的症状，如壮热、心烦、面赤、脉象洪大等。

②暑性升散，伤津耗气：所谓升散，即上升发散之意。暑为阳邪，有升发之特点，故暑邪侵犯人体，可使腠理开泄而多汗。汗出过多，耗伤津液，故见口渴喜饮、尿赤短少等症。

③暑多夹湿：夏季气候炎热，且多雨潮湿，热蒸湿动，空气湿度大增，故暑邪致病，多夹湿邪为患。其临床表现除发热、烦渴等暑热症状外，还常兼见四肢困倦、胸闷恶心、便溏不爽等湿滞症状。故前人有治暑必兼治湿之说法。

2）暑淫证候的常见临床表现：暑热伤人可见发热恶热、汗出、头昏头痛、口渴喜饮、神疲困倦、尿黄短少、舌红、苔白或黄、脉象虚数等；暑闭心神，引动肝风，则导致发热、猝然昏倒、汗出不止、口渴、气急，甚或昏迷、抽搐等。

（4）湿邪：湿为长夏主气

1）湿邪的性质和致病特点

①湿为阴邪，易阻遏气机，损伤阳气：湿性类水，其性属阴。湿邪侵及人体，留滞于脏腑经络，最易阻遏气机，使气机升降失常。外感湿邪，留滞体内，常先困脾，使脾阳不振，运化不利，水湿停聚，出现泄泻、水肿、尿少等症。

②湿性重浊："重"，即沉重或重着之意。湿性重着，系指湿邪为病，多见头重如裹、周身困重、四肢酸懒沉重等症状。"浊"，即秽浊，指湿邪为病，可出现分泌物、排泄物秽浊不清的症状。如面垢眵多、大便溏泻、下痢黏液脓血、小便浑浊、妇女白带过多、湿疹浸淫流水等。

③湿性黏滞："黏"，即黏腻；"滞"，即停滞。湿邪黏腻停滞，主要表现在两个方面：一是指湿邪致病，临床表现多黏滞不爽，排出物或分泌物滞涩而不畅。如湿滞胃肠，大便后重而不爽；二是指湿邪为病多缠绵难愈，病程较长或反复发作，如湿痹、湿疹或湿温病等。

④湿性趋下，易伤阴位：湿邪伤人，其病位多见于人体下部，如下肢、下窍等。临床所见下肢溃疡、下肢浮肿、下肢关节肌肉酸胀疼痛等症，亦多与感受湿邪有关。

2）湿淫证候的常见临床表现：湿遏卫表，则见头重如裹、身重体倦、口淡不渴、舌苔白滑、脉濡或缓等；湿滞肢体关节，则见关节酸痛重着、屈伸不利、肢体困重；湿困脾胃，可见胸脘满闷、纳呆呕恶、大便稀溏、舌苔厚腻、脉濡缓等；湿浊下注，则见小便混浊、妇女带下量多等。

（5）燥邪：燥为秋季主气

燥邪为病又有温燥、凉燥之分。初秋有夏热之余气，燥与温热结合侵犯人体，则多见温燥；深秋又有近冬之寒气，燥与寒邪结合侵犯人体，则发为凉燥。

1）燥邪的性质及致病特点

①燥性干涩，易伤津液：燥邪具有干燥涩滞的特性，故其致病最易耗伤人体之津液，从而导致阴津亏虚、体液缺乏，出现各种干燥、涩滞的症状，如口鼻干燥、咽干口渴、皮肤干涩（甚则皲裂）、毛发不荣、小便短少、大便干结等。

②燥易伤肺：肺为娇脏，喜清肃濡润，不耐燥邪。燥邪伤人，多从口鼻而入，最易损伤肺脏阴津，影响肺的宣发与肃降功能，出现干咳少痰、或痰黏难咯、或痰中带血，甚则喘息胸痛等症。肺和大肠相表里，故肺燥亦能影响及大肠的传导功能，引起大便干燥不通。

2）燥淫证候的常见临床表现：燥邪伤人可见皮肤及口、鼻、唇、咽干燥，干咳无痰或痰少而黏，大便干燥等。若为凉燥，则表现为恶寒重、微发热、无汗、舌苔薄白而干、脉浮紧等；若为温燥，则表现为发热重、微恶寒、微有汗出、口渴、痰色黄，甚者胸痛、痰中带血或咯血、舌苔薄黄、脉浮数等。

（6）火、热邪

火邪、热邪异名同类，本质皆为阳盛，仅有程度之分。

1）火热邪气的性质和致病特点

①火热为阳邪，其性炎上：火热之性，燔灼焚焰，升腾上炎，故属阳邪。因此，火热邪气伤人，多见高热、恶热、烦渴、汗出、脉洪数等症。

②火热易伤津耗气：火热之邪最易迫津外泄，或消灼津液使人体阴液耗伤。故火热邪气致病，除有高热之外，往往伴有口渴喜饮、口舌咽干、小便短赤、大便干结等津伤之象。

③火热易生风动血：火热之邪侵袭人体，往往耗竭津液，使筋脉失于滋养濡润，引起四肢抽搐、目睛上视、颈项强直、角弓反张等“肝风内动”之症。火热之邪还可以加速血行、灼伤脉络，甚则迫血妄行，而致各种出血症状。

④火热易扰心神：火性炎上躁扰，故火热伤人常扰乱神明，表现为心烦、失眠、狂躁妄动、神昏谵语等。

⑤火热易发肿疡：火热之邪入于血分，可聚于局部，腐化血肉，发为痈肿疮疡。临床辨证，以疮疡局部红肿、高突、灼热为特征。

2）火淫证候的常见临床表现：火热邪气侵犯人体，可见壮热喜冷、烦躁、面红目赤、渴喜冷饮、汗多、大便秘结、小便短赤，甚者可见神昏谵语，或吐血、衄血，痈肿疮疡，舌质红或绛，苔黄而干或灰黑干燥，脉洪数或滑数等。

（二）疫疠邪气

疫疠邪气，是一类具有强烈传染性的外感性致病邪气。疫疠邪气与六淫不同，不是由于气候异常变化所形成的致病因素，而是一种极其微小的致病物质，通过空气或接触而传染。疫疠邪气致病，可以散在发生，也可以形成瘟疫流行。通过呼吸道和消化道感染疠气而发的常见疫病有麻疹、虾蟆瘟、大头瘟、白喉、百日咳、伤寒、霍乱、疫痢、疫黄、鼠疫等。实际上包括了许多现代传染病和烈性传染病。

1.疫疠邪气的性质和致病特点

（1）*发病急骤，病情重笃*：疫疠邪气致病大多发病急骤，来势凶猛，一般病势重笃，病情险恶，甚则朝发夕死，夕发朝死。

（2）*传染性强，易于流行*：疫疠邪气具有强烈的传染性和流行性，这是疠气有别于其他病邪的显著特征。当疫疠之气流行时，无论男女老少，体质强弱，触之者多感邪而发病。

（3）*一气一病，症状相似*：疫疠邪气致病具有很强的特异性。不同的疠气对机体作用部位具有不同的选择性，从而产生不同的病证，即所谓“一气致一病”；而同一种疠气致病，则具有相同的临床特征和传变规律，产生相似的症状与体征。

2.疫疠的常见临床表现

疫疠可分燥热疫和湿热疫两大类。燥热疫症见高热烦渴、面赤如醉、头痛如劈、咽痛喉烂、骨节疼痛、舌红绛、苔焦黄或灰黑而干、脉数等，或吐衄发斑，或肠绞腹痛，或狂躁谵妄、昏愦不语、抽搐强直等。湿热疫初见恶寒发热，继则症见但热不寒、午后热盛、头痛身痛、舌质红绛、苔浊腻或白如积粉、脉濡数等，或腹痛吐泻，或卒发黄疸，或神昏谵语等。

二、内伤性致病因素

内伤性致病因素，是指能直接伤及内脏，引起阴阳气血失调而发病的一类病因，是与外感病因相对而言的。

（一）七情内伤

1.七情内伤的概念

七情，即喜、怒、忧、思、悲、恐、惊七种情志变化。在一般情况下，七情是人体对客观外界事物的不同反映，属正常的精神情志活动。当突然、强烈或长期持久的情志刺激作用于人体，超过了人体所能调节的范围时，可使脏腑气血功能紊乱，引起疾病的发生。这时的七情，已成为致病的病因。由于七情直接影响有关内脏功能，使病从内发，故又称“七情内伤”，是导致内伤杂病的主要致病因素之一。

2.七情内伤致病的特点

（1）直接伤及内脏：七情过激，可直接伤及内脏，不同的情志变化，又可以伤及不同的脏腑，故《素问·阴阳应象大论》有“怒伤肝”“喜伤心”“思伤脾”“悲伤肺”“恐伤肾”等言。从临床来看，一般情志所伤，最常出现心、肝、脾三脏病变。

（2）影响脏腑气机：七情内伤致病，常出现与之相关内脏的气机失调，具体表现在：

1）怒则气上：过怒伤肝，可使肝气上逆，甚则血随气逆，并走于上。

2）喜则气缓：缓有和缓、涣散之意。一般而言，喜悦能缓和紧张情绪，使气血调和，但暴喜或过喜，则又可使心气涣散，以致心神不宁，甚则失神狂乱。

3）悲则气消：过度悲伤，可耗伤肺气，以致气短息微、乏力懒言等。

4）恐则气下：恐惧过度，可使气陷于下，损伤肾气，肾气不固，临床表现可见二便失禁、遗精、滑泄等症。

5）惊则气乱：突然受惊，可使气机紊乱，以致心神不定，惊慌失措。

6）思则气结：思虑过度，劳神伤脾，可使脾失健运，气血化生无源。表现为食欲减退、脘腹胀满、腹泻便溏、倦怠乏力等。

7）忧则气闭：忧愁过度，可使肺气膹郁不舒，甚或郁闭不行，积久伤肺，临床表现为胸中窒闷、精神不振、气短、乏力等。

（3）影响疾病转归：情志的异常波动不仅可以引起疾病发生，而且还可以使病情加重或迅速恶化。如患有高血压病的患者，若遇情绪暴怒，可使其血压迅速升高，甚至突然昏厥，或半身不遂、口眼㖞斜等。

3.情志内伤证候的常见临床表现：

（1）喜伤证：喜笑不休、心神不安、精神涣散、思想不集中，甚至神志恍惚、语无伦次、举止失常等。

（2）怒伤证：烦躁易怒、胸胁胀闷、头胀头痛、面红目赤、眩晕，甚至呕血、发狂、昏厥等。

（3）忧思伤证：忧愁不乐、失眠多梦、心悸健忘、头晕目眩、倦怠乏力、食欲减退等。

（4）悲伤证：悲伤易哭、情绪低落、吁叹不已、面色淡白、精神萎靡、少气懒言、倦怠乏力等。

（5）惊恐伤证：恐惧易惊、心神不安、心悸失眠、常有恶梦、甚则神志错乱、二便失禁、腿软身软、遗精、滑精等。

（二）饮食失宜

饮食失宜主要影响脾胃的运化功能，亦可累及其他脏腑而变生他病。

1.饮食失宜致病的特点

饮食失宜包括三个方面，即饮食不节、饮食不洁和饮食偏嗜。

（1）饮食不节：饮食不节，是指饮食的数量或时间没有节制和规律。若饮食过饥、过饱，失其常度，或进食失其规律，则均可导致疾病的发生。由于节食或食道疾患，可使进食量不足，以致气血化生无源，久之脏腑功能衰弱而为病。若暴饮暴食，或食量过度，超过了脾胃消化能力，也会损伤脾胃之气，出现脘腹胀痛拒按、厌食、嗳腐吞酸、泻下臭秽等症。

（2）饮食不洁：饮食不洁是重要的致病因素之一，进食不洁或腐败变质食物，可引起多种胃肠疾病，如肠道寄生虫病、消化道传染病及食物中毒等，出现剧烈腹痛、吐泻等症状，甚至昏迷或死亡。

（3）饮食偏嗜：饮食偏嗜，可致饮食结构失调，引起机体阴阳失调或某些营养物质的缺乏，从而发生疾病。如偏食生冷，则容易损伤脾阳，以致寒湿内生，可发生腹痛、泄泻等；若偏食燥热，可致胃肠积热，常发生便秘、痔疮等。食物五味可养五脏之气，长期偏嗜可造成相应的脏腑功能偏亢，久之亦损伤其他脏腑。如《素问·五脏生成》说："多食咸，则脉凝血泣而变色；多食苦，则皮槁而毛拔；多食辛，则筋急而爪枯；多食酸，则肉胝皱而唇揭；多食甘，则骨痛而发落。此五味之伤也。"

2.饮食所伤证候的临床表现

脘腹胀痛拒按或痞闷不适、纳呆、恶闻食臭，或厌食、吞酸嗳腐、口臭，或恶心呕吐，或腹痛腹泻、大便或矢气恶臭、舌苔厚腻等。

（三）劳逸失度

劳逸失度，是指过度劳累和过度安逸。

1.劳逸失度致病的特点

（1）过劳

过劳包括劳力过度、劳神过度和房劳过度三个方面。

1）劳力过度：是指体力劳动负担过重，以致积劳成疾。劳力太过而致病，其病变特点主要表现在两个方面：一是过度劳力而耗气，损伤内脏的精气，导致脏气虚少，功能减退。劳力太过尤易耗伤脾肺之气。二是过度劳力而致形体损伤，即劳伤筋骨。如《素问·宣明五气》说："久立伤骨，久行伤筋。"

2）劳神过度：心主血而藏神，脾主运化，在志为思，故用神过度，思虑无穷，易耗伤心血，损伤脾气，以致心脾两虚证。

3）房劳过度：是指性生活过度频繁。肾藏精而主封藏，若房事过度，则耗伤肾精。

（2）过逸

过逸是指过度安逸，由于长期不从事劳动和体育运动，可致气血运行不畅，脾胃之气呆滞；或长期卧床，阳气失于振奋，以致脏腑组织功能减退，正气不足，抵抗力下降。

2.劳逸失度致病的常见临床表现

（1）劳伤证候：耗伤脾气则见疲乏无力、嗜卧懒动、肌肉筋骨酸痛等；损伤心脾则见心悸健忘、失眠多梦，食欲减退，腹胀不适等；耗伤肾精则表现为腰膝酸软、头晕耳鸣、神疲倦怠等，男子见阳痿、遗精，女子见月经不调、经闭等。

（2）过逸所伤证候：周身疼痛，重则若骨骼散架，心悸乏力，动则气短喘促，甚则肢软无力，体胖肉软，行动不便。

三、病理产物性致病因素

痰饮和瘀血，都是脏腑功能失调的病理产物，但又能直接或间接地作用于机体的某些脏腑组织，继而引起其他各种病证，故属于病理产物性致病因素。

（一）痰饮

1.痰饮的概念

痰饮一般是指水液代谢障碍所形成的病理产物。黏稠者为痰，清稀者为饮；痰随气行，无处不到；饮邪流动性大，多积于肠胃、胸胁、肌肤等处。痰有有形与无形之分，在中医学中，把视之可见、触之可及、咳之有声的痰饮称为“有形之痰”；把停留在脏腑经络之内的痰称为“无形之痰”。“无形之痰”虽无痰饮的形质可见，但可表现出痰证的症状与体征，临床可根据这些症状与体征推求、判断其证候的存在。由于饮的流动性较大，因其停留的部位不同而有“痰饮”“悬饮”“溢饮”“支饮”等不同的证候。

2.痰饮的形成

痰饮多由外感六淫或饮食及七情内伤等，使肺、脾、肾及三焦等脏腑气化功能失常，水液代谢障碍而成。

3.痰饮病证的致病特点

（1）阻滞经脉气血的运行：痰饮可随气流行，或停滞于经脉，或留滞于脏腑，阻滞气机，妨碍血行。

（2）易于蒙蔽神明：痰浊为病，随气上逆，尤易蒙蔽清窍、扰乱心神而出现神昏谵妄，或癫、狂、痫等疾病。

（3）发病广泛，变化多端：痰饮之为病，发病广泛，症状复杂，病理变化多样，故有“百病多由痰作祟”“怪病多痰”之说。

（4）病势缠绵，病程较长：痰饮与水湿异名同类，亦有黏滞的特征，故致病往往病程较长，难以速愈。

4.常见的痰饮病证

（1）常见的痰证：如痰浊阻肺可见咳喘咯痰；痰迷心窍，可见胸闷心悸，神昏癫狂；痰停于胃，可见恶心呕吐，痞满不舒；痰停皮下肌肉，则可见痰核瘰疬；痰气凝结咽喉，则可致咽中梗阻，如有异物，吞之不下，吐之不出。

（2）常见的饮证：①悬饮：属饮停胸胁所致，症见胸胁胀痛、咳嗽引痛等；②支饮：为饮停胸膈所致，常见咳喘倚息、不能平卧等症；③溢饮：是饮泛肌肤的病变，以肢体水肿为主症；④痰饮：为饮在肠间之证，每致肠间沥沥有声、腹满食少。

（二）瘀血

1.瘀血的概念

瘀血，包括积存体内的离经之血，以及阻滞于经脉脏腑内的运行不畅的血液。

2.瘀血的形成主要原因

瘀血的成因主要有以下几点：①气虚：无力推动血液的正常运行；②气滞：气行则血行，气滞则血凝；③血寒：寒邪客于血脉，则使经脉收引拘急，血液凝滞不畅；④血热：热邪入于营血，血热搏结，或血热妄行也可形成瘀血；⑤外伤：血离经隧，积存于体内而形成瘀血。

3.瘀血的致病特点

（1）疼痛：一般多为刺痛，痛处固定不移，拒按，夜间痛势尤甚。

（2）肿块：瘀血阻滞经脉、组织、脏腑，或外伤可形成肿块，肿块在体内一般固定不移，在体表局部可见青紫肿胀。

（3）出血：瘀血阻滞，经脉阻塞不通，血涌络破则导致出血，可见血色紫暗，或夹有血块。

（4）面色唇舌紫暗：瘀血积留既久，新血不生，肌肤经脉失于濡养和充盈，故面色唇舌紫暗，舌上或有瘀点、瘀斑。或见面色黧黑，肌肤甲错。

（5）脉细涩或结代：瘀血阻滞，血脉失充，流行不畅，多见涩或结、代脉。

4.常见的瘀血病证

瘀血停滞的部位不同，可导致不同脏腑经络的功能失常，而产生各种各样的病证。如瘀阻于心，可见胸闷心痛、口唇青紫；瘀阻于胃脉，可见呕血、便血；瘀阻于肝，则可见胁痛痞块；瘀阻于胞宫，可见少腹疼痛、月经不调、痛经、经闭、经色紫黑有血块，或见崩漏等；瘀阻于肢体局部肌肤，则可见局部肿痛青紫。

四、其他致病因素

除外感性、内伤性、病理产物性致病因素之外的其他致病因素，统称为其他致病因素。主要包括外伤、虫兽伤、寄生虫等。

（一）外伤

外伤，主要指机械暴力等外力所致伤损，也包括烧烫、冷冻、虫兽蛇叮咬等意外因素所致形体组织的创伤，如枪弹伤、金刃伤、跌打损伤、持重努伤及烧伤、烫伤、冻伤等。古人常把器械性外伤，称为“金创”，主要指金属利器及棍棒等所造成的创伤，并包括因创伤感染而形成的化脓腐溃性疮疡在内。

（二）虫兽伤

虫兽伤，主要包括毒蛇、猛兽、疯狗咬伤等。机体为虫兽所伤，轻则可以引起出血、皮肉损伤、疼痛等症；重者可损伤内脏，或出血过多而致死亡，或因毒邪通过血脉波及全身，发生全身性中毒症状，致昏迷、发热、抽搐、精神失常等。

（三）寄生虫

寄生虫，是动物性寄生物的统称。寄生虫寄居于人体内，不仅消耗人体的营养物质，还可以造成各种损害，导致疾病发生。常见的寄生虫病包括蛔虫、钩虫、蛲虫、绦虫（又称寸白虫）、姜片虫等。

第二节 病 机

病机，即疾病发生、发展和变化的机理。病机学说，即是研究和探讨疾病发生、发展、变化和结局的基本规律的学说。中医的病机学说，根据以五脏为中心的藏象理论，一般把局部病理变化同机体的全身状况联系起来；从脏腑组织之间通过经络的相互联系和制约关系来探讨疾病的发展传变规律，从而形成了注重整体联系的病理观。

一、发病机理

中医学认为，疾病的发生，是由于在某种致病因素的影响下，机体的“阴平阳秘”正常生理平衡被破坏，从而使“阴阳失调”所致。历代医家通过对发病过程的观察，及临床实践的验证，逐步加深了对疾病发生、发展和转归的认识，并总结出了有关疾病发生、发展的基本理论和规律，从而有效地应用于中医学的临床实践。

（一）发病的基本原理

中医学认为，疾病的发生，关系到人体正气和致病邪气两个方面。所谓正气，是人体功能的总称，即人体正常功能及所产生的各种维护健康的能力，包括自我调节能力、适应环境能力、抗邪防病能力和康复自愈能力。所谓邪气，泛指对人体有害的各种致病因素，如外感六淫、内伤七情、疠气、痰饮、瘀血及食积等。因此，中医认为疾病的发生都是在一定的条件下正邪相争的结果。

1.“正气虚”是疾病发生的内在根据

一般情况下，如果人体正气旺盛，气血充盈，卫外固密，则邪气不易侵犯机体。正如《素问·刺法论》所说：“正气存内，邪不可干。”反之，如果人体正气虚弱，抗病能力低下，不足以抗御邪气，则病邪即可乘虚而入侵，导致机体脏腑组织阴阳气血的功能失调，即“正不胜邪”而发病。《素问·评热病论》更明确指出：“邪之所凑，其气必虚。”所以说，疾病的发生，虽然关系到正与邪的两方面，但起决定作用的仍然是正气。

2. 邪气侵害是疾病发生的重要条件

邪气对疾病发生有重要作用，甚至在一定的情况和条件下可以起主导作用，如高温灼伤、枪弹杀伤及虫兽咬伤等，即使是正气强盛，也难免被伤害。特别是那些具有较强传染性的“疫邪”，在一定条件下亦能起到重要的致病作用，甚至导致疾病的大流行。所以，中医学的发病学说，既强调人体正气是疾病发生的内在根据，又不排除致病因素的重要作用。

3. 正邪斗争的胜负决定发病与否

正邪相争，正能胜邪则不发病，邪胜正负则发病。如病邪入侵，正气充足，则驱邪外出，机体不受邪气的侵害，即不发病。若病邪入侵，正气虚弱，抗邪无力，邪气得以入侵，造成阴阳气血失调，则引起疾病发生。

（二）影响发病的主要因素

正气和邪气是决定疾病能否发生的基本因素，邪正斗争还受到机体内外各种因素的影响，主要有内环境及外环境两类因素。

1. 内环境

在正常情况下，人体通过内环境的自我调节来适应变化着的外环境。但是，由于种种原因，人体内环境有时会失去正常的调节控制能力，不能很好地适应外环境，从而导致内环境阴阳气血失衡。主要包括体质、精神状态和遗传因素等。

（1）*体质因素*：体质主要是指人体个体素质的差异性。中医学认为父母的身体素质可影响后代的先天禀赋，从而使其体质具有偏阴或偏阳等不同的特点。个体的体质特征，往往决定其对某些外邪的易感性及某些疾病的易罹倾向。如阳虚或阴盛体质，感邪后易从寒化，多反映为寒性病理变化，或为实寒证，或为虚寒证；阴虚或阳盛体质，感邪后易从热化，多反映为热性病理变化，或为实热证，或为虚热证。

（2）*精神状态*：人的精神状态对正气的盛衰有很大的影响。情志舒畅，精神愉快，气机畅通，气血调和，脏腑功能协调，则正气旺盛，邪气难以入侵；若情志不畅，精神异常，气机逆乱，阴阳气血失调，脏腑功能异常，则正气减弱而易于发病。

2. 外环境

人生存在一定的环境之中，不同的环境能对人体造成不同的影响，因而其发病情况也有差异。

（1）*自然环境*：自然环境包括季节气候、地理特点及生活工作环境等。不同的季节，就有不同的易感之邪和易患之病，如春易伤风、夏易中暑、秋易伤燥、冬易病寒等。不同地理生活环境对于发病有着重要的影响。一般说来，西北之域，地势高峻，居处干燥，气候寒凉而多风，故多风寒中伤或燥气为病；东南之方，地势低下，居处卑湿，气候温暖或炎热潮湿，故多湿邪或湿热为病。

（2）*社会环境*：一般而言，先进的社会组织公共卫生条件较好，能有效地减少疾病的发生，反之则增加发病机会。随着工业化社会的发展，环境污染成了严重威胁人类健康的新的致病因素，包括噪声污染、空气污染、水源污染及土壤污染等。

二、基本病机

基本病机，指机体对于致病因素侵袭或影响所产生的基本病理反应，是病机变化的一般规律，亦是其他系统病机和病证病机的基础。人体由若干脏腑、组织、器官所组成，各脏腑组织器官在生理功能上是相互联系、相互制约的，在病理变化上又是相互影响的。临床疾病多种多样，其病变机理亦是非常复杂的，不同的疾病和不同的证候均有其特殊的病理机转。但是，当我们对疾病的发生、发展过程进行剖析时，即会发现许多不同的病证，都有着某些共同的病理发展过程，在许多由不同的致病因素所引起的千差万别的病理变化中，存在着某些具有共同性的一般规律。这就说明，患病机体对于各种不同致病因素的损害作用，都是以邪正盛衰和脏腑组织的阴阳、气血、津液代谢等的失调或障碍为基本病理发生反应的缘故。而进一步研讨这些基本病理反应过程，对于把握疾病或病证的发展变化规律，从而更加有效地指导临床辨证论治这一方面，无疑具有重要的现实意义。

基本病机，主要包括邪正盛衰、阴阳失调、气血失常、水液代谢失常等方面。

（一）邪正盛衰

邪正盛衰，是指在疾病的发展过程中，机体的功能活动和抗病能力奋起与致病邪气进行斗争所发生的或盛或衰的病理变化。这种盛衰变化不仅关系着病机与病证的虚实状态，而且直接影响着病势的发展与转归。

正气与邪气，在疾病的发展变化过程中，就其力量的对比存在着消长盛衰的变化规律。一般来说，正气增长而旺盛，则邪气必然消退而衰减；邪气增长而亢盛，则正气必然虚损而衰弱。由于邪正的盛衰消长，患病机体随即可表现为虚、实两种不同的病理状态及证候反映，即所谓“邪气盛则实，精气夺则虚”。

1.邪正盛衰与病机的虚实变化

（1）邪气盛则实：所谓实，主要指邪气亢盛，是以邪气盛为矛盾主要方面的一种病理反应。主要表现为致病邪气毒力和机体的抗病能力都比较强盛，脏腑机能亢进，或是邪气虽盛而机体正气未衰，尚能积极与邪气抗争，故正邪相搏，斗争剧烈，反应明显，在临床上可出现一系列病理性反应比较剧烈的有余的证候表现。实证多由外感六淫病邪侵袭，或由于痰、食、水、血等滞留于体内所致，常见于外感病证的初期和中期，或慢性病之痰涎壅盛、食积不化、水湿泛滥、瘀血内阻等。临床可见壮热、狂躁、声高气粗、腹痛拒按、二便不通、脉实有力等症。

（2）正气不足则虚：所谓虚，主要指正气不足，是以正气虚损为矛盾主要方面的一种病理反应。主要表现为人体生理功能减退，抗病能力低下，因而正气不足与邪气抗争，难以出现较剧烈的病理反应，在临床上多出现一系列虚弱不足或衰退的证候表现。多由素体虚弱，或慢性病耗损，以致精气消耗；或大汗、吐利、大出血等因素耗伤人体气、血、津液或阳气、阴精等所致。虚证常见于疾病后期及多种慢性病证，临床可见神疲体倦、面容憔悴、心悸气短、自汗、盗汗，或五心烦热，或畏寒肢冷、脉细弱无力等证。

（3）虚实错杂的病机：邪正的盛衰消长，不仅可以产生单纯的或虚或实的病理变化，而且在某些长期的、复杂的疾病中往往多见虚实错杂的病理反应，一般有虚中夹实和实中夹虚两类。

1）虚中夹实：指病理变化以正虚为主，但又兼夹邪实的病理状态。如脾阳不振，运化无权之水肿病证，即属此类。这是由于脾失健运，气不化水，水湿停聚，泛溢肌肤所致。因为水湿之邪滞留于体内，故称之为实，但其邪实乃由脾虚不运所致，故其病理变化仍以虚为主，而邪实则居其次。

2）实中夹虚：指病理变化以邪实为主，兼见正气虚损的病理状态。如外感热病发展过程中，由于邪热炽盛，煎灼津液，从而形成实热伤津，气阴两伤病证，即属此类。由于病本为热为实，但其津亏，气阴不足为虚，故称其为实中夹虚病证。

（4）虚实转化的病机

由于疾病在发展过程中，邪正双方的力量处在相互斗争的变化状态，因而疾病的虚、实病理状态也常会产生转化，发生由实转虚或因虚而致实的病理机转。

1）由实转虚：主要指病变属实，但由于失治或误治等原因，致使病情迁延日久，虽然邪气渐退，或余邪羁留未清，但人体正气和脏腑功能已受到损伤，因而疾病的病机由实转虚，出现一系列虚性的病理反应。如外感性疾患，疾病初期，病多属实，若治不及时，或治疗失当，或护理失宜，或由于年高体衰，抗病能力较差等原因，致使病情迁延，正气日衰，则可出现肺脾功能减退之虚象，可见肌肉消瘦、纳呆食少、面色不华、气短乏力等症，疾病由实转虚。

2）因虚致实：主要指正气本虚，脏腑组织生理功能减退，以致气、血、津液等不能正常代谢运行，从而产生气滞、血瘀、痰饮等实邪滞留于体内。由于此邪实为正虚所致，故称之为因虚致实。如临床常见的脾肾阳虚，温运气化无力所致的水肿或腹水等，即是因虚而致实。因虚致实，是因正气不足导致邪实占主导地位，但虚象仍然存在的虚实错杂病理状态。

（5）虚实真假的病机

临床症状是判定病机虚实的依据，但是临床症状仅仅是疾病表现于外的现象。当现象与本质相一致的一般情况下，其反映的病机的虚实是真实的。但在特殊的情况下，即在疾病的现象与本质不完全一致的时候，则可出现某些与疾病本质不符合的假象，这些假象不能真正反映病机的或虚或实，因而又有“至虚有盛候”的真虚假实和“大实有羸状”的真实假虚等病机病证的产生。如脾气虚弱，表现有纳食减少、疲乏无力、舌胖嫩而苔润、脉虚而细弱等虚弱症状，同时亦可见腹胀满（但有时和缓轻减，非实性腹胀满之持续不减）、腹痛（但喜按，而非腹痛拒按）等假实之象。相反，热结肠胃之里热炽盛病证，可见大便秘结、腹满硬痛拒按、潮热、谵语等实证表现，有时又可出现精神萎靡、不欲多言（但语声高亢，气粗）、肢体倦怠（但稍运动则舒）、大便不利（然得泻反而畅快）等假虚之象。因此，临床分析病机，要透过现象看本质，而不被假象所迷惑，应把握住邪正盛衰所反映的真正的虚实病机变化，从而了解病变发展过程的本质。

2.邪正盛衰与疾病的发展趋向

在疾病的发生、发展过程中，由于正邪斗争，从而使邪正双方的力量不断产生消长盛衰的变化，这种变化，对于疾病的转归起着决定性的作用。

（1）正盛则邪退：正气战胜邪气，或邪气被驱除，这是在邪正斗争消长盛衰的发展过程中，疾病好转或向痊愈方面发展的一种转归，也是在疾病中最常见的一种结局。

（2）邪去而正虚：邪去正虚是疾病后期邪气已去而正气大伤、机体有待逐渐恢复的一种转归。邪气被驱除，病邪对机体的损害作用已经消失，但疾病中正气被耗伤而见虚弱，有待恢复。邪去正虚，多见于重病的恢复期。

（3）正虚而邪恋：疾病后期，正气已虚，但邪气去而未尽，正气又一时无力驱邪外出，因而病势缠绵，经久而不能彻底痊愈。这是某些急性热病迁延不愈，或慢性病常见的一种转归。

（4）邪盛则正衰：邪气亢盛，正气衰退，是在疾病发展，邪正消长盛衰的斗争过程中，病势趋向恶化，甚至向死亡方面发展的一种转归。

（二）阴阳失调

阴阳失调，即是阴阳之间失去平衡协调的简称。是指机体在疾病的发生、发展过程中，由于各种致病因素的影响，导致机体阴阳两方面失去相对的协调与平衡，从而形成阴阳或偏盛，或偏衰，或阴不制阳，或阳不制阴，或阴阳互损，或阴阳相互格拒，或阴阳亡失等的病理状态。

外感六淫、内伤七情、饮食劳伤等各种致病因素作用于人体，只有使机体内部的阴阳失调才能形成疾病，所以，阴阳失调是机体各种生理性矛盾和关系遭到破坏的总概括，是疾病发生、发展的内在根据。阴阳失调病机甚为复杂，但其主要表现，不外阴阳的偏盛、阴阳的偏衰、阴阳的互损、阴阳的格拒以及阴阳的亡失等几方面。

1.阴阳的偏盛

阴阳的偏盛，是指“邪气盛则实”的实证病机。病邪侵袭人体，在性质上，必从其类，即阳邪侵袭人体可导致机体阳偏盛；阴邪侵袭人体可导致机体阴偏盛。《素问·阴阳应象大论》说：“阳胜则热，阴胜则寒。”即指出阴阳偏盛的病理状态，其临床表现有寒热（或实寒，或实热）的不同。

（1）阳盛：阳盛是指在疾病发展过程中机体所出现的一种阳邪偏盛，机能亢奋，代谢活动亢进，机体反应性增强的病理状态。阳盛病机的特点，多表现为阳热亢盛而阴液未亏（或亏损不甚）的实热证候。此证候多由于感受温热阳邪；或虽感受阴寒之邪，但入里从阳而化热；或情志内伤，五志过极而化火；或因气滞、血瘀、食积等郁而化热所致。阳盛则热，常表现为实性、热性病证，如壮热、烦渴、面红、尿赤、便干、苔黄、脉数等症。

此外，若阳热亢盛过久，则势必耗伤阴液，阳热煎灼人体阴津，久之亦可导致人体津液不足，阴精亏损，故阳盛实热病证，可转化为实热兼阴亏病证或虚热病证。即“阳胜则阴病”。

（2）阴盛：阴盛是指在疾病过程中所出现的一种阴邪偏盛，功能障碍或减退，产热不足，以及病理性代谢产物积聚的病理状态。阴盛病机的特点，多表现为阴盛而阳气未虚（或虚损不甚）的实寒证候。多由感受寒湿阴邪，或过食生冷，寒滞中阻，遏抑阳气温煦作用之发挥，或因素体阳虚，无力温化阴寒，寒湿内聚，从而导致阴寒内盛所致。前者纯为实邪，后者则为虚实夹杂。阴盛则寒，常可出现阴寒内盛、血脉凝涩，以及痰湿、水液潴留等内寒性病变。

此外，阴寒内盛，久则必损阳气，故阴盛实寒病证，常可伴有机体生理功能活动减退，热量不足等阳虚征象。即“阴胜则阳病”。

2.阴阳偏衰

阴阳的偏衰，是指人体阴精或阳气亏虚所引起的病理变化，“精气夺则虚”的虚证病机。阴阳偏衰包括阳虚、阴虚两个方面。

（1）阳虚：阳虚是指机体阳气虚损，机能减退或衰弱，机体反应性低下，代谢活动减退，热量不足的病理状态。阳虚病机的特点，多表现为阳气虚损不能制阴，阴相对亢盛的虚寒证。多由于先天禀赋不足，或后天饮食失养，或劳倦内伤，或久病损伤阳气所致。阳虚则寒。阳气不足，一般以脾肾阳虚为主，其中尤以肾阳虚衰（命门之火不足）最为重要。阳虚则寒的临床表现，是既可见到畏寒肢冷，面色白，舌淡脉迟等寒象，亦可见到蜷卧神疲；小便清长，下利清谷等虚象。

（2）阴虚：阴虚是指机体精、血、津液等物质亏耗，以及由于阴液不足，阴不制阳，导致阳相对亢盛，功能虚性亢奋的病理状态。阴虚病机的特点，多表现为阴液不足和滋养、宁静功能减退，以及阳气相对亢盛的虚热证。多由于热性病证，邪热炽盛，灼耗津液，或因五志过极，化火伤阴，或因久病损耗阴液等所致。阴虚病证，五脏皆可发生，但一般以肺、肝、肾之阴虚为主。临床可见五心烦热、骨蒸潮热，并见消瘦、盗汗、口干、舌红、脉细数等症，即是阴虚内热之表现。

3.阴阳互损

阴阳互损，是指阴或阳任何一方虚损到相当程度，病变发展影响及相对的一方，形成阴阳两虚的病理机转。阴损及阳，主要指由于阴液（精、血、津液）亏损，累及阳气生化不足，或阳气无所依附而耗散，从而在阴虚的基础上又导致了阳气虚亏，形成了以阴虚为主的阴阳两虚病理状态。阳损及阴，主要指由于阳气虚损，无阳则阴无以化，久之累及阴精生化不足，从而在阳气虚损不足的基础上，又导致阴液不足，形成了以阳虚为主的阴阳两虚病理状态。

4.阴阳格拒

阴阳格拒，是阴阳失调病机中比较特殊的一类病机，包括阴盛格阳和阳盛格阴两方面，形成阴阳相互格拒的机理，主要是由于某些原因，使阴或阳的一方偏盛至极，或阴和阳的一方极端虚弱，双方盛衰悬殊，盛者壅遏于内，将另一方排斥格拒于外，迫使阴阳之间不相维系，从而出现真寒假热或真热假寒的复杂病理现象。阴盛格阳，多因久病阳衰阴盛，或阴寒之邪伤阳所致。多见于虚寒性病变发展至严重阶段。由于其病变本质是阴寒内盛，故临床表现除可见四肢厥逆、下利清谷、脉微欲绝等虚寒症状外，又可见阳浮于外之症，如身热反不恶寒（但欲盖衣被）、面颊泛红等假热之象，即真寒假热证。阳盛格阴，多由邪热炽盛，阳热亢极所致，多见于外感热病病情发展的极期。其临床表现为壮热、面红、气粗、烦躁、脉数大有力等症，但在病势越来越重的情况下，可突然出现四肢厥冷（但身热不恶寒）、脉象沉伏（但沉数有力）等假寒之象，即真热假寒证。

5.阴阳亡失

阴阳的亡失，包括亡阴和亡阳两类。是机体的阴液或阳气突然大量地亡失，导致生命垂危的一种病理状态。亡阳，是指机体的阳气发生突然性脱失，而致全身功能突然严重衰竭的一种病理状态。临床表现多见大汗淋漓、汗稀而凉、肌肤手足逆冷、精神疲惫、神情淡漠，甚则昏迷、脉微欲绝等症。亡阴，是指机体由于阴液发生突然性的大量消耗或丢失，而致阴精亏竭，滋养濡润功能丧失，全身功能严重衰竭的一种病理状态。临床表现多见汗出不止、汗热而黏、手足温、喘渴烦躁，或昏迷谵妄、身体干瘪、皮肤皱褶、目眶深陷、脉疾躁无力等症。

（三）气血失常

气血失常，是指在疾病过程中，各种因素导致气血不足或是气血各自运行、代谢失常，以及气血相互关系失常的病理变化。人体的气血，在生理上是脏腑经络等组织器官进行功能活动的物质基础，在病理上，气血的失常，必然会影响及机体的各种生理功能，从而导致疾病的发生。

1.气的失常

气的失常主要包括两方面：一是气的生化不足或耗损过多，从而形成气虚的病理状态。二是气的某些功能不足及气的运动失常或紊乱，从而表现出气滞、气逆、气陷、气闭或气脱等气机失调病理状态。

（1）气虚

气虚是指元气虚损，脏腑组织功能低下或衰退，抗病能力下降的病理状态。引起气虚病理状态的原因，主要有两方面：一是由于先天禀赋不足，或后天饮食失养，水谷精微不充，以致气的来源不足；二是由于大病或久病之后，或年老体弱，或劳倦过度，或脾肾等脏腑功能减退，生化不足等所致。

气虚的病理表现可涉及全身各个方面。如气虚则卫外无力，肌表不固，从而易于汗出；气虚则四肢肌肉失养，周身倦怠乏力，气虚则清阳不升，清窍失养，故见精神委顿，头昏耳鸣；气虚则无力以率血循行，或脉道充盈不足，则脉象虚弱无力或微细；气虚水液不化或输布障碍，可凝痰成饮，甚则水邪泛滥而成水肿；气虚还可导致脏腑功能减退，从而表现出一系列脏腑虚弱征象。

（2）气机失调

气机失调即气的升降出入运动失常，是指在疾病发展过程中，致病因素导致脏腑气机升降出入功能紊乱的病理反应。一般地说，气机失调的病机，可概括为气滞（即气的运行、流通障碍）、气逆（即气的上升运动太过或下降运动不及）、气陷（即气的上升力量不足或气的下降太过）、气闭（气的外出受阻）、气脱（气失内守而散脱于外）等方面。

1）气滞：气滞即气机郁滞不畅，气的运行障碍，形成局部或全身的气行不畅或阻滞，从而导致某些脏腑、经络功能障碍的病理状态。多由于情志内郁，或痰、湿、食积、瘀血等阻滞气机所致。气滞的病理反应有多方面，如气滞于机体某一局部，则可使经脉之气阻滞不行，血运不畅，从而发作肿满作胀，甚则引起血瘀、水停，形成瘀血、痰饮等病理产物；气机郁滞，又可使某些脏腑功能失调，从而出现一系列脏腑功能障碍的病变，而其中尤以肺气壅滞、肝气郁滞，或脾胃气滞为多见。

2）气逆：气逆即气机升降失常，脏腑之气上逆的病理状态。气逆与肺、胃、肝的功能失调关系密切。多由于情志内伤，或饮食寒温不适，或痰浊壅阻等原因所致。如气滞在肺，则肺失肃降，肺气上逆，而发作咳逆、气喘；气逆在胃，则胃失和降，胃气上逆，发为恶心、呕吐，或呃逆、嗳气；气逆在肝，则肝气逆上，肝火上炎，发为头痛而胀、面红目赤、易怒等症。

3）气陷：气陷是在气虚病变基础上发生的，以气的升清功能不足和气的无力升举为主要特征的病理状态。气陷与脾气虚关系密切，多由气虚病变发展而来。素体虚弱，或病久耗伤，可致脾气虚损不足，致使清阳不升，或中气虚陷，从而形成气陷状态。气陷可分为“上气不足”与“中气下陷”两种。“上气不足”是由于脾气虚损，升清之力不足，无力将水谷之精微充分地上输于头目，头目失养则可出现头晕、眼花、耳鸣、疲倦乏力等症。“中气下陷”则指脾气虚损，升举无力，气机趋下，降多升少，对脏腑维系升举之力减弱，可形成胃下垂、肾下垂、子宫脱垂、脱肛等。脾气虚陷，可致清浊升降失调，清阳不升、浊气不降，故可并见少腹胀满重坠、便意频频之症。

4）气闭：气闭指气郁太过，上壅心胸，闭塞清窍，以致突然昏厥，或浊邪外阻，闭塞气道，气之出入为之阻塞的病理状态。多由情志抑郁，或外邪、痰浊等阻滞所致。气闭的临床表现，多是气机不利，郁于心胸，闭塞心窍，从而可见突然昏厥，不省人事；阳气内郁，不能外达，故常同时兼见四肢欠温，甚则四肢拘挛；若因外感六淫，或痰浊内阻，则可致肺气郁闭，气道不畅，可见呼吸困难，甚则气急鼻煽、面青紫等症。

5）气脱：气脱指气不内守，大量向外脱逸，从而导致全身性严重气虚，出现功能突然衰竭的病理状态，临床多属危重病证。多由正不敌邪，正气骤伤；或慢性病证，长期消耗，正气耗竭，以致气不内守而外散脱失；或因大出血、大出汗、频繁吐下等，致使气随血脱或气随津泄所致。临床可出现面色苍白、汗出不止、目闭口开、全身软瘫、手撒、二便失禁、脉微欲绝等症。

2.血的失常

血的失常，主要表现在两方面：一为血的生化不足或耗伤太过，或血的濡养功能减退，从而形成血虚之病理状态。二为血的循环运行失常，或为血行迟缓，或为血行加速，或为血行逆乱，从而形成血瘀、血热，以及血液妄行等病理变化。

（1）**血虚**：血虚主要指血液不足，或血的濡养功能减退，以致脏腑经脉失养的病理状态。由于肝能藏血，心能主血，故血虚病变，心肝两脏表现最为明显。血虚多由失血过多，新血不及生成以补充；或因脾虚胃弱，纳运无力，饮食摄取不足，以及化生血液功能减退；或因久病不愈，慢性损耗而致营血暗耗等，均可导致血虚的形成。临床常见全身或某一局部的虚弱性症状或体征。如血虚则肌肤爪甲失养，可见面色苍白，唇、舌、爪甲色淡；血虚则头目失养，可见头晕、目瞑（眼黑、冒金花）、两目干涩、视物昏花；血虚不能养心，则心神不宁，可见心悸怔忡；血虚则气虚，可见气短乏力；血虚则筋失所养，可见手足发麻、肢节屈伸不利。血虚还可导致神魂失于安藏，心神失养，故可见多梦、失眠、健忘，注意力难以集中，神衰不能用脑。

（2）血瘀：血瘀是指血液循行迟缓，或郁滞流行不畅，甚则血液瘀结停滞成积的病理状态。血瘀的形成，多由于气机郁滞，血行受阻；或气虚推动血行无力、血行迟缓不畅；或痰浊阻滞脉道，导致血行不畅；或寒邪侵入血分，血寒而凝；或邪热入血，煎灼血津；或外力挫伤脉络，或产后恶露不下（或恶露不净）。血瘀可发生于全身，亦可发生于局部。表现为疼痛，且痛有定处，得寒温而不减。血瘀发展，可致局部血液瘀积，凝结而成瘀血，甚则可发展成肿块，中医临床称为“癥积”，同时并见面目黧黑、肌肤甲错、唇舌紫暗、或见瘀点、瘀斑、红缕等症。

（3）出血：出血是指由于脉络损伤，血液妄行于脉外，或气虚血失统摄，而致血液不循常道，溢出于脉外的病理状态。出血多由于大怒而伤肝，肝气上逆，血随气壅而溢于脉外；或火热邪盛，灼伤脉络；或脾气不足，统摄无权以及负重努伤等损伤脉络所致。由于人体各脏腑、组织、器官均有丰富的脉络分布，故血液妄行之病变即可在各个部位出现。如肺络受损，血液妄行，则为咳血；胃络受损出血，则为呕血、便血；大肠络伤出血，则为便血；膀胱或尿道络伤出血，则为尿血；冲任脉络受损，则月经量多提前；鼻窍脉络损伤，则为衄血等。

（四）津液代谢失常

津液代谢失常，主要是由于肺、脾、肾、三焦、膀胱及肝等脏腑组织的气化失司，从而导致津液的生成、输布和排泄产生紊乱或障碍所致。

1.津液不足

津液不足是指人体的津液在数量上的耗伤亏少，进而导致内则脏腑，外而皮毛、孔窍失其濡润滋养，从而产生一系列干燥失润症状的病理状态。多由燥热之邪灼伤津液；或大汗、失血、吐泻、多尿，或过用燥热之剂，耗伤阴液所致。临床可见多种见症，如口唇、肌肤、血脉失于津液的充盈濡养，则见咽干唇焦而口渴，皮肤干燥，毛发枯槁，甚则目陷、螺瘪而脉细。津液不足，则汗液、尿液失其化源，故汗少或无汗，小便短少。大肠失于津液的濡润，传导滞涩，故可见大便秘结。

2.津液的输布与排泄障碍

津液的输布障碍，是指津液得不到正常的转输与布散，因而津液在体内环流迟缓，湿浊困阻，或在体内某一局部发生滞留，因而津液不化，水湿内生，或酿痰成饮之病理状态。导致津液输布障碍的原因很多，不外肺失宣发或肃降；脾之运化和转输功能减退；肝失疏泄，气机不畅，气滞而水停；三焦水道不利，津液环流障碍等方面。津液的输布与排泄障碍，主要可产生湿浊困阻、痰饮凝聚及水液潴留等病理改变。其具体表现如下。

（1）湿浊困阻：湿浊困阻多由脾虚运化水湿功能减退，因而津液不能转输布散，则聚积而成湿浊，形成湿浊内阻的病变。湿性重着黏滞，易于阻遏气机，故可见胸闷呕恶、脘腹痞满、头身困重、口腻不渴、腹泻便溏、面黄肤肿等症。

（2）痰饮凝聚：痰与饮，都是由于脏腑功能失调，津液代谢障碍，以致津液气化失常，水湿停聚凝结于机体某些部位形成的病理产物，又是多种疾患的致病因素。水聚而成饮，饮凝而成痰，即可形成多种痰证或饮证。痰可随气升降，无处不到，病及不同的脏腑经络或滞留于机体某些部位，可表现为多种临床症状，如痰阻于肺，可见咳喘咯痰；痰迷心窍，可见胸闷心悸，神昏癫狂；痰停于胃，则可见恶心，呕吐，脘痞不舒；痰留经络筋骨，则可致瘰疬痰核，肢体麻木，或半身不遂，或为阴疽流注；痰浊上犯于头，则清窍不利，可致眩晕昏冒；痰气凝结于咽喉，则可致咽中梗阻，如有异物，吞之不下，吐之不出，称为“梅核气”。饮邪为病，随其停聚部位之不同而有不同的名称，如饮停胸胁，则为“悬饮”；饮邪犯肺，则为“支饮”；饮停胃肠，则为“痰饮”；饮留四肢，则为“溢饮”（即水液潴留之水肿）等。

（3）水液潴留：此多由肺、脾、肾等脏腑功能失调，水液代谢障碍，水不化气，因而潴留于肌肤或体内，发为水肿或腹水等病变。水邪泛溢于肌肤，则发为头面、眼睑、四肢、腹背等部位浮肿，甚则全身浮肿；若水邪潴留于腹腔，则腹肿胀大，发为腹水。

第五章 中医学的诊断体系

中医诊断学是在中医学理论指导下，研究诊察病情、判断病种、辨别证候的基础理论、基本知识和基本技能的一门学科。中医学的诊断体系包括诊法、辨证、辨病和病案书写等内容，其中诊法和辨证是其核心部分。诊法是中医诊察、收集病情资料的基本方法，包括望、闻、问、切四诊；辨证是在诊法获得的病情资料的基础上进行分析，辨识证候。通过诊法与辨证，认识疾病的本质，判断出病证，为论治施治提供依据。

中医诊断疾病的基本原理建立在“人体是一个统一的有机整体”的中医学理论的基础之上，可以概括为以下三个方面。

（一）以表知里

以表知里指通过诊察疾病反映于外的现象，推测、分析其内在的变化情况，从而认识疾病的病理本质，又称“司外揣内”。临床上，医生通过望面色、听声音、问症状、切脉象、按肌肤等审查病机，辨识证候就是以表知里的辨证思维过程。

（二）见微知著

见微知著指通过观察微小的、局部的变化，可以测知整体的情况。这是因为人体是一个整体，某些局部常与内脏和整体有密切的联系，局部的变化包含着整体的生理病理信息。如中医舌象变化可以反映脏腑气血的整体状况。

（三）以常衡变

以常衡变指以正常的状况为标准，来衡量机体超过正常范围的异常变化，从而为正确判断疾病和证候提供线索和依据。如正常的脉搏跳动为一息四到五至，以此为标准，不足或超过此脉率者定为迟脉（脉率减慢）或数脉（脉率增快），以此判断病性的寒热。

第一节 诊 法

诊法是中医诊察、收集病情资料的基本方法，包括望诊、闻诊、问诊、切诊，因此，也将诊法称为“四诊”。望、闻、问、切四诊，分别从不同角度收集病情资料，它们相互补充且不能彼此取代。所以，临床上四种诊法要综合应用，才能正确诊断疾病。

一、望诊

望诊，是医生运用视觉对人体全身或局部的外部表现进行有目的地观察，以了解健康状况，测知病情的一种方法。中医学认为，人体是一个有机的整体，体内的气血、脏腑、经络等的病理变化，必然会在其体表的相应部位反映出来。因此，通过望诊，观察神、色、形、态的变化，不仅可以反映人体的整体情况，还可作为分析气血、脏腑等生理病理状况的依据之一。

望诊的内容主要包括以下内容：全身望诊、局部望诊、望排出物、望小儿食指络脉和望舌五个部分。

（一）全身望诊

全身望诊，是指医生在诊察患者时对患者的神、色、形、态等整体表现进行观察，从而对疾病的寒热虚实和轻重缓急等获得一个总体的印象。

1.望神

神有广义和狭义之分。广义的神是指人体生命活动的外在表现，可以说神就是生命；狭义的神是指人的精神、意识、思维活动。望神，就是指通过观察人体生命活动的整体表现来判断病情的方法。望神包括了广义的神及狭义的神两方面的内容。

（1）望神的意义：神产生于先天之精，而又依赖于后天水谷精气的不断充养。只有当先后天之精气充足，使气血津液充盛，脏腑组织功能才能健全，人体才能表现出有神。因此，神是通过脏腑组织的功能活动表现出来的，精气是神的物质基础，而神是精气的外在表现。故观察神的旺衰，可以了解人体精气的盛衰，推断病情的轻重，判断病变的预后。

（2）望神的重点：神可通过人体的目光神情、面色表情、语言声音、体态举止、呼吸气息、舌象及脉象等诸多方面彰显于外，其中两目、面色、神情、体态是望神的重点。

1）两目：目的活动直接受心神的支配，且目为脏腑的精气汇聚之处，故目光与眼神能反映脏腑精气的盛衰。一般而言，若两眼目光明亮，运动灵活，视物清晰者为有神，是脏腑精气充足的表现；若两眼目光晦暗，运动不灵，视物模糊者为无神，是脏腑精气虚衰的征象。

2）面色：是指人体面部的色泽变化。色泽可以反映脏腑气血的盛衰和功能的强弱。故色泽荣润或枯槁，是脏腑精气盛衰的重要表现。

3）神情：是指人的精神意识和面部表情。若心神正常，则人神志清楚，思维清晰，表情自然，反应灵活；如心神已衰，则神志不清，思维混乱，表情淡漠，反应迟钝。

4）体态：是指人的形体动态。形体的丰满或瘦削，动作的自如或艰难，是机体功能强弱的表现，能反映神的盛衰。

（3）神的临床表现及意义

神的表现一般分为得神、少神、失神、假神及神乱五类。得神、少神、失神、假神的具体表现及临床意义，见表5-1。

表5-1　得神、少神、失神及假神的鉴别表

	得神	少神	失神	假神
目光	目光明亮 精彩内含	两目呆滞 目光乏神	两目晦暗 目无光彩	突然目似有光，但浮光外露
面色	面色明润 含蓄不露	面色少华 暗淡不荣	面色无华 晦暗暴露	突然两颧泛红如妆
神情	神志清楚 表情自然	精神不振 思维迟钝	精神萎靡 意识不清	突然精神较亢奋，烦躁不安
体态	肌肉不削 动作灵活	肌肉松软 动作迟缓	形体羸瘦 动作异常	突然想下床活动，但动作不灵
临床意义	五脏精气充盛，病轻易治，预后良好	五脏精气虚弱，多见虚证或恢复期	五脏精气衰竭，久病虚证或邪实，预后不好	脏腑精气极度衰竭，正气将脱，阴阳即将离绝

神乱：精神错乱或神志失常。可见于痫病、癫病、狂病、痴呆等疾病的患者。

1）痫病：发作多表现为突然意识丧失，昏仆倒地，不省人事，四肢抽搐，口吐涎沫，两目上视，或伴有怪叫、移时苏醒、醒后如常人等。多因情志失调，痰浊阻滞，气机逆乱，肝风夹痰上蒙心神所致。

2）狂病：多表现为喧扰不宁，狂躁不安，打人毁物，动而多怒，胡言乱语，哭笑无常，登高而歌，弃衣而走等。多因精神刺激，气郁化火，炼液为痰，痰火扰神所致。

3）癫病：多表现为精神抑郁，神志痴呆，表情淡漠，沉默寡言，或喃喃自语、语无伦次、喜怒无常等。多因思虑太过，情志不遂，气郁痰结，阻蔽心神所致。

4）痴呆：多表现为善忘迟钝，闭户独处，淡漠寡言，甚至呆傻愚笨、语言行为失常等。多因年老体衰，忧思气结，津凝为痰，蒙蔽心神所致。

2.望色

望色，又称“色诊”，是指通过观察人体皮肤的色泽变化来诊察病情的方法。由于面部血脉为脏腑气血之所荣，其分布丰富；加之面部皮肤薄嫩，其色泽变化易于观察，故临床将面部作为望色的主要部位。

（1）望色的意义：望色包括望皮肤的颜色和光泽。皮肤的颜色，指色调的变化，一般分为青、赤、黄、白、黑五种；皮肤的光泽指明暗度的变化，即肤色的荣润或枯槁。中医理论认为，精气是由脏腑的功能活动所产生的，但人体的肤色随着精气的充养而光彩于外，皮肤的光泽是脏腑精气盛衰的表现。因此，不论何色，凡肤色正常而荣润光泽者，均表示脏腑精气内藏未衰；若肤色虽正常但晦暗枯槁，则表示脏腑精气泄露衰败。皮肤光泽的荣枯，对判断病情轻重和预后更为重要。五色之中，凡明润含蓄为精气至，而暗晦暴露为精气不至。

（2）常色与病色

1）常色：是人在正常生理状态时的面部色泽。中国人的正常面色特点是红黄隐隐，明润含蓄。常色又分主色和客色，主色：是指禀赋所致，终生不改变的基本色泽。客色：受季节气候、生活、工作环境、情绪或运动等因素影响所致的短暂性的色泽变化。如受季节的影响，春季面色稍青，夏季面色稍赤，长夏面色稍黄，秋季面色稍白，冬季面色稍黑。

2）病色：是指人体处在疾病状态时的面部颜色与光泽。病色又有善恶之分，善色，即患者的面色虽异常，但仍有光明润泽之象者，多见于新病、轻病、阳证，其病易治，预后较好；恶色，即患者面色异常明显，且晦暗枯槁者，多见于久病、重病、阴证，其病难治，预后较差。

（3）*五色主病*：病色可分为青、赤、黄、白、黑五种。中医理论认为，五色可以反映疾病性质，“青黑为痛，黄赤为热，白为寒”。这种根据患者面部五色的变化来诊察疾病的方法即五色主病，具体内容见表5–2。

表5–2　五色主病及临床意义

五色	五行	五脏	主病	临床意义
青色	木	肝	寒证、疼痛、气滞、血瘀、惊风	面色淡青或青黑者属寒盛、痛剧；面色、口唇青紫者多属心气或心阳虚衰，或肺气壅塞，瘀血内阻所致；若突见面色青灰，唇青肢凉，伴有剧烈胸痛者，则为心阳暴脱，心脉瘀阻之象；面色青黄者可见于肝郁脾虚之人；小儿高热，若见眉间、鼻柱、唇周发青者，多属惊风或惊风先兆
赤色	火	心	热证，亦可见于戴阳证	满面通红者，多属实热证；午后两颧潮红者，多属阴虚证；久病重病面色苍白，却时而泛红如妆，游移不定者，为戴阳证，属病重
黄色	土	脾	脾虚、湿证	面色萎黄者，多属脾胃气虚；面黄虚浮者，多属脾虚湿蕴；面目一身俱黄者，为黄疸。其中黄色鲜明如橘皮者属阳黄，因湿热所致；黄色晦暗如烟熏者属阴黄，乃寒湿所致
白色	金	肺	虚证、寒证、失血证	面色淡白无华，多属血虚证或失血证；面色白而虚浮（即㿠白）者，多属阳虚证或阳虚水泛；面色苍白者，多属阳气暴脱或阴寒内盛
黑色	水	肾	肾虚、寒证、水饮、血瘀	面黑暗淡者，多属肾阳虚；面黑干焦者，多属肾阴虚；眼眶周围发黑者，多为肾虚或有水饮，亦可见于寒湿带下；面色黧黑，肌肤甲错者，多由血瘀日久所致甲错，为瘀血

3.望形体

望形体，是指通过观察患者形体的强弱胖瘦、体质形态来诊察病情的方法。皮毛、肌肉、血脉、筋腱、骨骼（又称五体）构成了人的躯体，五体赖于五脏精气的充养，五脏精气的盛衰和功能的强弱又可通过五体反映于外，故形体的强弱可以反映内脏功能的盛衰。

（1）*形体强弱*

1）体强：表现为胸廓宽厚、骨骼粗大、肌肉充实、皮肤润泽、筋强力壮等。体强为形气有余的表现，表明体魄强壮，内脏坚实，气血充盛，抗病力强，不易生病，即使有病也容易治疗，预后较好。

2）体弱：表现为胸廓狭窄、骨骼细小、肌肉瘦削、皮肤枯槁、筋弱无力等。体弱为形气不足的表现，表明体质虚衰，内脏脆弱，气血不足，抗病力弱，容易患病，有病难治，预后较差。

（2）形体胖瘦

1）体胖：体胖能食，肌肉坚实，神旺有力者，为形健气充，不属病态；体胖食少，肉松皮缓，动则乏力气喘者，为形盛气虚，多属于阳虚脾弱之人，由阳气不足，痰饮、水湿内停所致。

2）体瘦：形体较瘦，但精力充沛，神旺有力，抗病力强者，为健康之人的表现；形瘦食少，气短乏力者，多属中气不足，气血亏虚；形瘦多食，潮热盗汗，颧红咽干者，多属阴虚火旺；形体消瘦、颧红盗汗者，多属阴血不足，形体失养，常见于温病后期或肺痨之人。

4.望姿态

望姿态，是指通过观察患者的动静姿态、体位变化和异常动作来诊察病情的方法。患者的姿态与机体的阴阳盛衰和病性的寒热虚实有密切的关系。因阳主动，阴主静，故阳、热、实证患者多表现为躁动不安；阴、寒、虚证病多表现为喜静懒动。

（1）动静姿态：正常人运动随意而动作协调，体态自如。若心神或筋骨经脉发生病变，常可促使肢体动静失调，或不能运动，或处于强迫被动体位。《望诊遵经》将望姿态归纳为“望诊八法”，总结了望动静姿态的要点，即动者、强者、仰者、伸者，多属阳证、热证、实证；静者、弱者、俯者、屈者，多属阴证、寒证、虚证。

1）坐姿：若坐而仰首，伴胸胀气粗，多为痰涎壅盛的肺实证；坐而喜俯，少气懒言，多属肺虚或肾不纳气；坐而不得卧，卧则气逆咳喘、呼吸困难，多为肺胀咳喘，或水饮内停胸肺，或水气上冲，凌心射肺。

2）卧姿：卧时面常向里，喜静懒动，身重不能转侧，多属阴证、虚证、寒证；卧时面常向外，躁动不安，身轻自能转侧，多属阳证、实证、热证。仰卧伸足，掀去衣被者，多属实热证；蜷卧缩足，喜加衣被者，多属虚寒证。不耐久坐，或卧而不能坐，坐则昏眩，多属气血亏虚。

（2）异常动作：患者猝然跌倒，不省人事，口眼㖞斜，半身不遂者，为中风病；若患者猝然昏仆，口吐涎沫，四肢抽搐，口中发出异常叫声，醒后如常者，属痫病；若患者四肢抽搐，角弓反张，颈项强直，两目上视者，属肝风内动，常见于高热惊厥或小儿惊风；若患者肢体软弱无力，行动不便，甚则日久肌肉萎缩者，多属痿病；若患者关节疼痛，或肿胀变形，活动障碍者，属痹病。

（二）局部望诊

局部望诊是在全身望诊的基础上，根据病情和诊断的需要，重点观察人体某些局部的形态、色泽等变化，以测知相应脏腑的病变情况。局部望诊的内容包括望头面、五官、躯体、四肢、皮肤等。

1.望头面

（1）望头部：头为精明之府，是精神所居之处，中藏脑髓，而脑为元神之府。脑又为髓海，为肾所主，肾其华在发，发又为血之余。血脉上荣于面，而心之华在面。所以望头部的情况可以诊察脑、肾、心及气血的盛衰。

1）头形：头形的大小异常和畸形多见于正值颅骨发育期的婴幼儿，可成为某些疾病的典型体征。头颅的大小以头围来衡量，一般新生儿头围约34cm，6个月时约42cm，1周岁时约45cm，2周岁时约47cm，3周岁时约48.5cm，4～10岁在此基础上共增加约1.5cm，18岁时可达到53cm或以上。明显超出此范围者为头形过大，反之为头形过小。

头形过大：小儿头颅均匀增大，颅缝开裂，面部较小，呈倒三角形，伴有智力低下者，多由先天不足，肾精亏损，或水液停聚于脑所致。

头形过小：小儿头颅狭小，头顶尖圆，颅缝早闭，伴智力低下者，多因肾精不足，颅骨发育不良所致。

方颅：小儿前额左右突出，头顶平坦，颅呈方形者，为肾精不足或脾胃虚弱，颅骨发育不良的表现，多见于佝偻病患儿。

2）囟门：囟门是婴幼儿颅骨接合不紧密所形成的骨间隙，有前囟、后囟之分。后囟呈三角形，在出生后2～4个月时闭合；前囟呈菱形，在出生后12～18个月时闭合。

囟填：囟门高突，多因温病火邪上攻，或脑髓病变，或颅内水液停聚所致。小儿哭闹时囟门暂时突起者不属于病态。

囟陷：囟门凹陷，可见于吐泻伤律、气血不足和先天精气亏虚、脑髓失充的患儿。六个月以内的婴儿囟门微陷者属正常现象。

解颅：囟门迟闭，多为肾气不足或后天失养，导致发育不良的表现，多见于佝偻病的患儿。

3）头发：发为血之余，肾之华。望发之色泽、疏密可以诊察肾气的强弱和精血的盛衰。正常人发黑稠密润泽，是肾气充盛，精血充足的表现。

色泽：发黄干枯，稀疏易落，多为精血不足。小儿头发稀疏黄软，生长缓慢，多因先天不足，肾精亏损所致；小儿发结如穗，枯黄无泽，伴有面黄体瘦者，可见于疳积病。青壮年发白者，多属肾虚或劳神伤血所致，亦有先天禀赋所致者，不属病态。

脱发：青壮年头发稀疏易落者多为肾虚，但若伴有头皮发痒、多屑多脂者，为血热化燥或痰湿所致；片状脱发，显露光亮头皮者为“斑秃”，多为血虚受风所致，或长期精神紧张或因焦虑惊恐等不良刺激所致；若头顶脱发，为顶秃。多属劳心过度，损伤精血或先天遗传所致。

（2）望面部：指观察脸面部的形态色泽变化和神情表现，了解脏腑精气之盛衰。

1）面肿：若面部浮肿而不红，甚至按之有凹陷者，多为水肿病，多因肺、脾、肾三脏功能失调，水液失调，溢于肌肤所致；若颜面红肿明显，灼热疼痛，压之褪色者，称为抱头火丹，重者头肿如斗，称大头瘟。多为热毒内结，血热壅盛，或感染时疫，火毒上攻所致。

2）腮肿：一侧或两侧腮部以耳垂为中心肿起，边缘不清，压之有柔韧感或疼痛者为痄腮，因外感温毒之邪所致，多见于儿童，为传染性疾病；若颧下颌上耳前发红、肿起，伴有寒热疼痛者，为发颐，因阳明热毒上攻所致。

3）口眼㖞斜：一侧口眼㖞斜，额纹消失，面肌弛缓，而无半身瘫痪者为风邪中络；若兼半身不遂者，则多为风痰闭阻经络所致中风病。

4）特殊面容：惊恐貌，即面部呈现似恐惧状表现者，多见于小儿惊风、狂犬病和瘿瘤等病。苦笑貌，即面肌痉挛所呈现的似笑非笑，似哭非哭的特殊面容，可见于新生儿脐风、破伤风等病。

2.望五官

五官，是耳、目、鼻、口、舌的统称。五官与五脏有密切的关系，故望五官的异常变化，可以了解脏腑的病变。望舌将另作专章论述，故本处介绍望目、耳、鼻、口唇、牙龈和咽喉等内容。

（1）**望目**：目与五脏六腑，尤其与心、肝、肾的关系密切，望目的形色与动态的变化可反映脏腑精气的盛衰。

"五轮学说"将目的不同部位分属于五脏，即黑睛属肝，称为"风轮"；两眦血络属心，称为"血轮"；眼睑属脾，称为"肉轮"；白睛属肺称为"气轮"；瞳仁属肾，称为"水轮"，见图5-1。观察五轮的形色变化，可以诊察相应脏腑的病变。

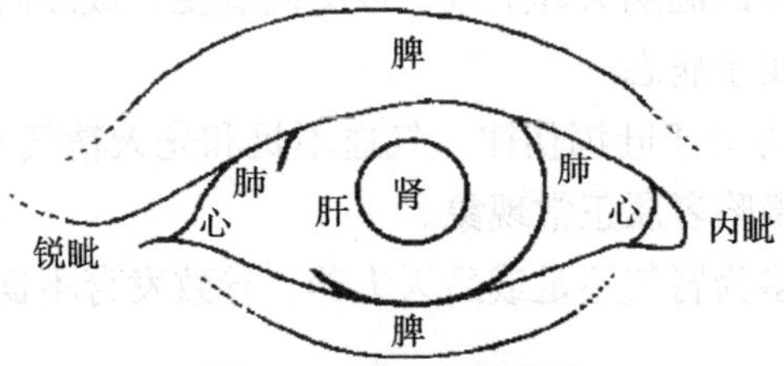

图5-1 眼的五轮分属

望目应重点观察两眼的神、色、形和态的异常改变。

1）目色：目赤肿痛多属实热证。若白睛发黄为黄疸。目眦淡白属血虚、失血。目胞色黑晦暗多属肾虚；目眶周围色黑是肾虚水泛，或寒湿下注的带下病。

2）目形：目胞浮肿，多是水肿的表现。眼窝凹陷，多属伤津耗液或气血不足；若久病、重病眼窝深陷，则为脏腑精气衰竭之候，属病危。眼球突出，兼喘满上气者属肺胀；若眼球突出兼有颈前肿起，急躁易怒者，属瘿病。睑缘肿起结节状如麦粒，红肿不甚者名为针眼；若胞睑漫肿，红肿较重者名为眼丹。二者皆为风热邪毒或脾胃蕴热上攻于目所致。

（2）**望耳**：肾开窍于耳，少阳胆经环绕于耳周并入于耳，故望耳可诊察肾、肝胆的病变。具体内容见表5-3。

表5-3 望耳的表现及临床意义

表现	临床意义
耳轮肉厚，色红明润	肾精充足或病浅易愈
耳轮肉薄，干枯焦黑	肾精不足或肾精亏耗之兆
色淡白	气血亏虚

续表

表现	临床意义
青黑	阴寒内盛或有剧痛
耳轮红肿，耳道流脓	肝胆湿热或热毒上攻
耳轮甲错	久病血瘀
小儿耳背有红络，耳根发凉	麻疹的先兆

（3）望鼻：主要反映肺与脾胃的情况。若鼻头红肿生疮疖，多属胃热或血热；鼻端生红色粉刺，称为“酒齄鼻”，多为肺胃蕴热所致；鼻塞多为外感，涕清为风寒，涕浊为风热；久流浊涕，色黄稠黏，香臭不分，多为鼻渊；鼻翼扇动，发病急骤者为风热痰火或实热壅肺；鼻柱溃陷可见于梅毒、麻风病等。

（4）望口唇：望口与唇主要可诊察脾与胃的病变。正常人唇色红润，是胃气充足，气血调匀的表现。若唇色淡白，多属血虚或失血；唇色深红，多属热盛；若唇红肿而干者，多属热极；口唇呈樱桃红色，多见于煤气中毒；口唇青紫，多属血瘀证；口唇青黑，多由寒盛、痛极所致。

（5）望咽喉：咽喉是肺、胃之门户，足少阴肾经循喉咙系舌本，故望咽喉可诊察肺、胃、肾的病变。咽喉部的正常表现是色淡红润泽，不肿不痛，呼吸通畅，发音正常，食物下咽顺利无阻。若咽部深红、肿痛明显者，多为肺胃热毒壅盛；若咽部嫩红、肿痛不甚者，多属肾阴亏虚、虚火上炎；咽部一侧或两侧的喉核红肿疼痛，甚则溃烂有黄白色脓点，或脓性分泌物形成苔片状假膜，且容易剥离者，称为“乳蛾”，属肺胃热盛，火毒熏蒸；若有伪膜，坚韧，不易拭去，重剥出血，很快复生，病情较重者，为白喉，由外感火热疫邪所致，多见于儿童，属烈性传染病。

3.望躯体

（1）望颈：在正常情况下，颈项两侧对称，气管居中，男性喉结突出，女性喉结不显。常见颈项异常表现有：

1）瘿瘤：指发于颈前结喉处单侧或双侧的肿块，或大或小，可随吞咽上下移动，多因肝郁气结，脾虚痰凝所致，或因水土失调，痰气搏结所致。

2）瘰疬：指颈侧颌下豆状大小肿块，累累如串珠者，多因肺肾阴虚，虚火内灼，炼液为痰，结于颈部，或由外感风火时毒，夹痰结于颈部所致。

3）项强：指项部筋肉拘急或强痛，活动受限者，多因实邪上犯所致。

4）项软：指颈项软弱，抬头无力者，多因先天不足或久病、重病，肾精亏损所致。

（2）望胸胁：胸腔内藏心肺，属上焦，为宗气所聚；胁为肝经、胆经循行之处，故望胸胁可诊察心、肺的病变和宗气的盛衰，以及肝胆疾患。

1）扁平胸：胸廓较正常人扁平，前后径不及左右径的一半，多属形瘦阴虚体质，见于肺肾阴虚或气阴两虚的患者。

2）桶状胸：胸廓较正常人膨隆，前后径与左右径约相等，胸廓呈圆桶状，多为久病咳喘，耗伤肺肾，以致肺气不宣而壅滞，日久使胸廓变形。

3）鸡胸：胸骨下部明显前突，胸廓前后径长，左右径短，肋骨侧壁凹陷，形似鸡之胸廓者。多见于小儿佝偻病，由先天不足或后天失养，肾气不充，骨骼发育异常所致。

4）肋如串珠：胸骨两侧的肋骨与软骨连接处变厚增大，状如串珠。可见于肾气不足，发育不良的佝偻病患儿。

4.望四肢

五脏与四肢均有关系，且全身主要经脉都分布于四肢，故望四肢可诊察五脏病变和循行于四肢的经脉病变。

（1）四肢肿胀：四肢浮肿，按有凹陷，不易平复者，为水湿停留所致，见于水肿病。

（2）膝部肿大：膝部红肿热痛，屈伸不利，见于热痹，为风湿郁久化热所致；若膝部肿大，股胫消瘦，称为“鹤膝风”，多因寒湿久留，气血亏虚所致。

（3）下肢畸形：直立时两踝并拢而两膝分离，或两膝并拢而两踝分离，分别称为膝内翻或膝外翻，皆因先天不足或后天失养，肾气不充，发育不良所致。

（4）青筋暴露：小腿青筋怒张，形似蚯蚓，多因寒湿内侵，瘀血阻络所致。

5.望皮肤

正常人皮肤荣润有光泽，是精气旺盛，津液充沛的征象。望皮肤时应注意观察皮肤色泽形态的变化和某些皮肤病症，如斑疹、疮疡等。

（1）皮肤的色泽变化及意义：若皮肤发赤，色如涂丹，边缘清楚，如火灼者为丹毒。丹毒发于头面者称抱头火丹，发于小腿者称流火，发于全身、游走不定者称赤游丹；丹毒发于上部者多因风热化火所致，发于下部者多由湿热化火而成，亦有外伤染毒所致者。

若面目、皮肤、爪甲俱黄者为黄疸。其黄色鲜明如橘皮者为阳黄，因湿热蕴蒸，胆汁外溢于肌肤而致；黄色晦暗如烟熏者属阴黄，为寒湿阻遏，胆汁外溢肌肤所致。

若皮肤白斑大小不等，界限清楚，病程较长者为白癜风，多因风湿侵袭，气血失和，血不荣肤所致。

（2）皮肤病症

1）斑疹：具体临床表现见表5–4。

表5–4 斑疹的临床表现

特征	名称	分类	临床意义
色深红或青紫，成片平铺于皮肤，抚之不碍手，压之不褪色	斑	阳斑	色深红或紫红，形似锦纹成片，兼身热、面赤、脉数等实热证表现，多由热邪亢盛，内迫营血而发
		阴斑	色淡青或淡紫，隐隐稀少，兼有面白、神疲、肢凉、脉虚等表现，多为脾气虚衰，血失统摄所致
色红，点小如粟米，高出皮肤，抚之碍手，压之褪色	疹	麻疹	疹色桃红，形似麻粒，先见于发际颜面，渐及于躯干四肢，后按发出顺序渐消，多由外感病毒时邪所致
		风疹	疹色淡红，细小稀疏，皮肤瘙痒，多因外感风邪所致
		瘾疹	淡红或淡白色丘疹，大小形态各异，瘙痒，搔之融合成片，高出皮肤，出没迅速，时发时止。多因营血虚而风邪中于经络，或身体过敏

2）水疱：皮肤上出现的成簇或散在性小水疱，常有以下类型。

白㾦：又称“白疹”，指皮肤出现的一种白色小疱疹，晶莹如粟，高出皮肤，根部肤色不变，内含浆液，擦破流水，多发于颈胸部，四肢偶见，面部不发，消退时有皮屑脱落。其产生多因外感湿热之邪，郁于肌表，汗出不彻而发，多见湿温患者。

水痘：指小儿皮肤出现粉红色丘疹，很快变成椭圆形的小水疱，顶满无脐，晶莹透亮，浆液稀薄，皮薄易破，大小不等，分批出现，常兼有轻度恶寒发热表现。由外感时邪，内蕴湿热所致，属儿科常见传染病。

湿疹：指周身皮肤出现红斑、瘙痒，迅速形成丘疹、水疱，破后渗液，出现红色湿润之糜烂面者。多由湿热蕴结，复感风邪，郁于肌肤而发。

热气疮：指口角、唇边、鼻旁出现的成簇粟米大小水疱，伴有灼热疼痛。多因外感风热或肺胃蕴热所致。

缠腰火丹：指发于腰部皮肤的水疱，如带状簇生，为风热壅结或湿热浸淫所致。

3）疮疡：指发于皮肉筋骨之间的化脓性外科疾患。其临床表现及意义见表5–5。

表5–5　疮疡的临床表现及意义

名称	表现	临床意义
痈	患部红肿高大，根盘紧束，焮热疼痛	多为湿热火毒蕴结，气血瘀滞而发，属阳证
疽	患部漫肿无头，皮色不变或晦暗，局部麻木，不热少痛	多由气血亏虚，阴寒凝滞而发，属阴证
疔	患部形小如粟，顶白根硬而深，麻木疼痛	多因外感风邪火毒，毒邪蕴结而致
疖	患部形小而圆，红肿热痛不甚，出脓即愈，其部位表浅，症状轻微	多因外感热毒或湿热蕴结而发

（三）望排出物

望排出物是指通过观察患者的分泌物（如泪、涕、唾、涎等）、排泄物（如大便、小便等）和某些排出体外的病理产物（如痰液、呕吐物等）的形、色、质、量的变化以诊断病情的方法。一般来说，凡色白、质稀者，多属虚证、寒证；凡色黄、质稠者，多属实证、热证。

1.望痰

痰为体内水液代谢失常所产生的一种病理产物。痰白清稀者多属寒痰，因寒邪伤阳，津凝不化，或脾阳不足，湿聚为痰；痰稠色黄有块者多属热痰，因邪热犯肺，煎熬津液为痰；痰少而黏，难于咯出者多属燥痰，因燥邪犯肺，耗伤肺津所致；痰白滑量多，易咯者多属湿痰，因脾失健运，湿聚为痰；痰中带血或咯血，血色鲜红者，多由肺阴亏虚和肝火犯肺，火灼肺络所致；咯吐脓血痰，气味腥臭者为肺痈，由热毒蕴肺，化腐成脓所致。

2.望呕吐物

呕吐物的性状和临床意义见表5–6。

表 5–6 呕吐物的性状和临床意义

呕吐物的性状	临床意义
呕吐物清稀无酸臭味	胃阳不足，或寒邪犯胃，胃失和降
呕吐物秽浊有酸臭味	邪热犯胃，蒸腐胃中饮食，胃失和降
呕吐食物气味酸腐	多属伤食，因暴饮暴食，损伤脾胃

3.望大便

大便的性状和临床意义见表5–7。

表 5–7 大便的性状和临床意义

大便的性状	临床意义
大便清稀如水样	多为外感寒湿，或饮食生冷，脾失健运
大便黄臭如糜	多为湿热或暑湿伤及胃肠，大肠传导失司
大便清稀，完谷不化	多属脾虚泄泻或肾虚泄泻
大便如黏冻，夹有脓血	多属湿热蕴结大肠之痢疾
大便燥结，甚者干如羊粪	多因热盛伤津，或大肠液亏，传化不行

4.望小便

正常小便色淡黄，清净而不浑浊。其异常表现及临床意义见表5–8。

表 5–8 小便的性状和临床意义

小便性状	临床意义
小便清澈而长	寒证
赤而短少	热证
黄赤混浊，或偶有砂粒	石淋
混浊如米泔、淋沥而痛	膏淋
尿带血色、热涩刺痛	血淋

（四）望小儿食指络脉

望小儿食指络脉是观察三岁以内小儿食指络脉的形色变化以诊察病情的方法。食指络脉，是指小儿食指掌侧桡侧的浅表络脉。

1.正常小儿食指络脉的特点

小儿食指络脉按指节可分为三关：食指第一节为风关，第二节为气关，第三节为命关。正常小儿食指络脉基本特点：在食指掌侧前缘，隐显露于掌指横纹附近，纹色浅红略紫，呈单支分布且粗细适中。

2.小儿食指络脉异常表现及意义

望小儿食指络脉应注意其部位、深浅、颜色、形态等方面的变化，可概括为：三关测轻重，浮沉分表里，红紫辨寒热，淡滞定虚实。

（1）浮沉分表里：小儿食指络脉浮而显露，为病邪在表，可见于外感表证；络脉沉隐不显，为病邪在里，见于内伤里证。

（2）红紫辨寒热：若络脉鲜红，属外感表证、寒证；指纹紫红，为里热证；络脉青色，主疼痛、惊风；络脉淡白，属脾虚、疳积；络脉紫黑，为血络郁闭，属病情重危。一般来说，络脉色深暗者，多属实证，为邪气有余；络脉色浅淡者，多属虚证，是正气不足。

（3）淡滞定虚实：食指络脉浅淡纤细者，多属虚证；络脉浓滞增粗者，多属实证。

（4）三关测轻重：根据络脉在食指三关出现的部位，以测定邪气的浅深，病情的轻重。若食指络脉显于风关附近，为邪气入络，属邪浅病轻，可见于外感病初起；络脉达于气关，是邪气入经，属邪深病重；络脉达于命关，为邪入脏腑，病情严重；若络脉直达指端，称为“透关射甲”，提示病情凶险，预后不良。

（五）舌诊

舌诊是望诊的重要内容，是通过观察舌质和舌苔的变化，了解机体生理功能和病理变化的诊察方法，是中医诊法的特色之一。舌与脏腑气血津液之间关系密切。临床实践表明，凡体质禀赋的强弱、正气的盛衰、病情的浅深、预后的好坏均能客观地从舌象上反映出来，可为医生临床诊断提供重要依据。

1. 舌面的脏腑分区

据古代医籍记载，脏腑病变反映于舌面，有一定的分布规律。一般说来，舌尖多反映上焦心肺的病变；舌中多反映中焦脾胃的病变；舌根多反映下焦肾的病变；舌两侧多反映肝胆的病变。

2. 正常舌象

舌诊包括望舌质和望舌苔两个方面。舌质，是指舌的肌肉和脉络组织。舌苔，是指散布于舌面上的一层苔状物。舌象是指舌质和舌苔的综合形象。

正常舌象的特征为舌质滋润，舌色淡红鲜明，舌体大小适中，柔软灵活，舌苔均匀薄白而润，简称“淡红舌，薄白苔”，提示脏腑功能正常、气血津液充足、胃气旺盛。

3. 舌诊的内容

（1）望舌质：望舌质应从舌神、舌色、舌形、舌态等方面进行观察。

1）望舌神：舌神主要表现在舌质的荣枯与灵动方面，是判断疾病预后的关键。其特征及临床意义见表5–9。

表 5–9 舌神的特征和临床意义

舌神	舌象特征	临床意义
荣舌	舌色红活明润，舌质滋润，舌体活动自如	津液充足，气血充盈，或病情轻浅，正气未伤，为有神之舌
枯舌	干瘪晦暗，舌体活动呆滞	气血衰败，病较危重，为无神之舌

2）望舌色：舌色一般分为淡红、淡白、红、绛、青紫五种，其特征及临床意义见表5-10。

表 5-10 舌色的特征和临床意义

舌色	舌象特征	临床意义
淡红舌	舌体润泽，色淡红	是气血调和之象，常见于正常人，或虽病多属病轻者
淡白舌	舌色比正常浅淡，白色偏多，红色偏少。若舌色白，全无血色者，称为枯白舌	主阳虚、气血两虚。枯白舌主脱血夺气
红舌	舌色较正常舌色红，甚至呈鲜红色	主热证，分实热和阴虚内热
绛舌	较红舌色更深，呈暗红色者	主里热亢盛、阴虚火旺及瘀血。绛舌见于外感温热病热盛期，为温热病热入营血之征
青紫舌	全舌泛现青色或紫色，或局部见青紫色	主血行不畅。舌淡紫或青紫湿润，多由阴寒内盛，血脉瘀阻所致；舌紫红、绛紫而少津者，为热邪内盛，耗损津液，气血壅滞所致；舌淡红而泛现青紫色，或有瘀斑瘀点者，提示体内有瘀血

3）望舌形：舌形包括老嫩、胖瘦、点刺、裂纹、齿痕等方面的特征，其临床意义见表5-11。

表 5-11 舌形的特征和临床意义

舌形	舌象特征	临床意义
老舌	舌体坚敛苍老，舌质纹理粗糙或皱缩，舌色较暗	多主实证
嫩舌	舌体娇嫩，舌质纹理细腻，舌色浅淡	多主虚证
胖大舌	舌体比正常舌大而厚，伸舌满口	多主水湿、痰饮证
瘦薄舌	舌体比正常舌瘦小而薄	主气血两虚、阴虚火旺
点刺舌	突起于舌面上的红色或紫红色星点为点；舌蕈状乳头突起如刺，抚之棘手为刺，又称芒刺舌，点刺多见于舌尖部	主脏腑阳热亢盛，或血分热盛
裂纹舌	舌面上出现不同形状的裂纹、裂沟，裂纹或裂沟中无舌苔覆盖。裂纹深浅不一，多少不等，可见于舌的不同部位	多见于血虚不润，热盛伤津或阴虚火旺；如沟裂中有舌苔覆盖，则多见于先天性裂纹舌
齿痕舌	舌体边缘有被牙齿压迫的痕迹	主脾虚、水湿内停

4）望舌态：指望舌体的动态。正常舌态为舌体运动灵活，伸缩自如。常见的病理舌态有痿软、强硬、歪斜、颤动、吐弄和短缩等。其临床意义见表5-12。

表 5-12 舌态的特征和临床意义

舌态	舌象特征	临床意义
痿软舌	舌体软弱无力，不能随意伸缩回旋	多见于伤阴或气血两虚
强硬舌	舌体失于柔和，屈伸不利，或强直板硬，不能转动	多见于热入心包，或高热伤津，或风痰阻络

续表

舌态	舌象特征	临床意义
歪斜舌	伸舌时舌体偏向一侧	多见于中风，或中风先兆
颤动舌	舌体震颤抖动，不能自主。轻者仅伸舌时颤动；重者不伸舌时亦可抖颤	为肝风内动之象
吐弄舌	吐舌为舌伸于口外，不即回缩；弄舌为伸舌即回缩，或反复舐口唇四周，掉动不宁	多属心脾有热。病情危急时见吐舌，多属心气已绝。吐弄舌亦可见于智力发育不全的小儿
短缩舌	舌体短、紧缩，不能伸长，严重者舌不抵齿	多属危重证候，或寒凝筋脉，或气血虚衰，或热极生风，或风痰阻络

（2）望舌苔：舌苔由脾胃之气熏蒸，胃津上潮，凝聚于舌面而成。正常舌苔为薄白均匀，干湿适中，舌面的中部和根部稍厚。望舌苔要注意苔质和苔色两方面的变化。

1）望苔质：主要观察舌苔的厚薄、润燥、腻腐、剥落、真假等质地、形态方面的改变。其特征及临床意义见表5–13。

表5–13　苔质的特征和临床意义

苔质	舌象特征	临床意义
厚、薄	透过舌苔能隐约见到舌质者为薄，不见舌质者为厚	反映病邪的深浅和重轻。苔薄者多为邪气在表，病轻邪浅；苔厚者多为邪入脏腑，病较深重
润、燥	舌苔干湿适中，不滑不燥，为润苔；舌面水分过多，伸舌欲滴，扪之湿而滑，为滑苔；舌苔干燥，望之枯涸，扪之无津，甚则舌苔干裂，为燥苔	反映津液之存亡。润苔表示津液未伤；滑苔为湿邪内聚的表现，主寒、湿、痰饮；燥苔多为津液耗伤或热盛伤津，亦可因阳虚不运，津不上承所致
腐、腻	苔质疏松，颗粒粗大、根底松浮，如豆腐渣堆铺舌面，边中皆厚，揩之可去者，称为腐苔；苔质致密，颗粒细腻，融合成片，中厚边薄，紧贴舌面，刮之难去者，称为腻苔；若舌苔黏厚，有如疮脓者，称脓腐苔	主痰浊、食积 脓腐苔，多为内痈
剥落苔	舌苔全部或部分脱落，脱落处舌面光滑无苔，称为剥落苔；舌苔全部剥落，舌面光滑如镜者，称镜面舌	多主胃气不足，胃阴枯涸或气血两虚，可反映邪正盛衰，判断疾病的预后
真、假	舌苔紧贴舌面，刮之难去，或刮之舌面仍有苔迹，苔似从舌里长出来者，为真苔，亦称有根苔。舌苔疏松，似浮涂于舌面，刮之即去者，为假苔，亦称无根苔	主胃气的盛衰，对辨别疾病的轻重、预后有重要意义。真苔提示胃有生气，假苔为胃气衰败之象

2）望苔色：苔色的变化主要有白、黄、灰黑三类，临床上可单独出现，也可相兼出现。其特征及临床意义见表5–14。

表5–14　苔色的特征和临床意义

苔色	舌象特征	临床意义
白苔	舌面上附着的苔垢呈现白色	可为正常舌苔；若病多主表证、寒证、湿证，亦可见于热证，如苔白如积粉，扪之不燥，常见于外感温疫和内痈
黄苔	舌面上附着的苔垢呈现黄色。据黄色的浅深，可分为淡黄、深黄和焦黄	主热证、里证，苔色愈黄，邪热愈甚
灰黑苔	灰苔与黑苔同类，苔色浅黑为灰苔，苔色深黑为黑苔	主邪热炽盛，或阴寒内盛、痰湿久郁等证

（3）望舌下络脉：舌下络脉是指位于舌系带两侧纵行的淡紫色大络脉。正常情况下，络脉管径小于2.7mm，长度不超过舌下肉阜至舌尖的3/5。望舌下络脉主要观察其长度、形态、颜色、粗细、舌下小血络等的变化，是分析气血运行情况的重要依据。

舌下络脉细短，色淡红，周围小络脉不明显，舌色和舌下黏膜色偏淡者，多为气血不足；舌下络脉粗大，或舌下络脉呈青紫、紫红、绛紫、紫黑色，或舌下细小络脉呈暗红色或紫色网格状，或舌下络脉曲张如珠状瘀血结节等改变者，都是血瘀的征象。

4.舌诊的临床意义

舌质和舌苔的变化，所反映的生理病理意义各有所侧重。一般认为，舌质的颜色、形质主要反映脏腑、气血津液的情况。舌苔的变化主要与感受邪气和病证的性质有关，所以，舌诊对临床辨证具有重要意义。

（1）判断邪正盛衰：正气的盛衰能从舌质的神、色、形态反映出来，如气血充盛则舌色淡红润泽；气血不足则舌色淡白；气滞血瘀则舌色青紫或舌下络脉怒张。津液充足则舌质舌苔润泽；津液不足则舌干苔燥。若胃气旺盛则舌苔有根；胃气衰败则舌苔无根或光剥无苔。

（2）区别病邪性质：不同的病邪致病，舌象的表现各异。如外感风寒，苔多薄白；外感风热苔多偏黄；感寒湿者，舌淡而苔白滑；燥热者，则舌红而苔黄燥；瘀血内阻者，则舌青紫或有瘀斑、瘀点等。

（3）分析病位浅深：如以外感温热病而言，邪在卫分，则舌苔薄白；邪入气分，舌苔白厚而干或见黄苔，舌色红；邪入营分则舌绛；邪入血分则舌色绛或紫绛，舌干少苔或无苔。

（4）推断病势进退：从舌苔观察，若苔色从白转黄，苔质由润转燥，提示热邪由轻变重、由表及里，津液耗伤；反之，苔由厚变薄，从黄转白，由燥变润，为邪热渐退，津液渐复，病情逐渐好转的征象。若舌苔突然剥落，致使舌面光滑无苔，是邪盛正衰，胃气、胃阴暴绝的征象；薄苔突然增厚，为病邪快速入里的表现，两者均为恶候。从舌质观察，舌色由淡红变红、绛，甚至转为绛紫，或舌上起刺，是邪热深入营血，有伤阴及血瘀之势；舌色由淡红转为淡白、淡青紫，或舌胖嫩湿润，则属阳气受损，阴寒渐盛，病邪由表入里，由轻转重，病情进展的征象。

（5）估计疾病预后：舌象有神，舌面有苔，舌的形态正常者为邪气不盛，正气未伤的表现，预后较好。舌质枯晦，舌苔无根，舌态异常为正气亏损，胃气衰败之象，病情多凶险。

二、闻诊

闻诊指医生通过听患者的声音和嗅气味的变化来分析判断病证的方法。各种声音和气味的变化，是人体脏腑生理活动和病理变化的外在表现，故通过诊察患者的声音和气味变化，可为临床诊病辨证提供依据。

（一）听声音

肺主气，司呼吸，是发声的动力，气动则有声；肾主纳气，对肺的司呼吸和发声功能有协同作用。除此之外，发声与其他脏腑器官也有联系，心主神志，主宰语言；肝主疏泄，调畅气机；脾主运化，为气血之源等，均与发声有关，而喉为肺之门户，是发声的主要器官，会厌、舌、齿、唇、鼻等均有协调声音的作用；因此，听声音不仅可诊察局部发声器官的病变，还可进一步诊察体内脏腑的病变。

1.语声

辨语声包括辨别发声有无异常，语调的高低、强弱、清浊等。健康人的语声，以发声自然，音调和谐，语音清晰，言与意符为特点，但有性别、年龄、身体等形质禀赋方面的个体差异。如男性声低而浊，女性声高而清，童声尖利清脆，老人之声多低沉浑厚。一般而言，患病后声高有力，连续不断，多言而躁动者，多为阳证、实证、热证；声低细弱，断续无力，少气懒言者，多为阴证、虚证、寒证。

（1）*音哑失音*：音哑指声音嘶哑，失音指完全发不出声音。新病音哑或失音者，多因外感风寒或风热，或痰浊壅滞，肺失宣降所致，为实证，称“金实不鸣”；久病音哑或失音，多由肺肾阴虚，虚火灼肺，津枯肺损所致，为虚证，称“金破不鸣”。

（2）*语声重浊*：语声重浊指语音沉闷不清晰。多因外感风寒或痰湿内阻，肺气失宣，气道不畅所致。

此外，还有一些异常的语声表现，如因病痛难忍而发出的呻吟声；因剧痛、惊恐或小儿高热惊风、食积等发出的惊呼声等。

2.语言

语言的辨别包括察看言辞表达与应答能力有无异常，吐词是否清晰流利等。语言的异常多与心神病变有关。一般来说，烦躁多言，或胡言乱语，声高有力者，多属实证、热证、阳证；沉默寡言，声低无力，时断时续者，多属虚证、寒证、阴证。临床上有以下几种语言异常的表现。

（1）*谵语*：指神识不清，烦躁多言，语无伦次，声高有力。谵语多属热扰心神的实证，可见于温病邪陷心包或阳明腑实证。

（2）*郑声*：指神识不清，语言重复，时断时续，声音低弱。郑声多为心气大伤，精神散乱的虚证，可见于久病、重病后期的患者。

（3）*独语*：指自言自语，喃喃不休，见人则止，首尾不续。多由心气不足，神失所养，或气郁痰凝，蒙蔽心神所致。可见于癫病和郁病患者。

（4）*错语*：指语言错乱，语后自知，不能自主。错语多因心脾两虚，神失所养，或痰浊、瘀血、气郁等阻蔽心神所致。

（5）*狂言*：指狂躁妄言，语无伦次，歌笑叫骂，不避亲疏的表现。狂言多由气郁化火，痰火扰神所致，可见于狂病或伤寒蓄血证。

（6）*言謇*：指神志清楚，思维正常，但语言不流利，吐字不清，常与舌体强硬并见，多由风痰阻络所致，可见于中风先兆或中风后遗症患者。

3.呼吸

正常状态下，人的呼吸均匀通畅，不快不慢，频率为每分钟16～20次。在运动、情绪改变、睡眠等情况下呼吸会加快或变慢，属生理性变化。呼吸异常多与肺、肾两脏的病变有关。一般情况下，呼吸气粗而急，声高有力者，多属实证、热证，为邪气有余，肺气不利所致；呼吸气微而缓，声低无力者，多属虚证、寒证，因正气不足，肺肾两虚所致。常见的呼吸异常有以下几种：

（1）喘：指呼吸困难，短促急迫，甚则鼻翼扇动，张口抬肩，不能平卧。喘分虚实。凡发作急骤，呼吸气粗，声高息涌，目突仰首，以呼出为快者，为实喘，多为风寒、风热袭肺，或实热壅肺，或痰饮停肺，肺失肃降所致。凡发作徐缓，病程较长，喘声低微，息短不续，动则喘甚，但引一长息为快者，为虚喘，多由肺肾两虚，气失摄纳所致。

（2）哮：指呼吸急促，喉间及肺部可闻及鸣笛样声音。多因痰饮内伏，复感外邪，引动伏饮而发；或因久居寒湿之地，或过食酸咸生冷，或接触过敏物质所诱发。也有因感受外邪，失于表散，肺气被束所致者。常反复发作，缠绵难愈。喘以呼吸急迫困难为特点，哮以喉间哮鸣音为特征。哮必兼喘，但喘未必兼哮。

（3）短气：指呼吸短促而不能接续，似喘而不抬肩，虽急而无痰鸣，又称气短。短气可见于多种疾病中，有虚实之分。若气短息微，伴体虚头晕，神疲乏力者，多因肺气不足或元气大虚所致；气短息粗，伴心胸窒闷，胸腹胀满者，多由痰饮、气滞、瘀血等阻于胸腹所致。

（4）少气：指呼吸微弱而声低，气少不足以息，言语无力的状态。多因体质虚弱，或久病劳损所致。

4.咳嗽

咳嗽为肺失宣肃，肺气上逆的症状表现，常因邪气犯肺或肺虚不足所致，也可因其他脏腑的病变累及于肺而致。由于咳嗽常伴咯痰，临证除辨别咳嗽的声音外，还需结合痰的形、色、量、质和其他兼症。一般而言，咳声重浊，痰白清稀者，多为外感风寒；咳声不扬，痰稠色黄者，多为肺热炽盛；咳声沉闷，痰多易出者，多为痰湿阻肺；干咳声短，痰少或无，或痰中带血者，多属燥邪犯肺或肺阴不足；咳声轻清低微，痰稀量少，气短而喘者，多为肺气不足。

此外，一些病证会表现出某些特征性的咳嗽。如咳嗽阵发，连声不断，痉挛气急，咳止时伴有吸气样回声如鸡鸣者，称为顿咳。因其病程较长，缠绵难愈，又称百日咳，多见于小儿，因外感时邪，痰阻气道，肺失清肃所致。若咳声如犬吠，伴喉部肿胀，声音嘶哑，吸气困难，咽喉部见白色伪膜者，为白喉，多因火毒攻喉所致，属于烈性传染病。

5.呕吐

呕吐为因胃气上逆，而使胃内容物从口而出的症状。一般而言，吐势较猛，声音壮厉，吐物黏稠臭秽者，多为实证、热证；吐势徐缓，声音低弱，吐物清稀者，多属虚证、寒证。若高热神昏见喷射状呕吐者，为热扰神明，病属危重。

6.呃逆

呃逆指因胃气上逆，而从咽喉发出一种不由自主的呃呃声的症状。凡新病呃逆，声高有力，连续不断者，为实证，多因寒邪或热邪犯胃所致；久病、重病呃逆不止，声低无力，为虚证，多由脾胃虚衰所致。

若因进食或饮水过快，或食后突然吸入冷空气，或饮酒、进食辛辣刺激之物等偶然引起呃逆，无其他病证者，多因一时气逆所致，不属病态。

7.嗳气

嗳气指胃中气体上逆出咽喉而发出的长而缓的声音，俗称打饱嗝。若嗳气频作，声高有力，嗳后脘胁胀满感减轻，并随情绪变化而增减者，多属肝气犯胃；嗳气频发，连续不止，兼脘腹冷痛者，多属寒邪犯胃；嗳气有酸腐气味，兼脘腹胀满而厌食者，多为宿食停积；嗳气低沉断续，兼纳差食少，多属胃虚气逆。若饱食或喝汽水之后偶见嗳气者，不属病态。

8.太息

太息指情志抑郁，胸胁胀闷不舒而发出的长吁短叹声。多为肝气郁结所致。

9.肠鸣

肠鸣指胃肠运动所产生的声响。正常情况下，其声低弱缓和，不易听到。若脘腹辘辘有声如饥肠，得温得食则减，为脾胃虚寒；若腹中肠鸣如雷，脘腹痞满，大便溏泄者，为寒滞胃肠；若肠鸣完全消失，腹部胀满疼痛拒按者，属肠道气滞不通；若胃脘部如囊裹水，振动有声，为饮停于胃。

（二）嗅气味

嗅气味包括嗅病体（患者的身体）、病室的气味。一般而言，气味较重，酸腐臭秽者，多属实证、热证；气味不重，或微有腥味者，多属虚证、寒证。

1.口气

正常人口中无异常气味，在进食大蒜、韭菜等有特殊气味的食物或饮酒、吸烟后口中可散发相应气味，不属病态。若口腔不洁，或有龋齿，或消化不良，口中均有臭气。如口气酸臭者，多为宿食停滞或胃热所致；口气腐臭者，多属疮疡溃脓，可兼见咳吐脓血症状；口气臭秽难闻，牙龈糜烂者，多为牙疳。

2.体气

若患者腋下散发臊臭气味，汗出时加重者，为狐臭病；病体及病室有血腥气味者，多提示患者患失血证；病体及病室有烂苹果气味者，多见于消渴病患者；病体及病室有尿臊味者，多见于水肿病晚期；病体及病室有腐臭或尸臭气味者，多见于溃腐疮疡之疾，是脏腑败坏的征兆，提示病情危重。

3.分泌物、排泄物气味

分泌物、排泄物包括涎、涕、痰、汗、呕吐物、大便、小便、月经、带下、恶露等。一般而言，气味浓浊、臭秽者，多属实证、热证；气味稍腥者，多属虚证、寒证。

鼻流清涕无臭味者，为外感风寒；鼻流浊涕有臭味者，为外感风热；而久流浊涕腥臭，如鱼脑者，多属湿热上蒸的鼻渊。

呕吐物清稀无味者，多属胃寒；黏稠臭秽者，多属胃热；气味酸腐者，为食滞胃脘。小便黄赤混浊有臊臭味者，多属湿热；小便清长量多无臭味者，为虚寒。大便臭秽为实热；大便溏薄有腥气为虚寒；泄下臭秽难闻，如同败卵者，为食积胃肠等。

妇女经血臭秽为热证；经血气味腥者为寒证。带下臭秽而黄稠者，多为湿热；带下腥臭而清稀多属寒湿；带下奇臭而色杂者，应注意排除肿瘤。

三、问诊

问诊是指医生通过对患者或陪诊者进行有目的的询问，以了解病情的一种诊察方法。问诊在四诊中占有重要的地位。通过问诊可获取其他三诊无法取得的病情资料，如患者既往健康或患病情况，患者的自觉症状，疾病发生、发展、变化的过程等，尤其在某些疾病的早期，患者缺乏异常的体征，只有通过问诊才能获得相关的病情资料。

（一）问诊的内容

问诊的内容主要包括一般情况、主诉、现病史、既往史、个人生活史、家族史六个方面。临床上，应根据就诊患者初诊或复诊、门诊或住院等具体情况，进行系统而有重点的询问。

1.一般情况

一般情况包括姓名、性别、年龄、婚况、民族、职业、籍贯或出生地、现住址、工作单位等。询问一般情况有两方面的临床意义。一是便于与患者或家属进行联系，对患者的病情发展进行追访调查；二是可使医生通过一般情况的询问获取与疾病有关的资料，作为诊治疾病的参考。

2.主诉

主诉是指患者就诊时所陈述的最感痛苦的症状、体征及其持续时间。一般患者就诊时，往往陈述自己最需要解决的症状，但在具体陈述时可能是对症状的叙述凌乱而主次不清，因此，医生问诊时，要善于抓准主诉，将其所包括症状（一般由一个或相互关联的两三个症状组成）的部位、性质、程度、时间等询问清楚，用简洁、精练的文字予以归纳并记录（一般不超过20字）。如“恶寒发热，伴身痛2天”“咳喘反复发作3年，加重3天”等就是规范的主诉描述。应注意的是，一般不把病名或患者的诊断检查结果作为主诉。主诉具有重要的诊断价值，通过主诉可初步估计疾病的范畴、类别及病势的轻重缓急，因此，主诉是进一步认识、分析疾病的重要线索和依据。

3.现病史

现病史是围绕主诉，从起病到此次就诊的时间段内，疾病发生、发展、变化过程及诊治经过。现病史的内容包括以下几个方面：

（1）*起病情况*：起病情况主要包括发病的时间、起病缓急、可能的病因和诱因、最初的症状及其特点、当时做过何种处理等。询问患者的起病情况，对于认识疾病的原因、部位及性质等具有重要的作用。一般来说，起病急，病程短者多为实证；患病已久，反复发作，经久不愈者多为虚证或虚实夹杂证。

（2）病变过程：病变过程指患者从起病到就诊时的病情发展变化情况。询问病变过程，可帮助医生了解疾病的病机演变情况及发展趋势。

临床上，一般按发病时间的先后顺序进行询问。如发病后某一阶段有哪些症状表现，症状的性质、程度有何变化，何时或什么原因症状加重或减轻，何时出现新的症状，病情变化有无规律等。

（3）诊治经过：诊治经过指患者患病后至此次就诊前所接受过的诊断与治疗情况。患者的既往诊治情况，对当前的诊断和治疗有重要的参考和借鉴作用。对初诊患者，应按时间顺序详细询问，曾做过哪些检查，结果如何；做过何种诊断，诊断依据是什么；经过哪些治疗，治疗的效果及反应如何等。

（4）现在症状：现在症状指患者就诊时围绕主诉所展开陈述的一切痛苦和不适的症状表现，是问诊的主要内容。现在症状虽然属于问现病史的范畴，但因其包括的内容较多，故于下一部分内容详细叙述。

4.既往史

既往史指患者的平素身体健康状况及过去的患病情况。

（1）既往健康状况：患者平素的身体健康状况与当前的疾病可能有一定关系，可作为分析判断病情的参考依据。如素体健壮者，患病多属实；素体虚弱者，患病多属虚；素体阴虚者，易感温燥之邪而发为燥热之证；素体阳虚者，易受寒湿之邪而患寒湿病证等。

（2）既往患病情况：既往患病情况包括患者过去曾患过的疾病及过敏史、外伤史、手术史等。患者过去曾患过的疾病，可能与现患疾病有密切联系，故对诊断现患疾病有一定的参考价值。如哮病、痫病等疾病，虽经治疗后症状消失，但由于尚有宿根，故某些诱因可导致其旧病复发。

5.个人史

个人史包括患者的生活经历、精神情志、饮食起居及婚育状况等。

（1）生活经历：生活经历包括患者的出生地、居住地及经历地。询问生活经历时，要特别注意地方病及患者的居住环境和条件、某些传染病的流行区域，以便判断现患疾病是否与此相关。

（2）饮食起居：饮食起居包括平时的饮食嗜好与生活起居习惯等。某些疾病的发生与饮食偏嗜及不良的生活起居习惯有关。如嗜食肥甘者，易患痰湿之证；偏食辛辣者，易生热证；贪食生冷者，可致寒证；饮食无节，嗜酒过度者，易患胃病、肝病等；好逸恶劳懒动者，气血多滞，易生痰湿、瘀血；劳累过度，房事不节者，易耗伤精气，常患诸虚劳损、脏腑气血失调等；起居无常，劳逸不调，忧思过度者，易患失眠、头昏、健忘诸疾。

（3）精神情志：了解患者平素的性格特点、当前精神状况、本次患病与情志的关系，有助于疾病的诊断与治疗。如患者平素性格内向，处事谨小慎微，多气恼忧思者，易患焦虑、抑郁等精神疾患；此次患病如与情志刺激有关，则患者易出现肝气郁结、肝郁化火等证候表现，提示医生在运用药物治疗的同时，应辅以心理疏导，以便患者能尽快康复。

（4）婚育状况：对成年患者应询问其是否结婚、结婚年龄、有无生育、配偶健康情况及有无传染病、遗传病等。对女性患者要询问其经、带、胎、产的情况。如初潮年龄、绝经年龄、月经周期、行经天数，月经和带下的量、色、质等情况。对已婚妇女还应询问妊娠次数、生产胎数，以及有无流产、早产和难产等。

6.家族史

家族史是询问与患者有血缘关系的直系亲属（如父母、兄弟姐妹、子女等）及其他与患者有血缘关系的人的健康与患病情况。必要时应注意询问直系亲属的死亡原因。询问家族史，有助于某些遗传性疾病和传染性疾病的诊断。

（二）问现在症

问现在症是指对患者就诊时所感到的痛苦和不适，以及与其病情相关的全身情况进行详细询问。现在症状能反映出患者当前的病理变化，是诊病、辨证的主要依据。

问现在症的范围较广。主要包括问寒热、汗出、疼痛、头身胸腹不适、饮食口味、二便、情绪、睡眠及男性和女性的一些特殊症状等。张介宾的《十问歌》中以歌诀的形式叙述了问现在症的内容，即“一问寒热二问汗，三问头身四问便，五问饮食六胸腹，七聋八渴俱当辨，九问旧病十问因，再兼服药参机变，妇女尤必问经期，迟速闭崩皆可见，再添片语告儿科，天花麻疹全占验。”

1.问寒热

指询问患者有无怕冷或发热的感觉。寒即怕冷，是患者的主观感觉，临床有恶风、恶寒、畏寒之分。恶风指患者遇风觉冷，避之可缓的症状，较恶寒轻。恶寒指患者自觉怕冷，加衣被或近火取暖而寒冷不缓解者。畏寒指患者身寒怕冷，加衣覆被，或近火取暖而寒冷能缓解者。热即发热，指体温高于正常，或体温正常，但患者自觉全身或某一局部发热，如五心烦热、骨蒸发热等。

寒与热的产生，主要取决于病邪性质和机体阴阳盛衰两个方面。一般邪气致病时，寒邪致病多见恶寒症状，热邪致病多见发热等症。机体阴阳失调时，阳盛则热，阴盛则寒，阴虚则热，阳虚则寒。可见通过询问患者是否有怕冷与发热的情况，可作为辨别病邪性质、机体的阴阳盛衰及病属内伤或外感的重要依据。

临床常见的寒热症状有恶寒发热、但寒不热、但热不寒、寒热往来四个类型。

（1）恶寒发热：恶寒发热指患者恶寒发热同时出现，是表证的特征性症状。外邪袭表，卫阳被遏，肌腠失于温煦则恶寒；邪气外束，玄府闭塞，卫阳失宣则郁而发热。外邪袭表，无论是否发热，恶寒为必有之症，故有“有一分恶寒，便有一分表证”之说。

由于感受外邪的性质不同，寒热症状的轻重可分为以下三类：

1）恶寒重发热轻：患者感觉恶寒明显，伴有轻微发热，为外感风寒的特征，主风寒表证。因寒邪袭表伤阳，故恶寒明显。

2）发热重恶寒轻：患者感觉发热较重，同时又有轻微怕冷的症状，为外感风热的特征，主风热表证。因风热为阳邪，阳盛则热，所以发热较重。

3）发热轻而恶风：患者感觉有轻微发热并有恶风感，多为外感风邪所致，属伤风表证。因风性开泄，致腠理疏松，阳气郁遏不甚，故发热恶风皆轻。

（2）但寒不热：但寒不热指患者只感怕冷而不觉发热，多见于阴盛或阳虚所致的里寒证。根据发病缓急与病程长短，可分为以下两种类型。

1）新病畏寒：多见于寒邪直接侵袭脏腑，见于里实寒证。多伴有脘腹冷痛，四肢不温，或呕吐泄泻。因感受寒邪较重，阳气被遏，机体失于温煦所致。

2）久病畏寒：指患者经常畏寒肢冷，得温可缓，见于里虚寒证。常伴有面白、舌淡等症。多因素体虚弱，或久病伤阳，致阳气虚衰，形体失于温煦所致。

（3）但热不寒：但热不寒指患者只发热不觉怕冷，或反恶热，多属阳盛或阴虚所致的里热证。根据发热的时间、轻重、特点等不同，可分为壮热、潮热、微热三种类型。

1）壮热：指患者高热（体温39℃以上）持续不退，不恶寒反恶热者。常见于外感温热病气分阶段，属里实热证。多兼有面赤、多汗、烦渴饮冷、舌红苔黄等症状。多由于外邪入里，邪正相搏，阳热内盛，蒸达于外所致。

2）潮热：指按时发热，或按时热甚，发热如潮汐之有规律者。根据其病机，又有阳明潮热、湿温潮热和阴虚潮热之分，具体表现及临床意义见表5-15。

表5-15 潮热的类型及临床特征

潮热类型	发热特征	伴随症状	临床意义
阳明潮热	日晡即申时（下午3～5时）发热明显，或热势更甚	常伴有口渴饮冷，腹满硬痛，大便秘结等症	见于阳明腑证。因申时为阳明经气正旺之时，抗邪力最强，故此时发热明显或更甚
湿温潮热	常于午后发热明显	伴有身热不扬、脘痞身重，舌红苔腻等症状	见于湿温病。由于湿邪遏制，热难透达，湿郁热蒸而致
阴虚潮热	午后及夜间低热，表现为五心烦热，或骨蒸发热等	伴有颧红盗汗等症	因阴液亏虚，阴不制阳，虚热内生所致，夜间卫阳行于里，体内阳亢更盛，故见发热

3）微热：指热势不高，体温一般不超过38℃，或仅自觉发热者，又称长期低热。一般而言，微热者的发热时间比较长，多属于内伤疾患所致，按病机可分为阴虚发热、气虚发热、气郁发热以及血瘀发热等。

（4）寒热往来：寒热往来指恶寒与发热交替发作，为半表半里证的特征，是邪正相争，互为进退的病理表现，可见于少阳病和疟疾病。临床常见以下两种类型。

1）寒热往来，发无定时：指患者寒热往来，交替发作，发无时间规律，多见于伤寒少阳病。由于外感邪气，邪正交争于半表半里所致。邪胜则恶寒，正胜则发热。

2）寒热往来，发有定时：指寒战和高热交替发作，发有规律，一日或两三日发作一次，见于疟疾病。疟邪侵袭人体，潜伏于半表半里的膜原部位，疟邪入内与阴相争则恶寒战栗，外出与阳相争则壮热，故寒战与高热交替出现，休作有时。

2.问汗

问汗指询问患者有无汗出异常的情况。汗由阳气蒸化津液从玄府达于体表而成，其中阳气是汗出的动力，津液为汗出的物质基础，玄府是汗出的门户。

正常汗出有滋润皮肤、调节体温、排出废物等作用。若全身或身体的某一局部，当汗出而无汗，不当汗出而汗多者，均为病理现象。异常汗出与所感受病邪的性质、机体阳气的盛衰、津液的盈亏及腠理的开合等多种因素有关。

（1）无汗

1）表证无汗：多见于外感风寒之邪所致的风寒表证。因寒性收引，使腠理致密，玄府闭塞所致。

2）里证无汗：指当出汗时而不出汗，多见于久病虚证的患者。常由于阳气不足，无力蒸化津液，或津血亏虚，生化乏源所致。

（2）有汗：有汗指患者表现为不当汗出时而出，或汗出较多者。

1）表证有汗：多见于外感风邪所致风袭表证。因风性开泄，风邪袭表，玄府开张，腠理不密，津液外泄所致。

2）里证有汗：因里证而导致的汗出，常可表现为自汗、盗汗、大汗等情况。

自汗：指经常汗出不止，动则尤甚者，常见于气虚或阳虚证。因阳气亏虚，肌表不固，津液外泄所致。又因动则耗气，故活动后汗出尤甚。

盗汗：指睡时汗出，醒则自止者，常见于阴虚内热，或气阴两虚之证。阴虚则内生虚热，入睡后卫阳入里，使虚热更甚，而肌表失固，虚热蒸化津液外泄，故睡眠时汗出；醒后卫阳复出于肌表，虚热减轻，肌表固密，故醒后汗止。

大汗：指汗出量多，津液大泄者，临床上有虚实之分。如患者表现为汗出不已，蒸蒸发热，伴见壮热、大渴引饮、脉洪大者，为里热亢盛，蒸津外泄所致，属里实热证。

绝汗：久病、重病之人，出现大汗不止者，常为亡阳或亡阴的表现。亡阳之汗，表现为大汗淋漓，汗稀而凉，由阳气暴脱，不能固护肌表，津液随阳气外泄所致。亡阴之汗，表现为大汗不止，热汗而黏，由阴液大伤，虚热迫津外泄所致。

战汗：指先见全身寒战抖动，而后汗出者。多见于外感热病中，提示邪正相争激烈，为病情变化的转折点。若汗出热退，身凉脉静，是邪去正复的佳兆；反之，若汗出而身热不减，烦躁不安，脉来疾急者，是邪盛正衰的危候。

3.问疼痛

疼痛是临床上常见的自觉症状之一，可发生于机体任何部位。导致疼痛的病因病机可概括为虚实两类：因虚而疼痛者，多由于气血不足，或阴精亏损，使脏腑、组织、经络失养而出现疼痛，属“不荣则痛”。其痛势较缓，时痛时止，痛而喜按。因实而疼痛者，多因感受外邪，或气滞血瘀，或痰食虫积等，阻滞了脏腑经络气机，使气血运行不畅而出现疼痛，属“不通则痛”。其痛势较剧，持续时间长，痛而拒按。

（1）问疼痛的性质：询问患者疼痛的性质特点，有助于辨析疼痛的病因与病机，因不同病因、病机所致的疼痛，其性质特点表现各异，见表5–16。

表 5–16 疼痛的性质及临床意义

疼痛性质	特点	临床意义
胀痛	疼痛伴有胀感	为气滞所致
刺痛	疼痛尖锐如针刺	为瘀血所致
窜痛	痛处走窜，病位游走不定	胸胁脘腹疼痛而走窜不定者，多由肝郁气滞所致；肢体关节疼痛而游走不定者，多为感受风邪所致，见于行痹
固定痛	疼痛部位固定不移	发于胸胁脘腹多为血瘀，见于关节者为痛痹或着痹
冷痛	痛有冷感，痛而喜暖	常因寒邪阻络或阳虚所致
灼痛	痛有烧灼感，痛而喜凉	多因邪热亢盛所致
重痛	痛而有沉重感	常为湿邪困阻，气机不畅所致
闷痛	疼痛伴有满闷、憋闷感	多可发于胸部，因痰浊阻肺，或痰浊痹阻心脉所致
绞痛	痛剧如刀绞割，难以忍受	多因气滞、瘀血、结石、虫积等有形实邪阻闭气机，或寒邪凝滞气机所致
掣痛	痛而有抽掣牵引的感觉	多为筋脉失养而拘急，或经脉阻滞不通所致
隐痛	痛势不剧，但绵绵不休	多为精血亏虚或阳虚有寒，为虚证疼痛的特点之一
酸痛	痛伴有酸楚不适感	见于肢体多为湿阻，见于腰膝多属肾虚
空痛	疼痛带有空虚之感	多由于肾精不足，或气血亏虚，组织失养所致，是虚证疼痛的特点之一

（2）问疼痛的部位：询问患者疼痛的部位，可测知病变所在的脏腑经络。

1）头痛：指整个头部或头的某一部分疼痛。外感或内伤等原因，均可导致头痛，头痛有虚实之分。若外感邪气，或痰瘀内阻所致头痛者，属实证；气血不足，肾精亏损，髓海失充所致的头痛，为虚证。虚证或实证的头痛有各自的表现特点，可通过询问其性质及兼症来辨析。

经络与头部有密切的联系。可根据头痛的具体部位，可进一步确定病变在哪一经。如后脑痛连项背者，属太阳经；两侧头痛者，属少阳经；前额连眉棱骨痛者，属阳明经；巅顶痛者，属厥阴经等。

2）胸痛：指胸部正中或偏于一侧疼痛。胸居上焦，内藏心肺，胸痛多属心肺病变所致。如胸痛喘促、痰稠色黄者，为热邪壅肺；虚里憋闷刺痛者，为心脉瘀阻；胸痛而咳吐脓血腥臭痰者，多为肺痈；胸痛咯血，或痰中带血，伴潮热、盗汗者，属于肺痨。

3）胁痛：指胁肋部的一侧或两侧疼痛。胁痛多与肝胆病变有关。如肝气郁结、肝胆湿热、肝胆火盛等均可出现胁痛。另外，胁肋饱满胀痛、咳唾痛剧者，为饮停胸胁之悬饮病。

4）脘痛：指上腹部剑突下疼痛。脘是胃腑所在部位。胃主受纳、腐熟，以降为顺，各种原因导致胃失和降，气机阻滞，均可引起胃脘疼痛。若进食后痛势缓解者，多为虚证；进食后加剧者，多为实证；胃脘冷痛，得热痛减者，属寒证；胃脘灼痛，喜凉恶热者，属热证。

5）腹痛：指胃脘以下，耻骨毛际以上的部位发生疼痛。腹部可分为大腹、小腹和少腹三部分。脐以上为大腹，属脾胃；脐以下至耻骨毛际以上正中为小腹，属膀胱、胞宫、小肠；小腹两侧为少腹，属足厥阴肝经及大肠。询问腹痛时，首先要确定疼痛的确切部位，以判断病变所在的脏腑。其次，应结合腹痛性质确定病性。若大腹隐痛，喜温喜按，多为脾胃虚寒；小腹胀满而痛，小便不利者，属膀胱气机不利；小腹胀痛或刺痛，随月经周期而发者，多属胞宫气滞血瘀；少腹冷痛，牵及外阴者，为寒滞肝脉。

6）腰痛：指腰脊正中或腰部两侧疼痛。腰为肾之府，故腰痛多与肾及周围组织的病变有关。若腰痛酸软无力，以两侧为主者，多属肾虚；腰脊或腰骶部冷痛重着，寒冷阴雨天加重，多为寒湿痹病；腰部刺痛拒按，固定不移者，属瘀血阻络；腰脊疼痛连及下肢，多为经络痹阻；腰痛牵掣腹部，伴尿频、尿急、尿痛或尿血者，为湿热蕴结下焦的淋证。

7）四肢痛：指四肢肌肉、筋脉、关节等部位的疼痛，常见于痹病。疼痛剧烈，遇寒加重，得热痛减者，为痛痹，以感受寒邪为主；疼痛游走不定者，为行痹，以感受风邪为主；重着而痛，固定不移，或伴有肌肤麻木不仁者，为湿痹，以感受湿邪为主；关节红肿热痛者，为热痹，因感受湿热之邪，或风寒湿邪郁久化热所致；独见足跟或胫膝痛者，为肾虚，多可见于老年体衰之人。

4.问头身胸腹不适

问头身胸腹不适，指问头身、胸腹部位除疼痛以外的其他不适的有无、程度及其特点和兼症等。

（1）头晕：头晕指患者自觉头脑有晕眩之感，轻者闭目即止，重者则感自身或景物旋转，如坐舟车，站立不稳。肝火炽盛、肝阳上亢、痰湿中阻、气血亏虚及肾精亏虚等，均可引起头晕。

（2）耳鸣：耳鸣指自觉耳内鸣响，妨碍听觉。耳鸣有虚实之别。一般而言，突发耳鸣，声大如潮，按之鸣声不减，或加重者，多为实证，常由于肝胆火盛，上扰清窍所致；渐觉耳鸣，声小如蝉鸣，按之鸣声减轻或暂止者，多为虚证，常由于肝肾阴虚，肝阳上扰，或肾精亏虚，髓海不充，耳失所养，或脾虚气陷所致。

（3）耳聋：耳聋指不同程度的听力减退，甚至听觉丧失。耳聋分虚实。一般来说，新病暴聋者，多属实证，常由肝胆火逆，上壅于耳，或外邪上袭，蒙蔽清窍所致；久病渐聋者，多属虚证，多因肾精亏虚，不能上充清窍所致。年老之人耳渐聋者，多为生理现象，为年高气虚精衰之故。

（4）胸闷：胸闷指胸部有痞塞、满闷之感。胸闷多与心、肺、肝等脏气机不畅有关。若胸闷不适，兼心悸气短者，多属心气不足，心阳不振；胸部憋闷、刺痛，面青唇紫者，为心血瘀阻；胸闷痰多，咳嗽气喘者，为痰浊阻肺；胸闷胁胀，善太息者，属肝气郁结。

（5）心悸：心悸指患者自觉心慌，心跳不安，不能自主的一种表现。心悸多为心神或心脏病变的反映。又分惊悸与怔忡两种，其中，因惊恐而发，或心悸易惊，恐惧不安者，称为惊悸，常因受到异常刺激引起，多时发时止，病情较轻；如心跳剧烈，上至心胸，下至脐腹，悸动不安者，称为怔忡，多由内因引起，劳累易发，持续时间较长，病情较重。形成心悸的病因较多，如心脉痹阻、心血亏虚、心阴不足、心阳亏虚及肾虚水泛等。

（6）胁胀：胁胀指胁一侧或两侧的胀满、支撑感，多与肝胆病变有关。如肝气郁结、肝胆湿热等。

（7）脘痞：脘痞指自觉胃脘部窒塞满闷，为脾胃病变的表现，多因气机阻滞所致。可见于脾胃虚弱、痰湿中阻等证。

（8）腹胀：腹胀指自觉腹部胀满不舒，如物支撑，或伴腹部胀大。腹胀多与脾、胃、肠、肝、肾等脏腑的病变有关，如脾胃虚弱、食积胃肠、实热内结等。若腹胀如鼓，皮色青黄，腹壁青筋暴露者，为臌胀。多由于酒食不节，或情志所伤，致使肝、脾、肾功能失常，气、血、水结聚于腹内而成。

5.问饮食口味

饮食为水谷精气化生之源，是维持人体生命活动的物质基础。饮食的摄纳、消化与吸收，主要与脾胃、肝胆、大小肠、三焦等脏腑的功能活动密切相关，因此，通过询问饮食口味的情况，可了解体内津液的盈亏与水谷精气的盛衰，识别脾胃及相关脏腑功能的正常与否，对临床诊断具有重要意义。

（1）口渴与饮水：口渴与饮水情况，可反映体内津液的盛衰、输布情况及病性的寒热虚实。包括以下几种情况。

1）口不渴饮：指不觉口渴，不欲饮水。提示机体津液未伤，多见于寒证、湿证，或无明显燥热的病证。因寒邪或湿邪不耗津液，虽病而津液未伤，故口不渴而不欲饮。

2）口渴欲饮：指口渴而欲饮水，是体内津液损伤的表现，多见于燥证、热证。口渴饮水的多少与体内津伤的程度有关。若口干微渴，兼发热、咽喉肿痛者，多见于外感温热病初期，伤津较轻；大渴喜冷饮，兼面赤壮热，汗出，脉洪数者，为里热炽盛，津液大伤，多见于里实热证；口渴多饮，伴小便量多，多食易饥，机体消瘦者，为消渴病；剧吐、出汗过多，或泻下、利小便失度，也可造成体内津液大量丢失，而出现大渴引饮的症状。

3）渴不多饮：指虽感口干渴，但饮水不多。多为津液损伤较轻，或津液未伤，但其气化、输布发生障碍，津液不能上承所致。若口咽干燥而不多饮，兼颧红盗汗、舌红少津者，属阴虚证；渴不多饮，兼身热不扬，胸脘满闷，头身困重，苔黄腻者，属湿热证；渴喜热饮，饮水不多，或水入即吐者，为痰饮内停，或阳气虚弱；口干但欲漱水而不欲咽，兼舌紫暗或有瘀斑者，为瘀血内停。口渴饮水不多，也可见于温病营分证。因热必耗津，故口渴；邪热入营，可蒸腾营阴上承，故饮水不多。

（2）食欲与食量：食欲是指进食的要求和对进食的欣快感，食量是指进食量的多少。食欲和食量与脾胃的功能直接相关。询问患者的食欲与食量，对于判断脾胃功能的强弱及疾病的预后转归，有重要意义。

1）食欲减退：指食欲不振，不思饮食，或食之无味，食量减少，甚至无饥饿感和进食要求，又称纳少，或纳呆。多因脾胃虚弱、湿盛困脾所致。

2）厌食：指厌恶食物，或恶闻食味，又称恶食。可见于食滞胃脘、湿热蕴脾、肝胆湿热等证。妇女在妊娠早期，若有择食或厌食现象，多因妊娠后冲脉之气上逆，影响胃之和降所致，为生理现象。但严重者，反复出现厌食，恶心呕吐，甚至食入即吐，则属病态，称妊娠恶阻。

3）消谷善饥：指食欲过于旺盛，食量增多，食后不久又感饥饿者，也称多食易饥。消谷善饥与胃的腐熟功能太过有关，多为胃火亢盛，腐熟太过所致；多食易饥，兼多饮多尿，肌肉消瘦者，属消渴病，为胃肾阴亏火亢所致。

4）饥不欲食：指虽有饥饿感，但不想进食，或进食不多。多因胃阴不足，虚火内扰所致。虚火内扰则易于饥饿，阴虚胃弱，受纳腐熟水谷功能减退，故不欲食。

5）偏嗜食物或异物：指嗜食某种食物或异物。嗜食生米、泥土、纸张等异物，兼见消瘦，腹胀痛者，常见于小儿，多属虫病，因饮食不洁，腹内生虫，影响脾胃功能，机体失养所致。

此外，在疾病过程中，食欲恢复，食量渐增，是胃气渐复，疾病向愈的征兆；若食欲逐渐不振，食量渐减，是脾胃功能渐衰的表现，提示病情加重。若久病或重病患者，本不欲食，甚至不能食，却突然欲食或暴食，称为“除中”，是中气衰败，脾胃之气将绝的危象，属假神的表现之一。

（3）**口味**：口味，指口中有无异常的味觉。因脾开窍于口，其他脏腑之气亦可循经上至于口，故口味异常，常是脾胃功能失常或其他脏腑病变的反映，具体临床意义见表5–17。

表5–17 口味的异常及临床意义

口味	临床意义
口淡	多见于脾胃气虚，或寒证
口苦	多见于肝胆火旺、湿热内蕴所致火邪炎上、胆气上逆的病证
口甜	多见于脾胃湿热或脾虚之证
口酸	多见于肝胃郁热、肝胃不和及饮食停滞之证
口咸	多与肾虚及寒水上泛有关
口涩	多因燥热伤津，或脏腑阳热偏盛，气火上逆所致
口黏	多因湿浊停滞、痰饮食积等所致

6. 问二便

询问大小便状况，不仅可了解机体消化功能的强弱、水液代谢的情况，亦是判断脏腑功能和病性寒热虚实的重要依据。询问患者的二便情况，应注意了解大小便的性状、颜色、气味、便量及排便的次数、感觉与兼症等。关于二便的颜色、气味等内容，已分别在望诊阐述，在此着重介绍二便的性状、次数、量的多少及排便感等内容。

（1）**大便**：健康人一般每日或隔日大便一次，色黄质软成形，排便顺畅，便无脓血、黏液及未消化食物等。大便性状、量、次的异常情况概括如下。

1）便次异常

便秘：指大便难以排出，或每次排便时间延长，或便次减少者。可表现为大便数日一行，粪质干硬，排出困难，或排便次数正常，但因粪质干燥而便下艰难，或大便虽不干燥，但因排便无力而使排便时间延长。便秘分寒热虚实。如热结肠道或寒凝肠腑，腑气不通可致实证便秘；气血阴阳不足，肠失濡润，推动乏力可致虚证便秘。

泄泻：指便次增多，便质稀薄，甚至泻下如水样者。若仅表现为粪便不成形者，称为便溏。泄泻有寒热虚实之分。一般新病暴泻者，多为实证；久病缓泻者，多为虚证。如泄泻，伴有食欲不振、腹胀隐痛、神倦消瘦者，多为脾虚所致；黎明前腹痛作泻，泻后痛减，伴形寒肢冷、腰膝痛者，称“五更泄”，多因脾肾阳虚，寒湿内积所致；泄泻暴作，伴有腹痛急迫、泻下不爽、肛门灼热者，因湿热蕴结大肠所致；泻下清稀，伴有腹部冷痛、肠鸣苔白腻者，因寒湿所致；如泻下臭秽，伴呕吐酸腐、腹胀纳减者，属食滞内停；腹痛作泻，泻后痛减，伴情绪抑郁、脉弦者，为肝郁乘脾。

2）便质异常：除上述的便秘、泄泻伴便质干燥或稀薄外，常见的便质异常还有以下几种情况。

完谷不化：指大便中经常含有较多不消化的食物，多属脾胃虚寒，或见于肾虚命门火衰的泄泻。

溏结不调：指大便干稀不调。若大便时干时稀者，多为肝郁脾虚，肝脾不调所致；大便先干后稀者，多为脾胃气虚所致。

3）排便感异常

肛门灼热：排便时肛门有灼热感。可见于湿热泄泻或湿热痢疾，多因大肠湿热下注，或大肠郁热，下迫直肠所致。

里急后重：腹痛窘迫，时时欲便，肛门重坠，便出不爽。为湿热痢疾的主症之一，多因湿热内阻，肠道气滞所致。

滑泄失禁：指大便不能控制，滑出不禁，甚则便出而不自知者，又称滑泻。若见于久病年老体衰，或久泻不愈者，多由于脾肾虚衰，肛门失约所致；若新病腹泻势急而大便未能控制，或神志昏迷而大便自行流出者，多为热迫大肠，或神失所主而致。

肛门气坠：指肛门有下坠感，甚则脱肛，常于劳累或排便后加重。多因脾虚中气下陷所致。

（2）小便：小便为津液所化，通过询问尿量、尿次、排尿感觉是否异常等情况，可诊察体内津液的盈亏和有关脏腑的气化功能是否正常。

一般情况下，成年健康人日间排尿3～5次，夜间0～1次，每昼夜总尿量约1000～1800mL。尿的颜色淡黄而清亮，无明显特殊气味。尿次和尿量常受气温、饮水、汗出、年龄等多种因素的影响。

常见的小便异常的临床表现和临床意义见表5-18。

表 5-18 小便的异常表现及临床意义

病症		临床表现	临床意义
尿量异常	尿量增多	尿量或尿次皆明显超过正常	若小便清长量多，畏寒喜暖者，属虚寒证，因阳气虚衰，气不化津所致；如多尿而伴多饮、多食、消瘦疲乏者，为消渴病
	尿量减少	尿次、尿量皆明显少于正常	若尿少色黄者，为热盛，或汗吐下伤津所致；如尿少而伴有水肿者，为肺、脾、肾功能失调，水液输布代谢失常所致
尿次异常	小便频数	排尿次数增多，时欲小便	若新病小便频数，短赤急迫者，多因膀胱湿热，气化失职所致；若久病小便频数，量多色清，夜间尤甚者，多为肾阳不足，肾气不固，膀胱失约所致
	癃闭	小便不畅，点滴而出者为癃；点滴不出者为闭，合称癃闭	癃闭的病机有虚实之分。虚证多因肾阳不足，气化无力，津液内停，或脾气虚弱，不能升清降浊，而致开合失司；实证多因湿热蕴结膀胱，或肺热气壅，或瘀血、结石阻塞下焦而致
排尿感异常	小便涩痛	小便排出不畅而痛，或伴急迫、灼热等感觉	多为湿热下注，膀胱气化不利所致，常见于淋证
	余沥不尽	小便之后点滴不尽，又称尿后余沥	多由肾气不固，膀胱失约所致，常见于久病体衰者或老年人
	小便失禁	患者小便失控而自遗	多由肾气不足，下元不固，或下焦虚寒，膀胱失煦，不能制约水液所致。若神昏而小便自遗者，属危重证候
	遗尿	睡眠中小便自行排出，醒后方知	多因肾气不足，膀胱失约所致

7. 问睡眠

睡眠与人体卫气的循行、阴阳的盛衰、气血的盈亏及心肾的功能密切相关。正常情况下，卫气昼行于阳经，阳气盛则醒；夜行于阴经，阴气盛则眠。若机体气血亏虚，心肾不交，阴阳失调，则可出现睡眠失常的病理变化。

问睡眠主要通过询问入睡的难易、睡眠时间的长短、是否易醒、做梦的多少等情况及其他兼症，作为辨证的依据。睡眠失常主要有失眠和嗜睡两类。

（1）失眠：失眠又称不寐，以经常不易入睡，或睡而易醒不能再睡，或睡而不酣时易惊醒，甚至彻夜不眠为特征，常伴有多梦。

失眠是阳不入阴，神不守舍的表现，其形成可概括为虚实两大类。虚者多因阴血亏虚，心神失养所致；实者多由邪气内盛，心神被扰所致。如心烦不寐，甚至彻夜不眠者，多属肾阴亏于下，心火亢于上所致心肾不交；睡后易醒，不易再睡者，多为心脾两虚；睡眠时时惊醒，不易安卧者，多属胆郁痰扰；夜卧不安，腹胀嗳气者，多为食滞内停，即所谓“胃不和则卧不安”。

（2）嗜睡：嗜睡又称多寐，以不论昼夜，神疲困倦，睡意很浓，经常不自主地入睡为特征。

嗜睡的病机为阳虚阴盛。如困倦嗜睡，伴头目昏沉，胸闷脘痞，肢体困重者，为痰湿困脾，清阳不升所致；饭后嗜睡，兼神疲倦怠，食少纳呆者，多因中气不足，脾失健运所致；大病之后，精神疲乏而嗜睡，为正气未复的表现；患者嗜睡而精神疲惫，伴有畏寒肢冷，蜷卧喜温者，属阳气衰微。

8.问妇女

妇女有月经、带下、妊娠、产育等方面的生理特征，故对妇女还应注意询问上述特征的异常情况。妇女月经、带下的异常，不仅是妇科的常见疾病，也是全身病理变化的反映，因此，即使患一般疾病，也应询问月经、带下的具体情况，作为诊断妇科或其他疾病的依据。

（1）问月经：月经指健康而发育成熟女子的胞宫周期性出血的生理现象。健康女子月经第一次来潮，称为初潮，多在14岁左右；月经闭止，称为绝经，多在49岁左右。月经周期一般为28天左右，行经天数3～5天，每次经量中等（一般为50～100mL），经色正红，经质不稠不稀，不夹血块。妊娠期及哺乳期月经不来潮。

问月经应注意了解月经的周期，行经的天数（经期），月经的量、色、质，有无闭经或行经腹痛，末次月经日期，以及初潮或绝经年龄等。月经的形成与肾、肝、脾、胞宫、冲任两脉及气血等的关系十分密切，所以询问月经的有关情况，可以判断机体脏腑功能的状况及气血的盛衰。

1）经期异常

月经先期：指月经周期提前7天以上，并连续提前2个月经周期以上。多由于气虚不能摄血，或阳盛血热、肝郁血热、阴虚火旺，致热扰冲任，血海不宁，或瘀阻胞络、络伤血瘀等所致。

月经后期：指月经周期延后7天以上，并连续错后2个月经周期以上。多因营血亏虚、阳气虚衰，血海空虚，或气滞、寒凝血瘀，冲任受阻所致。

月经先后不定期：指经期不定，月经或提前，或延后7天以上，并连续2个月经周期以上，又称月经愆期。多因肝气郁结，或瘀血阻滞，或脾肾虚损，使冲任气血失调，血海蓄溢失常所致。

2）经量异常

月经过多：指月经量较常量明显增多而月经周期、经期基本正常者，多因热损冲任，迫血妄行；或气虚，冲任不固，经血失约；或瘀阻胞络，络伤血溢等所致。

崩漏：指非行经期间，阴道内忽然大量出血，或持续下血，淋漓不止者。若来势急，出血量多者，称为崩，或崩中；来势缓，出血量少而淋漓不止者，称为漏，或漏下。其形成多由于热伤冲任，迫血妄行；或脾肾气虚，冲任不固；或瘀阻冲任，血不归经所致。

月经过少：指月经周期基本正常，月经量较常量明显减少，甚至点滴即净。多为精血亏少，或气血两虚，血海失充，或寒凝血瘀，冲任不畅所致。

闭经：指女子年逾18周岁，月经尚未来潮，或已行经后又中断，停经3个月以上者。多为脾肾亏损，冲任气血不足，血海空虚，或气滞、寒凝而血瘀，或痰湿阻滞胞宫，胞脉不通所致。在妊娠期、哺乳期或绝经期的月经停闭，属生理现象。

3）经色、经质异常：指月经的颜色与质地发生异常改变。若经色深红质稠，多属血热内炽；经色淡红质稀，多属气虚或血少不荣；经色紫暗，夹有血块，兼小腹冷痛者，多为寒凝血瘀。

4）痛经：指正值经期或行经前后，出现周期性小腹疼痛，或痛引腰骶，甚至剧痛难忍者。如经前或经期小腹胀痛或刺痛，多属气滞或血瘀；经期小腹冷痛，得温痛减者，多为寒凝或阳虚；经期或经后小腹隐痛，多为气血两虚，胞脉失养所致。

（2）问带下：正常情况下，妇女阴道内有少量白色透明、无臭的分泌物，称为带下，具有润泽阴道、防御外邪入侵的作用。若带下量过多，淋漓不断，或伴有颜色、质地、气味等异常改变者，为病理性带下。

1）白带：若带下色白、质稀、量多、少臭者，多为脾肾阳虚，寒湿下注所致；带下色白、质稠、状如凝乳，或呈豆腐渣状，气味酸臭，伴阴部瘙痒者，多为湿浊下注所致。

2）黄带：带下色黄、质黏、气味臭秽者，多为湿热下注所致。

3）赤白带：白带中混有血液，赤白相间者，多为肝经郁热，或湿热下注所致。此外，妇女绝经后带下颜色赤黄略褐，淋漓不断，气味臭秽异常者，多为湿热夹毒下注所致，预后多不良，应做妇科检查，以进一步明确诊断。

9.问小儿

小儿具有脏腑娇嫩、生机蓬勃、发育迅速的生理特征；得病时具有发病较快，变化较多，易虚易实的病理特点。问小儿要结合小儿的生理病理特点，着重询问以下几个方面：

（1）出生前后情况：新生儿的疾病，多与先天因素或分娩情况有关，故应着重询问母亲妊娠期及产育期的营养健康状况，有何疾病，曾服何药，分娩时是否难产、早产等，以了解小儿的先天情况。

（2）预防接种、传染病史：小儿6个月～5周岁，从母体获得的先天免疫力逐渐消失，而后天自身免疫功能尚未形成，故易感染水痘、麻疹等急性传染病。预防接种可帮助小儿建立免疫功能，以减少感染发病。若密切接触传染病患者，如水痘、麻疹等，常可引起小儿感染发病。因此，询问上述情况，可作为确定诊断的重要依据。

（3）发病原因：小儿脏腑娇嫩，抵抗力弱，易受气候及环境影响而发病。如易感受六淫之邪而引起外感病，出现发热恶寒、咳嗽、咽痛等症；小儿脾胃功能薄弱，消化力差，极易伤食，而出现呕吐，泄泻等症；婴幼儿神经系统发育不完善，易受惊吓，而出现哭闹、惊叫等症。所以要了解小儿的致病原因，注意围绕上述情况进行询问。

四、切诊

切诊包括脉诊与按诊。脉诊是指医生用手切按患者的脉搏；按诊是指医生对患者的肌肤、手足、胸腹及其他有关部位进行触、摸、按、压等，以了解病情的一种诊察方法。

（一）脉诊

脉诊亦名切脉，是医生用手指切按患者的脉搏，根据脉动应指的形象，以了解病情、辨别病证的诊察方法。

1.诊脉的部位

中医学发展的不同阶段诊脉的部位有所不同，主要有遍诊法、三部诊法和寸口诊法。其中以寸口诊法最为适用，是目前最常用的诊脉部位。

（1）遍诊法：遍诊法出自《素问·三部九候论》，又称三部九候诊法，是诊头、手、足三部有关动脉的一种古老的诊脉方法。上为头部、中为手部、下为足部，每部又分为天、地、人三候，三三合而为九，故称为三部九候法。

（2）三部诊法：三部诊法出自张仲景《伤寒杂病论》，即诊人迎、寸口、趺阳三脉。其中以寸口候十二经，以人迎、趺阳分候胃气。亦有去趺阳，加诊太溪以候肾气者。

（3）寸口诊法：寸口诊法始见于《内经》，详于《难经》，推广于晋·王叔和的《脉经》。寸口亦称气口，寸口诊法即是切按前臂腕后桡动脉表浅部位。因此处皮薄脉显，诊法简便，易于按切，故为后世医家所普遍采用，也是现在通用的诊脉部位。

寸口脉分寸、关、尺三部，以掌后高骨（桡骨茎突）为标志，其内侧部位为关，关前（腕端）为寸，关后为尺，两手共六部脉。寸口六部脉各分候一定的脏腑，可诊察相应脏腑的病变。古文献记载有几种不同的说法，目前临床上常用的划分方法为：左寸候心，右寸候肺；左关候肝、胆，右关候脾、胃；两尺候肾。

2.诊脉的方法

（1）时间：诊脉的时间，一般认为最好是清晨。因清晨人体气血经脉受到的干扰因素最少，故容易辨识病脉。但不拘泥于清晨，关键在于诊脉时要求有一个安静的内外环境，以避免外界环境的影响和患者情绪的波动，这样诊察到的脉象才比较真实。

（2）体位：患者取坐位或正卧位，前臂向前自然平伸，手臂放平，与心脏近于同一水平，直腕，手心向上，手指微弯曲，并在腕关节背部垫一松软的脉枕，使寸口部充分伸展，局部气血通畅，便于切脉。

（3）平息：平息又称调息定至。要求医生在切脉时，保持呼吸均匀平静，把注意力集中于手指之下，全神贯注，以自己的呼吸默数患者脉来的至数，计算患者的脉率。一呼一吸为一息，一息脉来4至或5至者为正常。

（4）指法：正确而规范地运用指法，是辨识不同脉象的关键。对成人切脉，医生先用中指按在掌后高骨内侧关脉部位，为中指定关。接着用食指在关前（腕侧）定寸，用无名指按关后（肘侧）定尺。手指指端要平齐，三指略呈弓形，指目触按脉体。指力分举、按、寻。举，用指轻按在皮肤上，又称浮取；按，用指重按至筋骨间，又称沉取；寻，指力不轻不重，或亦轻亦重，左右前后推寻，以寻找最明显的脉动特征，又称中取。

3.正常脉象

正常脉象即正常人在生理条件下的脉象，亦称平脉。其特征为寸关尺三部均有脉，一息四到五至，不浮不沉，不大不小，从容和缓，柔和有力，节律一致，尺脉沉取有一定力量，并随生理活动和气候环境等的不同而出现相应的正常变化。古人归纳平脉特征为有胃、有神、有根。

（1）有胃：胃为水谷之海，后天之本，气血之源。人以胃气为本，有胃气则生，少胃气则病，无胃气则死。古代关于脉有胃气的说法很多，总的说来，主要表现特征为脉象从容、和缓、流利。即使是病脉，不论浮沉迟数，但有和缓之象，即有胃气。

（2）有神：心主血而藏神，脉为血之府，正常人气血充足，心神健旺，脉象自然有神。其主要表现为应指柔和有力，节律整齐。

（3）有根：肾藏精，为先天之本，为人体脏腑组织功能活动的动力。肾气充足，反映于脉象必根基坚实，沉以候肾，尺以候肾，尺脉沉取应指有力，就是脉象有根的特征。

诊察脉象胃、神、根的盛衰有无，对判断疾病的进退预后、脏腑功能的盛衰有一定的临床意义。

4.病理脉象

疾病反映于脉象的变化，叫病理脉象，简称“病脉”。一般而言，除正常生理变化范围以及个人生理特异之外的脉象，都属于病脉。历代医家对病脉的命名并不完全一致，近代多从28脉论病脉，现分述如下。

（1）浮脉

脉象：轻取即得，重按稍减而不空，举之有余，按之不足。

主病：主表证，亦可见于虚阳外越证。

机理：外邪侵袭肌表，卫气奋起抗邪，脉气鼓动于外，应指而浮，故浮脉主表证；若久病、虚劳、失血，阳气不能潜藏于内而浮越于外，其脉必浮而无根，属虚阳外越证，为病情危重的征象。

（2）沉脉

脉象：轻取不应，重按始得，举之不足，按之有余。

主病：主里证，有力为里实，无力为里虚。

机理：邪犯脏腑，气血被遏，邪正相争，脉气内敛，故脉沉而有力主里实证；若脏腑虚弱，气血不足，阳气不升，脉沉而无力则主里虚证。

（3）数脉

脉象：一息五至以上而不足七至，脉来急速。

主病：主热证；亦可见于虚寒证。

机理：实热证热邪亢盛，气血运行加速，则脉数而有力；虚热证久病阴虚，脉道不充，虚热内生，则脉细数而无力。若虚阳外浮，脉气不敛，则脉数大而无力，故脉数不可概作热论。生理性数脉可见于婴幼儿和儿童。

（4）迟脉

脉象：脉来迟缓，一息不足四至。

主病：主寒证；亦可见于邪热结聚的里实证。

机理：寒性收引，致气血运行不畅，所以寒证见迟脉。脉来迟而有力为实寒证；阳气虚弱失于温运，迟而无力为虚寒证。在阳明腑实证中，肠热与燥屎互结，阻滞气血运行，亦可见迟脉，必迟而有力，临证还当脉症合参。生理性迟脉可见于久经锻炼的运动员、体力劳动者。

（5）虚脉

脉象：三部脉举之无力，按之空虚，应指松软。是无力脉的总称。

主病：主虚证，多为气血亏虚。

机理：虚脉主一切虚证。因气虚不足以运其血、敛其脉，故脉来无力，按之空豁；血虚不足以充其脉，则脉细无力；迟而无力多阳虚，数而无力多阴虚。因此，虚脉常提示气血阴阳及脏腑诸虚。

（6）实脉

脉象：三部脉举按均有力，其势来去皆盛，是有力脉的总称。

主病：主实证。

机理：邪气亢盛而正气不虚，正邪相搏，气血壅盛，脉道坚满，故应指有力。实脉见于正常人，必兼和缓之象。若两手六部脉均实大，但无病候，称为六阳脉，为气血旺盛的表现。

（7）洪脉

脉象：脉体宽大而浮，充实有力，来盛去衰，状若波涛汹涌。

主病：主气分热盛，亦主邪盛正衰。

机理：外感热病，邪热亢盛，内热充斥，正气奋起抗邪，邪正相争剧烈，气盛血涌，脉道扩张，故脉见洪象。

附：

大脉

脉象：脉体宽大，但无脉来汹涌之势。

主病：多见于正常人，或为病进。

机理：脉大而从容和缓，为体魄健壮的征象。若疾病中脉大，则提示病情加重。

（8）细脉

脉象：脉细如线，但应指明显。

主病：主气血两虚，也主湿证。

机理：细脉因气血两虚所致。血虚不能充盈脉道，气虚无力鼓动血行，故脉细小而软弱无力；湿邪阻遏脉道，气血运行受阻，也可出现细脉。若两手六部脉均细小，但无病候，称为六阴脉，是气血调和的表现。

（9）滑脉

脉象：往来流利，如珠走盘，应指圆滑。

主病：主痰饮，食滞，实热。

机理：实邪壅盛于内，气实血涌，故脉势来往甚为流利，应指圆滑而无碍滞。生理性滑脉可见于妇女妊娠期，为气血充盛而调和的表现。

（10）涩脉

脉象：形细而行迟，往来艰涩不畅，如轻刀刮竹。

主病：主精伤血少，气滞血瘀，痰食内停。

机理：精亏血少，不能濡养经脉，脉中气血往来不利，故脉见涩而无力；若气滞血瘀或痰食胶固，气机受阻，血行壅滞，则脉象涩而有力。

（11）长脉

脉象：首尾端长，超过本位。

主病：主阳证、热证、实证。

机理：阳亢、热盛，正盛邪实，邪正相搏，脉气盈满，故脉长而有力，前、后超过寸与尺，如循长竿之状。正常人气血充足，精气盛满，运行畅通，脉气充盈有余，亦可见脉象长而和缓有力，是精神健旺之佳象。

（12）短脉

脉象：首尾俱短，常只显于关部，而在寸尺两部多不明显。

主病：主气虚，气滞。

机理：气虚无力鼓动血行，气血难以充盈脉道，则脉短而无力；气郁则气机不畅，脉气不伸，脉必短而有力。

（13）微脉

脉象：极细极软，按之欲绝，若有若无。

主病：主气血大虚，阳气衰微。

机理：营血大虚，脉道不充则脉细；阳衰气微，无力鼓动，则见脉软。轻取之脉象若有若无，多为阳气衰；重按之若有若无，多为阴气竭。久病脉微为正气将绝；新病脉微主阳气暴脱。

（14）散脉

脉象：浮散无根，稍按则无，至数不齐。

主病：主元气离散，脏腑之气将绝。

机理：气血衰败，阴阳不敛，元气欲绝，脉气散乱不收，故轻取浮散而不聚，重按则漫无根蒂，至数不齐，时快时慢，古人形容为“散似杨花无定踪”。

（15）弦脉

脉象：端直以长，如按琴弦。

主病：主肝胆病，诸痛，痰饮。

机理：弦为肝脉，为脉气紧张的表现。肝胆之疾，或诸痛、痰饮，邪气滞肝，均可使肝失疏泄，气机不利，经脉拘急，脉气紧张而见弦脉。阴寒为病，脉多弦紧；阳热所伤，脉多弦数；痰饮内停，脉多弦滑；虚劳内伤，中气不足，肝木乘脾，则脉弦缓；肝病及肾，损及根本，则脉见弦细。若弦细而劲急，如循刀刃，提示全无胃气，病多难治。老年人随年龄增长，阴血渐亏，脉象渐失柔和之性而变弦，属生理性退化表现。

（16）芤脉

脉象：浮大中空，如按葱管。

主病：主失血，伤阴。

机理：芤脉的出现与脉道失充有关。如呕血、便血、血崩，突然失血过多，血量骤减，无以充脉；或剧烈吐泻、热病大汗等，使津液大伤，血不得充，终致阴血不能维系阳气，阳无所附而浮散于外，故见芤脉。

（17）紧脉

脉象：脉来绷急弹指，状如牵绳转索。

主病：主实寒、痛证、食积。

机理：寒邪侵袭人体，阻碍阳气运行，寒性收引，与正气相搏，致脉道紧束而拘急，故见紧脉。寒邪在表，其脉浮紧；寒邪在里，其脉沉紧。剧痛、食积之紧脉，亦因气机失和，脉气受阻所致。

（18）缓脉

脉象：一息四至，来去缓怠。

主病：主湿，脾胃虚弱。

机理：湿邪为病，因其性黏滞，困阻气机；或脾胃虚弱，气血不足，脉道失于充盈鼓动，则见缓脉。患病之人脉象转缓，是正气恢复，疾病向愈之征。生理性缓脉指下脉来从容不迫，均匀和缓，为脉有胃气、有神气的表现。

（19）革脉

脉象：浮而搏指，中空外坚，如按鼓皮。

主病：主亡血、失精、半产、漏下。

机理：精血不藏而亏耗于内，气无所依而浮越于外，致脉来浮大搏指，外急中虚，恰如绷急的鼓皮，有刚无柔，此为无胃气之脉，多属危候。

（20）牢脉

脉象：沉取实大弦长，坚牢不移。

主病：主阴寒内实，疝气癥瘕。

机理：阴寒内积，阳气沉潜于下则见牢脉。牢脉主实，有气血之分，癥积是实在血分；瘕聚是实在气分。若牢脉见于失血、阴虚等证，便属危重征象。

（21）弱脉

脉象：沉细无力而软。

主病：主气血不足、阳气虚衰。

机理：营血不足，不能充盈脉道，故脉细而软；阳气亏虚，无力鼓动脉气，故脉位深沉。久病正虚见弱脉为顺证，若新病邪实见弱脉则为逆证。

（22）濡脉

脉象：浮而细软，重按不显。

主病：主诸虚证，又主湿。

机理：阴伤血少，脉道不充故脉细弱；气虚阳衰，虚阳不敛则脉浮软。故凡崩漏、遗精、虚劳或飧泄等虚证，皆可见濡脉。湿浊内困，阻遏脉道，也常见濡脉。

（23）伏脉

脉象：重手推筋按骨始得，甚则伏而不见。

主病：主邪闭，厥证，痛极。

机理：凡邪气内伏，气机逆乱，脉气不能宣通，则见脉潜伏不显，多见于实邪暴侵；若久病见之多为气血虚损，阳气衰败，不能鼓动脉气所致。

（24）动脉

脉象：脉形如豆，滑数而短，厥厥动摇，关部尤显。

主病：主疼痛、惊恐。

机理：动为阴阳相搏所致。痛则阴阳不和，惊则气血紊乱，脉行躁动不安，阴阳相搏，故可见滑数而短的动脉。

（25）促脉

脉象：脉来数而时有一止，止无定数。

主病：主阳盛热结，气滞血瘀，痰食停滞。亦主脏气衰败。

机理：阳盛热结，或气血痰食等郁滞化热，阴不和阳，血脉气乱，脉气不能接续，则脉来急数有力而时见歇止。若真元衰惫，脏气虚弱，阴血衰少，虚阳浮动，致脉气不相衔接，则脉促而细小无力，多属虚脱之象。

（26）结脉

脉象：脉来缓慢，时有一止，止无定数。

主病：主阴盛气结，寒痰血瘀，癥瘕积聚；亦主气血虚衰。

机理：阴盛气结、痰凝血瘀、癥瘕积聚等邪积不散，心阳被抑，脉气阻滞而失于宣畅，则见脉结而有力；久病气血虚损，心气、心阳微弱，脉气不续，则脉结而无力。

（27）代脉

脉象：脉来时止，止有定数，良久方来。

主病：主脏气衰微，痛证，痹病，七情惊恐，跌打损伤。

机理：脏气衰微，元气不足，运血乏力，致脉气不能衔接，则脉代应指无力。痛证、痹病、七情惊恐、跌打损伤诸病而见代脉，为邪阻气结，血行涩滞，而致脉气不相衔接，故脉见代而应指有力。

（28）疾脉

脉象：脉来急疾，一息七八至。

主病：主阳亢阴竭，元气将脱。

机理：伤寒、温病在热邪亢极之时，脉象急疾而按之益坚，为阳亢无制，真阴垂危之候；若疾而虚弱或散乱，是元气将脱之征象。劳瘵病亦可见疾脉，多属危候。新生儿、婴儿，脉来一息七至，不作疾脉论。

5.脉象鉴别

在二十八中脉象中，有些脉象很相似，容易混淆不清。近代一般多采用浮、沉、迟、数、虚、实六脉为纲，统辖28脉，如此便能提纲挈领、执简驭繁地鉴别相似脉。见表5–19。

表 5–19 六纲脉比较表

脉纲	共同特点	脉名	脉象	主病
浮脉类	脉位表浅	浮	轻取即得，重按稍减而不空	表证，亦主虚阳外越证
		洪	脉体宽大，如波涛汹涌，来盛去衰	气分热盛
		濡	浮细而软	主虚证，又主湿
		散	浮散无根，稍按则无，至数不齐	元气离散，脏腑之气将绝
		芤	浮大中空，如按葱管	失血，伤阴
		革	浮而搏指，中空外坚，如按鼓皮	亡血、失精、半产、漏下
沉脉类	脉位深沉	沉	轻取不应，重按始得	里证
		伏	重按推筋着骨始得，甚则伏而不见	邪闭，厥证，痛极
		牢	沉取实大弦长，坚牢不移	阴寒内实，疝气，癥瘕
		弱	沉而细软	气血不足，阳虚
迟脉类	脉率较慢	迟	一息不足四至，脉来迟慢	寒证，亦主邪热结聚的里实证
		缓	一息四至，脉来怠缓	脾胃虚弱，湿证，亦见于平人
		涩	细迟而短，往来艰涩，如轻刀刮竹	精伤血少，气滞血瘀，痰食内停
		结	脉来缓慢，时有一止，止无定数	阴寒气结，寒痰瘀血，气血虚衰
数脉类	脉率较快	数	脉来急速，一息五至以上不满七至	热证，亦主里虚证
		促	脉来急速，时有一止，止无定数	阳盛热结，痰湿瘀滞，脏气衰败
		疾	脉来急疾，一息七八至	阳亢阴竭，元气将脱
		动	脉形如豆，厥厥动摇，滑数有力	疼痛，惊恐
虚脉类	应指无力	虚	三部脉举之无力，按之空虚	虚证
		微	极细极软，按之欲绝，若有若无	气血大虚，阳气衰微
		细	脉细如线，但应指明显	气血两虚，又主湿证
		代	脉来时止，止有定数，良久方来	脏气衰微，痛证痹证，七情惊恐
		短	首尾俱短，不能满部	气虚，气滞
实脉类	应指有力	实	三部脉举按均有力	实证，亦见于平人
		滑	往来流利，如珠走盘，应指圆滑	痰饮，食滞，实热，孕妇
		紧	脉来绷急弹指，如牵绳转索	实寒，痛证，食积
		长	首尾端直，超过本位	阳证，热证，实证
		弦	端直以长，如按琴弦	肝胆病，诸痛，痰饮

6. 相兼脉与主病

凡两种或两种以上的单一脉象相兼并复合构成的脉象，即为“相兼脉”，又称“复合脉”。在疾病过程中，由于致病因素有复合性，病变机体的正气盛衰各异，病变的部位和性质也在不断变化，所以在临床上见到的病脉往往不是单一的脉象，而是两种或两种以上的相兼脉。

相兼脉的主病，一般等于组成相兼脉的各单一脉主病的总和。例如，浮紧脉，浮脉主表证，紧脉主寒证，浮紧脉即主表寒证；沉迟脉，沉脉主里证，迟脉主寒证，沉迟脉即主里寒证；沉细数脉，沉脉主里证，细脉主虚证，数脉主热证，沉细数脉即主里虚热证。余可类推。

7.诊妇人脉和小儿脉

妇人有经、孕、产、育等特殊的生理活动和与之相关的病理变化，因而其脉象亦有一定的特殊表现。妇人左关、左尺忽洪大于右手，口不苦，身不热，腹不胀，是月经将至。寸关脉调和，而尺脉弱或细涩者，多见月经不利。妇女平时月经正常，婚后突然停经，脉来滑数冲和，尺脉尤显，兼饮食偏嗜者，多为妊娠之征。

小儿寸口脉位狭小，难分寸关尺，而且临诊时常惊动啼哭，脉气随之亦乱，常采用一指总候三部诊法，简称“一指定三关”。小儿脏腑娇嫩，形气未充，正常小儿的脉象较成人软而速，年龄越小，脉搏越快。3岁以下的小儿，一息七八至为平脉；5～6岁，六至为平脉。小儿疾病一般比较单纯，只诊浮沉、迟数、强弱、缓急，以辨别表里、阴阳、寒热、邪正盛衰，不详求二十八脉。

8.脉诊的临床意义

（1）*辨别病位深浅及所属脏腑*：脉象的浮沉，可以反映病位的浅深。若脉浮者，病位多在表；脉沉者，则病位多在里。而寸口六部脉的脏腑相应，则可判断病证的脏腑所在。如两手寸部脉见洪数，多为心肺热盛；两手尺部脉见沉微，多属肾气虚衰等。

（2）*区别阴阳盛衰及病性寒热*：脉象的数迟，可以反映病性的寒热。若脉象洪数有力，是体内阳热偏盛的表现，主里实热证；脉象细数无力，多为阴血虚衰，主里虚热证等。脉象沉迟有力，为体内阴寒偏盛的表现，主里实寒证；脉象沉弱无力，多为阳气虚衰，主里虚寒证。

（3）*判断邪正盛衰及病证虚实*：一般虚、细、微、弱等无力脉象，反映正气不足，抗邪无力，多属虚证；若见实、洪、滑、紧等有力脉象，反映邪气亢盛，正气未衰，多为实证。

（4）*推断病势轻重及预后转归*：如久病虚劳、失血、久泻，脉见和缓，为正气渐复，病情减轻，预后良好的佳兆；久病突见脉浮大，多属邪盛正衰，病情加重，预后不良的危候。外感温热病，若汗出热退，脉见缓和，提示邪去正复，病退向愈，预后为佳；若汗出热不退，脉来急疾，则提示邪盛正衰，病进恶化，预后凶险。

（二）按诊

按诊是医生用手直接触摸或按压患者某些部位，以了解局部冷热、润燥、软硬、压痛、肿块或其他异常变化，从而推断疾病部位、性质和病情轻重等情况的一种诊察方法。

1.按诊的手法

按诊有触、摸、按、叩四种手法，以分别了解肌肤的凉热、润燥；体表部位有无异常病灶及其大小、温度、硬度、移动度、波动感、压痛等情况；深部脏器组织的张力、是否有肿块及肿块的大小、形状、硬软，表面平滑度、压痛及移动度等或确定骨骼、肌肉、内脏等部位的压痛点；通过叩击音、波动感或震动感来了解是否气臌或水臌等情况，或内脏的疼痛等感觉。

2.按诊的主要内容

按诊的运用相当广泛，这里着重介绍按胸胁、按腹部、按肌肤。

（1）按胸胁：胸胁即前胸和胁肋部的统称。前胸即缺盆（锁骨上窝）至横膈以上；胁肋部即胸部两侧。胸内藏心肺，胁内居肝胆，所以胸胁按诊除排除局部肌肤、骨骼之病外，主要是诊察心、肺、肝、胆等脏腑的病变。

1）按胸部：前胸高起，胸如桶状，按之气喘，为肺胀；若按之胸痛，叩之音实者，常为饮停胸膈；胸部外伤则见局部青紫肿胀而拒按。

2）按虚里：虚里位于左乳下第四、五肋间，乳头下稍内侧，即心尖搏动处，为诸脉之所宗。按虚里可测知宗气之强弱、疾病之虚实、预后之吉凶。诊虚里时，患者取仰卧位，医生站其右侧，用右手平抚于虚里部，注意诊察动气之强弱、至数和聚散。若望之虚里搏动不显，仅按之应手，动而不紧，缓而不怠，动气聚而不散，节律清晰，是心气充盛，宗气积于胸中，为平人无病的征象。虚里按之其动微弱者为不及，是宗气内虚之征；若动而应衣为太过，是宗气外泄之象；按之弹手，洪大而搏，或绝而不应者，是心气衰绝，证属危候；胸高而喘，虚里搏动散漫而数者，为心肺气绝之兆。

3）按胁部：正常情况下，两胁对称，胁下按之平软、叩按无痛。如果胁痛喜按，多为肝虚；刺痛拒按，或肋下肿块，多为血瘀；右胁下肿块，按之表面凹凸不平者，应注意排除肝癌；疟疾后左胁下触及痞块，按之硬者为疟母。

（2）按腹部：腹部泛指心下（剑突）至毛际（耻骨联合）的体表部位。按腹部，可以了解局部的凉热、软硬、胀满、肿块、压痛等情况，以此来推测有关脏腑的病变及证之寒热虚实。脘腹满痛，喜按者属虚，拒按者属实；喜暖手按抚者属寒，喜冷物按放者属热。痛在脐旁小腹，按之有块者为血瘀。

腹部高度胀大，如鼓之状者，称为臌胀。臌胀中气臌和水臌的鉴别，可以通过以下方法：两手分置于腹部两侧对称位置，一手轻轻叩拍腹壁，另一手若有波动感，按之如囊裹水者为水臌；一手轻轻叩拍腹壁，另一手无波动感，以手叩击如击鼓之膨膨然者为气臌。

若腹内按之有肿块，推之可移，或痛无定处，聚散不定者，为瘕聚，病属气分。凡肿块痛有定处，推之不移者，为癥积，病属血分。

（3）按肌肤：按肌肤是医生用手触摸某些部位的肌肤，从肌肤的寒热、润燥、滑涩、疼痛、肿胀、疮疡等，分析疾病的寒热虚实及气血阴阳盛衰的诊察方法。

1）诊寒热：若肌肤寒冷，多为寒证；身冷肢厥而大汗淋漓，面色苍白，脉微欲绝者，为亡阳之征；肌肤灼热，为阳热炽盛；若汗出如油，四肢肌肤尚温而脉躁疾无力者，为亡阴之征；身灼热而肢厥者，多属真热假寒证。

2）诊润燥、滑涩：皮肤的滑润和枯涩反映机体气血津液的盛衰。肌肤滑润为气血充盛、津液未伤；肌肤枯涩为气血亏虚；干瘪者为津液不足。血虚或血瘀可致肌肤甲错。

3）诊疼痛：一般肌肤濡软，按之痛减者，为虚证；硬痛拒按者，为实证；轻按即痛者，病在表浅；重按方痛者，病在深部。

4）诊肿胀：用手按压肌肤肿胀之处，根据按压之凹陷的特点，可辨水肿和气肿。如以手按之凹陷，起指后留有压痕，如裹水状，不能即起者为水肿，此为水湿溢于肌肤所致。如以手按之凹陷，皮肤粗厚，举手即起，起指后无压痕者为气肿，此为卫阳失于温运，气机壅滞所致。

5）诊疮疡：凡疮疡按之肿硬而不热，根盘平塌漫肿者，多属虚证；红肿灼手，根盘紧束者，多属实证；肿硬不热者，属寒证；肿处烙手而压痛者，属热证。按之硬而热不甚者，为无脓；按之边硬顶软有波动感而热甚者，为有脓。

第二节 辨 证

中医学的辨证方法有多种，是通过长期的临床实践总结而形成的。本章主要介绍八纲辨证、气血津液辨证、脏腑辨证等辨证方法。八纲辨证是各种辨证的纲领，适用于临床各种病证；气血津液辨证和脏腑辨证主要应用于内伤性疾病的辨证；而六经辨证、卫气营血辨证、三焦辨证主要适用于外感性疾病的辨证。

一、八纲辨证

八纲，指表、里、寒、热、虚、实、阴、阳八个纲领。八纲辨证，指运用八纲对经四诊所获得的病情资料进行分析综合，以辨别疾病现阶段病变部位的浅深、病情性质的寒热、邪正斗争的盛衰和病证类别的阴阳的方法。

八纲是从各种具体证候个性中抽象出来的带有普遍规律的纲领性证候。表里，是用以辨别疾病病位深浅的基本纲领；寒热虚实，是用以辨别疾病性质的基本纲领；阴与阳则是区分疾病类别的纲领，并可作为八纲的总纲，概括其余六纲。通过八纲辨证，可掌握疾病的要领，确定其类型，预计其趋势，为治疗提供依据。因此，八纲辨证是用于分析各种疾病共性的辨证方法，是其他辨证方法的基础，在诊断过程中能起到执简驭繁、提纲挈领的作用。

（一）八纲基本证候

1.表里辨证

表里辨证是辨别病位的内外深浅的两个纲领。一般把外邪侵犯肌表，病位浅者，称为表证；病在脏腑，病位深者，称为里证。辨别表里对于区分外感疾病和内伤杂病来说，尤为重要。

（1）*表证*：表证，其病位浅在肌肤，是六淫、疫疠等邪气，经皮毛、口鼻侵入机体，正气抗邪于肤表浅层所表现的证候，属于外感疾病的初期阶段。

临床表现：新起恶风寒，或恶寒发热，喷嚏，鼻塞，流涕，咽喉痒痛，头身疼痛，或有咳嗽，舌淡红，苔薄，脉浮。

证候分析：邪气客于肤表，阻遏卫气的正常宣发、温煦功能，故见恶寒发热；肺主皮毛，鼻为肺窍，皮毛受邪，内应于肺，鼻咽不利，故喷嚏、鼻塞、流清涕、咽喉痒痛；外邪束表，经气不利，不通则痛，故有头身疼痛；肺气失宣，故有咳嗽；病邪在表，尚未入里，没有影响胃气的功能，舌象没有明显变化，故舌淡红、苔薄；正邪相争于表，脉气鼓动于外，故脉浮。

辨证要点：新病恶寒发热、脉浮等。

（2）里证：里证，其病位在内，是脏腑、气血、骨髓等受病所反映的证候。里证可由于表邪不解内传入里产生，也可由于邪气直接侵入或情志内伤、饮食劳倦等发病。

临床表现：里证的范围极广泛，凡不属于表证及半表半里证的特定证候，一般都属里证的范畴，因此其表现多种多样，以脏腑及气血津液异常症状为主要表现。

证候分析：里证形成的原因有三个方面：一为外邪袭表，表证不解，病邪传里，形成里证；二为外邪直接入里，侵犯脏腑等部位，即所谓“直中”为病；三为情志内伤、饮食劳倦等因素，直接损伤脏腑气血，或脏腑气血功能紊乱而出现各种证候。由于里证形成的原因及表现不同，其证候机理亦各不相同。

辨证要点：脏腑、气血津液等异常所致症状。

（3）半表半里证：半表半里证是指病变既非完全在表，又未完全入里，病位处于表里进退变化之中，以寒热往来等为主要表现的证候。可由外邪由表内传或里证出表而尚未达表所致。

临床表现：寒热往来，心烦喜呕，胸胁苦满，默默不欲饮食，口苦，咽干，目眩，脉弦。

证候分析：多属六经辨证中的少阳病证。邪正分争于表里之间，正胜则邪出于表与阳争而发热；邪胜则邪入于里与阴争而恶寒，邪正进退交争，故见寒热往来。邪结少阳，经气郁滞，则胸胁苦满；气机郁滞，气不条达，则神情默默，心烦。气机不畅，影响胃腑，胃失和降，则时时欲呕，不欲饮食；邪郁少阳，郁而化火，气火上扰则口苦，咽干，目眩；邪在少阳，气机郁滞，气不条达，故脉弦。

辨证要点：寒热往来、胸胁苦满、口苦、咽干、目眩、脉弦等。

（4）表证和里证的鉴别，见表5-20。

表 5-20　表证与里证的鉴别要点

病证	寒热症状	兼症	舌、脉
表证	发热恶寒同时并见	鼻塞或喷嚏，头身疼痛等	舌象变化不明显，浮脉
里证	但热不寒或但寒不热	咳喘、心悸、腹痛、呕泻之类的内脏症状	舌象多有变化，沉脉

2. 寒热辨证

寒热是辨别疾病性质的两个纲领。辨别寒热即为辨别阴阳盛衰，阴盛或阳虚则表现为寒证，阳盛或阴虚则表现为热证。在进行寒热辨证时，不能孤立地根据个别症状做判断，而是应在综合分析四诊资料的基础上进行辨识。

辨清寒证与热证，是确定“寒者热之，热者寒之”治则的依据。

（1）寒证：寒证是指感受寒邪，或阳虚阴盛，导致机体功能活动低下所表现的具有“冷、凉”特点的证候。因阴盛或阳虚均可导致寒证，故寒证有实寒与虚寒之分。

临床表现：恶寒（或畏寒）喜暖，肢冷踡卧，冷痛喜温，面色苍白，口淡不渴，痰、涕、涎液清稀，小便清长，大便溏薄，舌质浅淡，苔白而润，脉紧或迟等。

证候分析：因感受寒邪，或过服生冷寒凉所致，起病急骤，体质壮实者，多为实寒证；因内伤久病，阳气虚弱而阴寒偏胜者，多为虚寒证；寒邪袭于表者，多为表寒证；寒邪客于脏腑，或因阳虚阴盛所致者，多为里寒证。阳气虚弱，或因外寒阻遏阳气，形体失却温煦，故见恶寒（或畏寒）喜暖、肢冷踡卧、冷痛喜温等症；阴寒内盛，津液未伤，所以见口淡不渴，痰、涕、涎液、大小便等分泌物、排泄物澄澈清冷，苔白而润；寒邪束遏阳气则脉紧，阳虚推动缓慢则脉迟。

辨证要点：怕冷喜暖与分泌物、排泄物澄澈清冷等共见。

（2）热证：热证是指感受热邪，或脏腑阳气亢盛，或阴虚阳亢，导致机体功能活动亢进所表现的具有“温、热”特点的证候。由于阳盛与阴虚均可导致热证，故热证有实热与虚热之分。

临床表现：发热，恶热喜冷，口渴欲饮，烦躁不宁，面赤，痰、涕黄稠，小便短黄，大便干结，舌红少津，苔黄燥，脉数等。

证候分析：体内阳热过盛所致病证多病势急骤，患病者多为形体壮实者，多为实热证；因内伤久病，阴液耗损而阳气偏亢者，多为虚热证；风热之邪袭于表者，多为表热证；热邪盛于脏腑，或因阴虚阳亢所致者，多为里热证。由于阳热偏盛，津液被耗，故见发热、恶热、烦躁不宁、面赤、舌红、苔黄、脉数等一派热象证候；热伤阴津，故见口渴欲饮、痰涕黄稠、小便短黄、大便干结、舌红少津等症。

辨证要点：发热恶热与分泌物、排泄物黏浊色黄等共见。

（3）寒证与热证的鉴别，见表5–21。

表 5–21 寒证与热证的鉴别要点

鉴别点	寒证	热证
寒热喜恶	恶寒喜温	恶热喜凉
口渴	不渴	渴喜冷饮
面色	白	红
四肢	冷	热
大便	稀溏	秘结
小便	清长	短赤
舌象	舌淡、苔白润	舌红、苔黄燥
脉象	迟或紧	数

3.虚实辨证

虚实是辨别邪正盛衰的两个纲领，主要反映病变过程中人体正气的强弱和致病邪气的盛衰。实主要指邪气亢盛，是以邪气盛为矛盾主要方面的一种病理反应。实证主要表现为致病邪气的毒力和机体的抗病能力都比较强盛，脏腑功能亢进，或是邪气虽盛而机体正气未衰，尚能积极与邪气抗争，故正邪相搏，斗争剧烈，反应明显，在临床上可出现一系列病理反应比较剧烈的、有余的证候表现。虚主要指正气不足，是以正气虚损为矛盾主要方面的一种病理反应。虚证主要表现为人体生理功能减退，抗病能力低下，因而正气不足与邪气抗争，难以出现较剧烈的病理反应，在临床上多出现一系列虚弱不足或衰退的证候表现。即《素问·通评虚实论》所谓“邪气盛则实，精气夺则虚”。

（1）虚证：虚证是指人体正气亏虚，脏腑功能衰退，而邪气不明显所表现出的证候。

临床表现：由于损伤正气的不同及影响脏腑器官的差异，虚证可表现为气虚、血虚、阴虚、阳虚以及各脏腑的虚证，具体内容详见有关章节。

证候分析：虚证多因先天禀赋不足，后天失调或疾病耗损所致。如饮食失调，营血生化不足；思虑太过、悲哀惊恐、过度劳倦等，耗伤气血营阴；房事不节，耗损肾精元气；久病失治、误治，损伤正气；大吐、大泻、大汗、出血、失精等，使阴阳气血耗损，均可形成虚证。

辨证要点：临床表现具有“衰退、不足、松弛”等特征。

（2）实证：实证指人体因为感受外邪，或疾病过程中阴阳气血失调，体内病理产物蓄积，以致邪气盛实、脏腑功能亢进所表现出的证候。

临床表现：由于感邪性质与病理产物的不同，以及病邪侵袭、停积部位的差别，实证的表现也各不相同，具体内容详见有关章节。

证候分析：实证的形成主要有两方面原因：一为因风寒暑湿燥火、疫疠以及虫毒等邪气侵犯人体，正气奋起抗邪所致；二为内脏功能失调，气化失职，气机阻滞，形成痰、饮、水、湿、脓、瘀血、宿食等有形病理物质，壅聚停积于体内所致。具体内容详见有关章节。

辨证要点：临床表现具有“亢盛、有余、停聚”等特征。

（3）虚证与实证的鉴别，见表5–22。

表 5–22 虚证、实证的鉴别要点

鉴别点	虚证	实证
病程	较长（久病）	较短（新病）
体质	虚弱	壮实
精神	萎靡	亢奋
声息	声低息微	声高气粗
疼痛	喜按	拒按
胸腹胀满	按之不痛，胀满时减	按之疼痛，胀满不减

续表

鉴别点	虚证	实证
发热	低热	高热
恶寒	畏寒，得衣近火则减	恶寒，添衣加被不减
舌象	舌质娇嫩，苔少或无	舌质苍老，苔厚腻
脉象	细弱	实而有力

4.阴阳辨证

阴阳是辨别疾病类别的纲领，是辨别病证的基本大法。阴阳辨证的内容包括两个方面：一是将阴阳作为八纲的总纲，将病证归类为阴证与阳证，表、热、实证属阳证，里、寒、虚证属阴证；二是特指人体阴液与阳气不足或衰竭所导致的阴虚证与阳虚证、亡阴证与亡阳证。

（1）阴证与阳证：阴阳是八纲中的总纲。凡具有抑制、沉静、衰退、晦暗等表现特征的里证、寒证、虚证，属阴证范畴；具有兴奋、躁动、亢进、明亮等表现特征的表证、热证、实证，属阳证范畴。

（2）阴虚证与阳虚证

1）阴虚证：阴虚证是指体内阴液亏少而无以制阳，滋润、濡养等作用减退所表现的证候。多因久病，热病后期，情志过极，房事不节，过服温燥之品等所致。

临床表现：形体消瘦，口咽干燥，两颧潮红，五心烦热，潮热盗汗，小便短少，大便干结，舌红少津或少苔，脉细数。

证候分析：阴虚机体失于濡养，则形体消瘦，口咽干燥，舌少津或少苔；阴津亏少，化源不足则小便短少，大肠失润则大便干结，脉道失充则脉细；阴虚内热，则潮热盗汗，五心烦热，两颧潮红，舌红脉数。

辨证要点：口燥咽干、五心烦热、潮热盗汗、舌红少苔等。

2）阳虚证：阳虚证是指体内阳气亏虚，机体失于温养，推动、蒸腾、气化等作用减退所表现的证候。多因久病损伤，阳气亏虚；久居寒凉之处，或过服寒凉清苦之品；年高而命门火衰等原因所致。

临床表现：畏寒肢冷，口淡不渴，或渴喜热饮，自汗，小便清长，或尿少浮肿，大便稀溏，面色白，舌淡胖嫩，苔白滑，脉沉迟无力。可兼有神疲、乏力、气短等表现。

证候分析：阳虚温煦失职，则畏寒肢冷；不能固摄，则见自汗；不能温化津液，则见口淡不渴，或渴喜热饮，大便稀溏，小便清长，或尿少；不能输布津液，水气泛溢，则见面色㿠白，浮肿，舌淡胖嫩，苔白滑；推动无力，则脉沉迟无力；阳气亏虚，则见神疲、乏力、气短等症。

辨证要点：口淡不渴、畏寒肢冷、神疲乏力、舌淡胖嫩等。

（3）亡阴证与亡阳证

1）亡阴证：亡阴证是指体内阴液严重耗损而欲竭所表现的危重证候。多由阴虚发展而来；或因壮热不退；汗、吐、泻太过；大出血、严重烧伤等引起阴液暴失所导致。

临床表现：汗热、味咸而黏、如珠如油，身热恶热，虚烦躁扰，口渴饮冷，目眶凹陷，皮肤皱瘪，小便极少，面赤唇焦，呼吸急促，唇舌干燥，脉细数疾等。

证候分析：阴亡液脱，故汗咸而黏、如珠如油；津不上承，则口渴欲饮；失于濡润，故见目眶凹陷，皮肤皱瘪，唇舌干燥；化源不足，故小便极少；阴液欲绝，阴竭阳浮，上扰心神，故虚烦躁扰；阴不制阳，故见汗热、身热恶热、面赤唇焦、呼吸急促、脉细数疾等。

辨证要点：汗出如油、身热烦渴、脉细数疾等。

2）亡阳证：亡阳证是指体内阳气极度衰微而欲脱所表现的危重证候。多由阳虚发展而来；或因寒邪暴伤阳气所致；或大汗、大吐、大泻、大出血等阴血消亡而阳随阴脱；或剧毒刺激、严重外伤、瘀痰阻塞心窍等所导致。

临床表现：冷汗淋漓，汗质稀淡，神情淡漠，肌肤不温，手足厥冷，呼吸气弱，面色苍白，舌淡而润，脉微欲绝。

证候分析：阳气极度衰微而欲脱，固摄无权，津液外泄，故冷汗淋漓、汗质稀淡；不能温煦，则肌肤不温，手足厥冷；阳气虚脱，不能上荣面舌，则见面色苍白，舌淡；元气虚衰，鼓动无力则呼吸气弱，神情淡漠，脉微欲绝。

辨证要点：冷汗淋漓、四肢厥冷、面色苍白、脉微欲绝等。

（二）八纲证候间的关系

表里、寒热、虚实、阴阳八纲，虽各自概括着一个方面的病理本质，但病理本质的各个方面是互相联系着的。寒热病性、邪正相争不能离开表里病位而存在，反之，也没有可以离开寒热虚实等病性而独立存在的表证或里证。因此，八纲之间可有相兼、错杂、转化的关系，甚至存在真假难辨的情况。临床辨证时，不仅要注意八纲基本证候的识别，更应把握八纲证候之间的相互关系，以便对证候有比较全面、正确的认识。八纲证候间的相互关系，主要可归纳为证候相兼、证候错杂、证候转化及证候真假四个方面。

证候相兼，是指各种不同证候的相兼存在，也指在疾病的某一阶段，出现两纲或两纲以上的证，但病位没有表与里，病性没有寒与热、虚与实等相反的证候存在的情况。临床常见的有表实寒证、表实热证、里实寒证、里实热证、里虚寒证、里虚热证等证候。

证候错杂，是指在疾病的某一阶段，八纲中相互对立的两纲病证同时并见所表现出的综合性证候。在错杂的证候中，矛盾的双方都反映着疾病的本质，因而不可忽略。八纲中的错杂关系，从表与里、寒与热和虚与实的角度，分别可概括为表里同病、寒热错杂、虚实夹杂等。

证候转化，是指在疾病的发展变化过程中，八纲中相互对立的证候之间在一定条件下可以相互转化成对立的另一纲证候。八纲证候的转化包括表里出入、寒热转化、虚实转化三种情况。证候转化后的结果有两种可能：一是病情由浅及深、由轻而重，向加重的方向转化；二是病情由重而轻、由深而浅，向痊愈方向转化。

证候真假，当某些疾病发展到严重或后期阶段时，可表现出一些与疾病本质不一致，甚至相反的“假象”，从而干扰对疾病真实面貌的认识，此即所谓证候的真假。“真”，是指与疾病内在本质相符的证候；“假”，是指疾病发展过程中表现出的一些不符合常规认识的“假象”，即与病理本质所反映的常规证候不相应的某些表现。八纲证候的真假主要可概括为寒热真假与虚实真假两种情况。当出现证候真假难辨的情况时，一定要注意全面分析，去伪存真，抓住疾病的本质，以避免治疗时犯虚虚实实、寒寒热热的错误。

二、气血津液辨证

气血津液辨证，是指运用有关气血津液的理论，对四诊所收集的临床资料进行分析、归纳，进而判断其所反映证候的一种辨证方法。

（一）气病辨证

气的失常主要气的生化不足或耗损过多，形成气虚的病理状态，或气的运动失常，从而表现为气滞、气逆、气陷、气闭或气脱等气机失调的病理状态。

1.气虚证

气虚证是指元气（真气）不足，气的功能减退，或脏腑组织功能活动减退所表现的虚弱证候。本证常由久病体虚、年老体弱、劳累过度、先天不足、后天饮食失调等因素所致。

临床表现：神疲乏力，少气懒言，头晕目眩，自汗，活动时诸症加剧，舌淡苔白，脉弱。

证候分析：元气亏虚，脏腑组织功能减退，故见神疲乏力、少气懒言；气虚清阳不升，头目失于温养，则头晕目眩；卫气虚弱，卫外不固，腠理疏松则自汗；动则耗气，故活动时诸症加剧；气虚无力运血，血不上营于舌，则见舌淡；气虚无力鼓动血脉，故脉象按之无力。

辨证要点：神疲乏力、少气懒言、自汗、动则诸症加剧、脉虚等。

2.气陷证

气陷证是指气虚无力升举，清阳之气下陷所表现的虚弱证候，多见于气虚证的进一步发展；或由劳累用力过度，损伤某一脏气；或久病失养等原因所致。

临床表现：少气倦怠，头晕目眩，便意频频，久泻久痢，形体消瘦，腹部、腰部、阴道、肛门有下坠感，或见内脏下垂，如胃下垂、子宫脱垂、脱肛，舌淡苔白，脉弱。

证候分析：元气亏虚，则见少气倦怠、头晕目眩、舌淡苔白、脉弱等症；中气亏虚，脾失健运，清阳不升，气陷于下，则便意频频、久泻久痢；气虚化源不足，机体失去精微物质的滋养，故见形体消瘦；气虚升举无力，以致不能维持腹内脏器固有的位置，故觉腹部、腰部、阴道、肛门坠胀，严重者出现胃下垂、子宫脱垂、脱肛等内脏下垂的表现。

辨证要点：气坠、脏器下垂与气虚症状并见。

3.气滞证

气滞证是指人体某一部位，或某一脏腑、经络的气机阻滞，运行不畅所表现的证候。本证常因情志不遂，七情郁结；病邪内阻；脏气虚弱，运行无力等因素所致。

临床表现：胸胁、乳房、脘腹等处胀闷或疼痛，或攻窜发作，时轻时重，常随嗳气、矢气、叹息或情绪好转而减轻，或随忧思恼怒而加重，脉弦，舌象可无明显变化。

证候分析：气机郁滞，运行不畅，轻则胀闷，重则疼痛，或攻窜不定；气聚散无常，故其痛时轻时重；嗳气、矢气、叹息或情绪舒畅时，气机暂时得以通畅，故胀痛可缓解；情绪不舒时，气机郁滞加重，故症状加剧；脉弦是气机不利，脉气不舒的表现。

辨证要点：胀闷、疼痛等。

4.气逆证

气逆证是指气机升降失常，逆而向上所表现的证候。本证临床上以肺、胃之气上逆和肝气升发太过的病变为多见，常由感受外邪，或痰浊、食积、寒饮等病理产物阻滞，或情志异常，恼怒伤肝所致。

临床表现：咳嗽，气喘；呃逆，嗳气，恶心，呕吐；头痛，眩晕，甚至昏厥、呕血。

证候分析：肺失肃降，肺气上逆则发为咳嗽、气喘；胃失和降，胃气上逆而为呃逆、嗳气、恶心、呕吐；肝气升发太过，气火上逆而见头痛、眩晕；血随气逆而上涌，可见呕血、昏厥。

辨证要点：咳喘、呃逆、嗳气、呕吐、头痛、眩晕等。

5.气脱证

气脱证是指元气亏虚已极，气息奄奄欲脱所表现的危重证候。本证可由气虚进一步发展而来；或因大汗、剧烈吐泻、大出血；或因长期饥饿、极度疲劳、暴邪骤袭等原因所致。

临床表现：呼吸微弱而不规则，汗出不止，面色苍白，口开目合，手撒身软，神志模糊，甚或昏迷或昏仆，二便失禁，舌质淡白，苔白润，脉微欲绝。

证候分析：元气亏虚至极，肺气无力司呼吸，故呼吸微弱而不规则；气脱不能温养心神，心神散乱，则见神志模糊、昏迷、昏仆；气脱失于固摄，则汗出不止、二便失禁；气脱无力运血，血不上荣，故见面色苍白；元气亏虚欲脱，脾气外泄，则见口开目合、手撒身软；气脱无以鼓动血脉，故见脉微欲绝。

辨证要点：气息微弱欲绝、汗出不止、二便失禁、脉微等。

6.气闭证

气闭证是指邪气阻闭脏器、管窍，以突发昏厥或绞痛为主要表现的急重证候，属实证。多因大怒、暴惊、忧思过极等闭阻气机；或因瘀血、砂石、蛔虫、痰浊阻塞脉络、管腔而引起。

临床表现：突然昏仆或晕厥，四肢厥冷，或见绞痛，二便不通，并见呼吸气粗，舌苔厚，脉沉实有力。

证候分析：过度精神刺激，导致气机逆乱，心窍闭塞，故见突然昏仆或晕厥；气机闭塞，肺气失宣，息道不畅，则呼吸气粗；瘀血、砂石、蛔虫、痰浊等有形病邪突然阻塞脉络、管腔，导致气机闭塞不通，从而突发绞痛、二便不通；气机闭塞，阳气内郁不能外达，则四肢厥冷；舌苔厚，脉沉实有力为实邪内阻之征。

辨证要点：突然昏厥、绞痛、四肢厥冷、二便不通等。

（二）血病辨证

血的失常主要表现在两方面：一为血的生化不足或耗伤太过，或血的濡养功能减退，从而形成血虚之病理状态。二为各种病理因素导致血的循环运行失常，从而形成不同的病理变化。兹分述如下。

1. 血虚证

血虚证是指血液亏少，脏腑、经络、组织失于濡养所表现的虚弱证候。本证多由先天禀赋不足；或脾胃虚弱，生化乏源；或各种急慢性出血；或久病不愈；或思虑过度，暗耗阴血；或瘀血阻络，新血不生；或肠寄生虫影响脾胃运化，血乏化源而导致。

临床表现：面白无华或萎黄，眼睑、口唇、爪甲淡白，头晕眼花，心悸失眠，手足发麻，妇女经血量少色淡，愆期甚或闭经，舌淡苔白，脉细。

证候分析：血液亏虚，机体组织失于濡养，故面、唇、眼睑、爪甲、舌体皆呈淡白色；血虚则脑髓失于充养，目睛失滋，故头晕眼花；血虚心失滋养则心悸，神失濡养则失眠；血液亏虚，经络失养致手足发麻；血液不足，血海空虚，冲任失充，故女子经量减少，经色变淡，经期迁延，甚至闭经；血虚而脉道失充则脉细。

辨证要点：面、唇、睑、爪甲淡白，头晕眼花，舌淡脉细等。

2. 血瘀证

血瘀证是指由瘀血内阻所表现的证候。本证的形成，原因主要有五：一是外伤、跌仆等损伤原因造成体内出血，离经之血未能及时排出或消散，蓄积在体内而形成本证；二是因气虚推动无力导致血行缓慢而形成本证；三是因气滞导致血行不畅而形成本证；四是因寒凝血脉，血行不畅而形成本证；五是因热邪煎熬津血，血液浓缩，黏滞不畅，或热邪灼伤脉络，血溢脉外，蓄积不散而形成本证。

临床表现：疼痛如针刺、刀割，痛有定处、拒按，常在夜间加重；肿块在体表者，常呈青紫色；在体内者，呈坚硬而按之不移的包块，称为癥积；出血反复不止，呈紫暗色，血中多夹有血块，或大便色黑如柏油状，妇女崩漏；面色黧黑，唇甲青紫，肌肤甲错；皮下瘀斑，或皮肤丝状红缕，或腹壁青筋怒张，妇女闭经，舌质紫暗，或有瘀点、瘀斑，舌下络脉曲张，脉细涩或结代。

证候分析：瘀血为有形之邪，停积于内，络脉不通，气机受阻，不通则痛，故疼痛如针刺、刀割，拒按，部位固定；夜间阳气入脏，阴气用事，阴血凝滞更甚，故夜间疼痛加重；瘀血凝聚局部，日久不散，在体表呈青紫色；在体内形成坚硬而按之不移的肿块；瘀血停滞血脉，血不循经而外溢，故见各种出血并反复不止；瘀血内阻，气血运行不利，肌肤失养，故见面色黧黑，唇甲青紫，肌肤甲错；瘀血停滞皮下及脉络，则见皮下瘀斑，皮肤丝状红缕，腹壁青筋暴露，舌质紫暗，或有瘀点、瘀斑，舌下络脉曲张，脉涩等症；瘀血内阻，新血不生，故妇女可见闭经。

辨证要点：痛如针刺、痛有定处、肿块、出血、唇舌甲青紫、脉涩等。

3.血寒证

血寒证是指寒邪客于血脉，凝滞气机，血行不畅所表现的实寒证候。主要因寒邪侵犯血脉，或阴寒内盛，凝滞脉络而成。

临床表现：手足、少腹等处冷痛拘急，得温则痛减，遇寒则加剧，皮肤紫暗发凉，形寒肢冷，妇女月经愆期，经色紫暗，夹有血块，舌淡紫苔白，脉沉迟涩或紧。

证候分析：寒凝血脉，脉道收引，血行不畅，致手足络脉瘀滞，气血不得畅达，故见手足冷痛拘急、肤色紫暗发凉；血得温则行，得寒则凝，故喜暖怕冷，得温则痛减；寒凝胞宫，则见妇女小腹冷痛、月经愆期、经色紫暗、夹有血块；寒邪伤阳，肌肤失于温煦，故形寒肢冷；舌淡紫苔白，脉沉迟涩或紧为阴寒内盛，血行不畅的表现。

辨证要点：局部冷痛拘急、肤色紫暗、形寒肢冷、脉沉迟涩或紧等。

4.血热证

血热证是指火热内炽，侵犯血分所表现的实热证候。本证常由外感温热之邪，或其他邪气化热；情志过激，气郁化火；过食辛辣燥热之品等导致火热内炽。

临床表现：咳血、吐血、衄血、尿血、便血、月经过多、崩漏等急性出血症状，血色鲜红质稠，身热，面红，口渴，心烦，失眠，或局部疮疡，红、肿、热、痛，舌红绛，脉滑数或弦数。

证候分析：火热炽盛，内迫血分，损伤脉络，致血液妄行而溢于脉外，故见各种急性出血症，血色鲜红质稠；火热内炽，火性炎上，灼伤津液，则身热、面红、口渴；血热上扰心神，故见心烦、失眠；火热邪毒积于局部，灼血腐肉，故见局部红、肿、热、痛；舌红绛，脉滑数或弦数为血热炽盛的表现。

辨证要点：急性出血、血色鲜红质稠、身热口渴、局部红肿热痛、舌红绛、脉数有力等。

（三）气血同病辨证

气与血之间具有相互依存，相互为用的关系。气的虚衰或升降出入失常，则必然影响及血。同样，血的亏耗或功能失调，则亦必影响及气。故临床上气血互根互用功能的失调，主要表现于气血两虚证、气虚血瘀证、气滞血瘀证、气不摄血证、气随血脱证等。

1.气血两虚证

气血两虚证是指气虚和血虚同时存在所表现的证候。本证多由久病不愈，气虚不能生血，或血虚无以化气所致。

临床表现：头晕目眩，少气懒言，神疲乏力，自汗，面色淡白或萎黄，唇甲淡白，心悸失眠，形体消瘦，舌淡而嫩，脉细弱。

证候分析：元气亏虚，则见少气懒言、神疲乏力、自汗等症；血虚不能养心，则见心悸失眠；血虚不能外荣和充盈脉络，可见唇甲淡白、脉细弱；气血两虚不能上荣于头面、舌体，则见头晕目眩、面色淡白或萎黄、舌淡嫩；肌肉失于充养，故见形体消瘦。

辨证要点：气虚与血虚见症。

2.气虚血瘀证

气虚血瘀证是指由于气虚运血无力，以致血行瘀滞所表现的证候。本证多由久病体弱，过度劳累耗气以致气虚推动无力，血行不畅所引起。

临床表现：身倦乏力，少气懒言，自汗，局部刺痛、固定不移、拒按，面色淡白，舌质淡紫或有瘀斑，脉细涩或沉涩无力。

证候分析：元气亏虚，故见身倦乏力、少气懒言、自汗、面色淡、舌色淡、脉无力等症；气虚运血无力，血行瘀阻，故见局部刺痛、固定不移、拒按，舌质紫或有瘀斑，脉细涩或沉涩等血瘀症状。

辨证要点：气虚与血瘀见症。

3.气滞血瘀证

气滞血瘀证是指由于气机郁滞，以致血行瘀阻所表现的证候。本证多由情志不遂，外邪侵袭，或闪挫外伤等因素所引起。

临床表现：胸胁胀满疼痛，乳房胀痛，急躁易怒，并兼见痞块刺痛拒按，妇女月经延期，经色紫暗有块，或痛经，闭经，舌质紫暗或有瘀斑，脉弦涩。

证候分析：情志不遂，致肝失疏泄，气机郁滞，情志失和，则见胸胁胀满疼痛、乳房胀痛、急躁易怒等症；气为血之帅，气滞则血瘀，气血瘀滞而不通，故见痞块疼痛拒按、舌紫暗或有瘀斑、妇女月经延期、经色紫暗有块、痛经、闭经等症；脉弦涩为气滞血瘀之象。

辨证要点：气滞与血瘀见症。

4.气不摄血证

气不摄血证是指因气虚不能统摄血液而以出血为主要表现的证候。常由久病气虚，或慢性失血，气随血耗，转而气虚，不能统摄血液所致。

临床表现：吐血，便血，鼻衄，皮下瘀斑，崩漏，气短，神疲乏力，面白无华，舌淡，脉弱。

证候分析：气虚统摄无权，血即离经而外溢，溢于胃肠，即为吐血，便血；溢于鼻内，则为鼻衄；溢于肌肤，便见皮下瘀斑。气虚统摄无权，冲任不固，可见月经过多或崩漏；气虚则气短，神疲乏力；气虚血亏则面白无华；舌淡，脉细弱皆为气血不足之象。

辨证要点：出血与气虚见症。

5.气随血脱证

气随血脱证是指在大出血时，气随之暴脱所表现的危重证候。常由外伤失血、胃肠大出血、妇女崩中以及产后大出血等原因所导致。

临床表现：大出血时，突然大汗淋漓，面色苍白，四肢厥冷，呼吸微弱，甚至晕厥，舌淡白，脉微欲绝或见芤脉。

证候分析：血为气之母，血脱则气无以附，故气亦随之而脱。气脱阳亡，肌表失于温煦固摄，则冷汗淋漓；阳气不能温煦四肢，故见四肢厥冷；气血不能上荣，则见面色苍白，舌质淡白，甚至晕厥；血脉得不到气血的鼓动与充盈，故脉微欲绝或见芤脉。

辨证要点：大出血与亡阳见症。

（四）津液病的辨证

津液代谢失常主要是由于肺、脾、肾、三焦、膀胱及肝等脏腑组织的气化失司，从而导致津液的生成、输布和排泄产生紊乱所致。一般可概括为津液亏虚证和水液停聚证。

1.津液亏虚证

津液亏虚证是指由于津液亏少，导致脏腑组织器官失其滋养润泽所表现的证候。本证形成的原因主要有两个方面：一是津液生成不足。因脾胃虚弱，运化无权；或因过分限制饮食及某些疾病，引起长期进食减少，导致津液生成减少。二是津液丧失过多。因高热、大汗、吐泻太过、燥热伤津等导致津液大量丧失。津液亏虚，失其滋润作用，易从燥化，故该证候可属燥证范畴，但本证与感受燥邪所形成的外燥证不同，称为内燥证。

临床表现：口燥咽干，渴欲饮水，唇焦而裂，鼻孔干燥，目眶凹陷，皮肤干枯无泽，小便短少，大便干结，舌红少津，脉细数。

证候分析：津液亏虚，上不能滋润和充养组织官窍，则口燥咽干、渴欲饮水、唇焦而裂、鼻孔干燥、目眶凹陷；外不能润泽肌肤，则皮肤干燥枯槁；下不能化生尿液，滋润大肠，则小便短少、大便干结；津液亏少，不能制阳，故舌红少津、脉见细数。

辨证要点：口、咽、唇、鼻、舌、皮肤干燥，尿少便干等。

2.水液停聚证

水液停聚证，是指因津液输布与排泄障碍，停积于体内所表现的证候。本证主要包括痰证、饮证、水停等证。痰证、饮证的临床表现详见病因章节，这里主要介绍水停证。

水停证是指由于水邪内停，泛溢到肌肤，或停蓄于腹腔中，导致全身或局部水肿及腹腔积水等所表现的证候。本证常因风邪外袭，或湿邪内侵，或劳倦太过、房事过度、久病伤肾、过用攻伐，或瘀血内阻等，影响肺、脾、肾的敷布、运化、排泄功能，使水液停聚所导致。

临床表现：面目、四肢甚或全身浮肿，按之凹陷，不能随手即起，身体困重；或腹部膨隆胀满，叩之呈浊音或呈移动性浊音，按之如囊裹水；小便不利，舌体胖大，苔白滑，脉沉弦。

证候分析：水液停聚，泛溢肌肤，故见局部或全身浮肿，按之凹陷不能随手即起，身体困重；水液停积于腹腔，则见腹部膨隆胀满，叩之呈浊音或呈移动性浊音，按之如囊裹水；膀胱气化失司，故见小便不利；舌体胖大，苔白滑，脉沉弦为水邪内停之征。

水停证中，因水溢肌肤所致面目、四肢甚或全身浮肿者，称为水肿，临床辨证应区分阳水与阴水。一般而言，因风邪外袭，或水湿内侵所致，具有发病急，来势迅速，先见眼睑、头面浮肿，继则四肢及全身皆肿，皮色薄而光亮，上半身肿甚等特点，常伴表证者，为阳水，其病性属实；而由久病正虚、劳倦内伤、房事不节等因素所致，具有发病缓，来势慢，浮肿从足部开始，逐渐延及全身，腰以下肿甚等特点，多伴有脾肾阳虚证者，为阴水，其病性属虚。

辨证要点：浮肿、小便不利、舌体胖大、苔白滑等。

三、脏腑辨证

脏腑辨证，是在认识脏腑生理功能、病理特点的基础上，将四诊所收集的症状、体征及有关病情资料，进行综合分析，从而推断疾病所在的脏腑病位及其具体病理性质的一种辨证方法。

（一）心与小肠病辨证

心病以心主血脉的功能紊乱与心主神志的功能异常为主要病理变化，故心病常见症状有心悸怔忡、心烦、心痛、失眠多梦、健忘、神昏谵语、脉结代等；小肠病以小肠分清泌浊功能失常为主要病理变化，常见症状有小便赤涩灼痛、尿血等。

1.心气虚证

心气虚证是指心气不足，鼓动无力所表现的证候。本证多由久病体虚，先天禀赋不足，年老脏气虚衰，暴病伤正所致。

临床表现：心悸怔忡，胸闷气短，神疲乏力，动则诸症加剧，自汗，面色淡白，舌淡苔白，脉弱。

证候分析：心气不足，鼓动乏力，则心悸怔忡；心居胸中，心气亏虚，胸中宗气运转无力，故胸闷气短；心神失养则神疲乏力；动则气耗，故活动劳累之后诸症加剧；汗为心液，心气虚则肌表不固，故自汗；气虚运血无力，气血不充，则见面色淡白、舌淡苔白、脉弱。

辨证要点：心悸怔忡与气虚见症。

2.心阳虚证

心阳虚证是指心阳虚衰，温运失司，虚寒内生所表现的证候。本证常由心气虚进一步发展至阳虚寒生所致。

临床表现：心悸怔忡，心胸憋闷或疼痛，自汗，气短，畏寒，肢冷不温，面色㿠白，或面唇青紫，舌质淡胖或紫暗，舌苔白滑，脉微细。

证候分析：心阳虚衰，鼓动无力，心动失常，故轻则心悸，重则怔忡；心阳不振，面色㿠白或面唇青紫；阳虚不能温煦肢体，故肢冷不温而畏寒；脉气不相接续则脉结代；舌质淡胖或紫暗，舌苔白滑，均为阳虚寒盛之象。

辨证要点：心悸怔忡、胸闷或心痛与阳虚见症。

3.心阳暴脱证

心阳暴脱证是指心阳衰极，阳气暴脱所表现的证候。常是心阳虚证进一步发展的结果，亦有因寒邪暴伤心阳或痰瘀阻塞心窍所致者。

临床表现：在心阳虚证表现的基础上，突然冷汗淋漓，四肢厥冷，呼吸微弱，面色苍白，或胸痛暴作，口唇青紫，甚或神志模糊，昏迷不醒，舌淡或淡紫，脉微细欲绝。

证候分析：阳气衰亡，津随气泄，故冷汗淋漓；不能温煦肢体，则四肢厥冷；血不上荣故见面色苍白，舌淡；阳气暴脱，宗气大泄，不能助肺以行呼吸，故呼吸微弱；心阳虚衰，寒凝经脉，心脉痹阻不通，则胸痛暴作，痛势剧烈，口唇青紫，舌紫；阳气外脱，心神失养，神散不收，致神志模糊或昏迷；脉微细欲绝，为阳气外亡之征。

辨证要点：心胸憋闷疼痛、神志模糊与亡阳见症。

心气虚证、心阳虚证和心阳暴脱证鉴别见表5–23。

表 5–23　心气虚证、心阳虚证和心阳暴脱证鉴别表

证候	相同表现	不同表现	舌、脉
心气虚	心悸怔忡，胸闷气短，活动后加重，自汗	面色淡白或㿠白	舌淡苔白，脉虚
心阳虚		畏寒肢冷，心痛，面色㿠白	舌淡胖苔白滑或晦暗，脉微细
心阳暴脱		突然冷汗淋漓，四肢厥冷，呼吸微弱，面色苍白，口唇青紫，神志模糊或昏迷	舌淡或淡紫，脉微细欲绝

4.心血虚证

心血虚证是指心血不足，不能濡养心脏所表现的证候。本证多因脾虚生血之源亏乏，或失血过多，或久病失养，或劳心耗血所致。

临床表现：心悸怔忡，失眠多梦，健忘，眩晕，面色淡白或萎黄，唇舌色淡，脉弱。

证候分析：心血不足，心失所养，心动失常，故见心悸怔忡；血不养心，神不守舍，故失眠多梦；血虚不能荣养于上，故眩晕健忘，面色淡白或萎黄，唇舌色淡；血虚不能充实脉道，所以脉弱。

辨证要点：心悸健忘、失眠多梦与血虚见症。

5.心阴虚证

心阴虚证是指心阴亏虚，不能濡养心脏所表现的证候。本证多因思虑劳神太过，暗耗阴血，或因热病后期，耗伤阴液，或肝肾等脏阴亏累及于心所致。

临床表现：心悸怔忡，失眠多梦，心烦，五心烦热，盗汗，口咽干燥，舌红少津，脉细数。

证候分析：心阴亏少，心失所养，心动失常，故见心悸怔忡；心失濡养，且虚热扰心，心神不守，则失眠多梦，心烦；阴不制阳，虚热内生，故五心烦热，盗汗，口咽干燥；舌红少津，脉细数为阴虚内热之象。

辨证要点：心悸心烦、失眠多梦与阴虚见症。

心血虚证和心阴虚证鉴别见表5–24。

表 5-24 心血虚证和心阴虚证鉴别表

证候	相同表现	不同表现	舌、脉
心血虚	心悸怔忡，失眠多梦	健忘，眩晕，面色淡白或萎黄，唇色淡	舌色淡，脉弱
心阴虚		五心烦热，午后潮热，盗汗，两颧发红	舌红少津，脉细数

6. 心火亢盛证

心火亢盛证是指心火内炽所表现的证候。本证多因感受火热之邪；或情志抑郁，气郁化火；或嗜食肥腻厚味、辛辣之品，久蕴化热生火所致。

临床表现：心烦，失眠，面赤口渴，口舌生疮，舌红，脉数；甚则狂躁谵语，或兼见小便赤涩灼痛，尿血等。

证候分析：心火内炽则心烦；火扰心神故失眠，甚则神乱发狂；心开窍于舌，其华在面，心火上炎故口舌生疮而面赤；火热伤津，故口渴；心移热于小肠则尿赤灼痛，伤及血络，故尿血。

辨证要点：心烦，失眠，口舌生疮与实热见症。

7. 心脉痹阻证

心脉痹阻证是指瘀血、痰浊、寒凝、气滞等因素阻痹心脉所表现的证候。本证多因年高体弱，正气衰减；或多食肥甘厚腻，痰浊凝聚，痹阻心脉；或外感寒邪，寒客心脉；或情志抑郁、气滞血瘀等所致。

临床表现：心悸怔忡，心胸憋闷疼痛，痛引肩背内侧臂，时发时止。若痛如针刺，舌见紫暗、紫斑、紫点，脉细涩或结代，为瘀阻心脉；若体胖痰多，身重困倦，闷痛特甚，舌苔白腻，脉沉滑，为痰阻心脉；若剧痛暴作，得温痛缓，畏寒肢冷，舌淡苔白，脉沉迟或沉紧，为寒凝心脉；若疼痛而胀，其发作往往与情志因素有关，舌淡红或暗红，苔薄白，脉弦，为气滞心脉。

四种痹阻心脉证候鉴别见表5-25。

表 5-25 四种心脉痹阻证候鉴别表

证候	相同表现	不同表现	舌、脉
瘀阻心脉	心悸怔忡，心胸憋闷作痛，痛引肩背内臂，时作时止	痛如针刺	舌紫暗或瘀斑、瘀点，脉细涩或结代
痰阻心脉		胸闷特甚，体胖痰多，身重困倦	舌苔白腻，脉沉滑
寒凝心脉		突发剧痛，得温痛减，畏寒肢冷	舌淡苔白，脉沉迟或沉紧
气滞心脉		胀痛，善太息，发作往往与情志因素有关	舌淡红，苔薄白，脉弦

证候分析：心阳不振，失于温养，心动失常故见心悸怔忡；由于阳气不足，血液运行无力，容易继发瘀血内阻、痰浊停聚、阴寒凝滞、气机阻滞等病理变化以致心脉痹阻，气血不得畅通而发生疼痛；手少阴心经之脉直行上肺出腋下循内臂，心脉不通则经脉气血运行不畅，因而产生的疼痛会反映于经脉循行路线上，这是诊断心脉痹阻的主要依据。

辨证要点：心悸怔忡、心胸憋闷作痛、时作时止与血瘀、痰阻、寒凝、气滞见症。

8.痰蒙心神证

痰蒙心神证是指痰浊蒙蔽心神所表现的证候。本证多因湿浊酿痰，或情志不遂，气郁生痰而引起。

临床表现：神志痴呆，朦胧昏昧，或精神抑郁，表情淡漠，喃喃自语，举止失常；或突然昏仆，不省人事而口吐涎沫，喉中痰鸣；或意识模糊，甚至昏不知人，喉有痰声，面色晦滞，胸闷痰多，苔腻脉滑等。

证候分析：痰浊蒙蔽心窍，神明失司，则见神志异常，或表现为朦胧呆滞的痴病；或表现为神志错乱、独语不欢的癫病；或表现为昏仆、痰鸣、吐涎沫的痫病；或表现为神志不清的昏迷等。此时患者神识异常，难以正确描述自觉之所苦，从体征看，具有面色晦滞、咯痰多、苔腻、脉滑等痰湿内阻的特点。

辨证要点：痴呆、抑郁、昏迷等神志异常与痰浊内盛见症。

9.痰火扰神证

痰火扰神证是指火热痰浊之邪侵扰心神所表现的证候。本证多因精神刺激，思虑郁怒，气郁化火，炼液为痰，痰火内盛；或外感热邪，热邪煎熬津液为痰，痰热内扰所引起。

临床表现：发热烦躁，面赤口渴，气粗，面红目赤，便秘尿黄，咯痰色黄，或喉间痰鸣，胸闷，心烦不寐，甚则狂越妄动，打人毁物，胡言乱语，哭笑无常，或见神昏谵语，舌红苔黄腻，脉滑数。

证候分析：痰火扰神的证候有外感和内伤之分。外感热病中，痰火扰乱心神，见神昏谵语，躁扰发狂。里热蒸腾上炎，则面红目赤，呼吸气粗；热灼津伤，则便秘尿黄；痰火内盛，咯痰色黄，或喉间痰鸣；痰阻气机则胸闷；舌红苔黄腻，脉滑数，均为痰火内盛之象。内伤杂病中，痰火内盛，闭扰心神，轻则心烦失眠，重则发狂，胡言乱语，哭笑无常，狂越妄动，打人毁物。

辨证要点：燥扰不宁、失眠、神志狂乱与痰热见症。

10.小肠实热证

小肠实热证是指小肠里热炽盛所表现的证候。本证多由于心热下移小肠所致。

临床表现：心烦失眠，面赤口渴，小便赤涩，尿道灼痛，尿血，舌红苔黄，脉数。

证候分析：心火内扰心神则心烦失眠，热灼伤津则口渴，心与小肠互为表里，心热下移小肠，小肠分清泌浊功能失常，故见小便赤涩，尿道灼痛，热伤血络，迫血妄行则尿血；舌红苔黄，脉数为小肠实热之征。

辨证要点：小便赤涩灼痛与心火炽盛见症。

（二）肺与大肠病辨证

肺的病理变化，主要为肺气宣降失常，反映为肺主气司呼吸、卫外功能，以及水液代谢障碍等病变。主要症状有咳嗽、气喘、咳痰、胸痛、咯血、鼻塞流涕、水肿等。大肠传导功能失常，主要表现为便秘与泄泻。

1.肺气虚证

肺气虚证是指肺功能活动减弱所表现的证候。本证多由久病咳喘，或气的生成不足所致。

临床表现：咳喘无力，气少不足以息，动则益甚，神疲少气，声音低怯，自汗怕冷，面色皖白，舌质淡，脉虚弱。

证候分析：肺气亏虚，呼吸功能减弱，则咳喘无力，气少不足以息，声音低怯；肺气不能宣发卫气于肌表，腠理不固，故自汗怕冷且易感冒；气血不能上荣于面，故面色皖白；肺气虚则宗气不足，全身功能减退，故精神疲怠而少气。

辨证要点：咳喘无力、咯痰清稀与气虚见症。

2.肺阴虚证

肺阴虚证是指肺阴不足，虚热内生所反映的证候。本证多由久咳伤阴，痨虫袭肺，或热病后期阴津损伤所致。

临床表现：咳嗽无痰、或痰少而黏，口咽干燥，形体消瘦，午后潮热，五心烦热，盗汗，颧红，甚则痰中带血，声音嘶哑，舌红少苔，脉细数。

证候分析：肺主清肃，性喜柔润，肺阴不足，虚热内生，肺为热蒸，气机上逆而为咳嗽；津为热灼，炼液成痰，则咳痰量少质黏；肺阴亏虚，上不能滋润咽喉则咽干口燥，外不能濡养肌肉则形体消瘦；虚热内炽则午后潮热，五心烦热；热扰营阴为盗汗；虚热上炎则颧红；肺络受灼，络伤血溢则痰中带血；喉失阴津濡润，并为虚火所蒸，以致声音嘶哑；舌红少津，脉象细数，皆为阴虚内热之象。

辨证要点：干咳无痰或痰少而黏与阴虚见症。

3.风寒束肺证

风寒束肺证是指感受风寒，肺气被束所表现的证候，多因外感风寒所致。

临床表现：咳嗽，痰稀薄色白，鼻塞流清涕，微有恶寒，轻度发热，无汗，舌苔薄白，脉浮紧。

证候分析：感受风寒，肺气被束不得宣发，逆而为咳；寒属阴，故痰液稀薄色白，肺气失宣，鼻窍通气不畅致鼻塞而流清涕；肺气通于卫气，邪客肺卫，卫气郁遏则恶寒；正气抗邪则发热；毛窍郁闭则无汗；由于邪未内传，故舌苔未变；脉浮主表，紧主寒，为感受风寒之征。

辨证要点：咳嗽、痰白而稀与风寒表证见症。

4.风热犯肺证

风热犯肺证是指风热侵犯肺系，卫气受病所表现的证候，多因外感风热所致。

临床表现：咳嗽，痰稠色黄，鼻塞流黄涕，身热，微恶风寒，口干咽痛，舌红苔薄黄，脉浮数。

证候分析：风热袭肺，肺失清肃则咳嗽；风热为阳邪，灼液为痰，故质稠色黄；邪客肺系，故咽喉疼痛而鼻塞；风热之邪侵犯肺卫，卫气失调则身热恶风；风热上扰，津液被耗则口干；舌尖部常候上焦病变，肺为风热所袭，所以见舌红；苔薄黄，脉浮数，皆为风热之征象。

辨证要点：咳嗽、咯痰黄稠与风热表证见症。

5.燥邪犯肺证

燥邪犯肺证是指燥邪侵犯肺卫所表现的证候，为秋季外感燥邪所致。

临床表现：干咳无痰，或痰少而黏，不易咳出，唇、舌、咽、鼻、皮肤干燥欠润，或发热恶寒，或胸痛咯血，舌干苔薄而少津，脉细数。

证候分析：燥邪犯肺，津液亏少，肺不得滋润而失清肃，故干咳不止，痰少而黏，不易咳出；燥伤肺津，津液不布，则见唇、舌、口、鼻、咽喉、皮肤干燥；肺气通于卫气，肺为燥邪所袭，故兼见发热恶寒的卫表症状。若燥邪化火，灼伤肺络，可见胸痛咯血；燥热津伤，则脉来细数，有表证者，脉常兼浮。

辨证要点：干咳、痰少与燥淫见症。

风寒束肺证、风热犯肺证和燥邪犯肺证鉴别见表5-26。

表5-26 风寒束肺证、风热犯肺证和燥邪犯肺证鉴别表

证候	相同表现	不同表现	舌、脉
风寒束肺	咳嗽，恶寒，发热	痰稀薄色白，鼻塞流清涕，无汗	舌苔薄白，脉浮紧
风热犯肺		痰稠色黄，鼻塞流黄涕，口干咽痛	舌红苔薄黄，脉浮数
燥邪犯肺		无痰，或痰少而黏，不易咳出，唇、舌、咽、鼻、皮肤干燥欠润	舌干苔薄而少津，脉细数

6.肺热炽盛证

肺热炽盛证是指热邪内壅于肺所表现的证候，多因温热之邪从口鼻而入，或风寒、风热入里从阳化热，内壅于肺所致。

临床表现：咳嗽，痰稠色黄，气喘息粗，壮热口渴，甚至鼻翼扇动，或胸痛，咳吐脓血腥臭痰，大便干结，小便短赤，舌红苔黄，脉滑数。

证候分析：肺热炽盛，肺失清肃，故发热而咳，气喘息粗；热邪炼液为痰，故痰黄而稠；热灼津伤，故见口渴、尿黄、便秘等症；火热灼肺，肺气迫急，故胸痛、鼻翼扇动；若痰热阻滞肺气，气滞血壅，肉腐血败，则见咳吐脓血腥臭痰。

辨证要点：咳喘、痰多与里实热证见症。

7.痰湿阻肺证

痰湿阻肺证是指痰湿阻滞肺系所表现的证候，常由于感受寒湿之邪，或咳喘日久，以致肺不布津，聚为痰湿，或脾气素虚，湿聚成痰，上渍于肺所致。

临床表现：咳嗽，痰多质黏色白易咯，胸闷，甚则气喘痰鸣，舌淡苔白腻，脉滑。

证候分析：痰湿阻滞，肺失宣降，故咳嗽多痰，痰液黏腻色白易于咯出。痰湿阻滞气道，肺气不利，则为胸闷，甚则气喘痰鸣；舌淡苔白腻，脉滑。

辨证要点：咳嗽痰多、质黏色白易咯、苔白腻等。

8.大肠湿热证

大肠湿热证是指湿热侵袭大肠所表现的证候，多因感受湿热外邪，或饮食不节等因素引起。

临床表现：腹痛下利，里急后重，或暴注下泄，色黄而臭。伴见肛门灼热，小便短赤，口渴，或恶寒发热，但热不寒。舌红苔黄腻，脉濡数或滑数。

证候分析：湿热侵袭大肠，壅阻气机，故腹中疼痛，里急后重；熏灼肠道，脉络损伤，血腐为脓则见黏冻脓血便；湿热侵犯大肠，津为热迫而下注，可见便次增多，下黄色稀水便；热炽肠道，则肛门灼热；水液从大便外泄，故小便短少黄赤；口渴亦为热盛伤津之征。若表邪未解，则可见恶寒发热；邪热在里，则但热不寒。舌红苔黄腻，为湿热之象。

辨证要点：腹痛下痢、泄泻与湿热见症。

9.肠燥津亏证

肠燥津亏证是指津液不足，不能濡润大肠所表现的证候。多由素体阴亏，或久病伤阴，或热病后津伤未复，或妇女产后出血过多等因素所致。

临床表现：大便秘结干燥，难于排出，或数日一行，或头晕，口臭，舌红少津苔黄燥，脉细涩。

证候分析：大肠液亏，肠道失于滋润而传导不利，故大便燥结难于排出，甚至数日一行；大肠腑气不通，则影响胃气的下降，胃失和降，浊气上逆，故口臭、头晕；燥热液亏，所以脉来细涩，舌苔黄燥而少津。

辨证要点：便秘干燥与津亏失润见症。

（三）脾与胃病辨证

脾病以运化失常，气血化源不足，水湿潴留，以及脾不统血、清阳不升为主要病理变化。本证常见腹胀或腹痛、泄泻便溏、浮肿、内脏下垂、出血等症。胃病以受纳、腐熟、和降失常为主要病理变化。常见脘痞或脘痛、食少、嗳气、恶心、呕吐、呃逆等症。

1.脾气虚证

脾气虚证是指脾气不足，运化失职所表现的虚弱证候。多因饮食失调，或劳累过度；或素体虚弱，年老体衰；或因其他急慢性疾患耗伤脾气所致。

临床表现：倦怠乏力，少气懒言，形体消瘦，面色萎黄，腹胀纳少，食后胀甚，大便溏薄，或形体肥胖，或肢体浮肿，舌淡苔白，或舌淡胖有齿痕，脉缓弱。

证候分析：气血生化不足，形体失养，则倦怠乏力，少气懒言，消瘦；气血不荣，推动无力，则面色萎黄；脾气不足，失于健运，胃纳失职，故腹胀纳少，食后胀甚；脾虚失运，水湿不化，流注肠中，则大便溏薄。若水湿痰饮浸渍，则形体肥胖或肢体浮肿，舌淡胖有齿痕。

辨证要点：食少、腹胀、便溏及气虚见症。

2.脾阳虚证

脾阳虚证是指脾阳虚衰，失于温运，阴寒内生所表现的虚寒证候。本证多由脾气虚发展而来；或因过食生冷，过用寒凉药物损伤脾阳；或肾阳不足，火不生土所致。

临床表现：腹胀冷痛，喜温喜按，大便溏薄或完谷不化，畏寒肢冷，口淡不渴，或肢体浮肿，小便短少，或带下清稀量多，舌淡胖有齿痕，苔白滑或白腻，脉沉迟无力。

证候分析：脾阳亏虚，运化失职，故腹胀纳少，大便溏薄；阳虚生寒，寒凝气滞，故腹部冷痛，喜温喜按；水湿停聚，泛溢肌肤，则肢体浮肿，小便短少；湿渗于下，则带下清稀量多；脾阳亏虚，失于温煦，则畏寒肢冷。舌淡胖有齿痕，苔白滑或白腻，脉沉迟无力，为阳气亏虚、寒湿内停之征。

辨证要点：腹部冷痛、喜温喜按、腹胀便溏及虚寒见症。

3.脾虚气陷证

脾虚气陷证是因久泻久痢，或劳累过度，或妇女孕产过多、失于调护等原因导致脾气虚弱，升举无力，清阳不升及内脏下垂所表现的证候。本证又称中气下陷证，多由脾气虚进一步发展所致。

临床表现：脘腹坠胀，食后益甚，或便意频数，肛门坠胀，或久泻久痢，甚至脱肛，或子宫下垂，或小便浑浊如米泔，伴神疲乏力，少气懒言，头晕目眩，食少便溏，舌淡苔白，脉弱。

证候分析：脾气亏虚，升举无力，中气下陷，内脏失于举托，故见内脏下垂；脾虚精微不能正常布散，清浊不分，下注膀胱，故小便浑浊如米泔；脾气亏虚，清阳不升，头目失养，则头晕目眩；健运失职，故食少便溏；气血生化不足，则肢倦乏力，少气懒言，舌淡，脉弱。

辨证要点：脘腹坠胀、或久泻久痢、或内脏下垂及脾气虚见症。

4.脾不统血证

脾不统血证是因久病脾虚，或劳倦过度，损伤脾气所致脾气亏虚，统血无权，血溢脉外所致的以慢性出血为主要表现的证候。

临床表现：便血，尿血，肌衄，齿衄，鼻衄，或妇女月经过多，崩漏等，伴食少腹胀，便溏，面白无华或萎黄，神疲乏力，少气懒言，舌淡苔白，脉弱。

证候分析：脾气亏虚，统血无权，血溢脉外，故见胃肠、膀胱、肌肤、官窍出血；冲任不固，则妇女月经过多、崩漏；脾虚健运失职，故食少便溏；生化乏源，外加出血，导致气血亏虚，形神失养，则见神疲乏力，少气懒言，舌淡苔白，脉弱。

辨证要点：慢性出血表现及脾气虚见症。

脾虚四证鉴别见表5–27。

5–27　脾虚四证鉴别表

证候	相同表现	不同表现	舌、脉
脾气虚	腹胀纳少，食后尤甚、便溏、肢倦、少气懒言、面色萎黄	或消瘦，或肥胖，或浮肿	舌淡苔白，脉缓弱
脾阳虚		腹部冷痛，喜温喜按，大便稀薄，畏寒肢冷或浮肿尿少，或肢体困重，或带下清稀	舌淡胖有齿痕，苔白滑脉沉迟无力
脾虚气陷		脘腹坠胀，肛门重坠，或久泻脱肛，或子宫下垂，或小便浑浊如米泔，头晕目眩	舌淡苔白，脉弱
脾不统血		妇女月经过多或崩漏，便血，尿血，鼻衄、齿衄、肌衄	舌淡苔白，脉弱

5.寒湿困脾证

寒湿困脾证是因嗜食生冷肥甘，或久居潮湿之地等因素所致寒湿内盛，中阳受困，温煦运化功能失职所表现的证候。

临床表现：脘腹痞闷疼痛，纳呆便溏，泛恶欲吐，口淡不渴，头身困重，或肢体浮肿，小便短少，或面目发黄，晦暗不泽，舌体胖，苔白腻或白滑，脉濡缓。

证候分析：寒湿困阻中焦，脾胃运化升降失常，气机不畅，故脘腹痞闷疼痛，不思饮食，泛恶欲吐；湿邪困脾，阻遏清阳，则头身困重；水湿内停，则肢体浮肿、小便短少；寒湿困阻，肝胆疏泄失职，胆汁外溢，则面目发黄，晦暗不泽；舌体胖，苔白腻或白滑，脉濡缓均为寒湿内困所致。

辨证要点：脘腹痞闷疼痛、呕恶便溏及寒湿内停见症。

6.湿热蕴脾证

湿热蕴脾证是因感受湿热之邪，或因过食肥甘，或嗜酒无度，酿成湿热所致湿热内蕴中焦，脾胃纳运功能障碍所表现的证候。又称脾胃湿热证。

临床表现：脘腹痞闷，纳呆呕恶，大便溏泄不爽，肢体困重，渴不多饮，身热不扬，或身目鲜黄，舌质红，苔黄腻，脉濡数。

证候分析：湿热蕴结中焦，脾胃纳运升降失职，故脘腹痞闷，纳呆呕恶；湿热交阻，下迫大肠，则大便溏泄不爽；湿困肢体，则肢体困重；湿遏热伏，郁蒸于内，则身热不扬，渴不多饮；湿热熏蒸肝胆，胆汁外溢肌肤，则身目鲜黄；舌红苔黄腻，脉濡数为湿热内蕴之征。

辨证要点：脘腹痞闷、纳呆、呕恶及湿热内蕴见症。

湿热蕴脾证与寒湿困脾证鉴别见表5-28。

表5-28 湿热蕴脾证与寒湿困脾证鉴别表

证候	相同表现	不同表现	舌、脉
湿热蕴脾	脘腹痞闷，纳呆，呕恶，便溏，肢重，面目发黄	身热不扬，渴不多饮，便溏不爽，小便短黄，阳黄	舌红苔黄腻，脉濡数
寒湿困脾		腹痛喜暖，口淡不渴，便溏清稀，带下量多清稀，或肢体浮肿，小便短少，阴黄	舌苔白腻或白滑，脉濡缓

7.胃阴虚证

胃阴虚证是指胃阴亏虚，失于和降，虚热内生所表现的证候。本证多因温热病后期，胃液耗伤；或因吐泻太过，伤津耗液；或因过食辛辣香燥之品，或过用温燥药物，耗伤胃阴所致。

临床表现：胃脘嘈杂，饥不欲食，或脘痞不舒，隐隐灼痛，干呕呃逆，口燥咽干，大便干结，舌红少苔乏津，脉细数。

证候分析：胃阴不足，虚热内生，胃气失和，则胃脘嘈杂，饥不欲食，或脘痞不舒，隐隐灼痛；胃失濡润和降，胃气上逆，则干呕呃逆；阴亏津不上承，则口燥咽干；肠道失于濡润，则大便干结；舌红少苔乏津，脉细数为阴虚内热之征。

辨证要点：胃脘嘈杂、灼痛、饥不欲食及虚热见症。

8. 胃火炽盛证

胃火炽盛证是指胃中火热炽盛，腐熟功能亢进，胃失和降所表现的证候。本证多因嗜食辛辣，化热生火；或因情志不遂、气郁化火等所致。

临床表现：消谷善饥，吞酸嘈杂，或胃脘灼痛拒按，或口臭，牙龈肿痛，齿衄，渴喜冷饮，便秘尿黄，舌红苔黄，脉滑数。

证候分析：胃火炽盛，腐熟功能亢进，消谷灼津，则多食易饥；热郁胃中，胃失和降，胃腑气血壅滞，则胃脘灼痛拒按，吞酸嘈杂；胃络于龈，胃火循经上炎，浊气上逆，灼伤血络，则见口臭，牙龈肿痛，齿衄；火热炽盛伤津，则渴喜冷饮，便秘尿黄；舌红苔黄，脉滑数为火热炽盛之证。

辨证要点：消谷善饥、胃脘灼痛、牙龈肿痛及实火内炽见症。

9. 寒滞胃脘证

寒滞胃脘证是因寒邪直中胃腑，或因过食生冷寒凉所致寒邪犯胃，胃气凝滞，胃失和降所表现的证候。

临床表现：胃脘冷痛，痛势急剧，遇寒加剧，得温痛减，呃逆嗳气，口淡不渴或口泛清水，形寒肢冷，苔白润，脉沉紧或弦。

证候分析：寒邪犯胃，气机凝滞，胃失和降，故胃脘冷痛剧烈；遇寒则凝滞更甚而痛增，寒得温散故得温痛减；胃气上逆则呃逆嗳气；寒伤胃阳，水饮不化，随胃气上逆，则口泛清水；形寒肢冷，苔白润，脉沉紧或弦，为阴寒内盛之征。

辨证要点：胃脘冷痛剧烈及实寒见症。

10. 食积胃脘证

食积胃脘证是因饮食不节，暴饮暴食，或脾胃素虚所致饮食停滞于胃脘，腐熟和降失职，胃气逆滞所表现的证候。

临床表现：脘腹胀满，甚则胀痛，纳呆厌食，嗳腐吞酸，或呕吐酸腐食物，吐后胀痛得减，或肠鸣矢气，泻下物臭如败卵，舌苔厚腻，脉滑。

证候分析：饮食停滞胃脘，阻滞气机，故脘腹胀满，甚则胀痛，纳呆厌食；食积腐化，胃中浊气上逆，则嗳腐吞酸，或呕吐酸腐食物，舌苔厚腻；呕吐后气机暂时疏通，故吐后胀痛得减；若食浊下趋，积于肠道，大肠传导失常，则肠鸣矢气，泻下物臭如败卵。舌苔厚腻，脉滑，为食滞内停之征。

辨证要点：脘腹胀满或胀痛、嗳腐吞酸、纳呆厌食等。

胃病实证鉴别见表5–29。

表5–29 胃病实证鉴别表

证候	相同表现	不同表现	舌、脉
胃火炽盛	胃脘疼痛	胃脘灼痛，消谷善饥，吞酸嘈杂，渴喜冷饮，便秘尿黄，或口臭，牙龈肿痛，齿衄	舌红苔黄，脉滑数
寒滞胃脘		胃脘冷痛剧烈，得温痛减，呕吐清涎，口淡不渴，形寒肢冷	舌苔白润，脉沉紧或弦
食积胃脘		胃脘胀满或胀痛，嗳腐吞酸，纳呆厌食，或呕吐酸腐食物，呕吐后胀痛得减	舌苔厚腻，脉滑

（四）肝与胆病辨证

肝病以疏泄失职，气机不畅，肝不藏血，阴血亏虚，化火动风为主要病理变化。肝病证候实证多见，常见胸胁、少腹胀痛或窜痛、情志抑郁或急躁易怒、头晕胀痛、肢体震颤、抽搐，以及目疾、月经不调、睾丸疼痛等症。胆病以胆汁疏泄失职和主决断功能失常为主要病理变化，常见症状有口苦发黄、惊悸失眠及消化异常等。

1.肝血虚证

肝血虚证是因生血不足，或失血过多；或因久病耗伤肝血所致肝血不足，两目、爪甲、筋脉等组织器官失于濡养所表现的证候。

临床表现：头晕目眩，面白无华，视物模糊或夜盲，爪甲不荣，或肢体麻木，手足震颤，肌肉瞤动，关节拘急不利，或妇女月经量少色淡，甚则闭经，舌淡苔白，脉细。

证候分析：肝血不足，头目、爪甲失养，则头晕目眩，面白无华，视物模糊或夜盲，爪甲不泽；若血虚筋脉失养，虚风内动，则肢体麻木，手足震颤，肌肉瞤动，关节拘急；肝血不足，血海空虚，则月经量少色淡，经闭；舌淡，脉细为血虚之征。

辨证要点：头晕目眩、视物模糊或夜盲、妇女月经量少色淡或闭经等与血虚见症。

2.肝阴虚证

肝阴虚证是指肝之阴液亏虚，两目、胁络失于滋养，虚热内扰所表现的证候。本证多由气郁化火，或肝病、温热病后期耗损肝阴；或因肾阴亏虚，水不涵木所致。

临床表现：头晕眼花，两目干涩，视力减退，或胁肋隐隐灼痛，或手足蠕动，面部烘热，五心烦热，潮热盗汗，口咽干燥，舌红少津，脉弦细数。

证候分析：肝阴不足，不能上滋头目，故见头晕眼花，两目干涩，视力减退；肝络失养，虚火内灼，故胁肋隐隐灼痛；若筋脉失养，虚风内动，则手足蠕动；阴虚内热，虚火内扰，故五心烦热，潮热盗汗，口咽干燥，舌红少津，脉弦细数。

辨证要点：头晕眼花、两目干涩、视力减退、或胁肋隐隐灼痛及虚热见症。

肝血虚证与肝阴虚证鉴别见表5–30。

表 5–30　肝血虚证与肝阴虚证鉴别表

证候	相同表现	不同表现	舌、脉
肝血虚	头晕目眩 视力减退	面白无华，视物模糊或夜盲，爪甲不荣，肢体麻木，月经量少色淡，甚则闭经	舌淡苔白，脉弦细
肝阴虚		两目干涩，视力减退，面部烘热，五心烦热，潮热盗汗，口咽干燥	舌红少津，脉弦细数

3.肝郁气滞证

肝郁气滞证是因情志不遂，郁怒伤肝；或因其他病邪阻滞，肝失疏泄条达所致气机郁滞所表现的证候，又称肝气郁结证，简称肝郁证。

临床表现：胸胁或少腹胀闷、窜痛，情志抑郁或易怒，善太息，苔薄白，脉弦，或咽部异物感，或见瘿瘤，乳癖，或胁下癥块；妇女乳房胀痛，月经不调，痛经；病情轻重与情志变化关系密切。

证候分析：肝失疏泄，气机郁滞，经气不畅，故胸胁、少腹、乳房胀闷窜痛；肝失条达，则情志抑郁或易怒；太息或情志舒畅，则气机暂得疏通，故胀痛得减；肝郁气结痰凝，痰气搏结于咽喉、颈部或乳房，则有咽部异物感，或见瘿瘤，乳癖；气滞日久，血行瘀滞，阻于肝络，可见胁下癥块；气机紊乱，冲任失调，则月经不调或痛经。

辨证要点：胸胁或少腹胀满窜痛、情志抑郁、脉弦等。

4.肝火炽盛证

肝火炽盛证是指肝火内炽，气火上逆所表现的肝经循行部位火热炽盛证候。本证又称肝火上炎证，多因情志不遂，气郁化火；或火热之邪内犯所致。

临床表现：头晕胀痛，面红目赤，急躁易怒，口苦口干，尿黄便结，舌红苔黄燥，脉弦数。或突发耳鸣耳聋，或胁肋灼痛，或失眠多梦，或吐血、衄血。

证候分析：肝火炽盛，循经上攻头目，故头晕胀痛，面红目赤；肝火内炽则急躁易怒，胁肋灼痛；火热内盛，灼伤津液，则口苦口干，尿黄便结；火热内扰，神魂不安，则失眠多梦；胆经循行入耳中，若肝热移胆，胆热循经上冲，则突发耳鸣耳聋；若热伤血络，迫血妄行，则吐血、衄血。舌红苔黄燥，脉弦数，为肝火炽盛之征。

辨证要点：头晕胀痛、面红目赤、急躁易怒、突发耳鸣耳聋、或胁肋灼痛及火热炽盛见症。

5.肝阳上亢证

肝阳上亢证是指肝肾阴亏，阴不制阳，肝阳亢扰于上所表现的上盛下虚证候。本证多因肝肾阴虚，肝阳失潜；或因恼怒焦虑，气火内郁，暗耗阴津所致。

临床表现：眩晕耳鸣，头目胀痛，面红目赤，急躁易怒，失眠多梦，腰膝酸软，头重脚轻，舌红少津，脉弦有力或弦细数。

证候分析：肝肾阴虚，阴不制阳，肝阳亢扰于上，故眩晕耳鸣，头目胀痛，面红目赤；肝性失柔，故急躁易怒；阴虚阳亢，扰及神魂，则失眠多梦；肝肾阴亏，筋骨失养，则腰膝酸软；阳亢于上，阴亏于下，上实下虚，则头重脚轻、步履不稳。舌红，脉弦有力或弦细数为肝肾阴虚之征。

辨证要点：眩晕、头目胀痛、头重脚轻、腰膝酸软与阴虚阳亢见症。

肝火炽盛证与肝阳上亢证鉴别见表5-31。

表5-31　肝火炽盛证与肝阳上亢证鉴别表

证候	相同表现	不同表现	舌、脉
肝火炽盛	眩晕耳鸣，头目胀痛，面红目赤；急躁易怒，失眠多梦	口苦口渴，便秘尿黄，或胁肋灼痛或突发耳鸣耳聋，或吐血、衄血	舌红苔黄燥，脉弦数
肝阳上亢		头晕目眩，头重脚轻，步履不稳，腰膝酸软	舌红少津，脉弦有力或弦细数

6.肝风内动证

肝风内动证泛指患者出现眩晕欲仆、麻木、抽搐、震颤、蠕动等以“动摇”表现为主的证候（属内风）。由于其病因病机不同，临床又分为肝阳化风证、热极生风证、血虚生风证和阴虚动风证四型。

（1）肝阳化风证：肝阳化风证是因肝肾之阴亏耗，肝阳亢逆日久而化风所致肝阳亢逆无制，引动肝风所表现的证候。

临床表现：眩晕欲仆，头摇而痛，肢体震颤，语言謇涩，手足麻木，步履不正；或神识清楚，仅口眼㖞斜，半身不遂，舌强语謇；或突然昏倒，不省人事，口眼㖞斜，半身不遂，舌强不语，喉中痰鸣，舌红苔白腻或黄腻，脉弦有力。

证候分析：肝肾之阴亏耗，肝阳亢极化风，气血随风阳上逆，故眩晕欲仆，头摇而痛，步履不正；肝肾阴亏，筋脉失养，故手足麻木；风动则筋脉挛急，故肢体震颤，语言謇涩。若肝风夹痰阻滞于络脉，经气不利，则见口眼㖞斜，半身不遂，舌强语謇；若风阳暴升，气血逆乱，肝风夹痰上犯，蒙蔽于清窍，则突然昏倒，不省人事，喉中痰鸣；舌红，苔白腻或黄腻，脉弦有力。

辨证要点：眩晕欲仆、舌强语謇、口眼㖞斜、半身不遂等。

（2）热极生风证：热极生风证是指因外感温热病，邪热炽盛，燔灼肝经所致肝风内动所表现的以抽搐项强为特征的证候。

临床表现：高热烦躁，四肢抽搐，颈项强直，甚则角弓反张，两目上视，牙关紧闭，或神昏谵语，舌质红绛，苔黄燥，脉弦数。

证候分析：邪热炽盛，燔灼肝经，筋脉挛急，故见高热，四肢抽搐，颈项强直，甚则角弓反张，两目上视，牙关紧闭；邪热内扰心神，则烦躁不宁；闭塞心窍则神昏谵语。舌质红绛，苔黄燥，脉弦数，为肝经邪热炽盛之征。

辨证要点：四肢抽搐、颈项强直、两目上视、角弓反张及邪热炽盛见症。

（3）血虚生风证：血虚生风证是因久病血虚，或因急慢性失血过多，筋脉失养而致的以麻木、震颤、瞤动为特征的证候。

临床表现：肢体麻木，手足震颤，肌肉瞤动，关节拘急不利，眩晕耳鸣，面色无华，爪甲不荣，舌淡，脉细。

证候分析：血虚筋脉失养，虚风内动，则肢体麻木，手足震颤，肌肉瞤动，关节拘急，或肌肤失于濡养出现皮肤瘙痒等症。舌淡，脉细，为肝血亏虚之征。

辨证要点：肢体麻木、手足震颤、肌肉瞤动及血虚见症。

（4）阴虚动风证：阴虚动风证是多因外感热病后期，或内伤久病，阴液亏虚，筋脉失养所致以手足蠕动为特征的证候。

临床表现：手足蠕动，眩晕耳鸣，潮热盗汗，颧红咽干，形体消瘦，舌红少苔，脉细数。

证候分析：阴液不足，筋脉失养，虚风内动，则手足蠕动；不能上滋头目，故见眩晕耳鸣；阴虚则生内热，虚火内扰，故潮热盗汗，颧红咽干；舌红少苔，脉弦细数皆为阴虚内热之证。

辨证要点：手足蠕动及阴虚见症。

肝风四证鉴别见表5-32。

表 5–32 肝风四证鉴别表

证候	相同表现	不同表现	舌、脉
肝阳化风	均有动风特征表现	眩晕欲仆，头摇而痛，语言謇涩，手足麻木，步履不正，口眼㖞斜，半身不遂，舌强不语，或卒倒神昏，喉中痰鸣	舌红苔白或腻 脉弦而有力
热极生风		抽搐项强，两目上视，牙关紧闭，角弓反张，高热烦躁，神昏谵语	舌红绛 脉弦数
血虚生风		手足震颤，肌肉瞤动，肢体麻木，关节拘急，眩晕耳鸣，面白无华	舌淡苔白 脉细
阴虚动风		手足蠕动，潮热盗汗，五心烦热，形体消瘦	舌红少津 脉弦细数

7. 肝胆湿热证

肝胆湿热证是因感受湿热之邪，或因嗜食肥甘厚腻，酿生湿热导致湿热蕴结于肝胆，疏泄功能失职所表现的证候。

临床表现：胁肋灼热胀痛，厌食腹胀，泛恶欲吐，口苦，或呕吐黄绿色苦水，大便不调，小便短黄，舌质红苔黄腻，脉弦数。或见寒热往来，身目发黄如橘，或阴囊湿疹，或带下黄臭，外阴瘙痒。

证候分析：湿热蕴结肝胆，疏泄失职，气机不畅，故胁肋灼热胀痛；脾胃纳运升降失职，故厌食腹胀，泛恶欲吐；湿热郁蒸，胆气或胆汁上犯，则口苦或呕吐黄绿色苦水；胆汁外溢，则身目发黄如橘；邪居少阳，正邪相争，则寒热往来；湿热循经下注，则阴囊湿疹，或带下黄臭，外阴瘙痒。舌质红苔黄腻，脉弦数，为肝胆湿热内盛之征。

辨证要点：胁肋胀痛、厌食腹胀、身目发黄、阴部瘙痒及湿热内蕴见症。

8. 寒滞肝脉证

寒滞肝脉证是指寒邪侵袭肝经，寒凝气滞所表现以肝经循行部位冷痛为主症的证候。

临床表现：少腹牵引阴部冷痛，或阴囊收缩引痛，或见巅顶冷痛，遇寒加剧，得温痛减，形寒肢冷，舌苔白润，脉沉弦。

证候分析：足厥阴肝经环阴器，抵少腹，上巅顶。寒邪凝滞肝脉，气血运行不畅，经脉挛急，故少腹牵引阴部冷痛，或阴囊收缩引痛，或女子痛经，经暗有块，或见巅顶冷痛；阴寒内盛，阳气被困，故形寒肢冷。舌苔白润，脉沉弦，是寒盛之征。

辨证要点：少腹、阴部，或巅顶冷痛及寒盛见症。

9. 胆郁痰扰证

胆郁痰扰证是因情志不遂，气郁生痰，蕴久化热，痰热互结所致胆失疏泄，痰热内扰所表现的证候。

临床表现：胆怯易惊，惊悸不宁，烦躁不安，失眠多梦，眩晕耳鸣，胸胁闷胀，口苦欲呕，舌红苔黄腻，脉弦数。

证候分析：痰热内扰，胆气不宁，故胆怯易惊，惊悸不宁，烦躁不安；痰热扰神，则烦躁不安，失眠多梦；痰热循经上犯则眩晕耳鸣；胆失疏泄，气机不利，则胸胁闷胀；胆热犯胃，胃气上逆，则口苦欲呕。舌红苔黄腻，脉弦数。

辨证要点：惊悸、失眠、眩晕、口苦欲呕及痰热见症。

（五）肾与膀胱病辨证

肾的病变主要表现在生长发育、生殖功能、水液代谢失常，呼吸功能减退，脑、髓、骨、发、听觉及大小便异常等方面。所以肾病的常见症状为腰膝酸痛，耳鸣耳聋，发白早脱，牙齿动摇，阳痿遗精，精少不育，女子经少经闭，以及水肿，二便异常等。膀胱的病变一般多反映为排尿功能及尿液的异常，常见尿急、尿频、尿痛、尿闭等症。

1. 肾阳虚证

肾阳虚证是由素体阳虚，或高年命火虚衰，或房劳过度伤肾，或其他脏腑久病伤及肾阳所致肾脏阳气虚衰，温煦失职，气化功能不足所表现的证候。

临床表现：腰膝酸软，形寒肢冷，腰膝以下尤甚，面色黧黑，精神萎靡不振，性欲低下，男子阳痿、精冷，女子宫寒不孕；舌质淡胖，或舌边有齿印，舌苔白滑，脉沉弱，两尺尤甚。

证候分析：肾阳虚衰，不能温养腰府及骨骼，故腰膝酸软。肾阳亏虚，不能温养肌肤，故形寒肢冷，腰膝以下尤甚；肾阳不足肾阳极度虚衰，浊阴弥漫肌肤，则面色黧黑无泽；阳虚不能振奋心神，故精神萎靡不振；命门火衰，不能促进性功能，故常见性欲低下，男子阳痿不举、精液清冷，女子宫寒不孕；舌质淡胖，或舌边有齿印，舌苔白滑，均是阳虚水湿不化之征；肾处下焦，两尺脉候肾，肾阳虚衰，气血运行无力，故脉沉弱，两尺尤甚。

辨证要点：腰膝酸软、性欲减退、全身功能低下与虚寒见症。

2. 肾阴虚证

肾阴虚证是因禀赋不足，或房事不节，或久病伤肾，或温热病后期，或过服温燥之品劫伤肾阴所致肾脏阴精亏损，失于滋养，虚热内生所表现的证候。

临床表现：头晕耳鸣，腰膝酸软，失眠多梦，男子阳强易举，遗精，女子经少经闭，或见崩漏，五心烦热，两颧潮红，潮热盗汗，口燥咽干，形体消瘦，舌红少津，脉细数。

证候分析：肾阴不足，脑髓失充，故头晕耳鸣，骨骼失养，则腰膝酸软；肾阴虚则阴不制阳，心火偏亢，使心神不宁，故失眠多梦；阴虚火旺，则性欲亢进，虚火扰动精室，故可见阳强易举，梦遗泄精；肾阴亏虚，精血不足，经血来源不充，故女子行经量少，甚至经闭；若虚火扰动血海，虚热迫血，亦可导致崩漏；阴虚不能制阳，虚热内生，故见五心烦热，潮热盗汗，两颧潮红；阴液不足，口舌失去滋润，故常有口燥咽干；机体失去阴精的充养，故形体消瘦；阴液亏虚，虚热内蒸，故舌红少津，脉细数。

辨证要点：头晕耳鸣、腰膝酸软、遗精、经少等与虚热见症。

3. 肾精不足证

肾精不足证是由禀赋不足，先天发育不良，或后天调养失宜，或房劳过度，或久病耗伤肾精所致肾精亏虚，生长发育和生殖功能减退所表现的证候。

临床表现：小儿发育迟缓，囟门迟闭，身材矮小，骨骼痿软，智力低下，动作迟缓；男子精少不育，女子经闭不孕，性功能低下；成人早衰，发脱齿摇，耳鸣耳聋，健忘恍惚，足痿无力。

证候分析：肾精亏虚，生髓功能不足，骨骼、脑髓失去充养，骨骼发育和智力发育均受影响，故小儿可见囟门迟闭，身材矮小，骨骼痿软或智力低下、动作迟缓等五迟（立迟、行迟、发迟、语迟、齿迟）、五软（头软、项软、手软、肌软、口软）症状；肾精亏虚，则生殖功能低下，故男子可见精少不育，女子可见经闭不孕，肾精亏损，成人则多见早衰；发为肾之华，精不足则发不长，故头发易脱；齿为骨之余，精亏不能充养，则牙齿动摇，甚至早脱；精亏髓少，脑海空虚，则耳鸣耳聋，听力下降，健忘恍惚；肾精亏虚，充养骨骼的功能不足，故足胫痿软无力，动作迟钝。

辨证要点：生长发育迟缓、生殖功能低下、成人早衰等。

4.肾气不固证

肾气不固证是由高年肾气亏虚，或幼年肾气未充，或房事过度伤肾，或久病伤及肾气导致肾气亏虚，固摄功能不足所表现的证候。

临床表现：面色少华，精神疲惫，听力减退，腰膝酸软，小便频数而清，或遗尿，或小便失禁，或夜尿频多，或尿后余沥不尽，男子滑精早泄，女子带下清稀。舌淡苔白，脉弱。

证候分析：肾气亏虚，气血不能上荣于面，故面色少华或淡白；机体功能衰退，则精神疲惫、乏力；肾气不能上充于耳，故听力逐渐减退；肾气不能温养骨骼，则腰膝酸软乏力；肾气虚则膀胱失约，故小便清长而频数，或遗尿，或小便失禁；夜间阴气盛，阳气衰，故肾气不足多见夜尿频多；小儿肾气未充，或禀赋不足，故多见夜间遗尿；中老年肾气不足，膀胱开合无力，残留尿液不能全部排出，故常见尿后余沥不尽；肾气亏虚，精关不固，精易外泄，故男子可见滑精、早泄；带脉不固，女子可见带下清稀；肾气亏虚，温养功能下降，故常见舌淡苔白，脉沉弱等。

辨证要点：小便频数清长、或滑精早泄、或带下清稀量多、或胎动易滑等与肾气虚见症。

肾阳虚、肾阴虚、肾精不足、肾气不固四证鉴别见表5–33。

表5–33　肾阳虚、肾阴虚、肾精不足、肾气不固四证鉴别表

证候	相同表现	不同表现	舌、脉
肾阳虚证	腰膝酸软	形寒肢冷，阳痿，或妇女宫寒不孕，或五更泄泻，或浮肿	舌淡胖，苔白滑，脉弱，尺部尤甚
肾阴虚证		头晕耳鸣，失眠多梦，阳强易举，遗精，潮热盗汗，颧红咽干，尿黄，便干	舌红少津，脉细数
肾精不足证		小儿骨骼痿软，男子精少，女子经闭，发脱齿摇，健忘耳聋，动作迟缓，足痿无力，精神呆钝	舌淡，苔白，脉弱
肾气不固证		听力减退，小便频数而清，余沥不尽，遗尿，小便失禁，滑精早泄，或胎动易滑	舌淡，苔白，脉弱

5.膀胱湿热证

膀胱湿热证是指湿热蕴结膀胱，气化不利所表现的证候。本证多由湿热病邪自尿道内侵，或饮食不节，嗜食辛辣，湿热内生，下注膀胱所致。

临床表现：尿频，尿急，排尿灼热涩痛，尿黄赤短少，小腹闷胀，或伴有发热腰痛，或尿血，或尿有砂石，舌红，苔黄腻，脉数。

【证候分析】湿热病邪侵袭膀胱，膀胱气化不利，热迫尿道，故小便次数频繁，并有急迫灼热疼痛感。湿热蕴结，津液被灼，故尿液黄赤短少，小腹胀闷不适。湿热郁蒸，则见发热，累及肾脏，则见腰痛。湿热灼伤血络，则为尿血。湿热久郁，煎熬尿中杂质结成砂石，则尿中可见砂石。湿热蕴蒸于内，故见舌红，苔黄腻，脉数。

【辨证要点】尿频、尿急、尿痛与湿热见症。

四、其他辨证方法

（一）六经辨证

六经辨证是东汉医家张仲景在《伤寒杂病论》中所创立的一种辨证论治的纲领，用于对外感伤寒发生、发展的过程中，所出现的证候进行分类归纳的一种辨证方法。六经辨证以阴阳为纲，将外感病分为太阳病、阳明病、少阳病、太阴病、少阴病、厥阴病六大类，说明其病变部位、邪正盛衰、病势进退等情况，并作为论治的依据。

六经病是对六经所系之脏腑、经络在外感病过程中病理变化的分类和概括。其中，三阳病是以六腑病变为基础，病证多属阳证、热证、实证，三阴病是以五脏病变为基础，病证多属阴证、寒证、虚证。

1.太阳病证

为外感病初期所表现的证候。太阳主一身之表，为诸经之藩篱。外邪侵袭人体多从太阳而入，正气奋起抗邪，搏击于肌表，首先表现为太阳病。由于患者感受病邪的不同和体质的差异，太阳病又有太阳中风和太阳伤寒之分。

（1）太阳中风证指风邪袭表，以风为主，导致营卫失调，腠理疏松，卫外不固所表现的证候。临床表现主要是发热、恶风、头项强痛、自汗出、脉浮缓等。

（2）太阳伤寒证是指寒邪袭表，导致卫阳被束，腠理致密，营阴郁滞所表现的以发热，恶寒，头身疼痛，无汗，脉浮紧为主要表现的证候。

2.阳明病证

阳明主里主燥，故当病邪传入阳明病时，多以阳热亢盛或热结肠胃为主要表现，表现出一派阳亢热极的里实热证。本证分为阳明经证和阳明腑证两种。

（1）阳明经证指里热炽盛，充斥阳明之经，邪热弥漫全身，而肠道糟粕尚未结实所形成的证候。主要表现为身大热，大汗出，大渴引饮，面赤心烦，舌苔黄燥，脉洪大。

（2）阳明腑证指邪热传里，与肠中燥屎相搏结而形成的燥热结实，腑气不通的证候。临床表现为日晡潮热，手足汗出，腹满痛拒按，大便干结，烦躁谵语，舌红，苔黄厚干燥，甚至焦黑燥裂，脉沉实。

3.少阳病证

少阳病证是指病邪已离太阳之表，尚未进入阳明之里的阶段。邪气客结于半表半里，正邪纷争，枢机不利，气机郁滞的证候。临床表现为往来寒热，胸胁苦满，默默不欲饮食，心烦喜呕，或口苦、咽干、目眩、脉弦等。

4.太阴病证

太阴病证为脾阳虚、寒湿内盛的里虚寒证。其成因多有两者，一为三阳病误治、失治，导致里虚而邪气由阳经传变至太阴；二为素体脾胃虚弱，寒邪直中太阴，引起虚寒下利或脾阳虚衰的证候。本证以腹满而吐、食不下、自利、口不渴、时腹自痛、舌淡苔白腻、脉缓弱等为常见症。

5.少阴病证

少阴病证指心肾功能减退的虚弱证候，病情多属危重。由于心属火，肾属水，因而少阴兼有水火二气的作用，因此，少阴病既可从阴化寒，又可从阳化热，故临床上有寒化、热化两种不同的证候。

（1）少阴寒化证：少阴寒化证是指心肾阳气不足，病邪入里，从阴化寒，阳微阴盛的全身性虚寒证候。本证以畏寒蜷卧，精神萎靡，困倦似睡，手足逆冷，下利清谷，呕不能食，或食入即吐，脉沉细微为常见症的证候。

（2）少阴热化证：少阴热化证是指少阴水亏火炽，从阳化热，阴虚阳亢所表现的心烦，不寐，口燥咽干，舌红少苔，脉细数等虚热证候。

6.厥阴病证

厥阴病证是六经病证的最后阶段，此阶段正气与病邪在做最后的抗争，厥阴为阴气将尽，阳气将生，阴中有阳，故厥阴病是以阴阳对峙，寒热错杂为特点的病证。本证是以消渴，气上撞心，心中疼热，饥而不欲食，食则吐蛔，舌红少苔为常见症的证候。

（二）卫气营血辨证

卫气营血辨证是清代温病学家叶天士在《黄帝内经》《伤寒论》及前人有关热病的论述之基础上，结合个人的临床经验而创立的一种辨证方法。该方法将外感温热病在其发病过程中所表现出来的证候进行分析归纳，概括为卫气营血四个不同阶段的证候类型，用以说明病位深浅、病情轻重及各阶段病理变化及其传变的规律。卫气营血辨证的产生，弥补了六经辨证之不足，丰富了外感病辨证学的内容。

温热病是温热病邪所引起的急性发热病的总称，一般简称为“温病”，其特点为发病迅速、病情多变、具有季节性、地域性等特点。卫气营血辨证是针对温病而创立的。卫分证、气分证，分别属温病的初期、中期阶段，此阶段正气旺盛，正邪斗争剧烈，病证属实；营分证与血分证均为温病的深重阶段，属中后期阶段，正气均有较大程度的损伤，以邪盛正衰为主要病理特点。

1.卫分证

卫分证是指温热病初起，温热邪气初犯肺卫所表现的证候，为温热病的初期阶段。本证是以发热，微恶风寒，头痛，咳嗽，口微渴，咽喉肿痛，舌边尖红，脉浮数为常见症的证候。

2.气分证

气分证是指温热病邪内入脏腑，为正盛邪实，阳热炽盛的里热证。本证是由于卫分之邪不解，内传气分，或温热之邪直入气分导致温热之邪入里，正邪剧争，阳热亢盛所形成的证候。本证主要临床表现为发热，口渴，汗出，舌红苔黄，脉数；或壮热，大汗出，口渴喜冷饮，脉洪大；或烦躁，坐卧不安；或咳喘，胸闷或胸痛，痰黄黏稠；或下利，色黄热臭，肛门灼热。

3.营分证

营分证为邪热向深发展，劫伤营阴，扰乱心神所产生的证候。营分证的发生，是温热病邪内陷的深重阶段。温热之邪入营其途径有三：一是由气分传来；二是由卫分直入营分，而不经过气分；三是温邪直入营分，而不经过卫分与气分，即未见卫分、气分之证候，直接见到营分证的表现。在本阶段既有营阴耗伤的表现，又有营热炽盛的表现，故营分证属虚实夹杂证而以邪实为主。营分证以营阴受损，心神被扰为病理特点，病位多在心包、心、肝等，是以身热夜甚，心烦躁扰，口干咽燥反不甚渴，斑疹隐隐，或神昏谵语，舌红绛，脉数为常见症的证候。

4.血分证

血分证的形成，一是由营分顺传而来；二是由气分直接传来而不经过营分。血分证为温病的最深层，是温病的深重危急阶段。温热病之所以能发展到这一步，或因邪气过盛，或因抗病力弱，或因失治误治。火热侵入血分，对所病脏腑、经络均造成严重损害，其主要病理特点为动血、动风、伤阴，主要临床表现为身热夜甚，躁扰不宁，斑疹显露，紫黑成片，神昏谵语，吐血，衄血，尿血，便血，舌质深绛，脉数；或项背拘急强直，四肢抽搐；或热势较低，持续不退，五心烦热，夜热朝凉，耳鸣耳聋；或见手足蠕动，舌红少津，脉虚数。

（三）三焦辨证

三焦辨证是清代温病学家吴鞠通在《温病条辨》中创立的用于温热病辨证的一种辨证方法。三焦辨证将外感温热病的证候归纳为上、中、下三焦病证，用以阐明三焦所属脏腑在温热病过程中的病理变化、证候表现及其传变规律，以指导临床治疗。上焦病证主要包括手太阴肺和手厥阴心包的病变，多见于温热病初起阶段。中焦病证主要包括手阳明大肠、足阳明胃和足太阴脾的病变，脾胃同属中焦，阳明主燥，太阴主湿，邪从阳明燥化，则多为燥热证；邪从太阴湿化，则多为湿热证。下焦病证主要包括足少阴肾和足厥阴肝的病变，属温热病的末期，多为肝肾阴虚之候。

1.上焦病证

上焦病证是指温热病邪侵袭上焦手太阴肺经和手厥阴心包经而产生的病证。其主要临床表现为：发热，微恶风寒，咳嗽，汗出，口渴，头痛，舌边尖红，脉浮数，或见但热不寒，咳嗽，气喘，汗出，口渴，苔黄，脉数；甚则高热，神昏谵语，舌謇肢厥，舌质红绛。

2. 中焦病证

中焦病证是指温热病邪自上焦传入中焦脾胃，表现为邪从燥化和邪从湿化的病证。邪从燥化则为阳明燥热证，邪从湿化则为太阴湿热证。本证主要临床表现为：身热面赤，呼吸气粗，腹满便秘，神昏谵语，渴欲饮冷，口干唇裂，小便短赤，舌红，苔黄燥或焦黑起刺，脉沉实有力或沉涩；或见身热不扬，头胀身重，胸脘痞闷，泛恶欲吐，大便不爽或溏泄，小便不利，舌红苔黄腻，脉濡数。

3. 下焦病证

下焦病证是指温热病邪侵犯下焦，劫夺肝肾之阴所表现的证候，是温热病末期阶段。本证主要临床表现为：身热颧红，手足心热甚于手足背，口干咽燥，神疲耳聋，或手足蠕动，神倦，脉虚，舌绛苔少。

第六章　中医学的防治原则

中医学在防治疾病方面，总结了许多丰富的经验和原则。中医学历来非常重视预防，早在《黄帝内经》中就提出了“治未病”的预防思想，强调“防患于未然”。

《素问·四气调神大论》说：“圣人不治已病治未病，不治已乱治未乱……夫病已成而后药之。乱已成而后治之，譬犹渴而穿井，斗而铸锥，不亦晚乎？”生动地指出了“治未病”的重要意义。中医学在长期的临床医疗实践中，针对不同病证归纳了多种治疗方法，逐渐形成了针对临床治疗的一般性原则，如扶正祛邪、标本先后、正治反治、三因制宜等，其中“治病求本”是中医治疗疾病的根本原则。

第一节　预　防

预防是指采取一定的措施防止疾病的发生和发展。中医历来十分重视疾病的预防，明确提出了“治未病”的预防思想。《素问·四气调神大论》中称“圣人不治已病治未病，不治已乱治未乱”，即强调防患于未然。“治未病”包括未病先防和既病防变两个方面。

一、未病先防

未病先防是指在疾病发生以前，采取各种措施以防止疾病的发生的一种预防思想。疾病的发生与“正气”和“邪气”关系密切。人体正气充足，则抗病能力强盛，就不会受到邪气的侵害，即使受到邪气侵犯，也能抗邪外出，而不致发病，所以，正气不足是疾病发生的根本原因。在特殊情况下，邪气常常会成为疾病发生的决定性因素，因此，邪气是引起疾病发生的重要条件。未病先防，即是通过各种方式增强体质、养护正气以提高机体的抗病能力，同时主动适应客观条件，做好防御，避免病邪侵袭，防止疾病发生。

（一）调养身体，提高正气的抗邪能力

1.调养形体

人体通过运动，可使气机调畅，气血流通，关节疏利，从而增强体质，提高抗病力，减少疾病的发生。此外，起居有节，劳作适度，顺应四季变化，合理安排作息，也是保持身体健康，益寿延年的重要环节。

2.调摄精神

中医学不仅重视形体的调养，而且还特别注意精神的调养，心胸开朗，清心寡欲，

防止和减少情志的刺激，方能达到却病延年长寿的目的。因此，精神调养须做到“恬惔虚无，真气从之”，才能够达到“精神内守，病安从来”的养生目的。

3. 饮食有节

饮食的适宜规律与否，直接影响着人的健康，所以要养成良好的饮食习惯，定时适量，不可过饥，也不要过饱，尤其不宜过食肥甘厚味。应注意调剂饮食性味，使寒热调和，五味均衡。此外，还应注意饮食卫生，防止“病从口入”。

4. 药物预防

我国于16世纪或更早一些时候所发明的“人痘接种法”，用于预防天花，是世界免疫学“人工免疫法”的先驱。近年来，运用中草药预防疾病的研究，已经越来越引起医学界的重视，并得到很大的发展。如用贯众、板蓝根或大青叶等预防流感；用茵陈、栀子预防肝炎；用马齿苋预防痢疾等，都获得了较好的效果。

（二）避免邪气侵害

邪气是疾病发生的重要条件，在某些特殊的情况下，邪气还会起主导作用，如高温、高压电流、化学毒剂、枪弹杀伤、虫兽咬伤等。在特殊情况下，疠气常常会成为疾病发生的决定性因素。所以，避免邪气的侵害，也是防止疾病发生的一项重要措施。

二、既病防变

若疾病已然发生，则应争取早期诊断、早期治疗，以防止疾病的发展与传变。在防治疾病的过程中，一定要掌握疾病发生、发展的规律及其传变的途径，从而进行有效的治疗，才能控制其传变。清代著名医家叶天士，根据温热病伤及胃阴之后，病势进一步发展，往往耗及肾阴的病变规律，主张在甘寒养胃治疗胃阴虚的方药中加入咸寒滋肾之品，以滋补肾阴，防止胃阴不足日久累及肾阴，并提出了“务在先安未受邪之地”的防治原则，这就是既病防变在临床上具体运用之范例。

第二节　治　则

治则，即治疗疾病的法则。治则是在整体观念和辨证论治指导下所制定的，对于临床各科病证的立法、处方及用药，具有普遍的指导意义。

中医学认为，“治病必求于本”（《素问·阴阳应象大论》）。本，本质、本原、根本、根源之谓。治病求本，就是在治疗疾病时，必须寻找出疾病的根本原因，抓住疾病的本质，并针对疾病的根本原因进行治疗。它是中医辨证论治的一个根本原则，也是中医治疗中最基本的原则，主要体现在以下五方面。

一、标本缓急

所谓“本”是相对于“标”而言的，标本关系常用来概括说明事物的现象与本质，在中医学中常用来概括病变过程中矛盾的主次先后关系。“本”即是指病变的主要矛盾或矛盾的主要方面，起着主导的决定性作用；"标"是病变的次要矛盾或矛盾的次要方面，处于次要和从属的地位。因此，标本可用以说明病变过程中各种病证矛盾双方的主次关系。如从正邪关系来说，正气是本，邪气是标；从病因与症状来说，病因是本，症状是标；从病变部位来说，内脏疾病是本，体表疾病是标；从疾病发生的先后顺序来说，旧病是本，新病是标，以及原发病是本，继发病是标等。

关于治病求本原则的具体运用，则又有急则治其标、缓则治其本、标本兼顾等方面。

（一）急则治其标

治本是疾病治疗的根本原则，但是在复杂多变的病证中，常有标本主次位置的变化，因而在治疗上就又有先后缓急的区分。如在疾病的发展过程中出现了严重的并发症，标病甚急，不及时解决，将危及患者的生命或影响本病的治疗时，则应采取"急则治其标"的法则，先治其标病，后治其本病。例如大出血的患者，不论其属于何种出血，则均应采取应急措施，先止血以治标，待血止后，病情有所缓和再治其本病。需要强调的是，治标只是在紧急情况下的权宜之计，而治本才是解决疾病的根本之道。

（二）缓则治其本

缓则治其本指在一般情况下治病必须抓住疾病的本质，解决其根本矛盾，进行针对根本原因的治疗。如阴虚内热，虚火灼肺的肺痨病证，症见咳嗽为标，但究其原因为阴虚内热，虚火灼肺，这是该病的本质，因此治疗时就不应以止咳祛痰的方法来治标，而应着重于运用滋阴润肺以治其本，解决其阴虚的主要矛盾。通过治本的方法提高了机体的抗病能力，能使肺痨病获愈，此即缓则治其本的具体运用。

（三）标本顾治

标本顾治是指在标病本病俱急并重的情况下，在治病求本的同时，亦应兼顾标病的治疗，采用标本同治的原则。如脾虚气滞患者，脾虚为本，气滞为标，既用人参、白术、茯苓、甘草等健脾益气以治本，又配伍木香、砂仁、陈皮等理气行滞以治标。标本兼治的原则，在临床运用非常广泛，如本有里证，又复外感表邪而见表证，或表证尚未尽解而里证又现，表里同病而标本俱急，则应表里双解。根据病情的需要，标本同治，不但并行不悖，更可相得益彰。

综上所述，一般来说，凡病势发展缓慢的，当从本治；发病急剧的，应首先治标；标本俱急的，又当标本同治。

二、正治与反治

《素问・至真要大论》提出"逆者正治，从者反治"两种治疗法则。

（一）正治

所谓正治，是指采用与疾病的证候性质相反的方药以治疗的一种治疗原则，又称

"逆治"。就是通过分析临床症状和体征，辨明其病变本质的寒热虚实，然后分别采用"寒者热之""热者寒之""虚则补之""实则泻之"等不同的方法来治疗。正治法适用于疾病的征象与其本质相一致的病证，是临床最常用的一种治疗方法。

（二）反治

反治是指顺从病证的外在假象而治的一种治疗原则。由于采用的方药性质与病证中假象的性质相同，故又称为"从治"。反治适用于疾病的征象与其本质不完全一致的病证，主要包括"寒因寒用""热因热用""塞因塞用"和"通因通用"等。

热因热用：指用热性药物治疗具有假热症状的病证之法，适用于真寒假热证。治疗时针对疾病的本质，用热性药物治其真寒，真寒一去，阳气得复，而表现于外的假热，亦随之消失，这就是"以热治热"的具体运用。

寒因寒用：是指用寒性药物治疗具有假寒症状的病证之法，适用于里热炽盛，阳盛格阴的真热假寒证。如热厥证，因阳盛于内，格阴于外，只现四肢厥冷的外假寒症状，故用寒凉药治其真热，假寒自然就消失了。

塞因塞用：是用补益的药物治疗具有闭塞不通症状的病证的治法，适用于因虚而致闭塞不通的真虚假实证。如脾胃虚弱，气机升降失司所致的脘腹胀满等症，治疗时应采取补脾益胃的方法，恢复脾升胃降之职，气机升降正常，脘腹胀满自除。

通因通用：是用通利的药物治疗具有实性通泄症状的病证的治法，适用于真实假虚之候，如对食积腹泻，治以消导泻下；对瘀血所致的崩漏，治以活血化瘀等。

三、扶正祛邪

在一定意义上，疾病的过程，可以说是正气与邪气矛盾双方相互斗争的过程。邪胜于正则病进，正胜于邪则病退。因而治疗疾病，就是要扶助正气，祛除邪气，改变邪正双方的力量对比，使之向有利于疾病向愈的方向转化。所以，扶正祛邪也是指导临床治疗的一条重要法则，一般有如下几种情况。

（一）扶正以祛邪

使用扶助正气的药物，或其他疗法，并配合适当的营养和功能锻炼等辅助方法，以增强体质，提高机体的抗病力，从而驱逐邪气，以达到战胜疾病，恢复健康的目的。此即所谓"扶正以祛邪""正复邪自去"。此法适用于以正虚为主，而邪不盛实的虚证，可采取益气、养血、滋阴、温阳等治法。

（二）祛邪以扶正

利用驱除邪气的药物，或其他疗法，以祛除病邪，达到邪去正复，恢复健康的目的，即所谓"祛邪以扶正""邪去正自安"。此法主要适用于邪盛而正气不虚，或虽有正虚而仍以邪盛为矛盾主要方面的病证。临床所用祛邪方法较为丰富，诸如解表、清热、解毒、泻下、消痰、化湿、利水、破血、祛瘀、散结、驱虫等多种治疗方法，基本上都属于攻邪的范围。

（三）先攻后补

先攻后补主要适用于病邪亢盛，急需祛邪，或正气虽虚但尚未严重到不耐攻伐的病证，特别是对由于病邪存在直接引起正气虚的病证，则更应先攻后补。如外感热病过程中，热结肠胃，腹满胀痛，便闭不通，且由于邪热内结，化燥伤阴，可见舌红无津、舌苔焦燥而黑、口咽干燥，甚则谵语昏迷等症，则须先攻后补，应急下之，急下存阴，然后再以养阴生津药物进行调理。

（四）先补后攻

先补后攻主要适用于病邪虽盛，但正气虚损已严重到阳衰或阴竭的程度的情况。由于正气已不能耐受攻伐，故应先补后攻，待正气有所恢复，再解决其病邪问题。目前临床上对于某些邪实正虚的病证，如昏厥或心阳暴脱等病证，多根据“先补后攻”的原则进行治疗。

（五）攻补兼施

攻补兼施即扶正与祛邪同时应用，主要适用于正虚与邪实并重的病证。但在具体应用时，要注意分清病证是以正虚为主，还是以邪实为主。如邪盛正虚，以邪实为主，则应重在祛邪，兼以扶正；若病情迁延日久，正气大虚，余邪未尽，则应着重于扶正，兼以祛邪。总之，攻补兼施的原则，在临床上最为多用，处方用药则应根据具体病情，分清主次，灵活运用。

四、调整阴阳

从根本上说，疾病的发生，即是阴阳的相对平衡状态遭到破坏，出现偏盛偏衰的结果。因此，协调阴阳，补偏救弊，恢复其相对平衡的状态，促进阴平阳秘，乃是临床治疗的根本法则之一。协调阴阳的法则，又分“损其有余”及“补其不足”两个方面。

（一）损其有余

对于阴阳偏盛，即阴或阳的一方过盛有余的病证，临床即可采用“损其有余”的方法治之。如阴寒内盛的实寒证，则应“治寒以热”，即用“寒者热之”的方法以温散其阴寒。

（二）补其不足

对于阴阳偏衰，即阴或阳的一方虚损不足的病证，临床即可采用“补其不足”的方法治之。如阴虚不能制阳，常表现为阴虚阳亢的虚热证，则应滋阴以制阳，及“壮水之主，以制阳光”；因阳虚不能制阴，常表现为阳虚阴盛的虚寒证，则应补阳以制阴，即

"益火之源，以消阴翳"。

应当指出，由于阴阳是互用的，所以阴阳偏衰亦可互损，因此在治疗阴阳偏衰的病证时，还应注意遵循"阳中求阴"或"阴中求阳"的原则，即在补阴时适当配用补阳药物，在补阳时适当配用补阴药物。

五、三因制宜

三因制宜，是指治疗疾病应根据季节、地区，以及患者的体质、性别、年龄等之不同而采用适宜的治疗方法。这是由于疾病的发生、发展和转归受到多方面因素的影响，如时令、气候、地理环境等，尤其是患者个体的体质因素，对疾病的影响则更大。因此，在治疗疾病时，必须把诸多方面的因素考虑进去，对具体情况做具体分析，区别对待，方能制定出比较适宜的治疗方案。

（一）因时制宜

根据不同季节气候的特点来考虑治疗用药的原则，就是"因时制宜"。四时气候的变化对于人体的生理功能、病理变化均产生一定的影响。一般地说，春夏季节，气候由温渐热，阳气升发，人体腠理疏松开泄，即使是患外感风寒，也不宜过用辛温发散之品，以免开泄太过，耗伤气阴；而秋冬季节，气候由凉转寒，阴盛阳衰，人体腠理致密，阳气内敛，此时若非大热之证，就当慎用寒凉之品，以防苦寒伤阳。故曰：”用温远温，用热远热，用凉远凉，用寒远寒。"(《素问·六元正纪大论》)

（二）因地制宜

根据不同地区的地理环境特点，来考虑治疗用药的原则，即是"因地制宜"。不同地区，由于地势高低、气候条件及生活习惯不同，人的生理活动和病变特点也不尽相同，所以治疗用药亦应有所差异。如外感风寒病证，西北严寒地区，使用辛温解表药量较重，且常用麻黄、桂枝；东南温热地区，用辛温解表药量较轻，且多用荆芥、防风。

（三）因人制宜

根据患者的年龄、性别、体质及生活习惯等不同特点，来考虑其治疗用药的原则，叫作"因人制宜"。

1. 年龄

年龄的生理状况和气血盈亏各不同，故其治疗用药亦应有所区别。老年人气血虚亏，生理功能减退，故患病多虚或正虚邪实，其治疗，虚证宜补，而邪实须攻者则应慎重，用药量应比青壮年较轻，以免损伤正气。小儿生机旺盛，但气血未充，脏腑娇嫩，易寒易热，易虚易实，病情变化较快，故治疗小儿病证，忌投峻剂，少用补益，且用药量宜轻。

2. 性别

男女性别不同，有其生理特点，妇女有经、带、胎、产等情况，其治疗用药应加以考虑。如在妊娠期，对于峻下、破血、滑利、走窜等伤胎药物或有毒药物，则当禁用或慎用。

3.体质

由于每个人的先天禀赋和后天调养不同，故个体素质不但有强弱，而且有偏寒偏热之差异。一般来说，阳亢或阴虚之体，慎用温热之品；阳虚或阴盛之体，慎用寒凉之品。

综上所述，可以看出，因人制宜是指治病时不能孤立地看待病证，而应把握人的整体和不同个体的特点；因时、因地制宜，则是强调了自然环境对人体的影响。所以，三因制宜的原则，充分体现了中医学的整体观念和在实际应用时的原则性和灵活性。只有全面地看问题，具体情况具体分析，善于因时、因地、因人制宜地处方用药，方能取得较好的疗效。

第七章　方药学基本知识

方药学是由中药学和方剂学两门既独立又密切相关的课程组成的，是研究中药、方剂的基础理论以及临床应用等知识的一门学科，是临床各科的基础，是中医学的一个重要组成部分。

中药是我国传统药物的总称，是指在中医理论指导下，用于预防、治疗疾病并具有康复与保健作用的物质。中药的认识和使用，在我国有着悠久的历史，有着独特的理论体系和应用形式，充分反映了我国历史、文化、自然资源等方面的特点。中药主要来源于天然药及其加工品，包括植物药、动物药、矿物药及部分化学、生物制品类药物。由于中药以植物药居多，故有“诸药以草为本”的说法。因此，自古相沿把中药称为本草，记载本草内容的典籍称为“本草学”。中药学是指专门研究中药基本理论和各种中药的来源、采制、性能、功效、临床应用等知识的一门学科。

方剂是在辨证审机、确立治法的基础上，按照组方原则选择合适药物、酌定适当用量而妥善配伍组成的具有特定剂型和用法的中医处方。考“方”之义，有法、术之意；“剂”，古通“齐”，指调配、调和。“方剂”的原意是指由药物配合而成用以疗疾保健的医方、医术。它既是辨证论治的产物，也是古今医家临床经验与学术思想的载体。方剂学是研究和阐明治法与方剂的理论及其临床运用的一门学科。

自古以来，中药和方剂的关系密不可分，药是组方的基础，方是由相关药物按一定的主次、剂量比例所组成，离开了药物的具体功效就无以成方，即所谓“方以药成”；同时，方的应用即是药物功效的具体体现，又可促进和发展药物功效的应用。因此，无药不成方，无方难用药，方药可分不可离。

第一节　中药的产地、采集与炮制

绝大部分中药都是来自天然的动物、植物、矿物。因此，药物的产地、采集、炮制是否合宜，对于保证和提高药材的质量和保护药源都有十分重要的意义。

一、中药的产地

天然药材的分布和生产离不开一定的自然条件。我国复杂的自然地理环境使得各种药材的生产，无论品种、产量和质量都有一定的地域性。所谓道地药材，又称地道药材，是优质纯真药材的专用名词，它是指历史悠久、产地适宜、品种优良、产量宏丰、炮制考究、疗效突出、带有地域特点的药材。

道地药材的确定，与药材产地、品种、质量等多种因素有关，而临床疗效则是其中的关键因素。历代本草文献都记载了名贵药材的品种产地资料，如河南的地黄、牛膝、山药、菊花，四川的黄连、川芎、川贝母、附子，东北的人参、细辛、五味子，甘肃的当归，宁夏的枸杞子，青海的大黄，内蒙古的黄芪，山西的党参，山东的阿胶，云南的三七、茯苓，广东的陈皮、砂仁，江苏的薄荷、苍术，浙江的浙贝母等，自古以来都是著名的道地药材。

二、中药的采集

中药的采收时节和方法与确保药物的质量有着密切的关联。一般以入药部分的成熟程度作依据，也就是在药物有效成分含量最高的时节采集。每种植物都有一定的采收时节和方法，按药用部位的不同可归纳为以下几类。

1.全草

一般在植物枝叶茂盛、花朵初开时采集，从根以上割取地上部分，如豨莶草、益母草等；如须连根入药的则可拔起全株，如小蓟、柴胡等。

2.叶类

叶类多在花蕾将开或盛开的时候采集，如大青叶、荷叶等。个别药物如桑叶，在深秋经霜后采集。

3.花、花粉

花类一般采收未开放的花蕾或刚开放的花朵，如玫瑰花、金银花等；花粉类则须在花朵盛开时采取，如蒲黄。

4.果实、种子

一般都在果实成熟时采收，如瓜蒌、槟榔等。少数药材要在果实未成熟时采收，如青皮、枳实等；种子多在完全成熟后采集，如莲子、菟丝子等。

5.根、根茎

一般以秋末或春初，即二月、八月采收为佳，且“春宁宜早，秋宁宜晚”，如天麻、葛根等。但也有少数例外，如半夏等要在夏天采收。

6.树皮、根皮

多在春、夏时节植物生长旺盛，植物体内浆液充沛时采集，如黄柏、杜仲、厚朴等。另有些植物根皮以秋后采收为宜，如牡丹皮、地骨皮等。

7.动物昆虫类

须根据生长活动季节采集，如全蝎、土鳖虫等虫类，多在夏末秋初捕捉；蝉蜕为黑蝉羽化时蜕的皮壳，多于夏秋季采取；石决明、牡蛎等贝壳类，多在夏秋季捕采；一般大动物类药材，虽然四季皆可捕捉，但一般宜在秋季猎取，唯有鹿茸必须在春季清明节前后雄鹿所生幼角尚未骨化时采收，此时所采鹿茸质量最好。

8.矿物药

全年均可采收。

三、中药的炮制

炮制：是指药物在应用或制成各种剂型前，根据医疗、调制、制剂的需要，而进行的必要的加工处理的过程，它是我国的一项传统制药技术，古时又称“炮炙”“修事”“修治”。由于中药材大都是生药，炮制是否得当对保障药效、用药安全、便于制剂和调剂都有十分重要的意义。

（一）炮制的目的

1.纯净药材，保证质量，分拣药物，区分等级

中药原药材多附着泥土、沙石及非药用部分等，需经过挑拣修治，才能使药物纯净。如石膏挑出沙石、茯苓去净泥土、黄柏刮净粗皮。再如人参、三七等贵重药材尚须分捡，区分优劣等级。

2.切制饮片，便于调剂制剂

将净选后的中药材，经过软化、切削、干燥等加工工序，制成一定规格的药材（如片、段、丝、块等），称为“饮片”，以便于调剂制剂。一些矿物介壳类药物如赭石、石决明、牡蛎等，经煅、淬等处理，使之酥脆易煎。

3.干燥药材，利于贮藏

药材经晒干、阴干、烘干、炒制等炮制处理，进一步干燥，防止霉变，便于保存。特别是具有活性的药材，如白扁豆、赤小豆等种子类药物，必须加热干燥，以防变质。

4.矫味、矫臭，便于服用

一些动物药及具有特殊臭味的药物，经过麸炒、酒制、醋制后，能起到矫味和矫臭的作用，如酒制乌梢蛇、醋炒五灵脂等。

5.降低毒副作用，保证安全用药

一些毒副作用较强的药物经过加工炮制后，药物毒性明显降低、不良反应明显减少，可确保安全用药，如姜矾水制南星、半夏，醋煮甘遂、大戟等。

6.增强药物功能，提高临床疗效

如延胡索醋制以后能增强活血止痛作用；紫菀、款冬花蜜制增强润肺止咳功效；淫羊藿用羊脂油制后可增加助阳的作用。

7.改变药物性能，扩大应用范围

如生地黄功专清热凉血，滋阴生津，酒制成熟地黄后则有滋阴补血，填精补髓的功效；天南星燥湿化痰，祛风解痉，辛温燥烈，经牛胆汁制后称胆南星，药性变为凉润，功效清化热痰，息风定惊。

8.引药入经，便于定向用药

有些药物经炮制后，可以在特定的脏腑经络中发挥治疗作用，如知母、黄柏经盐炒后，增强入肾经的作用；柴胡、香附经醋炒后，增强入肝经的作用。

（二）常用的炮制方法

炮制方法一般来讲可以分为以下五类。

1.修治（包括纯净、粉碎、切制药材三道工序）

（1）纯净药材：借助一定的工具，用手工或机械的方法，如挑、筛、簸、刷、刮、挖、撞等，去掉泥土杂质、非药用部分及药效作用不一致的部分。如筛选王不留行及车前子，刷除枇杷叶背面的绒毛，挖掉海蛤壳、石决明的肉以留壳等。

（2）粉碎药材：以捣、碾、研、磨、镑、锉等方法，使药材达到一定的粉碎度，以符合制剂和其他炮制的要求。如贝母、砂仁等捣碎便于煎煮；琥珀研末便于吞服等。

（3）切制药材：用刀具将药切成片、段、丝、块等一定的规格，使药物便于煎煮或进行其他炮制，也利于干燥、贮藏和调剂时称量。如槟榔宜切薄片，白术宜切厚片，黄芪宜切斜片，麻黄、紫苏、白茅根宜切段，茯苓、葛根宜切块等。

2.水制

用水或其他液体辅料处理药材的方法称为水制法。其目的主要是清洁药物、除去杂质、软化药物、便于切制、降低毒性及调整药性等。常见的方法有漂洗、闷、润、浸泡、喷洒、水飞等。以下主要介绍漂洗法和水飞法。

漂洗，是将药物置宽水或长流水中，反复换水，漂去腥味、盐分及毒性成分等非药用杂质的一种方法，如昆布、海藻漂去盐分等；水飞，是将药物与水共研，分取其极细粉末的一种方法，如飞朱砂、飞滑石等。

3.火制

将药物经火加热处理的方法。常见的火制方法有：炒、炙、烫、煅、煨、炮、燎、烘等，以下主要介绍炒、炙、煅、煨四法。

炒法，是将药物置锅中加热不断翻动，炒至一定程度取出的方法。可分为清炒法和加辅料炒法。根据加热程度的不同，清炒可分为炒黄，妙焦，炒炭。种子类药材炒黄后有效成分易于煎出，炒焦可增强消食作用，而炒炭能缓和药物的烈性或减少不良反应，或增强其收敛止血作用。加辅料炒法常用固体辅料如土、麸、米等，可缓和药性，或增强健脾和胃功效；炙，是用液体辅料伴炒药物，使辅料渗透入药物内部的一种方法，常用的液体辅料有：蜜、酒、醋、姜汁、盐水等，如蜜炙甘草、醋炙香附、盐炙杜仲等；煅，是将药物用猛火直接或间接煅烧的一种方法，如煅石膏、煅血余炭等；煨，是利用湿面粉或湿纸包裹药物，置热火灰中煨至面或纸焦黑为度的方法，如煨诃子、煨肉豆蔻等。

4.水火共制

这类炮制方法是既要用水（或液体辅料）又要用火，主要包括煮、蒸、淬、燀等方法。煮，是将药物置于清水或液体辅料中加热煮沸的一种方法，如醋煮芫花、酒煮黄芩等；蒸，是利用水蒸气或隔水加热药物的一种方法，如酒蒸大黄，蒸何首乌等；淬，是将药物煅烧红透后，迅速投入冷水或液体辅料中，使其松脆的一种方法，如醋淬自然铜、鳖甲等；燀，是将药物迅速放入沸水中，经短暂加热，立即取出的一种方法，如燀杏仁、燀桃仁等。

5. 其他制法

其他常用的炮制方法还有制霜、发酵、发芽、法制等。如巴豆的去油取霜、大麦的发芽、神曲的发酵等。

第二节 中药的性能

中药的性能，也称药性，是指药物与疗效有关的性质和性能，它包括药物发挥疗效的物质基础和治疗过程中所体现出来的作用。中药治病的基本原理，就是以药物的偏性来纠正疾病所表现出来的阴阳气血的偏盛偏衰，恢复或重建脏腑功能的协调。

研究药性形成的机制及其运用规律的理论称为药性理论，其基本内容包括四气、五味、升降浮沉、归经、毒性等。药性理论是我国历代医家在长期医疗实践中，以阴阳、脏腑、经络学说为依据，根据药物的各种性质及所表现出来的治疗作用总结出来的用药规律，是药物治病的主要理论依据，对指导临床实践有重要意义。

一、四气

（一）四气的含义

四气，又称四性，就是指寒、热、温、凉四种药性。四气反映了药物对人体阴阳盛衰、寒热变化的作用倾向，为药性理论的重要组成部分，是说明药物作用的主要理论依据之一。四气之中寓有阴阳含义，寒凉属阴，温热属阳，而寒凉与温热之间则仅是程度上的不同，即“凉次于寒”“温次于热”。此外，还有一类平性药，它是指寒热界限不很明显、药性平和、作用较和缓的一类药。平性是相对而言的，不是绝对的，平性药中也有偏凉、偏温的不同，因此仍称四气（性），而不称五气（性）。

（二）四气的产生

药性的寒热温凉是由药物作用于人体所产生的不同反应和所获得的不同疗效而总结出来的，它与所治疗疾病的性质是相对而言的。如患者表现为高热烦渴、面红目赤、咽喉肿痛、脉洪数，这属于阳热证，用石膏、知母、栀子等药物治疗后，上述症状得以缓解或消除，说明它们的药性是寒凉的；反之，如患者表现为四肢厥冷、面色㿠白、脘腹冷痛、脉微欲绝，这属于阴寒证，用附子、肉桂、干姜等药物治疗后，上述症状得以缓解或消除，说明它们的药性是温热的。

（三）四气的作用及适应证

1. 寒凉药： 多具有清热泻火、凉血解毒、滋阴除蒸、泻热通便、清热利尿、清化热痰、清心开窍、凉肝息风等作用。适用于实热烦渴、温毒发斑、血热吐衄、火毒疮疡、热结便秘、热淋涩痛、黄疸水肿、痰热喘咳、高热神昏、热极生风等一系列阳热证。如石膏、大青叶、苦参、石决明等。

2.温热药： 多具有温里散寒、暖肝散结、补火助阳、温阳利水、温经通络、引火归原、回阳救逆等作用，适用于中寒腹痛、寒疝作痛、阳痿不举、宫冷不孕、阴寒水肿、风寒痹证、血寒经闭、虚阳上越、亡阳虚脱等一系列阴寒证，如附子、干姜、补骨脂等。

二、五味

（一）五味的含义

五味，就是药物具有辛、甘、酸、苦、咸五种药味，因而具有不同的治疗作用。有些药物具有淡味或涩味，但五味是最基本的五种滋味，所以仍称为五味。

（二）五味的产生

五味的产生，首先是通过口尝，即用人的感觉器官辨别出来的，它是药物真实味道的反映。更重要的是，人们通过长期的临床实践观察，发现不同味道的药物作用于人体，产生了不同的反应，并获得了不同的治疗效果，从而总结归纳出五味的理论。也就是说，五味不仅是药物味道的真实反应，更重要的是对药物作用的高度概括。

五味也具有阴阳属性，一般认为辛、甘、淡属阳，酸、苦、咸属阴。

（三）五味的作用及适应证

《素问·脏气法时论》指出："辛散、酸收、甘缓、苦坚、咸软。"这是对五味作用的最早概括，后世在此基础上进一步补充，日臻完善。

1.辛："能散，能行"，即具有发散、行气、行血的作用。辛味药多用于治疗表证及气血阻滞之证，如苏叶、木香、川芎等。

2.甘："能补，能和，能缓"，即具有补益、和中、调和药性和缓急止痛的作用。甘味药多用于治疗正气虚弱、身体诸痛及调和药性、中毒解救等几个方面，如人参、熟地黄、饴糖、甘草等。

3.酸："能收，能涩"，即具有收敛、固涩的作用。酸味药多用于治疗体虚多汗、肺虚久咳、久泻肠滑、遗精滑精、遗尿尿频、崩带不止等证，如五味子、乌梅、五倍子、山茱萸等。

4.苦："能泄，能燥，能坚"，即具有清泄火热、泄降气逆、通泄大便、燥湿、坚阴（泻火存阴）等作用。苦味药多用于治疗热证、火证、喘咳、呕恶、便秘、湿证、阴虚火旺等证，如黄芩、栀子、杏仁、半夏、大黄、苍术等。

5.咸："能下，能软"，即具有泻下通便、软坚散结的作用。咸味药多用治大便燥结、痰核、瘿瘤、癥瘕痞块等证，如芒硝、海藻、牡蛎、鳖甲等。

此外，淡味"能渗，能利"，即具有渗湿利小便的作用，常用于治疗水肿、小便不利等证，如茯苓、猪苓、泽泻等；涩味与酸相似，有收敛固涩的作用，多用于治疗虚汗、泄泻、尿频、遗精、滑精、出血等证，如莲子、乌贼骨等。

三、升降浮沉

（一）升降浮沉的含义

升降浮沉是指药物对机体有向上、向下、向外、向内四种不同的作用趋向。它是和各种疾病在病机和症候上所表现出来的趋势（病势）相对而言的，一般可分为升浮和沉降两个方面。升，即上升提举，趋向于上；降，即下达降逆，趋向于下；浮，即向外发散，趋向于外；沉，向内收敛，趋向于内。按阴阳属性区分，则升浮属阳，沉降属阴。升降浮沉表明了药物作用的定向概念，也是药物作用的基础理论之一。

（二）升降浮沉的作用及适应证

1. 升浮药： 多具有升阳、解表、祛风、散寒、催吐、开窍等功效。常用于腹泻、脱肛、表证、痰涎壅盛、宿食及窍闭神昏等。

2. 沉降药： 多具有清热泻火、泻下通便、降逆止呕、止咳平喘、潜阳息风、利水渗湿等功效。常用于里热证、实热便秘、呕吐呃逆、喘咳、肝阳上亢、肝风内动、水肿、小便不利等。

（三）影响中药“升降浮沉”的因素

1. 性味： 一般来讲，凡味属辛、甘，气属温、热的药物，大都是升浮药，如麻黄、升麻、黄芪等；凡味属苦、酸、咸，性属寒、凉的药物，大都是沉降药，如大黄、芒硝、山楂等。

2. 质地： 花、叶、皮、枝等质轻的药物大多为升浮药，如薄荷、菊花、桑叶等；而种子、果实、矿物、贝壳等质重者大多都是沉降药，如大黄、苏子、牡蛎、代赭石等。但某些药也具有特殊药性，故有“诸花皆升，旋覆独降；诸子皆降，苍耳独升”之说。

3. 炮制： 炮制可以改变药物对人体作用的趋势。如酒制则升、姜制则散、醋炒则敛、盐制则下等。如大黄属于沉降药，经酒炒后则可清上焦火热。

4. 配伍： 在复方配伍中，升浮药在与较强的沉降药物配伍时，其升浮之性可受到一定的制约；反之，沉降的药物同较多较强的升浮药物配伍时，则其沉降之性亦能受到一定程度的制约。

（四）升降浮沉对临床用药的指导意义

药物的升降浮沉是临床选药的原则之一。因为人体发生病变的部位有上下表里的不同，病势也有上逆、下陷的差异，应当通过辨析病位与病势来选择用药。

1. 顺病位： 病变部位在上在表者宜升浮不宜沉降，如外感风热者应选用薄荷、菊花等升浮药来疏散；病变部位在下在里者宜沉降不宜升浮，如热结肠燥大便秘结者应选用大黄、芒硝等沉降药来泄热通便。此为因势利导，有助于祛邪外出。

2.逆病势：病势上逆者，宜降不宜升，如肝阳上亢，头晕目眩者，应选用代赭石、石决明等沉降药来平肝潜阳；病势下陷者，宜升不宜降，如气虚下陷，久泻脱肛者，应选用黄芪、升麻、柴胡等升浮药来升阳举陷。如此，可纠正机体功能的失调，使之恢复正常。

四、归经

（一）归经的含义

归经：归，是指中药作用的归向；经，是指人体的脏腑经络。归经就是药物对于人体某部分的选择性作用，即某药对某些脏腑经络有特殊的亲和作用，因而对这些部位的病变起着主要或特殊的治疗作用。药物的归经不同，其治疗作用也不同。归经指明了药物治病的适应范围，如清热药有清肺热、清肝热、清心热之殊；补虚药有补肺、补脾、补肾之异。归经理论也是阐明药物作用机理，指导临床用药的药性理论基本内容之一。

（二）归经理论的产生

归经理论的形成是在中医基本理论指导下以脏腑经络学说为基础，以药物所治疗的具体病证为依据，经过长期临床实践总结出来的用药理论。如肺经病变，每见喘、咳等证，贝母、杏仁能治喘咳胸闷，故归肺经；肝经病变，每见胁痛、抽搐等证，青皮、香附能缓解胁痛，天麻、钩藤能止惊，故归肝经。

（三）归经理论对临床用药的指导意义

1.便于临床辨证用药

临床辨证的基础上，诊断出病变所在的脏腑经络，按照归经来选择药物进行治疗。如肺热证，可选用黄芩、桑白皮等；肝热证，可选用龙胆、夏枯草等。

2.便于区分药物功效

比如，同是利尿消肿药，有麻黄的宣肺利尿、黄芪的健脾利尿、附子的温阳利水、猪苓的通利膀胱之水湿等的不同。

3.根据脏腑传变规律选择用药

由于脏腑经络的病变可以相互影响，临床治疗各种病症不能单纯地使用某一经药物，需恰当选药。如肝病日久、肝木克犯脾土，当选柴胡、白芍、茯苓、党参、白术等抑肝扶脾（抑木扶土）的药物治疗。

（四）归经与四气、五味、升降浮沉的关系

在运用归经理论指导药物临床应用时，还必须与四气五味、升降浮沉理论结合起来，才能做到全面准确。

1.归经与四气结合

同归一经的药物，其作用有寒、热、温、凉的不同。如治疗肺病咳嗽的归肺经的药物，有寒性的黄芩清肺热；热性的干姜温肺寒；温性的百合补肺虚；凉性的葶苈子泻肺实。

2.归经与五味结合

比如，同归肝经的药物有辛味的香附疏肝理气；甘味的阿胶补养肝血；酸味的山茱萸收敛补肝；苦味的龙胆草清肝泻火；咸味的鳖甲散结消癥。

3.归经与升降浮沉结合

如同是肺经（咳嗽气喘）的病变，有升浮的麻黄、桔梗能开宣肺气，止咳平喘，用治外邪犯肺，肺气不宣的咳喘；有沉降的桑白皮、葶苈子能肃降肺气，止咳平喘，用治肺热喘咳，肺气不降。

五、毒性

历代本草书籍中，常在每一味药物的性味之下，标明其“有毒”“无毒”。“有毒”“无毒”也是药物性能的重要标志之一。

（一）“毒”的含义

中药“毒”的含义，分为广义和狭义，狭义的毒是指药物的毒副作用，物之害人即为毒，与现代医学说的毒副作用相同。广义的毒可以概括为三个方面：①古代常常把毒药看作是一切药物的总称，故《周礼·天官冢宰》有“医师掌医之政令，聚毒药以供医事”的说法；②把药物的毒性看作是药物的偏性，明代张景岳《类经》云：“药以治病，因毒为能，所谓毒者，因气味之偏也。盖气味之正者，谷食之属是也，所以养人之正气。气味之偏者，药饵之属是也，所以去人之邪气，其为故也，正以人之为病，病在阴阳偏胜耳……大凡可辟邪安正者，均可称为毒药，故曰毒药攻邪也。”③把毒性看作药物毒副作用大小的标志。如《素问·五常政大论》云：“大毒治病，十去其六；常毒治病，十去其七；小毒治病，十去其八；无毒治病，十去其九；谷肉果菜食养尽之，无使过之，伤其正也。”把药物毒性强弱分为大毒、常毒、小毒、无毒四类。

（二）中药毒性的分级

历代本草中关于中药毒性分级情况各不相同。当今《中华人民共和国药典》采用的大毒、有毒、小毒三类分类方法，是目前通行的分类方法。

（三）产生中药中毒的原因

产生药物中毒的原因有：①剂量过大或用药时间过长，如附子、乌头、马钱子等用量过大，可导致中毒；②误服伪品，如误以商陆代人参使用；③炮制不当，如使用未经炮制的生附子、生乌头；④制剂服法不当，如乌头、附子中毒，多因煎煮时间太短；

⑤配伍不当，如乌头与瓜蒌同用而致中毒。因此，使用有毒药物时，应注意从上述各个环节进行控制，避免中毒事故的发生。

第三节　方剂的组成

药物的配伍应用是中医用药的主要形式，药物按一定法度加以组合，并确定一定的分量比例，制成适当的剂型，即是方剂。方剂是药物配伍的发展，也是药物配伍应用更为普遍、更为高级的形式。

一、中药的配伍

（一）配伍的概念

配伍，是指根据病情的需要和药物的不同特点，有选择地将两种以上的药物组合在一起应用。由于疾病的复杂性，用药的过程中就逐渐产生了多种药物配合应用的方法。

（二）中药配伍的内容

药物单独或配合应用主要有单行、相须、相使、相畏、相杀、相恶、相反七种情况，称为中药的“七情”配伍。

1. 单行：单行是指药物的单独应用。对病情比较单纯的病证，往往选择一种针对性强的药物即可达到治疗目的，如独参汤。

2. 相须：两种功效相似的药物配合应用，可以增强原有药物的疗效。如麻黄配桂枝，能增强发汗解表、祛风散寒的作用；石膏与知母配合，能明显增强清热泻火的治疗效果。

3. 相使：一药为主，一药为辅，两种药物合用，辅药可以提高主药的功效。如黄芪补气利水，茯苓利水健脾，两药配合，茯苓能提高黄芪补气利水的治疗效果；大黄清热泻火、泻热通便，芒硝润燥通便，可增强大黄峻下热结，排除燥屎的作用。

4. 相畏：一种药物的毒性或不良反应，能被另一种药物减轻或消除的配伍。如生半夏和生南星的毒性能被生姜减轻或消除，所以说生半夏和生南星畏生姜。

5. 相杀：一种药物能减轻或消除另一种药物的毒性或不良反应的配伍。如生姜能减轻或消除生半夏和生南星的毒性或不良反应，所以说生姜杀生半夏和生南星的毒。相畏、相杀实际上是同一种配伍关系从两种角度提出的不同称谓。

6. 相恶：两药合用，一种药物能破坏另一种药物的功效。如人参恶莱菔子，莱菔子能削弱人参的补气作用。

7. 相反：两药合用能产生或增强毒性或不良反应。如“十八反”“十九畏”中的若干药物（见“用药禁忌”）。

在以上药物配伍关系中，相须、相使为增强药物疗效的配伍方法，相畏、相杀为降低药物毒性和不良反应的配伍方法，均为用药的重要配伍方法；相恶是降低药物疗效的配伍方法，应尽量避免；相反是增强或产生药物的毒性和不良反应的配伍方法，属于用药禁忌。

二、方剂的组方原则

临证遣药组方，为了达到安全有效的治疗要求，应遵循“依法制方”原则。治法是在辨清证候、审明病因病机的基础上所制定的有针对性的治疗法则。在临床辨证论治的过程中，辨证的目的在于审识病机，论治的关键在于确立治法。只有辨证审机准确，治法的针对性才能明确而具体；根据正确治法选择药物、酌定用量、妥善配伍，制定用以体现治法的具体方剂才能获得预期疗效。因此，治法是联系辨证审机和遣药组方的纽带。

中医学的治法内容可以归纳为两个层次。首先，具有一定的概括性的，针对某一类病机共性所确立的治法，称为治疗大法。如表证用汗法、寒证用温法、热证用清法、虚证用补法等，古人将其归纳为“汗、吐、下、和、温、清、消、补”常用八法。其次，针对具体证候所确定的治疗方法，即具体治法。例如，表证有风寒、风热之分，风寒表证又有表实、表虚之异。因此，针对上述风寒表实、风寒表虚证应分别确立发汗解表、宣肺平喘与解肌发表、调和营卫的具体治法，可通过麻黄汤、桂枝汤中具体药物的合理配伍来体现、完成所立治法。

由此可见，治法是制方的依据，方剂是治法的体现。任何一首方剂都是在根据证候病机所立的治法的指导下进行选药配伍而成的，所谓“法随证立，方从法出，方以药成”，即是此意。只有依法制方，才能使所处方药与所治病证的病机高度吻合，取得满意疗效。

三、方剂的基本结构

从方以药成的角度看，必须明确方中药物的主次地位和药物配伍关系。方剂结构一般由君药、臣药、佐药、使药四部分组成。关于方剂“君臣佐使”的含义最早见于《素问・至真要大论》，有“主病之为君，佐君之谓臣，应臣之谓使”的记载。后经历代医家的不断补充而渐臻完善。

（一）君药

君药是指方剂中针对主病或主证起主要治疗作用的药物。君药在方中必不可少，其药力最强，药味较少，用量较大。

（二）臣药

臣药有两种含义。一是辅助君药加强其治疗主病或主证作用的药物；二是针对兼证起主要治疗作用的药物。一般臣药药味较君药为多，其药力与药量均较君药为小。君药与臣药构成方剂的主要配伍关系，发挥协同增效的作用。

（三）佐药

佐药含义有三。其一，佐助药，即协助君、臣药加强其治疗作用，或直接治疗次要病证的药物；其二，佐制药，即消除或减弱君、臣药的毒性，或能制约君、臣药峻烈之性的药物；其三，反佐药，即病重邪甚，可能拒药时配用的与君药药性相反而又能在治疗中起相成作用的药物。

（四）使药

使药亦有两种含义，一是引经药，即引导方中药物直达病所的药物；二是调和药，调和方中诸药性能、协调诸药相互作用的药物。

方剂结构中君药、臣药、佐药、使药的设定，主要是以所治病证的病情以及所选药物的性能为依据，临证遣药组方并没有固定的模式。以麻黄汤为例，麻黄汤主治外感风寒表实证，根据恶寒发热、头疼身痛、无汗而喘、舌苔薄白、脉浮紧等临床表现，辨证审机为风寒束表、卫郁营涩、肺气失宣，治疗从发汗解表、宣降肺气立法。其组方配伍为：麻黄发汗解表、宣肺平喘，针对风寒束表、肺气失宣主要病机，为君药；桂枝助麻黄解肌发表、透营达卫，为臣药；杏仁与麻黄配伍，一宣一降，降肺气平喘，为佐药；炙甘草调和麻、杏之宣降，缓和麻、桂相合之峻烈，为使药。可见遣药组方时不仅要针对病机、根据治法考虑配伍用药的合理性，而且还要按照方剂的结构要求进行周密设计，做到结构严谨、主次有序，使各具特性的群药组合成一个有机整体，从而发挥相辅相成或相制相成或相反相成的综合治疗效果。

第四节　剂量与应用

一、剂量

（一）剂量的含义

中药剂量是指临床应用时的分量，主要是指每味药的成人一日量，其次指方剂中每味药物之间的比较分量，也称相对剂量。中药的计量单位包括重量（如市制的两、钱、分、厘，公制的克、毫克）、数量（如生姜三片、蜈蚣二条）、容量（如匙、升、斗）等。自明清以来，我国普遍采用16进位制的“市制”计量方法，即1市斤=16两=160钱。现在我国对中药计量统一采用公制，为了便于处方和调剂的计算，按规定以如下的近似值进行单位换算：

1斤（16两）＝0.5kg＝500g

1市两＝31.25g

1市钱＝3.125g

1市分＝0.3125g

1市厘＝0.03125g

（注：换算尾数可以舍去）

（二）影响药物剂量的因素

1.药物性质

花、叶、皮、枝等量轻质松、性味浓厚、作用较强的药物用量宜小；矿物介壳等质重沉坠、性味淡薄、作用温和的药物用量宜大；剧毒药或功效峻烈的药物，应严格控制剂量由小到大，病情好转应立即停药，中病即止。

2.剂型与配伍

一般汤剂比丸剂、散剂用药量大，单味药比复方配伍用量宜重。复方中主药比辅药量大。

3.年龄、体质与病情

一般老年人、小儿、妇女产后及体质虚弱的患者，都应减少用量；成人及体格强壮之人宜加重用量；病情轻、病势缓、病程长者用量宜小；病重、病急、病短者用量宜大。

4.季节

夏季发汗药、辛温大热之品应减量少用，苦寒降火药用量宜重，冬季反之。

二、方剂的用法

（一）汤剂煎煮方法

煎药用具以砂锅、瓦罐为好，忌用铜、铁、铝等金属锅具，以免药物与金属发生化学变化，影响疗效。常规煎煮方法：先将药材浸泡30～60分钟，用水量以高出药面为度。中药一般煎煮两次，第二煎加水量为第一煎的1/3～1/2。两次煎液去渣滤净混合后，分2次服用。煎煮时间要根据药物性能而定。一般来讲，解表药、化湿药煎煮时间宜短；补虚药需用文火慢煎，煎煮时间宜长。

某些药物煎法比较特殊，需在处方上加以注明，归纳如下。

1.先煎

一些有效成分难溶于水的金石、矿物、介壳类药物，应打碎先煎20～30分钟。如磁石、代赭石、生石膏、龙骨、牡蛎等。此外，附子、乌头等毒副作用较强的药物，宜先煎45～60分钟，可以降低毒性。

2.后下

一些气味芳香的药物，若久煎，则其有效成分易于挥发而降低药效，须在其他药物煎沸5～10分钟后放入，如薄荷、青蒿、香薷、木香、砂仁等。

3.包煎

一些黏性强、粉末状及带有绒毛的药物，宜先用纱布袋装好，再与其他药物同煎，以防止药液混浊、刺激咽喉或沉于锅底，加热时引起焦化或糊化。如滑石、旋覆花、车前子、蒲黄等。

4.另煎

又称另炖，主要是指某些贵重药材，为了更好地煎出有效成分应单独另煎2～3小时，如人参、西洋参、羚羊角等。

5.烊化

某些胶类药物及黏性大而易溶的药物，可先单用水或黄酒将此类药加热熔化后，再用煎好的药液冲服，如阿胶、鹿角胶、龟甲胶等。

6.泡服

又叫焗服，某些有效成分易溶于水或久煎容易破坏药效的药物，可以用少量开水或煎好的药液浸泡即可服用，如番泻叶、胖大海等。

7.冲服

某些贵重药常需要研成细末，用温开水或复方其他药物煎液冲服，如麝香、牛黄、羚羊角等；某些药物高温容易破坏药效或有效成分难溶于水，也只能做散剂冲服，如雷丸、鹤草芽、朱砂等。

8.煎汤代水

某些药物与其他药物同煎使煎液混浊，难于服用，宜先煎后取其上清液代水再煎煮其他药物，如灶心土等。

（二）服药时间

汤剂一般每日1剂，分2次服用。中药大多可在饭前或饭后1～2小时服。一般滋补药宜饭前服，驱虫药宜空腹服，健胃药或对胃肠有刺激药宜饭后服，安神药宜睡前服。

三、用药禁忌

（一）配伍禁忌

配伍禁忌，就是指某些药物合用会产生剧烈的毒副作用或降低和破坏药效，因而应该避免配合应用，即《神农本草经》所谓："勿用相恶、相反者。"目前医药界公认的中药配伍禁忌有"十八反"和"十九畏"。

1.十八反

"十八反歌"最早见于金·张从正《儒门事亲》："本草明言十八反，半蒌贝蔹及攻乌，藻戟遂芫俱战草，诸参辛芍叛藜芦。"即乌头反半夏、瓜蒌、贝母、白蔹、白及；甘草反海藻、大戟、甘遂、芫花；藜芦反人参、沙参、丹参、玄参、细辛、芍药。

2.十九畏

"十九畏"歌诀首见于明·刘纯《医经小学》："硫黄原是火中精，朴硝一见便相争，水银莫与砒霜见，狼毒最怕密陀僧，巴豆性烈最为上，偏与牵牛不顺情，丁香莫与郁金见，牙硝难合京三棱，川乌、草乌不顺犀，人参最怕五灵脂，官桂善能调冷气，若逢石脂便相欺，大凡修合看顺逆，炮爁炙煿莫相依。"即硫黄畏朴硝，水银畏砒霜，狼毒畏密陀僧，巴豆畏牵牛，丁香畏郁金，川乌、草乌畏犀角，牙硝畏三棱，官桂畏石脂，人

参畏五灵脂。（注：十九畏与七情配伍中的“相畏”意义不同，十九畏是产生或增强药物毒副作用，为药物配伍禁忌）

（二）证候禁忌

由于药物的药性不同，其作用各有专长和一定的适应范围，因此临床用药也就有所禁忌。如麻黄性味辛温，功能发汗解表，散风寒，又能宣肺平喘利尿，故适用于外感风寒见表实无汗或肺气不宣的喘咳，对表虚自汗及阴虚盗汗、肺肾虚喘则禁止使用。

（三）妊娠用药禁忌

妊娠用药禁忌是指妇女妊娠治疗用药的禁忌。某些药物具有损害胎元以致堕胎的副作用，所以应作为妊娠禁忌的药物。根据药物对胎元损害的程度不同，一般可分为慎用与禁用两类。慎用的药物包括通经祛瘀、行气破滞及辛热滑利之品，如桃仁、红花、牛膝等；禁用药物指毒性较强或药性猛烈的药物，如巴豆、牵牛、水蛭、斑蝥等。慎用的药物可以根据病情需要酌情使用，禁用的药物则绝对不能使用。

（四）服药饮食禁忌

服药饮食禁忌是指服药期间对某些食物的禁忌，又称食忌。①一般服药期间应忌食生冷、油腻、辛辣等不易消化及有特殊刺激性的食物。如热性病，应忌食辛辣、油腻、煎炸性食物；寒性病，应忌食生冷食物、清凉饮料等；疮疡、皮肤病患者，应忌食鱼、虾、蟹等腥膻发物及辛辣刺激性食品。②特殊的一些食忌：古代文献中记载常山忌葱，地黄、何首乌忌葱、蒜、萝卜，薄荷忌鳖鱼，茯苓忌醋，鳖甲忌苋菜，土茯苓、使君子忌茶；蜜反生葱；甘草、黄连、桔梗、乌梅忌猪肉等。

四、常用剂型

在方剂组成之后，根据病情的需要、药物的性能以及给药的途径，将原料药加工制成适宜的形态，称为剂型。合适的剂型能发挥药物的最佳疗效，减少毒副作用，便于运用、贮存和运输等。

（一）汤剂

汤剂是指药物加水煎煮或浸泡去渣取汁制成的液体剂型，又称煎剂，古称汤液。汤剂是中医临床应用最广泛的一种剂型。汤剂的特点是吸收较快，药效发挥迅速，特别是对于病证较重或病情不稳定的患者能随时根据病情的需要而灵活加减药物，不足之处则有煎煮费时、药液含杂质较多、易霉变、味苦涩、携带不方便等。

（二）丸剂

丸剂是指药物细粉或药物提取物加黏合剂或辅料制成的球形固体剂型。丸剂与汤剂相比，具有吸收缓慢，药效持久，节省药材，便于服用、携带、贮存等优点。丸剂一般适用于慢性疾病或久病体虚者，如十全大补丸、六味地黄丸等；也有因方剂中含较多芳香走窜药物，不宜入汤剂煎煮而制成丸剂的，如安宫牛黄丸、苏合香丸等。丸剂按制备所用赋形剂的不同分为蜜丸、水丸、糊丸、浓缩丸和滴丸等。

（三）散剂

散剂是指一种或多种药物粉碎后均匀混合而成的粉末状剂型。其特点是制作简便，吸收较快，节省药材，性质较稳定，不易变质，便于服用及携带。散剂有内服和外用两种。内服散剂末细者可直接冲服，如七厘散；外用散剂一般匀撒疮面或患处，如生肌散、金黄散等。

（四）膏剂

膏剂是指用水或植物油将药物煎熬浓缩而成的膏状剂型，又称膏方。膏剂分内服和外用两类。内服膏剂有流浸膏、浸膏、煎膏三种，外用膏剂有硬膏与软膏之分。

（五）丹剂

丹剂一般指用水银、硝石、白矾、硫黄、雄黄等多种矿物药经加热升华或熔合方法制成的不同结晶形状的制品。丹剂多作外用，可研粉涂撒疮面，亦可制成药条、药线和外用膏剂，主要用于外科的疮疡、痈疽等，如三仙丹、九一丹等。

（六）酒剂

酒剂是指用白酒或黄酒浸出药物有效成分的澄清液体状剂型，又称药酒。酒剂可供内服或外用，多用于体虚补养、风湿痹痛或跌打扭伤等，如十全大补酒、风湿药酒等。

以上各种剂型各有特点，临证可根据病情和方剂特点酌情选用。此外，还有片剂、冲剂、口服液、胶囊剂、注射剂等，都在临床中广泛应用。

第八章 常用的中药与方剂

第一节 解表方药

凡以发散表邪为主要功效，用于解除表证的方药称解表方药。

解表方药为治疗六淫外邪侵袭人体肌表、肺卫所致的表证而设，表证以恶寒发热并见、舌苔薄白或薄黄、脉浮等为主要表现。此类方药大多辛散轻扬，偏行肌表，能促进肌体发汗，使表邪由汗出而解。其主要功效是发汗解表，兼能利水消肿、止咳平喘、透疹、止痛、消疮等。主治外感表证，如风寒、风热所伤或温病初起，以及水肿、咳喘、麻疹、风疹、风湿痹痛、疮疡初起等兼有表证者。

由于表证病性有寒热之异、药物性能有温凉之分，解表方药分为发散风寒方药及发散风热方药两类。发散风寒方药主治风寒表证，症见恶寒发热、无汗或汗出不畅、头身疼痛、鼻塞流涕、口不渴、舌苔薄白、脉浮紧等。发散风热方药主治风热感冒以及温病初起邪在卫分，症见发热、微恶风寒、咽干口渴、头痛目赤、舌边尖红、苔薄黄、脉浮数等。此外患者体质有强弱之别，解表方剂尚有用于虚人外感的扶正解表剂。

解表方药不宜久煎，以免影响疗效，在服法上一般宜温服，服后宜避风寒，或增衣被以助汗出。发汗是祛邪的手段，取汗程度以遍身持续微汗为佳，汗出病瘥即当停服，不必尽剂。表虚自汗、阴虚盗汗以及疮疡日久、淋证、失血患者，虽有表证，也应慎用解表方药。

一、解表药

凡以发散表邪、解除表证为主要功效的药物称解表药，又名发表药。解表药分为发散风寒药及发散风热药两类，又称辛温解表药与辛凉解表药。

（一）发散风寒药

本类药物性味多属辛温，辛以发散，温可祛寒，故以发散肌表风寒邪气为主要作用，主治风寒表证，症见恶寒发热、无汗或汗出不畅、头身疼痛、鼻塞流涕、口不渴、舌苔薄白、脉浮紧等。部分发散风寒药分别兼有祛风止痒、止痛、止咳平喘、利水消肿、消疮等功效，又可用治风疹瘙痒、风湿痹证、咳喘以及水肿、疮疡初起等兼有风寒表证者。

麻 黄

Mahuang（《神农本草经》）

本品为麻黄科植物草麻黄*Ephedra sinica* Stapf、中麻黄*Ephedra intermedia* Schrenk et C.A.Mey.或木贼麻黄*Ephedra equisetina* Bge.的干燥草质茎。晒干，除去木质茎、残根及杂质，切段。生用、蜜炙或捣绒用。

【药性】辛、微苦，温。归肺、膀胱经。

【功效】发汗解表，宣肺平喘，利水消肿。

【应用】

1.风寒表证

本品味辛发散，性温散寒，主入肺与膀胱经，发汗力强，为发汗解表之要药。本品宜用于风寒外郁，腠理闭密无汗的外感风寒表实证，每与桂枝相须为用，如麻黄汤。

2.咳嗽气喘

本品辛散苦泄，温通宣畅，主入肺经，可外开皮毛之郁闭，以使肺气宣畅，故善平喘，为治疗肺气壅遏所致喘咳的要药，常配杏仁、甘草，如三拗汤；治寒痰停饮，咳嗽气喘，痰多清稀者，常配细辛、干姜、半夏等，如小青龙汤；若肺热壅盛，高热喘急者，每与石膏、杏仁、甘草配用，如麻杏甘石汤。

3.风水水肿

本品上宣肺气、发汗解表，可使肌肤之水湿从毛窍外散，并通调水道、下输膀胱以下助利尿之力，宜于风邪袭表，肺失宣降的水肿、小便不利兼有表证者，每与甘草同用，如甘草麻黄汤。

此外，麻黄散寒通滞，可用治风寒痹证，阴疽，痰核。

【用法用量】煎服，2～10g。发汗解表宜生用，止咳平喘多炙用。

【使用注意】本品发汗宣肺力强，凡表虚自汗、阴虚盗汗及肺肾虚喘者均当慎用。

桂 枝

Guizhi（《名医别录》）

本品为樟科植物肉桂*Cinnamomum cassia* Presl的干燥嫩枝。除去叶，晒干或切片晒干。生用。

【药性】辛、甘，温。归心、肺、膀胱经。

【功效】发汗解肌，温通经脉，助阳化气，平降冲逆。

【应用】

1.风寒表证

本品开腠发汗之力较麻黄温和，而善于宣阳气于卫分，畅营血于肌表，对于外感风寒，不论表实无汗、表虚有汗者，均可使用。本品治外感风寒、表实无汗者，常与麻黄同用，如麻黄汤；治外感风寒、表虚有汗者，与白芍同用，如桂枝汤。

2.寒凝血滞诸痛证

本品辛散温通，治胸阳不振、心脉瘀阻、胸痹心痛者，与枳实、薤白同用，如枳实薤白桂枝汤；治中焦虚寒，脘腹冷痛，与白芍、饴糖等同用，如小建中汤；用治寒凝血滞，月经不调，经闭痛经，产后腹痛，与当归、吴茱萸同用，如温经汤；若风寒湿痹，肩臂疼痛，则与附子同用，如桂枝附子汤。

3.痰饮，蓄水证

本品既可温扶脾阳以助运水，又可温肾阳、逐寒邪以助膀胱气化，治疗痰饮眩晕、心悸、咳嗽者，与茯苓、白术同用，如苓桂术甘汤；用治膀胱气化不行，水肿、小便不利者，与茯苓、猪苓、泽泻等同用，如五苓散。

4.心悸，奔豚

本品能助心阳，通血脉，止悸动。治心阳不振，心悸动、脉结代者，与甘草、人参、麦冬等同用，如炙甘草汤；用治阴寒内盛，引动冲气，上凌心胸所致奔豚者，常重用本品，如桂枝加桂汤。

【用法用量】煎服，3～10g。

【使用注意】本品辛温助热，易伤阴动血，凡温热病及阴虚阳盛，血热妄行诸证均忌用。孕妇及月经过多者慎用。

【药物比较】麻黄与桂枝二药均为辛温解表药，治疗风寒表证，常相须为用。但麻黄发汗力强，多用于风寒表实无汗证，并有宣肺平喘、利水消肿的作用；桂枝发汗力缓，外感风寒有汗、无汗均可应用，并能温经通阳，常用于寒凝经脉、风寒湿痹、痰饮、蓄水证、胸痹及心悸、脉结代等证。

紫苏叶

Zisuye（《名医别录》）

本品为唇形科植物紫苏 *Perilla frutescens*（L.）Britt. 的干燥叶。除去杂质，晒干。生用。

【药性】辛，温。归肺、脾经。

【功效】解表散寒，行气宽中，解鱼蟹毒。

【应用】

1.风寒表证

本品散寒解表之力较为缓和，因其外能解表散寒，内能行气宽中，且略兼化痰止咳之功，故其善治风寒表证。本品治风寒表证而兼气滞，胸脘满闷、恶心呕逆者，配香附、陈皮等药，如香苏散；治兼有咳喘痰多者，与杏仁、桔梗等药同用，如杏苏散。

2.脾胃气滞，胸闷呕吐，妊娠呕吐

本品能行气以宽中除胀，和胃止呕，兼有理气安胎之功，用于中焦气机郁滞之胸脘胀满，恶心呕吐，偏寒者，与砂仁、丁香等同用；偏热者，与黄连、芦根等同用；治疗胎气上逆、胸闷呕吐、胎动不安者，与砂仁、陈皮等同用；用治七情郁结，痰凝气滞之梅核气证，与半夏、厚朴、茯苓等同用，如半夏厚朴汤。

3.鱼蟹中毒，腹痛吐泻

可单用或配生姜、藿香等药煎服。

【用法用量】煎服，5～10g，不宜久煎。

附：

紫苏梗：为紫苏的干燥茎。辛，微温。归肺、脾经。有理气宽中、止痛、安胎的功效。用治胸膈痞闷、胃脘疼痛及胎动不安。用量5～10g。

荆　芥

Jingjie（《神农本草经》）

本品为唇形科植物荆芥 *Schizonepeta tenuifolia* Briq. 的干燥地上部分。除去杂质，晒干，切段。生用或炒炭用。

【药性】辛，微温。归肺、肝经。

【功效】祛风解表，透疹，消疮，止血。

【应用】

1.外感表证

本品长于发表散风，且微温不烈，药性和缓，为发散风寒药中药性最为平和之品，对于外感表证，无论风寒、风热均可使用。本品治风寒感冒，恶寒、发热、头痛无汗者，与防风、羌活、独活等药同用，如荆防败毒散；用治风热感冒，发热、头痛者，与金银花、连翘、薄荷等配伍，如银翘散。

2.风疹瘙痒，麻疹不透

本品质轻透散，祛风止痒，宣散疹毒。用治风疹瘙痒，配苦参、防风、白蒺藜等同用；治表邪外束，麻疹初起、疹出不畅，常与蝉蜕、薄荷、紫草等药同用。

3.疮疡初起

本品能祛风解表，透散邪气，宣通壅结而达消疮之功，故可用于疮疡初起而有表证者，治偏于风寒者，常配伍羌活、川芎、独活等药；偏于风热者，每与金银花、连翘、柴胡等药配伍。

4.吐衄下血

本品炒炭用，其性苦涩平和，长于理血止血，可用于吐血、衄血、便血、崩漏等多种出血证。

【用法用量】煎服，5～10g，不宜久煎。止血宜炒炭用。荆芥穗长于祛风。

羌　活

Qianghuo（《神农本草经》）

本品为伞形科植物羌活 *Notopterygium incisum* Ting ex H.T.Chang 或宽叶羌活 *Notopterygium franchetii* H.de Boiss. 的干燥根茎及根。除去须根及泥沙，晒干。切片，生用。

【药性】辛、苦，温。归膀胱、肾经。

【功效】散寒解表，祛风除湿，止痛。

【应用】

1.风寒表证

本品善于升散发表，有较强的解表散寒、祛风胜湿、止痛之功，尤宜于外感风寒夹湿，恶寒发热、肌表无汗、头痛项强、肢体酸痛较重者，常与防风、细辛、川芎等同用，如九味羌活汤；治风湿在表，头项强痛，腰背酸重，一身尽痛者，配独活、藁本、防风等，如羌活胜湿汤。

2.风寒湿痹

本品辛散祛风、味苦燥湿、性温散寒，有较强的祛风湿、止痛作用，主治风寒湿痹，肢节疼痛。因其善入足太阳膀胱经，故上半身风寒湿痹、肩背肢节疼痛者尤为多用，与防风、姜黄、当归等药同用，如蠲痹汤。

【用法用量】煎服，3～10g。

【使用注意】阴血亏虚者慎用。用量过多，易致呕吐，脾胃虚弱者不宜服。

（二）发散风热药

本类药物性味多辛苦而偏寒凉，辛可发散，凉可祛热，故以发散风热为主要作用，发汗解表作用较发散风寒药缓和。本类药物主要适用于风热感冒以及温病初起邪在卫分，症见发热、微恶风寒、咽干口渴、头痛目赤、舌边尖红、苔薄黄、脉浮数等。部分发散风热药分别兼有清头目、利咽喉、透疹、止痒、止咳的作用，又可用治风热所致目赤多泪、咽喉肿痛、麻疹不透、风疹瘙痒以及风热咳嗽等证。

薄 荷

Bohe（《新修本草》）

本品为唇形科植物薄荷 *Mentha haplocalyx* Briq. 的干燥地上部分。晒干或阴干。切段，生用。

【药性】辛，凉。归肺、肝经。

【功效】发散风热，清利头目，利咽，透疹，疏肝理气。

【应用】

1.风热外感温病初起

本品辛以发散，凉以清热，有一定的发汗作用，其辛散之性较强，是辛凉解表药中最能宣散表邪之药，故常用于治疗风热感冒和温病卫分证，与金银花、连翘、牛蒡子等同用，如银翘散。

2.头痛眩晕，目赤多泪

本品轻扬升浮、善疏散上焦风热而清头目。用于风热上攻，头痛眩晕，与川芎、石膏、白芷等药同用；治风热上攻，目赤多泪，与桑叶、菊花、蔓荆子等同用。

3.咽喉肿痛

治疗风热壅盛，咽喉肿痛，常配桔梗、生甘草、僵蚕等同用，如六味汤。

4.风疹瘙痒，麻疹不透

本品质轻宣散，宣毒透疹，祛风止痒，用于风疹瘙痒，可与荆芥、防风、僵蚕等同用；治风热束表，麻疹不透，配蝉蜕、牛蒡子、柽柳等药同用，如竹叶柳蒡汤。

5.肝气郁滞，胸闷胁痛

本品兼入肝经，能疏肝行气，常配伍柴胡、白芍、当归等疏肝理气调经之品，如逍遥散。

此外，本品芳香辟秽，还用治夏令感受暑湿秽浊，脘腹胀痛，呕吐泄泻。

【用法用量】煎服，3～6g，宜后下。薄荷叶长于发汗解表，薄荷梗偏于行气和中。

【使用注意】体虚多汗者慎用。

牛蒡子

Niubangzi（《名医别录》）

本品为菊科植物牛蒡*Arctium lappa* L.的干燥成熟果实。除去杂质，晒干。生用或炒用。

【药性】辛、苦，寒。归肺、胃经。

【功效】发散风热，宣肺祛痰，透疹，利咽，解毒消肿。

【应用】

1.外感风热，温病初起

本品辛散苦泄，寒能清热，升散之中具有清降之性，长于宣肺祛痰，清利咽喉，尤宜于风热感冒而见咽喉红肿疼痛，或咳嗽痰多不利者。本品治风热外感，或温病初起，配金银花、连翘、荆芥等同用，如银翘散。

2.麻疹不透，风疹瘙痒

本品清泄透散，能疏散风热，透泄热毒而促使疹子透发，治疗麻疹不透，配薄荷、柽柳、竹叶等同用，如竹叶柳蒡汤；若风疹瘙痒，配荆芥、蝉蜕、苍术等药同用，如消风散。

3.痈肿疮毒，痄腮，咽喉肿痛，喉痹

本品辛苦性寒，有清热解毒，消肿利咽之效，故可用治痈肿疮毒、丹毒、痄腮、喉痹等热毒病证。因其性偏滑利，兼滑肠通便，故上述病证兼有大便热结不通者尤为适宜。本品治风热外袭，火毒内结，痈肿疮毒，兼有便秘者，与大黄、芒硝、栀子、连翘、薄荷等药同用；治瘟毒发颐、痄腮喉痹等，配玄参、黄芩、黄连、板蓝根等药同用，如普济消毒饮。

【用法用量】煎服，6～12g。炒用可使其苦寒及滑肠之性略减。

【使用注意】本品性寒滑肠，气虚便溏者慎用。

桑　叶

Sangye（《神农本草经》）

本品为桑科植物桑*Morus alba* L.的干燥叶。初霜后采收，除去杂质，晒干。生用或蜜炙用。

【药性】甘、苦，寒。归肺、肝经。

【功效】发散风热，清肺润燥，平抑肝阳，清肝明目。

【应用】

1.外感风热，温病初起

本品甘寒质轻，疏散风热作用较为缓和，但又能清肺热、润肺燥，故常用于风热感冒，或温病初起，温热犯肺，发热、咽痒、咳嗽等症，配菊花、薄荷、桔梗等药同用，如桑菊饮。

2.肺热咳嗽，燥热咳嗽

本品苦寒清泄肺热，甘寒凉润肺燥，故可用于肺热或燥热伤肺，症见咳嗽痰少，色黄而黏稠，或干咳少痰、咽痒等。轻者可配伍杏仁、沙参、贝母等，如桑杏汤；重者可配伍生石膏、麦冬、阿胶等，如清燥救肺汤。

3.肝阳上亢

本品兼入肝经，与菊花、石决明、白芍等同用，可治疗肝阳上亢，头痛眩晕，烦躁易怒。

4.目赤肿痛，目暗昏花

本品苦寒入肝，能清泄肝热，且甘润益阴以明目，用治风热上攻、肝火上炎所致的目赤、涩痛、多泪，可与菊花、蝉蜕、夏枯草等药物同用。

此外，本品略能凉血止血，可用于血热吐血之轻证。

【用法用量】煎服，5～10g；外用煎水洗眼。

菊　花

Juhua（《神农本草经》）

本品为菊科植物菊 *Chrysanthemum morifolium* Ramat. 的干燥头状花序。药材按产地和加工方法的不同，分为“亳菊”“滁菊”“贡菊”“杭菊”等，以亳菊和滁菊品质最优。阴干或焙干，或熏、蒸后晒干。生用。

【药性】甘、苦，微寒。归肺、肝经。

【功效】发散风热，平抑肝阳，清肝明目，清热解毒。

【应用】

1.外感风热，温病初起

本品味辛疏散，体轻达表，可疏散肺经风热，常用于治疗风热感冒，或温病初起，温邪犯肺，发热、头痛、咳嗽等症，每与桑叶相须为用，如桑菊饮。

2.肝阳上亢

本品苦寒，兼入肝经，能清肝热、平肝阳，常用于治疗肝阳上亢，头痛眩晕，与石决明、珍珠母、白芍等同用；治肝火上攻，眩晕、头痛及肝经热盛、热极动风者，与羚羊角、钩藤、桑叶等同用，如羚角钩藤汤。

3.目赤肿痛，目暗昏花

本品既能疏散肝经风热，又能清泄肝热以明目，故可用于治疗肝经风热，或肝火上攻所致目赤肿痛，可与蝉蜕、木贼、白僵蚕等配伍；治肝肾精血不足，目失所养，视物昏花，与枸杞子、熟地黄、山茱萸等药同用，如杞菊地黄丸。

4.疮痈肿毒

治疮痈肿毒，常与金银花、生甘草同用。

【用法用量】煎服，5～10g。外感风热多用黄菊花，清热明目和平肝多用白菊花。

【药物比较】桑叶与菊花二药均能发散风热，平抑肝阳，清肝明目，常相须为用，用于治疗外感风热、肝火上炎的目赤肿痛及肝阳眩晕等证。但桑叶疏散风热之力较强，并长于清肺润燥，兼能凉血止血，可用于肺热燥咳及血热吐衄；菊花则平肝明目之力较强，并能清热解毒，多用于肝阳上亢或疮痈肿毒。

柴 胡

Chaihu（《神农本草经》）

本品为伞形科植物柴胡*Bupleurum chinensis* DC.或狭叶柴胡*Bupleurum scorzonerifolium* Willd.的干燥根。除去茎叶及泥沙，干燥。切段，生用或醋炙用。

【药性】辛、苦，微寒。归肝、胆、肺经。

【功效】解表退热，疏肝解郁，升举阳气。

【应用】

1.表证发热，少阳证

本品辛散苦泄，微寒退热，善于祛邪解表退热，对于外感表证发热，无论风热、风寒表证，皆可使用。本品尤长于疏解半表半里之邪，故为治疗少阳证的要药，常与黄芩同用，如小柴胡汤；治疗外感风寒，寒邪入里化热，恶寒渐轻，身热增盛者，多与葛根、羌活、黄芩、石膏等同用，如柴葛解肌汤；治疗风热感冒、发热、头痛等症，可与菊花、薄荷、升麻等辛凉解表药同用。

2.肝郁气滞

本品性善条达肝气，疏肝解郁。治疗肝气郁滞所致胸胁或少腹胀痛、月经失调、痛经等，与香附、川芎、白芍同用，如柴胡疏肝散；若肝郁血虚，脾失健运，月经不调，乳房胀痛，胁肋作痛，神疲食少，脉弦而虚者，则配当归、白芍、白术等，如逍遥散。

3.气虚下陷，脏器脱垂

本品能升举脾胃清阳之气，用于治疗气虚下陷所致久泻脱肛、子宫下垂、肾下垂等脏器脱垂，常与人参、黄芪、升麻等同用，如补中益气汤。

此外，本品还具退热截疟作用，又可用治疟疾寒热。

【用法用量】煎服，3～10g。疏肝解郁宜醋炙，升阳可生用或酒炙。

【使用注意】本品性能升发，故真阴亏损，肝阳上升之证忌用。

其他解表药见表8–1。

表8–1 其他解表药简表

类别	药名	药性	功效	应用	用法用量	使用注意
发散风寒药	香薷	辛，微温。归肺、胃、脾经	发汗解表，化湿和中，利水消肿	①外感风寒，阴暑证；②水肿脚气	3～9g	表虚有汗者忌用

续表

类别	药名	药性	功效	应用	用法用量	使用注意
发散风寒药	藁本	辛，温。归膀胱经	祛风散寒，胜湿止痛	①外感风寒，颠顶头痛；②风寒湿痹	3～9g	凡血虚头痛及热证均忌服
	苍耳子	辛，苦，温。有小毒，归肺经	祛风寒，通鼻窍，祛风湿，止痛	①用于风寒表证；②鼻渊；③风湿痹痛	3～9g，或入丸散	血虚头痛不宜服用，过量服用易致中毒
	辛夷	辛，温。归肺、胃经	散风寒，通鼻窍	①外感风寒，头痛鼻塞；②鼻渊头痛	3～9g，入汤剂宜包煎	阴虚火旺者忌服
	生姜	辛，温。归肺、脾、胃经	散寒解表，温中止呕，化痰止咳	①风寒表证；②胃寒呕吐；③寒痰咳嗽	煎服，3～10g，或捣汁服	热盛及阴虚内热者忌服
	防风	辛、甘，微温。归膀胱、肝、脾经	祛风解表，胜湿止痛，止痉。	①外感表证；②风疹瘙痒；③风湿痹痛；④破伤风证	煎服，5～10g	阴血亏虚、热病动风者慎用
	白芷	辛，温。归肺、胃、大肠经	散寒解表，祛风止痛，宣通鼻窍，燥湿止带，消肿排脓	①风寒表证；②头痛，牙痛，风湿痹痛；③鼻渊，鼻鼽；④带下；⑤疮痈肿毒	煎服，3～10g	阴虚血热者忌服
	细辛	辛，温。有小毒。归心、肺、肾经	散寒解表，祛风止痛，宣通鼻窍，温肺化饮	①风寒表证；②头痛，牙痛，风湿痹痛；③鼻渊，鼻鼽；④肺寒咳喘	煎服，1～3g；散剂0.5～1g。外用适量	阴虚阳亢头痛，肺燥伤阴干咳者忌。反藜芦。用量不宜过大
发散风热药	蝉蜕	甘，寒。归肺、肝经	疏散风热，利咽开音，透疹，明目退翳，息风止痉	①外感风热，咽痛喑哑；②麻疹不透及风疹瘙痒；③目赤翳障；④急慢惊风，破伤风证	3～6g，煎服或丸散	孕妇慎用
	蔓荆子	辛，苦，微寒。归膀胱、肝、胃经	发散风热，清利头目	①外感风热所致头晕、头痛；②目赤肿痛，目昏多泪	5～9g，煎服或浸酒，并入丸散用	–
	淡豆豉	甘，辛，凉。归肺、胃经	解表，除烦，宣发郁热	①外感表证；②胸中烦闷，虚烦不眠	6～12g	–
	升麻	辛、微甘，微寒。归肺、脾、胃、大肠经	发表透疹，清热解毒，升举阳气	①外感表证；②麻疹不透；③咽喉肿痛，齿痛，口疮，温毒发斑；④气虚下陷，脏器脱垂，崩漏下血	煎服，3～10g。发表透疹、清热解毒宜生用，升阳举陷宜炙用	阴虚阳浮，喘满气逆及麻疹已透者忌用
	葛根	甘、辛，凉。归脾、胃、肺经	解肌退热，生津止渴，透疹，升阳止泻	①表证发热，项背强痛；②热病口渴，消渴证；③麻疹不透；④热泄热痢，脾虚泄泻	煎服，10～15g。解肌退热、透疹、生津宜生用，升阳止泻宜煨用	–

二、解表剂

解表剂是以解表药为主要组成部分，具有发汗解肌、疏达腠理、透邪外出等作用，用于治疗表证的一类方剂。解表剂体现了“八法”中的“汗”法。由于表证病性有寒热之异、药物性能有温凉之分、患者体质亦有强弱之别，故解表剂也被相应地分为辛温解表、辛凉解表、扶正解表三类。

（一）辛温解表剂

辛温解表剂，以辛温解表药为主要组成部分，具有疏散风寒等作用，适用于恶寒发热、口淡不渴、舌苔薄白、脉浮紧或浮缓等外感风寒表证。本类方剂常以辛温解表药如麻黄、桂枝、荆芥、防风、苏叶、羌活等为主，酌情配伍宣肺止咳、除湿通络、理气行滞、清泄里热、温化痰饮等药物。本类方剂代表方如麻黄汤、桂枝汤、小青龙汤、九味羌活汤等。

麻黄汤

（《伤寒论》）

【组成】麻黄9g，桂枝6g，杏仁6g，炙甘草3g。水煎服，温覆取微汗。

【功效】发汗解表，宣肺平喘。

【主治】外感风寒表实证。恶寒发热，无汗而喘，或有头身疼痛，舌苔薄白，脉浮紧。

【方解】本方证所见恶寒发热、头痛身痛、无汗、脉浮紧等症状，由风寒束表，毛窍闭塞，卫阳被郁，营气涩滞而致。立法组方宜发汗散寒，畅达营卫，宣通肺气。

君：麻黄——发汗解表、宣肺平喘

臣：桂枝——解肌发表、透营达卫、温经散寒

佐：杏仁——与麻黄配伍，一宣一降，降肺气平喘

使：炙甘草——调和麻、杏之宣降，缓和麻、桂相合之峻烈，使汗出不致过猛而耗伤正气。

组方特点：一是麻桂相须，透营畅卫，发汗止痛之力益彰；二是麻杏相使，宣降相因，平喘止咳之效甚著；三是甘草与麻桂相伍，发汗顾正，体现辛甘温散法。

【使用注意】本方为辛温发汗之峻剂，“疮家”“淋家”“亡血家”以及表虚自汗、风热表证以及体虚外感等患者均不宜运用本方。

桂枝汤

（《伤寒论》）

【组成】桂枝9g，芍药9g，生姜9g，大枣3g，炙甘草6g。微火煮取，适寒温，药后啜粥，温覆微汗，获效停服，不效继进。

【功效】解肌发表，调和营卫。

【主治】外感风寒表虚证。发热，汗出，恶风，或有头痛、鼻鸣干呕，苔白不渴，

脉浮缓。

【方解】本方证所见自汗出而发热、恶风、脉浮缓等症，乃因风邪犯卫，卫阳浮盛于外，营阴不能内守而致。立法组方宜解肌祛风，助卫益营，调和营卫，兼和肺胃。

君：桂枝——温助卫阳，解肌祛风
臣：芍药——敛阴益营
（桂、芍合用，外可解肌发表，内能调和营卫）

佐：生姜——和胃止呕，且助桂枝解表
大枣——滋脾生津，助芍药益营
（姜、枣相配，补脾和胃，调和营卫）

佐使：炙甘草——调和药性，合桂枝辛甘化阳以实卫，合芍药酸甘化阴以和营。

组方特点：本方结构严谨，通过祛邪调正、补脾和胃、化阴和阳三个层面调和营卫，且汗中有补，散中有收，祛邪而不致过汗，扶正而不致恋邪。

【使用注意】药后忌食生冷、黏腻、酒、肉、臭恶等物。

（二）辛凉解表剂

辛凉解表剂，以辛凉解表药为主组成，具有疏散风热等作用，适用于外感风热表证，症见发热、微恶风寒、口渴、咽痛、舌苔薄白或微黄、脉浮数等。常用辛凉解表药如薄荷、金银花、桑叶、菊花、牛蒡子、葛根等，配伍解毒利咽、宣肺止咳、清泻里热、甘寒生津等药物组成。代表方剂为银翘散、桑菊饮等。

银翘散

（《温病条辨》）

【组成】连翘30g，金银花30g，牛蒡子18g，薄荷18g，荆芥穗12g，淡豆豉15g，桔梗18g，竹叶12g，生甘草15g。共为散，每次18g，以鲜芦根汤煎服，香气大出，即取服，勿过煎。亦可作汤剂，各药用量按比例酌减，水煎服。

【功效】辛凉透表，清热解毒。

【主治】温病初起。发热，微恶风寒，咽痛，口渴，无汗或有汗不畅，或有头痛、咳嗽，舌边尖红，苔薄白或薄黄，脉浮数。

【方解】本方证主要反映风热毒邪兼夹秽浊，上犯肺系，外郁卫表，内伤津液的病机特点。故立法组方以辛凉透表、清热解毒、芳香辟秽为主，兼顾宣肺利咽、生津护液。

君：金银花、连翘——气味芳香，既疏散风热，又清热解毒、辟秽化浊

臣：薄荷、牛蒡子——助君药疏散风热，解毒利咽

荆芥穗、淡豆豉——辛而不烈、微温不燥，助君药透表散邪

佐：芦根、竹叶——清热生津

桔梗——宣肺利咽

使：甘草——合桔梗利咽止咳，又可调和药性

组方特点：一是疏散风邪与清热解毒相配，构成疏清兼顾，以疏为主之剂；二是辛凉之中配伍少量辛温之品，既增强透邪之力，又不悖全方辛凉之旨；三是原方用煮散剂

型意取速效，用法强调“香气大出，即取服，勿过煎”，体现了吴瑭“治上焦如羽，非轻不举”的用药原则。

【使用注意】本方不宜久煎，外感风寒或湿热病初期者禁用。

桑菊饮

（《温病条辨》）

【组成】桑叶7.5g，菊花3g，杏仁6g，连翘5g，薄荷2.5g，苦桔梗6g，生甘草2.5g，芦根6g。水二杯，煮取一杯，日二服。

【功效】疏风清热，宣肺止咳。

【主治】风温初起，风热犯肺证。咳嗽，身热不甚，口微渴，脉浮数。

【方解】本方证主要反映风热之邪从口鼻而入，邪犯肺系，肺失清肃的病机特点。故立法组方以疏风清热、宣肺止咳为主。

君：桑叶——清透肺络之热

　　菊花——清散上焦风热

臣：薄荷——辛凉透表，助桑、菊散上焦风热

　　桔梗——辛开，开宣肺气 ┐
　　杏仁——苦降，肃降肺气 ┘ 一宣一降，复肺之宣降而止咳

佐：连翘——透邪解毒

　　芦根——清热生津

使：甘草——调和诸药

组方特点：一是肺卫同治，治肺为主；二是辛散配以苦降，体现“辛凉微苦”之法。

【使用注意】本方不宜久煎，风寒咳嗽不宜使用。

（三）扶正解表剂

扶正解表剂，既有发散表邪的作用，又有扶助正气作用，适用于体质素虚复感外邪的表证。常用益气药、助阳药、滋阴药、养血药与解表药配合组成方剂。代表方剂如人参败毒散、麻黄细辛附子汤、小柴胡汤等。

麻黄细辛附子汤

（《伤寒论》）

【组成】麻黄6g，炮附子9g（先煎），细辛3g。水煎，分3次温服。

【功效】助阳解表。

【主治】素体阳虚，外感风寒证。寒重热轻，虽厚衣重被，其寒不解，神疲欲寐，脉沉微。

【方解】本方是为素体阳虚，外感风寒证而设，立法组方宜发汗解表与温助阳气兼顾。

君：麻黄——发汗解表 ┐ 二药相辅相成，为助阳解表的常用配伍
臣：附子——温肾助阳 ┘

佐：细辛——走表达里，既助麻黄解表，又协附子温里

组方特点：本方补散兼施，表里同治。

【使用注意】若少阴阳衰寒盛而见下利清谷，四肢厥逆，脉微欲绝者，则应遵仲景“先温其里，乃攻其表”的原则，否则误发其汗，必致亡阳危候。

其他解表剂见表8-2。

表8-2 其他解表剂简表

类别	方名	组成	功效	主治
辛温解表剂	小青龙汤	麻黄9g，芍药9g，细辛6g，干姜6g，炙甘草6g，桂枝9g，五味子6g，半夏9g	解表散寒温肺化饮	外寒里饮证。恶寒发热，无汗，咳喘，痰多稀白，或痰饮喘咳，不得平卧，或身体疼痛，头面四肢浮肿，舌苔白滑，脉浮
	九味羌活汤	羌活6g，防风6g，苍术6g，细辛2g，川芎3g，白芷3g，生地黄3g，黄芩3g，甘草3g	发汗祛湿兼清里热	外感风寒湿邪，内有蕴热证。恶寒发热强，肢体酸痛，口苦微渴，舌苔白或微黄，脉浮
辛凉解表剂	柴葛解肌汤	柴胡6g，干葛9g，甘草3g，黄芩6g，羌活3g，白芷3g，芍药6g，桔梗3g	辛凉解肌清泻里热	感冒风寒，邪郁化热证。恶寒渐轻，身热增重，无汗头痛，目痛鼻干，心烦不眠，眼眶痛，舌苔薄黄，脉浮微洪
扶正解表剂	加减葳蕤汤	生葳蕤9g，生葱白6g，桔梗5g，白薇3g，淡豆豉9g，薄荷5g，炙甘草5g，红枣2枚	滋阴解表	素体阴虚，外感风热证。头痛身热，微恶风寒，无汗或有汗不多，咳嗽心烦，口渴咽干，舌红脉数
	人参败毒散	羌活9g，独活6g，柴胡9g，川芎6g，桔梗6g，枳壳6g，前胡9g，人参9g，茯苓9g，甘草3g	散寒祛湿益气解表	气虚之体，外感风寒湿表证。恶寒壮热，无汗，头痛项强，肢体酸痛，鼻塞声重、咳嗽有痰、胸膈痞闷，舌淡苔白，脉浮，重按无力

第二节 清热方药

凡以清泻里热为主要作用，用于治疗里热证的方药，称为清热方药。

温、热、火、毒四者异名同性，温盛为热，热极为火，火热壅盛又可化为毒，故统称为热。凡热不在表而在里，且尚未与有形积滞相结成实者皆为里热证，主要表现为但热不寒、心烦口渴、舌红苔黄、脉数等。究其病因，多为外感六淫，入里化热，或七情过激化火，或痰、湿、瘀、食诸郁化热，或阴虚滋生内热所致。故治疗时用药多以“热者寒之”以及“疗热以寒药”为原则，本章方药多属寒凉，主要功效有清热泻火、解毒、凉血、清虚热等，主治热病高热、热痢、痈肿疮毒以及阴虚内热等所致各种里热证候。

里热证病位可在气、在营、在血、在胸膈、在脏腑，病性有实有虚。因此，本章方药根据里热证的具体病因、病位、病性不同，相应地分为清气分热、清营凉血、清热解

毒、清脏腑热、清热燥湿、清退虚热等不同类别。

运用清热方药时，首先要认清适应范围。清热方药一般在表证已解，里热正盛，尚未结实时运用。若邪热在表，当先解表；里热结实，则应攻下；表证未解，里热已炽，可酌情表里双解。其次，需辨清里热的病位和程度，掌握好运用时机。若热在气而治血，则必将引邪深入；若热在血而治气，则无济于事。再次，清热药大多苦寒，寒易伤阳败胃，苦易化燥伤阴，故用量不宜过大，服药时间不宜过长，必要时可配醒脾和胃、护阴生津之品。此外，清热药禁用于阴盛格阳或真寒假热之证。

一、清热药

凡以清泻里热为主要作用的药物，称为清热药。由于发病原因不一，病情变化不同，患者体质差异，故里热证有热在气分、血分之分，亦有实热、虚热之别。清热药亦相应地分为清热泻火药、清热燥湿药、清热凉血药、清热解毒药、清虚热药五类。

（一）清热泻火药

本类药物多苦寒或甘寒，能清气分热，主要具有清热泻火的作用。适用于温热病邪入气分，症见高热、汗出、烦渴，甚则神昏谵语、舌苔黄燥、脉洪大等，也可用于一些肺热、胃热、心火、肝火等脏腑火热证。

石　膏

Shigao（《神农本草经》）

石膏为硫酸盐类矿物硬石膏族石膏，主含含水硫酸钙（$CaSO_4 \cdot 2H_2O$）。以湖北应城产者最佳。除去泥沙及杂石，研细生用或煅用。

【药性】甘、辛，大寒。归肺、胃经。

【功效】生用：清热泻火，除烦止渴；煅用：敛疮生肌，收湿，止血。

【应用】

1.温热病气分实热证

本品性味辛甘寒，辛寒解肌透热，甘寒清胃热、除烦渴，为清泻肺胃气分实热之要药，治温热病气分实热证，症见壮热、烦渴、汗出、脉洪大者，常与知母相须为用，如白虎汤；若治温病气血两燔，症见神昏谵语、发斑者，则配牡丹皮、玄参等，如化斑汤。

2.肺热喘咳

本品入肺经，善清肺经实热，治肺热喘咳、发热口渴者，配麻黄、杏仁等，如麻杏石甘汤。

3.胃火牙痛，头痛，消渴

本品功能清泻胃火，可用于治疗胃火上攻之牙龈肿痛，常配伍黄连、升麻等，如清胃散；治胃热上蒸、耗伤津液之消渴证，配知母、生地黄、麦冬等，如玉女煎。

4.溃疡不敛，湿疹瘙痒，水火烫伤，外伤出血

煅用敛疮生肌，用治溃疡不敛，可配红粉研末置患处；治湿疹瘙痒，可单用或配伍青黛、黄柏。

【用法用量】煎服，15～60g，入汤剂宜先煎。外用须经火煅研末敷。

【使用注意】脾胃虚寒及阴虚内热者忌用。

知　母

Zhimu（《神农本草经》）

本品为百合科植物知母*Anemarrhena asphodeloides* Bge.的干燥根茎。除去须根及泥沙，晒干，习称“毛知母”；或除去外皮，晒干。切片入药，生用，或盐水炙用。

【药性】苦、甘，寒。归肺、胃、肾经。

【功效】清热泻火，生津润燥。

【应用】

1.热病烦渴

本品味苦甘而性寒质润，苦寒能清热泻火除烦，甘寒质润能生津润燥止渴，为清泻肺胃气分实热之要药。本品善治外感热病，高热烦渴者，常与石膏相须为用，如白虎汤。

2.肺热咳嗽，阴虚燥咳

本品主入肺经而长于泻肺热、润肺燥，用于治疗肺热燥咳，常配贝母同用，如二母散。

3.骨蒸潮热

本品兼入肾经而能滋肾阴、泻肾火、退骨蒸，治疗阴虚火旺所致骨蒸潮热、盗汗者，常配黄柏、生地黄等药同用，如知柏地黄丸。

4.内热消渴

本品性甘寒质润，能泻肺火、滋肺阴；泻胃火、滋胃阴；泻肾火、滋肾阴，用治阴虚内热之消渴证，常配天花粉、葛根等药同用，如玉液汤。

5.肠燥便秘

本品功能滋阴润燥，治阴虚肠燥便秘证，配生地黄、玄参、麦冬等药用。

【用法用量】煎服，6～12g。

【使用注意】本品有滑肠作用，故脾虚便溏者慎用。

【药物比较】石膏与知母二药，均能清热泻火，除烦止渴，常用于治疗温病气分实热证及肺热咳嗽等。但石膏清解力强，重在清泻火热，并偏重于清泻肺胃实火，善治肺热喘咳、胃火牙痛等，煅石膏外用还能收敛生肌；知母则滋阴润燥力强，重在滋润肺阴、胃阴、肾阴，多用于治疗肺热燥咳、阴虚消渴、阴虚火旺证。

天花粉

Tianhuafen（《神农本草经》）

本品为葫芦科植物栝楼*Trichosanthes kirilowii* Maxim.或双边栝楼*Trichosanthes* *rosthornii* Harms.的干燥根。洗净，除去外皮，切厚片。生用。

【药性】甘、微苦，微寒。归肺、胃经。

【功效】清热泻火，生津止渴，消肿排脓。

【应用】

1.热病烦渴

本品甘寒，既能清肺胃二经实热，又能生津止渴，用治热病烦渴，可配伍芦根、麦冬等；又治燥伤肺胃，咽干口渴，配沙参、麦冬、玉竹等，如沙参麦冬汤。

2.肺热咳嗽，燥咳痰稠

本品既能泻火以清肺热，又能生津以润肺燥，用于燥热伤肺，干咳少痰、痰中带血，配天冬、麦冬、生地黄等，如滋燥饮。

3.内热消渴

本品善清肺胃热、生津止渴，可用治积热内蕴，化燥伤津之消渴证，常与麦冬、芦根、白茅根等药同用。

4.疮疡肿毒

本品既能清热泻火而解毒，又能消肿排脓以疗疮，用治疮疡初起，热毒炽盛，未成脓者可使消散，脓已成者可溃疮排脓，常与金银花、白芷、穿山甲（代）等同用，如仙方活命饮。

【用法用量】煎服，10～15g。

【使用注意】不宜与乌头类同用。

【药物比较】芦根与天花粉均具有清热泻火、生津止渴的功效，用治热病烦渴、消渴、肺热咳嗽等。但芦根还能止呕、利尿，用于治疗胃热呕逆，肺痈吐脓，热淋涩痛；天花粉还能消肿排脓，用于痈肿疮疡。

栀　子

Zhizi（《神农本草经》）

本品为茜草科植物栀子 *Gardenia jasminoides* Ellis的干燥成熟果实。除去果梗及杂质，蒸至上气或置沸水中略烫，取出，干燥。生用、炒焦或炒炭用。

【药性】苦，寒。归心、肺、三焦经。

【功效】泻火除烦，清热利湿，凉血解毒。

【应用】

1.热病心烦

本品苦寒清降，能清泻三焦火邪、泻心火而除烦，为治热病心烦、躁扰不宁之要药，多与淡豆豉同用，如栀子豉汤；若用治热病火毒炽盛，三焦俱热，症见高热烦躁、神昏谵语者，配黄芩、黄连、黄柏等，如黄连解毒汤。

2.湿热黄疸

本品有清利下焦肝胆湿热之功效，用治黄疸、发热、小便短赤者，常配茵陈、大黄等，如茵陈蒿汤。

3. 淋证涩痛

本品善清利下焦湿热而通淋，可治血淋涩痛或热淋证，常配木通、车前子、滑石等，如八正散。

4. 血热吐衄

本品能凉血止血，用治血热妄行之吐血、衄血等证，多与白茅根、大黄、侧柏叶等同用，如十灰散。

5. 目赤肿痛，火毒疮疡

本品清泻三焦热邪，可清热泻火、凉血解毒。治肝胆火热上攻之目赤肿痛，常与大黄同用；用于治疗火毒疮疡、红肿热痛者，常与金银花、连翘、蒲公英同用。

【用法用量】煎服，6～10g。外用适量。

【使用注意】脾虚便溏者慎用。

（二）清热燥湿药

本类药物性味多苦寒，苦能燥湿，寒能清热，主要具有清热燥湿的作用，适用于各种湿热证。如湿温或暑温夹湿，症见身热不扬、胸脘痞闷、小便短赤等；肠胃湿热所致的泄泻、痢疾、痔漏；肝胆湿热所致的胁肋胀痛、黄疸、口苦、耳肿流脓；下焦湿热所致的小便淋沥涩痛、带下量多等。此外，本类药物多能清热泻火，可用于治疗脏腑火热证。

黄 芩

Huangqin（《神农本草经》）

本品为唇形科植物黄芩*Scutellaria baicalensis* Georgi的干燥根。除去须根及泥沙，晒后撞去粗皮，蒸透或开水润透切片，晒干。生用、酒炙或炒炭用。

【药性】苦，寒。归肺、胆、脾、胃、大肠、小肠经。

【功效】清热燥湿，泻火解毒，止血，安胎。

【应用】

1. 湿温，暑湿，湿热痞满，黄疸泻痢

本品性味苦寒，能清热燥湿，善清肺胃、肝胆及大肠之湿热，尤长于清中上焦湿热，用治湿温、暑湿证，常配滑石、豆蔻、通草等，如黄芩滑石汤；若治湿热中阻，痞满呕吐，则配黄连、干姜、半夏等，如半夏泻心汤；用治湿热黄疸，配茵陈、栀子等；若治大肠湿热之泄泻、痢疾，则与黄连、葛根等药同用。

2. 壮热烦渴，肺热咳嗽

本品主入肺经，善清泻肺火及上焦实热，用于治疗湿热病壮热烦渴、苔黄脉数等证，常与栀子、黄连、石膏等配伍；用治寒热往来之少阳证，配伍柴胡，如小柴胡汤；治肺热壅遏所致咳嗽痰稠，可单用或配苦杏仁、桑白皮、苏子等。

3. 血热出血

本品能凉血止血，用治火毒炽盛迫血妄行之吐血、衄血等证，常与大黄同用；治血热便血，配地榆、槐花等。

4.痈肿疮毒

治火毒炽盛之痈肿疮毒，常与黄连、黄柏、栀子配伍，如黄连解毒汤。

5.胎动不安

本品具清热安胎之功，用治血热胎动不安，可与生地黄、黄柏等药同用；若治肾虚有热胎动不安，与熟地黄、续断、人参等药同用，如泰山磐石散。

【用法用量】煎服，3～10g。或入丸散。清热多生用，安胎多炒用，清上焦热可酒炙用，止血可炒炭用。

【使用注意】本品苦寒伤胃，脾胃虚寒者宜慎用。

黄　连

Huanglian（《神农本草经》）

本品为毛茛科植物黄连 *Coptis chinensis* Franch.、三角叶黄连 *Coptis deltoidea* C.Y.Cheng et Hsiao或云连 *Coptis teeta* Wall.的干燥根茎，分别可称为“味连”“雅连”“云连”。生用或清炒、姜汁炙、酒炙、吴茱萸水炙用。

【药性】苦，寒。归心，脾、胃、胆、大肠经。

【功效】清热燥湿，泻火解毒。

【应用】

1.湿热痞满，腹泻痢疾，呕吐吞酸

本品大苦大寒，清热燥湿力大于黄芩，尤长于清中焦湿热，也为治泻痢要药。本品治湿热泻痢，腹痛里急后重，配木香，如香连丸；若治湿热泻痢兼表证发热，与葛根、黄芩等药同用，如葛根黄芩黄连汤；治湿热阻滞中焦，气机不畅所致脘腹痞满、恶心呕吐，与黄芩、干姜、半夏等同用，如半夏泻心汤；若配吴茱萸，可治肝火犯胃所致胁肋胀痛、呕吐吞酸，如左金丸。

2.壮热神昏，心烦不寐，血热吐衄

本品泻火解毒之中，尤善清泻心经实火，可用治心火亢盛所致神昏、烦躁之证。治热盛伤阴，心烦不寐，与黄芩、白芍、阿胶等药同用，如黄连阿胶汤；若治邪火内炽，迫血妄行之吐衄，与大黄、芦荟同用，如泻心汤。

3.痈肿疮毒，湿疹湿疮，耳目肿痛

本品既能清热燥湿，又能泻火解毒，尤善疗疔毒。用治痈肿疔毒，多与黄芩、黄柏、栀子同用，如黄连解毒汤；对于耳目肿痛，亦可外用，研末或浸汁涂患处。

4.胃火牙痛，消渴

本品善清胃火。治胃火上攻，牙痛难忍，与生地黄、升麻、牡丹皮等药同用，如清胃散；治胃火炽盛，消谷善饥之消渴证，常与天花粉、生地黄等同用。

【用法用量】煎服，2～5g。外用适量。

【使用注意】本品大苦大寒，过服久服易伤脾胃，脾胃虚寒者忌用；苦燥易伤阴津，阴虚津伤者慎用。

黄 柏

Huangbo（《神农本草经》）

本品为芸香科植物黄皮树 *Phellodendron chinense* Schneid. 或黄檗 *Phellodendron amurense* Rupr. 的干燥树皮。前者习称“川黄柏”，后者习称“关黄柏”。清明前后剥取树皮，除去粗皮，晒干压平，切片或切丝。生用或盐水炙、炒炭用。

【药性】苦，寒。归肾、膀胱经。

【功效】清热燥湿，泻火除蒸，解毒疗疮。

【应用】

1. 湿热泻痢，黄疸，带下，热淋涩痛，湿热脚痿

本品苦寒沉降，长于清泻下焦湿热。治泻痢，常与白头翁、黄连、秦皮等同用，如白头翁汤；治湿热黄疸，与栀子同用，如栀子柏皮汤；治湿热下注之带下黄浊臭秽，常配山药、芡实、车前子等，如易黄汤；治湿热淋证，与萆薢、茯苓、车前子等同用，如萆薢分清饮；治湿热下注所致足膝肿痛，与苍术、牛膝用，如三妙丸。

2. 阴虚发热，骨蒸盗汗，遗精滑精

本品主入肾经而善退虚热、制相火。用于治疗阴虚火旺、潮热盗汗、腰酸遗精，常与知母相须为用，如知柏地黄丸。

3. 疮疡肿毒，湿疹瘙痒

本品既能清热燥湿，又能泻火解毒，可用于治疗疮疡肿毒，配黄芩、黄连、栀子煎服，如黄连解毒汤；治湿疹瘙痒，可配荆芥、苦参、白鲜皮等。

【用法用量】煎服，3～12g。外用适量。

【使用注意】本品苦寒伤胃，脾胃虚寒者忌用。

【药物比较】黄芩、黄连、黄柏三药性味皆苦寒，而黄连为苦寒之最。三药均以清热燥湿、泻火解毒为主要功效，用治湿热内盛或热毒炽盛之证，常相须为用。但黄芩偏泻上焦肺火，肺热咳嗽者多用，为湿热泻痢要药；黄连偏泻中焦胃火，并长于泻心火，中焦湿热、痞满呕逆及心火亢旺、高热心烦者多用；黄柏偏泻下焦相火、除骨蒸，湿热下注诸证及骨蒸劳热者多用。

（三）清热解毒药

金银花

Jinyinhua（《新修本草》）

本品为忍冬科植物忍冬 *Lonicera japonica* Thund. 的干燥花蕾或带初开的花。生用，炒用或制为露剂。

【药性】甘，寒。归肺、心、胃经。

【功效】清热解毒，疏散风热，凉血止痢。

【应用】

1.疮痈疖肿

本品甘寒，清热解毒，散痈消肿，为治热毒疮痈之要药。本品可单用或以鲜品捣烂外敷，亦可配合野菊花、蒲公英、紫花地丁等，如五味消毒饮；治肠痈腹痛，常与当归、地榆、黄芩等配伍，如清肠饮。

2.外感风热，温病初起

本品芳香疏散，善散肺经热邪，透热达表，用于治疗外感风热或温病初起，常与连翘、薄荷、牛蒡子等同用，如银翘散；治热入气分，壮热、烦渴、脉洪大者，与石膏、知母、连翘等同用；本品有透营转气之功，治热入营血，舌绛神昏，心烦少寐，配伍生地黄、玄参、丹参等药，如清营汤。

3.热毒血痢

本品有清热解毒，凉血，止痢之效，单用生品浓煎频服，也可与黄芩、黄连、白头翁等药同用，治疗热毒血痢。

【用法用量】煎服，6～15g。疏散风热、清泄里热以生品为佳；炒炭宜用于热毒血痢。

【使用注意】脾胃虚寒及气虚疮疡脓清者忌用。

附：

忍冬藤：为忍冬科植物忍冬*Lonicera japonica* Thund.的干燥茎枝，又名银花藤。甘，寒。归肺、胃经。性味功效与金银花相似，清热解毒作用不及金银花，又有疏风通络作用，故多用于温病发热，风湿热痹等证。用量9～30g。

连　翘

Lianqiao（《神农本草经》）

本品为木犀科植物连翘*Forsythia suspense*（Thunb.）Vahl的干燥果实。果实初熟时尚带绿色称青翘；果实熟透时采收，晒干除去杂质，习称“老翘”。青翘采得后即蒸熟晒干，筛取籽实作连翘心用。以青翘为佳，生用。

【药性】苦，微寒。归肺、心、小肠经。

【功效】清热解毒，消肿散结，疏散风热。

【应用】

1.痈肿疮毒，瘰疬痰核

本品苦寒，长于清心火，解疮毒，又能消散痈肿结聚，故有“疮家圣药”之称。本品用于治疗痈肿疮毒，常与金银花、蒲公英、野菊花等同用；治痰火郁结，瘰疬痰核，多与夏枯草、浙贝母、玄参、牡蛎等同用。

2.外感风热，温病初起

本品苦寒，外能疏散风热，内可清热解毒，常与金银花相须为用，治疗风热外感或温病初起，如银翘散；治疗热入营血之舌绛神昏，烦热斑疹，与玄参、生地黄、金银花等同用，如清营汤。连翘心长于清心泻火，与麦冬、莲子心等配伍，可用治温热病热入心包，高热神昏，如清宫汤。

3.热淋涩痛

本品苦寒通降，兼有清心利尿之功，用治小便不利或淋沥涩痛，多与车前子、白茅根、竹叶等药同用。

【用法用量】煎服，6～15g。

【使用注意】脾胃虚寒及气虚脓清者不宜用。

【药物比较】金银花与连翘均能清热解毒，疏散风热，常相须为用，治疗痈肿疮毒、风热外感与温病初起。但金银花疏散风热之力较强，并能凉血止痢，还可用于热毒血痢证；连翘清心解毒之力强，能消痈散结，为“疮家圣药”，并可治瘰疬痰核。

板蓝根

Banlangen（《新修本草》）

本品为十字花科植物菘蓝*Isatis indigotica* Fort.的干燥根。除去泥沙，晒干。切片，生用。

【药性】苦，寒。归心、胃经。

【功效】清热解毒，凉血利咽。

【应用】

1.瘟疫时毒，发热咽痛

本品苦寒，入心、胃经，善于清解实热火毒，而以解毒散结见长。本品用于治疗外感风热或温病初起，发热咽痛，可单用，或与金银花、连翘、荆芥等同用；若治风热上攻，咽喉肿痛，与玄参、马勃、牛蒡子等同用。

2.温毒发斑，丹毒痄腮，痈肿疮毒

本品苦寒，有清热解毒、凉血消肿之功，善治多种瘟疫热毒证。本品治温毒发斑，舌绛紫暗者，常与生地黄、紫草、黄芩等同用，如神犀丹；治痄腮、大头瘟疫，常与连翘、玄参、牛蒡子等同用，如普济消毒饮。

【用法用量】煎服，9～15g。

【使用注意】脾胃虚寒者慎用。

蒲公英

Pugongying（《新修本草》）

本品为菊科植物蒲公英*Taraxacum mongolicum* Hand-Mazz.、碱地蒲公英*Taraxacum borealisinense* Kitam.或同属数种植物的干燥全草。除去杂质，洗净，切段，晒干。鲜用或生用。

【药性】苦、甘，寒。归肝、胃经。

【功效】清热解毒，消肿散结，利湿通淋。

【应用】

1.热毒疮疡，乳痈内痈

本品苦寒，既能清解火热毒邪，又能泄降滞气，故为清热解毒、消痈散结之佳品，为治疗乳痈之要药。本品治疗乳痈肿痛，可单用浓煎内服，或以鲜品捣汁内服，渣敷患处；也可与全瓜蒌、金银花、牛蒡子等药同用；用于治疗痈肿疔毒，常与紫花地丁、金银花、野菊花等同用，如五味消毒饮；用于治疗肺痈吐脓，常与鱼腥草、冬瓜仁、芦根等同用；用于治疗肠痈腹痛，与大黄、牡丹皮、桃仁等同用。

2.湿热黄疸，热淋涩痛

本品苦甘而寒，能清利湿热，利尿通淋，对湿热引起的淋证、黄疸等有较好的疗效。本品治疗湿热黄疸，常与茵陈、栀子、大黄等同用；治热淋涩痛，常与白茅根、金钱草、车前子等同用。

【用法用量】煎服，10～15g。外用适量。

【使用注意】用量过大可致缓泻。

鱼腥草

Yuxingcao（《名医别录》）

本品为三白草科植物蕺菜 *Houttuynia cordata* Thunb. 的新鲜全草或干燥地上部分。除去杂质，迅速洗净，切段，晒干。生用。

【药性】辛，微寒。归肺经。

【功效】清热解毒，消痈排脓，利尿通淋。

【应用】

1.肺热咳嗽，肺痈吐脓

本品寒能泄降，辛以散结，主入肺经，以清解肺热见长，又具消痈排脓之效，故为治肺痈之要药，治肺痈，咳吐脓血，与桔梗、芦根、瓜蒌等药同用；治肺热咳嗽，痰黄气急，与黄芩、贝母、知母等药同用。

2.热毒疮疡

本品为外痈疮毒常用之品，可单用鲜品捣烂外敷，或与野菊花、蒲公英、金银花等同用。

3.热淋涩痛

本品善清膀胱湿热，治疗小便淋沥涩痛，常与海金沙、石韦、金钱草等药同用。

【用法用量】煎服，15～25g。不宜久煎。鲜品加倍。外用适量。

（四）清热凉血药

本类药物多属苦甘咸寒，入血分，主要具有清解营分、血分热邪的作用。本类药物适用于血分实热证，温热病热入营血，血热妄行，症见斑疹和各种出血（如鼻衄、吐血、尿血、便血等）及舌绛、烦躁，甚至神昏谵语等证。

生地黄

Shengdihuang（《神农本草经》）

本品为玄参科植物地黄 *Rehmannia glutinosa* Libosch. 的干燥块根。除去芦头、须根及泥沙。鲜用，或干燥生用。

【药性】甘、苦，寒。归心、肝、肾经。

【功效】清热凉血，养阴生津。

【应用】

1.热入营血，温毒发斑，血热出血

本品入营血分，为清热、凉血、止血之要药。治温热病热入营血，壮热烦渴、神昏舌绛，多与连翘、玄参、丹参等药同用，如清营汤；治疗血热便血、尿血，常与地榆、槐花等同用。

2.津伤口渴，内热消渴，肠燥便秘

本品甘寒质润，既能清热养阴，又能生津止渴。用于热病伤阴，烦渴多饮，配麦冬、沙参、玉竹等，如益胃汤；治消渴证，多与葛根、天花粉、五味子等同用；治肠燥便秘，与玄参、麦冬同用，如增液汤。

3.阴虚内热，骨蒸潮热

本品甘寒养阴，入肾经而滋阴降火，养阴津而泄伏热。治疗阴虚内热，骨蒸潮热，可与知母、地骨皮同用；治温病后期，余热未尽，阴津已伤，夜热早凉，舌红脉数，多与青蒿、鳖甲、知母等药同用，如青蒿鳖甲汤。

【用法用量】煎服，10～15g。鲜品用量加倍。

【使用注意】脾虚湿滞，腹满便溏者不宜使用。

玄　参

Xuanshen（《神农本草经》）

本品为玄参科植物玄参*Scrophularia ningpoensis* Hemsl.的干燥根。除去根茎、幼芽、须根及泥沙，晒或烘至半干，堆放3～6天，反复数次至干燥。生用。

【药性】甘、苦、咸，微寒。归肺、胃、肾经。

【功效】凉血滋阴，泻火解毒。

【应用】

1.温邪入营，内陷心包，温毒发斑

本品咸寒入血分而能清热凉血。治疗温病热入营分，症见身热夜甚、心烦口渴、舌绛脉数者，与生地黄、丹参、连翘等同用，如清营汤；用治温病邪陷心包，神昏谵语，与麦冬、竹叶卷心、连翘心等药同用，如清宫汤。

2.热病伤阴，津伤便秘，骨蒸劳嗽

本品甘寒质润，功能清热生津、滋阴润燥，用治热病伤阴，津伤便秘，与生地黄、麦冬同用，如增液汤；治疗肺肾阴虚，骨蒸劳嗽，可与百合、生地黄、贝母等药同用，如百合固金汤。

3.目赤咽痛，瘰疬痈疮

本品既能清热凉血，又能泻火解毒。本品用于治疗肝经热盛，目赤肿痛，可与栀子、大黄、羚羊角等药同用；治瘟毒热盛，咽喉肿痛、白喉，可与黄芩、连翘、板蓝根等同用，如普济消毒饮；治痰火郁结之瘰疬，与浙贝母、牡蛎等同用，如消瘰丸。

【用法用量】煎服，10～15g。

【使用注意】脾胃虚寒，食少便溏者不宜用。反藜芦。

【药物比较】生地黄与玄参均能清热凉血，养阴生津，适用于热入营血、热病伤阴、阴虚内热等证。但玄参泻火解毒力强，可用于痈肿疮毒，咽喉肿痛证；生地黄清热凉血作用较强，多用于血热出血、内热消渴。

牡丹皮

Mudanpi（《神农本草经》）

本品为毛茛科植物牡丹 *Paeonia suffruticosa* Andr. 干燥根皮。除去细根及泥沙，剥取根皮，晒干。生用或酒炙用。

【药性】苦、辛，微寒。归心、肝、肾经。

【功效】清热凉血，活血化瘀。

【应用】

1. 温毒发斑，血热吐衄

本品苦寒，入心肝血分，善清营分、血分实热。治疗温病热入营血，迫血妄行所致发斑、吐血、衄血，多与水牛角、生地黄、赤芍等同用，如犀角地黄汤；治温毒发斑，与栀子、大黄、黄芩等药同用，如牡丹汤；治血热吐衄，可与大黄、大蓟、茜草根等药同用，如十灰散。

2. 温病伤阴，阴虚发热，夜热早凉，无汗骨蒸

本品性味苦辛寒，入血分而善于清透阴分伏热，为治无汗骨蒸之要药，多与鳖甲、知母、生地黄等药同用，如青蒿鳖甲汤。

3. 血滞经闭，痛经癥瘕

本品辛行苦泄，有活血祛瘀之功，治疗血滞经闭、痛经，与桃仁、川芎、桂枝等药同用，如桂枝茯苓丸。

4. 痈肿疮毒，肠痈初起

本品清热凉血之中，善于散瘀消痈。本品治外痈可与金银花、连翘、白芷等药同用；治瘀热互结之肠痈初起，与大黄、桃仁等药同用，如大黄牡丹皮汤。

【用法用量】煎服，6～12g。清热凉血宜生用，活血祛瘀宜酒炙用。

【使用注意】血虚有寒、月经过多及孕妇慎用。

赤　芍

Chishao（《开宝本草》）

本品为毛茛科植物芍药 *Paeonia lactiflora* Pall. 或川赤芍 *Paeonia veitchii* Lynch 的干燥根。除去根茎、须根及泥沙，晒干，切片。生用，或炒用。

【药性】苦、微寒。归肝经。

【功效】清热凉血，散瘀止痛。

【应用】

1. 热入营血，温毒发斑，血热吐衄

本品苦寒入肝经血分，善清泻肝火，泄血分郁热。本品治温热病热入营血，迫血妄行之斑疹紫暗，可配水牛角、牡丹皮、生地黄等，如犀角地黄汤；治血热吐衄，可与生地黄、大黄、白茅根等药同用；若治斑疹色不红活之证，可配伍紫草、蝉蜕等药，如紫草快斑汤。

2.血滞经闭，痛经癥瘕，跌打损伤

本品入肝经血分，有散瘀止痛之功，多与当归、川芎、延胡索等药同用，如少腹逐瘀汤；治疗外伤瘀痛，与桃仁、乳香、红花等药同用。

3.痈肿疮疡，目赤肿痛

本品苦寒入肝经而清肝火，治疗热毒壅盛，痈肿疮疡，与金银花、天花粉、乳香等药同用，如仙方活命饮。

【用法用量】煎服，6～12g。

【使用注意】血寒经闭及孕妇不宜用。反藜芦。

【药物比较】牡丹皮与赤芍均具有清热凉血、活血散瘀的功效，可用于治疗热入营血、斑疹吐衄、血滞经闭、痛经癥瘕、跌打瘀肿、痈肿疮毒等证。牡丹皮兼有辛味，功效清热凉血并能清透阴分伏热，可用于温热病后期，邪伏阴分，夜热早凉及肠痈腹痛等证。而赤芍苦泄，散瘀止痛力强，血滞诸证尤为多用，并能泻肝火，用于肝热目赤肿痛。

（五）清虚热药

本类药物多属寒凉，主入阴分，以清虚热、退骨蒸为主要作用。主要适用于肝肾阴虚，虚火内扰所致的骨蒸潮热、午后发热、手足心热、虚烦不寐、盗汗遗精、舌红少苔、脉细而数，以及温热病后期，邪热未尽，伤阴劫液，而致夜热早凉、热退无汗、舌质红绛、脉象细数等虚热证。

青　蒿

Qinghao（《神农本草经》）

本品为菊科植物黄花蒿 *Artemisia annua* L.的干燥地上部分。除去老茎，阴干。切段生用。

【药性】苦、辛，寒。归肝、胆经。

【功效】清透虚热，凉血除蒸，解暑，截疟，退黄。

【应用】

1.温邪伤阴，夜热早凉

本品苦寒清热，辛香透散，长于清透阴分伏热。用治温病后期，邪入阴分，夜热早凉，热退无汗，或温热病后期，低热不退，多与鳖甲、牡丹皮、生地黄等同用，如青蒿鳖甲汤。

2.阴虚发热，劳热骨蒸

本品苦寒，入肝走血，具有凉血除蒸的作用，为清虚热要药。治阴虚发热，骨蒸劳热，潮热盗汗，手足心热等证，多与银柴胡、胡黄连、知母等同用，如清骨散。

3.外感暑热，发热头昏

本品苦寒清热，芳香而散，善解暑热，用于暑热外感、头昏头痛、发热口渴等证，与连翘、西瓜翠衣、滑石等同用。

4.疟疾寒热

本品辛寒芳香，主入肝胆，截疟之功甚强，尤善除疟疾寒热。本品抗疟的剂量应比一般用量为大。本品治疟疾寒热，单用较大量的鲜品，加水捣汁服；治湿热郁遏少阳三焦，气机不利，寒热如疟，胸痞作呕，与黄芩、滑石、半夏等药配伍，如蒿芩清胆汤。

【用法用量】煎服，6～12g，入汤剂宜后下；或鲜用绞汁。

【使用注意】脾胃虚弱，肠滑泄泻者忌服。

地骨皮

Digupi《神农本草经》

本品为茄科植物枸杞*Lycium chinense* Mill.或宁夏枸杞*Lycium barbarum* L.的干燥根皮。洗净，剥取根皮，晒干，切段入药。

【药性】甘，寒。归肺、肝、肾经。

【功效】凉血除蒸，清肺降火。

【应用】

1.阴虚血热，骨蒸盗汗，小儿疳热

本品甘寒清润，能清肝肾之虚热，除有汗之骨蒸，为退虚热、疗骨蒸之佳品，治阴虚发热，与知母、鳖甲、银柴胡等配伍，如地骨皮汤。

2.肺热咳嗽

本品甘寒，善清泻肺热，治肺火郁结，咳嗽气喘，与桑白皮、甘草同用，如泻白散。

3.血热吐衄

本品甘寒入血分，能清热、凉血、止血，治疗血热妄行的吐血、衄血、尿血等证，单用加酒煎服，或与白茅根、侧柏叶等药同用。

【用法用量】煎服，9～15g。

【使用注意】外感风寒发热及脾虚便溏者不宜用。

其他清热药见表8–3。

表8–3 其他清热药简表

类别	药名	药性	功效	应用	用法用量	使用注意
清热泻火药	芦根	甘，寒。归肺、胃经	清热泻火，生津止渴，除烦止呕，利尿	①热病烦渴；②肺热咳嗽，肺痈吐脓；③胃热呕哕；④热淋涩痛	煎服，15～30g	脾胃虚寒者忌服
	淡竹叶	甘、淡，寒。归心、胃、小肠经	清热泻火，除烦止渴，利尿	①热病烦渴；②口疮尿赤、热淋涩痛	煎服，6～10g	

续表

类别	药名	药性	功效	应用	用法用量	使用注意
清热泻火药	夏枯草	辛、苦，寒。归肝、胆经	清肝泻火，明目，散结，消肿	①肝火上炎，目赤肿痛、头痛眩晕；②瘰疬，瘿瘤；③乳痈肿痛，热毒疮疡	煎服，9～15g，或熬膏服	脾胃寒弱者慎用
	决明子	甘、苦、咸，微寒。归肝、大肠经	清热明目，润肠通便	①目赤肿痛、羞明多泪、目暗不明；②头痛眩晕；③肠燥便秘	煎服，9～15g；润肠通便，不宜久煎	气虚便溏者慎用
清热燥湿药	龙胆	苦，寒。归肝、胆经	清热燥湿，泻肝胆火	①湿热黄疸、阴肿阴痒、带下、湿疹；②肝胆实热，目赤耳聋、胁痛口苦；③肝经热盛，惊风抽搐	煎服，3～6g。外用适量	脾胃寒者不宜用，阴虚津伤者慎用
	苦参	苦，寒。归心、肝、胃、大肠、膀胱经	清热燥湿，杀虫止痒，利尿	①湿热黄疸、泻痢、便血、带下阴痒；②湿疹湿疮、皮肤瘙痒、疥癣麻风；③湿热蕴结，小便不利	煎服，4.5～9g。外用适量	脾胃虚寒者忌用，反藜芦
清热解毒药	野菊花	苦、辛，微寒。归肝、心经	清热解毒，泻火清肝	①疮痈疔肿，咽喉肿痛；②目赤肿痛，头痛眩晕	煎服。10～15g。外用适量	
	大青叶	苦，寒。归心、胃经	清热解毒，凉血消斑	①热入营血，温毒发斑；②口疮喉痹，丹毒痄腮	煎服，9～15g。外用适量	脾胃虚寒者忌用
	紫花地丁	苦、辛，寒。归心、肝经	清热解毒，凉血消肿	①热毒疮疡，乳痈肠痈；②毒蛇咬伤	煎服，15～30g。外用适量	体质虚寒者忌服
	败酱草	辛、苦，微寒。归胃、大肠、肝经	清热解毒，消痈排脓，祛瘀止痛	①肠痈肺痈，痈肿疮毒；②产后瘀阻腹痛	煎服，6～15g。外用适量	脾胃虚弱，食少泄泻者不宜服
	大血藤	苦，平。归大肠、肝经	清热解毒，活血，祛风，止痛	①肠痈腹痛，热毒疮疡；②跌打损伤，经闭痛经；③风湿痹痛	煎服，9～15g。外用适量	孕妇慎用
	穿心莲	苦，寒。归心、肺、大肠、膀胱经	清热解毒，凉血，消肿，燥湿	①外感风热，温病初起；②肺热咳嗽，肺痈，咽喉肿痛；③痈肿疮毒，毒蛇咬伤；④湿热泻痢，湿疹瘙痒，热淋	6～9g，多作丸、散、片剂。外用适量	不宜多服久服，脾胃虚寒者慎用
	白花蛇舌草	苦、甘，寒。归胃、大肠、小肠经	清热解毒，利湿通淋	①疮疡肿毒，咽喉肿痛，毒蛇咬伤；②热淋	15～60g，外用适量	脾胃虚寒者忌用
	土茯苓	甘、淡，平。归肝、胃经	解毒，除湿，通利关节	①梅毒；②热淋，带下，湿疹；③痈肿疮毒	15～60g，外用适量	肝肾阴虚者慎服。服药时忌茶
	射干	苦，寒。归肺经	清热解毒，利咽，祛痰	①咽喉肿痛；②痰壅咳喘	3～9g	孕妇忌用或慎用

续表

类别	药名	药性	功效	应用	用法用量	使用注意
清热凉血药	水牛角	苦、咸，寒。归心、肝经	清热凉血，解毒，定惊	①热入营血，神昏谵语，惊风，癫狂；②血热吐衄；③疮痈，喉痹	15～30g，镑片或粗粉，宜先煎3小时以上。浓缩粉宜冲服，每次1.5～3g，每日2次	脾胃虚寒者忌用
	紫草	甘、咸，寒。归心、肝经	清热凉血，活血，解毒透疹	①血热毒盛，斑疹紫黑，麻疹不透；②痈疽疮疡，湿疹瘙痒，水火烫伤	5～10g。外用适量，熬膏或用植物油浸泡涂搽	脾虚便溏者忌服
清虚热药	银柴胡	甘，微寒。归肝、胃经	退虚热，清疳热	①阴虚发热，劳热骨蒸；②小儿疳热	煎服，3～10g	外感风寒，血虚无热者不宜用
	胡黄连	苦，寒。归肝、胃、大肠经	退虚热，除疳热，清湿热	①阴虚骨蒸，潮热盗汗；②小儿疳热；③湿热泻痢，痔疮肿痛	煎服，3～10g	脾胃虚寒者慎用
	白薇	苦、咸，寒。归胃、肝、肾经	清热凉血，利尿通淋，解毒疗疮	①阴虚发热，产后虚热；②热淋，血淋；③疮痈咽痛，毒蛇咬伤；④阴虚外感	4.5～9g，或入丸散剂	脾胃虚寒便溏者慎用

二、清热剂

清热剂是以清热药为主要药物组成，具有清热、泻火、凉血、解毒和清退虚热等作用，主治里热证的一类方剂，体现了“八法”中的“清法”。清热剂根据里热证的具体病因、病位、病性不同，相应地分为清气分热、清营凉血、清热解毒、清脏腑热、清暑热、清退虚热六类。

（一）清气分热剂

清气分热剂，以清热泻火药为主，具有清热除烦、生津止渴等作用，适用于热在气分证，症见身热不恶寒、大汗恶热、烦渴饮冷、舌红苔黄、脉数有力。本类方剂常用辛甘大寒的石膏、苦寒质润的知母、甘淡性寒的竹叶等为主组方，配伍益气、养阴、生津的药物。本类方剂代表方如白虎汤。

白虎汤

（《伤寒论》）

【组成】石膏50g，知母18g，炙甘草6g，粳米9g。水煎，米熟汤成，温服。

【功效】清热生津。

【主治】气分热盛证。壮热不恶寒，汗多恶热，渴喜饮冷，舌红苔黄燥，脉浮滑或洪数有力。

【方解】本方原治伤寒阳明经证，温病学家用其治气分热盛证。其病机特点为胃热炽盛，邪正剧争，充斥内外，津液受伤。立法组方宜辛寒清气兼益胃生津。

君：石膏——功善清透，大寒清热除烦，辛能透热出表，甘寒生津止渴

臣：知母——苦寒质润，助石膏清热，兼以滋阴生津

佐：粳米——养胃护中以防大寒伤胃，合石膏甘寒清热生津

使：炙甘草——调和诸药

组方特点：君臣相须为用，既清胃热又养阴津。清透、滋养、护中并用，体现了辛寒清气法。

【使用注意】表证未解的无汗发热、口不渴者，脉见浮细或沉者，血虚发热而脉洪不胜重按者，真寒假热的阴盛格阳证等均不可误用本方。

（二）清营凉血剂

清营凉血剂，以清热凉血药为主，具有清营透热、凉血解毒等作用，适用于身热夜甚、心烦不寐或时有谵语、斑疹隐隐、舌绛而干等热入营分证，或出血、发斑、神昏谵语或如狂、舌绛起刺等热入血分证。本类方剂常用清热凉血药如水牛角、生地黄等。清营热方常配伍透热、养阴之品，凉血方还常配伍解毒养阴、散瘀之品，代表方如清营汤、犀角地黄汤等。

清营汤

（《温病条辨》）

【组成】犀角（水牛角代）30g，生地黄15g，玄参9g，竹叶心3g，麦冬9g，丹参6g，黄连5g，金银花9g，连翘6g。水煎服。

【功效】清营解毒，透热养阴。

【主治】热入营分证。身热夜甚，神烦少寐或时有谵语，口渴或不渴，或斑疹隐隐，舌绛而干，脉细数。

【方解】本方所治热入营分证主要反映营热伤阴，扰心窜络之病机特点。立法当以咸寒清营、解毒养阴为主，佐以透热转气、活血散瘀。

君：水牛角——清解营分之热毒

臣：生地黄、玄参、麦冬——滋养营阴，并助君药清营凉血解毒

佐：金银花、连翘——清热解毒，透热转气

竹叶心、黄连——清心除烦，清热解毒

丹参——清心凉血，并能活血散瘀以防热与血结

组方特点：一是清营解毒结合清心、凉血，既有助于清解营热，又可防深入血分；二是体现清营“透热转气”法。

【使用注意】舌绛苔白滑乃湿遏热伏之象，忌用本方。

犀角地黄汤

（《小品方》，录自《外台秘要》）

【组成】犀角屑（水牛角代）30g，生地黄24g，芍药12g，牡丹皮9g。水煎服。

【功效】清热解毒，凉血散瘀。

【主治】热入血分证。吐血、衄血、便血、尿血等各种出血，斑色紫黑，身热谵语，或喜忘如狂，漱水不欲咽，大便色黑易解，舌绛起刺，脉数。

【方解】本方原治蓄血留瘀，属"消瘀血方"。后世用于热入血分证。本方证主要反映热扰心神，迫血妄行，阴血被耗，蓄血留瘀的病机特点。立法组方宜清热、凉血结合养阴、散瘀。

君：水牛角——入血分，凉血清心而解热毒

臣：生地黄——助水牛角清热凉血，并能滋阴养血

佐：赤芍、牡丹皮——清热凉血、活血散瘀

组方特点：一是清热之中兼养阴，使热清血宁而无耗血动血之虑；二是凉血与散瘀并用，则凉血止血又无冰伏留瘀之弊。

【使用注意】对于阳虚失血，脾胃虚弱者忌用。

（三）清热解毒剂

清热解毒剂，以清热解毒药为主组成，具有清热泻火解毒作用，适用于温疫、温毒、火毒及疮疡疔毒等证，如瘟疫热毒充斥内外，症见大热渴饮、神昏谵语、吐衄发斑、舌绛等；温毒上攻头面，症见头面红肿热痛、咽喉肿痛、舌黄苔燥等；以及外科的热毒疮痈。本类方剂常用的清热泻火解毒药有黄芩、黄连、连翘、金银花、蒲公英、大青叶等，代表方如黄连解毒汤、普济消毒饮、仙方活命饮等。

黄连解毒汤

（方出《肘后备急方》，名见《外台秘要》引崔氏方）

【组成】黄连9g，黄芩6g，黄柏6g，栀子9g。水煎服。

【功效】泻火解毒。

【主治】三焦火毒证。大热烦躁，错语不眠，口燥咽干，小便黄赤，热病吐血、衄血、热甚发斑，身热下利，疫毒黄疸，外科痈疡疔毒，舌红苔黄，脉数有力。

【方解】本方证主要反映火毒炽盛，充斥三焦的病机特点。立法组方宜清泻三焦，直折其亢盛之火毒。

君：黄连——清泻心火，兼泻中焦之火

臣：黄芩——清上焦之火

佐：黄柏——泻下焦之火

栀子——清泻三焦之火，导火下行

组方特点：一是三焦同治；二是体现"苦寒直折"法。

【使用注意】本方为大苦大寒之剂，易伤脾胃，非火盛者不宜使用。

普济消毒饮

（《东垣试效方》）

【组成】黄芩15g，黄连15g，连翘3g，牛蒡子3g，炒白僵蚕2g，玄参6g，马勃3g，板蓝根3g，桔梗6g，生甘草6g，橘红6g，薄荷3g，升麻2g，柴胡6g。水煎服。

【功效】清热解毒，散风消肿。

【主治】大头瘟。头面红肿焮痛，目不能开，咽喉疼痛，恶寒发热，舌燥口渴，舌红苔黄，脉数有力。

【方解】本方所治大头瘟，其病机特点是风热疫毒内壅肺胃、外袭卫表，邪毒上攻咽喉、发于头面，故立法组方当以清热解毒为主，兼行散邪。

君：黄连、黄芩——清解肺胃热毒

臣：连翘、牛蒡子、僵蚕、薄荷——疏散头面风热

佐：玄参、马勃、板蓝根——助君药清热解毒

生甘草、桔梗——清利咽喉

陈皮——理气而疏通壅滞，以利于散邪消肿

佐使：升麻、柴胡——升阳散火，寓“火郁发之”之意，并引君药上达头面

组方特点：苦寒清降与辛凉升散并用。

（四）清脏腑热剂

清脏腑热剂，具有清热泻火作用，适用于邪热偏盛于某一脏腑所产生的火热证。本类方剂多按所治脏腑火热证候之不同，分别运用相应的清热药物，如心经热盛，症见心胸烦热、口渴面赤、口舌生疮等，常用黄连、栀子、木通、莲子心等；肝胆实火，症见胁肋疼痛、头痛目赤、急躁易怒等，常用龙胆草、夏枯草、青黛等；肺中有热，症见咳嗽气喘、痰黄或夹有脓血等，常用桑白皮、苇茎、黄芩等；胃有积热，症见牙痛龈肿、口疮口臭、烦热易饥等，常用石膏、黄连等；热在大肠，症见泻下臭秽或下痢脓血、肛门灼热等，常用黄连、黄芩、黄柏、白头翁等。本类方剂代表方如导赤散、龙胆泻肝汤、麻杏甘石汤、清胃散、葛根芩连汤、芍药汤等。

龙胆泻肝汤

（录自《医方集解》）

【组成】酒炒龙胆草6g，炒黄芩9g，酒炒栀子9g，泽泻12g，木通6g，车前子9g（包煎），酒洗当归6g，酒炒生地黄9g，柴胡6g，生甘草6g。水煎服。亦作丸剂，名龙胆泻肝丸。

【功效】清泻肝胆实火，清利肝经湿热。

【主治】

肝胆实火证。头痛目赤，胁痛，口苦，耳聋，耳肿，舌红苔黄，脉弦数有力。

肝经湿热证。阴部肿痒、潮湿有汗，小便淋浊，男子阳痿，妇女带下黄臭，舌红苔黄腻，脉弦滑而数。

【方解】本方证主要反映肝胆实火上炎或肝经湿热下注，肝胆气机不舒的病机特点。立法组方既要清泻肝胆实火，又要清利肝经湿热，兼疏肝胆气机。

君：龙胆草——既能泻肝胆实火，又能利肝经湿热

臣：黄芩、栀子——苦寒泻火、燥湿清热，加强君药泻火除湿之力

佐：泽泻、木通、车前子——渗泄湿热下行

当归、生地黄——滋阴养血以顾肝体

柴胡——疏畅肝胆气机

使：甘草——护胃安中，调和诸药

组方特点：一是清利并行，既清肝胆实火，又利肝经湿热；二是泻中有补，清泄渗利之中寓滋阴养血，则祛邪而不伤正；三是降中寓升，大剂苦寒降泄之中寓疏畅肝胆气机。

【使用注意】脾胃虚寒和阴虚阳亢证不宜使用本方。

麻黄杏仁甘草石膏汤

（《伤寒论》）

【组成】麻黄9g，石膏18g，杏仁9g，炙甘草6g。水煎温服。

【功效】清热宣肺。

【主治】邪热壅肺证。身热不解，咳逆气急，甚则鼻煽，有汗或无汗，舌苔薄黄，脉数。

【方解】本方证病机特点是邪热壅肺，肺气失宣。立法组方宜清透肺热与宣畅肺气并举。

君：麻黄——开宣肺气，解表散邪
石膏——倍于麻黄，重在清透肺热
（麻黄得石膏，宣肺平喘而不助热；石膏得麻黄，清透肺热而不凉遏，二者相制为用）

臣：杏仁——降肺气而平喘，与麻黄相配则宣降相因，与石膏相伍则清肃协同

佐使：炙甘草——益气和中，又能调和于寒温宣降之间

组方特点：解表与清肺并用，以清为主；宣肺与降气结合，以宣为主。

葛根黄芩黄连汤

（《伤寒论》）

【组成】葛根15g，黄芩9g，黄连9g，炙甘草6g。水煎服。

【功效】解肌清热，燥湿止利。

【主治】协热下利。身热下利，臭秽稠黏，肛门灼热，喘而汗出，胸脘烦热，口干作渴，小便黄赤，舌红苔黄，脉数。

【方解】本方所治协热下利是因太阳表证误下，表邪内陷阳明大肠所致。本方证的病机特点是表邪未尽，大肠热盛，传导失司，立法组方宜外解肌表未尽之邪，内清大肠已炽之热。

君：葛根——既能解肌退热，又能升发脾胃清阳而止利

臣：黄连、黄芩——清热燥湿，厚肠止利

佐使：炙甘草——甘缓和中，调和诸药

组方特点：本方辛凉升散与苦寒清降并施，寓“清热升阳止利”法。

【使用注意】虚寒下利者忌用。

（五）清暑热剂

清暑热剂，具有清解暑热、益气生津等作用，适用于身热面赤、汗多烦渴、小便短赤、舌红脉数等暑热证。本类方剂常以清热解暑药如西瓜翠衣、荷梗、金银花、滑石等为主组方。由于暑病多兼气津两伤及湿邪为患，故又随证配伍益气生津以及祛湿化浊之品。本类方剂代表方如清暑益气汤等。

清暑益气汤

（《温热经纬》）

【组成】西洋参5g，石斛15g，麦冬9g，黄连3g，竹叶6g，荷梗15g，知母6g，甘草3g，粳米15g，西瓜翠衣30g。水煎服。

【功效】清暑益气，养阴生津。

【主治】暑热气津两伤证。身热汗多，口渴心烦，小便短赤，体倦少气，精神不振，脉虚数。

【方解】本方证乃中暑受热、耗伤气津所致。故立法组方当清热祛暑与益气生津并举。

君：西瓜翠衣——清热解暑

　　西洋参——益气生津、养阴清热

臣：荷梗——助西瓜翠衣清热解暑

　　石斛、麦冬——助西洋参养阴生津

佐：知母——泻火滋阴

　　黄连、竹叶——苦寒泻火，清心除烦

　　甘草、粳米——益胃和中

使：甘草——调和诸药

组方特点：清补并行，既清热解暑，又益气生津，有邪正兼顾，标本兼治之意。

【使用注意】暑病夹湿者不宜使用。

（六）清退虚热剂

清退虚热剂，主要由清虚热药组成，具有清透阴分伏热或滋阴清热作用，适用于热病后期，阴液已伤，邪热未尽而留伏阴分所致的暮热早凉、热退无汗；或由肝肾阴虚，虚火内扰所致骨蒸潮热、盗汗面赤、久热不退的虚热证。常用的清虚热药有青蒿、地骨皮、秦艽、银柴胡等，尚配伍滋阴清热药如鳖甲、知母、生地黄等，代表方如青蒿鳖甲汤等。

青蒿鳖甲汤

（《温病条辨》）

【组成】青蒿9g，鳖甲15g（先煎），细生地12g，知母6g，牡丹皮9g。水煎服。

【功效】养阴透热。

【主治】阴伤邪伏证。夜热早凉，热退无汗，舌红苔少，脉细数。

【方解】本方证为温病后期，阴液已伤，余热未尽，深伏阴分所致，故立法组方当养阴与透邪并进。

君：鳖甲——先入阴分滋阴退热
　　青蒿——后出阴分外达伏热　｝有“先入后出”之妙

臣：生地黄——滋阴凉血
　　知母——滋阴降火　｝助鳖甲以养阴退热

佐：牡丹皮——泻血中伏火，以助青蒿清透阴分伏热

组方特点：一是滋清兼备，清中有透；二是养阴不恋邪，祛邪不伤正。

其他清热剂见表8–4。

表 8–4　其他清热剂简表

类别	方名	组成	功效	主治	使用注意
清气分热剂	凉膈散	连翘1250g，山栀子仁、薄荷叶、黄芩各300g，川大黄、朴硝、甘草各600g，上药共为粗末，每服6～12g，加竹叶3g、蜂蜜少许	清泻膈热	热灼胸膈证。胸膈烦热，身热口渴，面赤唇焦，或口舌生疮、睡卧不宁、谵语狂妄、咽痛吐衄、便秘溲赤，舌红苔黄，脉滑数	–
	竹叶石膏汤	竹叶6g，石膏50g，半夏9g，麦冬20g，人参6g，粳米10g，炙甘草6g	清热生津益气和胃	余热未清，气阴两伤证。身热多汗，渴喜冷饮，神疲少气，咽干唇燥，不思饮食，气逆欲呕或咳呛，或虚烦不寐，舌红苔少，脉虚数	本方清凉质润，如内有痰湿，或阳虚发热，均应忌用
清热解毒剂	仙方活命饮	金银花9g，当归尾6g，赤芍药3g，乳香3g，没药3g，陈皮9g，穿山甲3g，皂角刺6g，贝母6g，天花粉6g，防风3g，白芷3g，甘草节3g	清热解毒消肿溃坚活血止痛	阳证痈疡肿毒初起。局部红肿焮痛，或身热凛寒，舌苔薄白或黄，脉数有力	本方只可用于痈未溃之前，若已溃不可用
清脏腑热剂	左金丸	黄连，吴茱萸（两药量比为6∶1）	清泻肝火降逆止呕	肝火犯胃证。胁肋灼痛，呕吐口苦，嘈杂吞酸，舌红苔黄，脉弦数	–
	苇茎汤	苇茎（芦根代）60g，薏苡仁30g，桃仁9g，瓜瓣（冬瓜仁代）24g	清肺化痰逐瘀散结	热痰瘀结之肺痈。胸满作痛，咳嗽气急，咳吐黄稠或黄绿痰，喉有腥味，或身有微热、口干咽燥、渴不多饮，舌红苔黄腻，脉滑数	–
	泻白散	地骨皮、炒桑白皮各30g，炙甘草3g，粳米一撮	清泻肺火止咳平喘	肺有伏火之咳喘。咳嗽气急，皮肤蒸热，日晡尤甚，舌红苔黄，脉细数	风寒咳嗽或肺虚喘咳者不宜使用

续表

类别	方名	组成	功效	主治	使用注意
清脏腑热剂	玉女煎	石膏9～15g，熟地黄9～30g，麦冬6g，知母5g，牛膝5g	清胃热滋肾阴	胃热阴虚证。牙痛头痛，齿松甚或牙衄，烦热干渴，消谷善饥，舌红苔黄而干。	脾虚便泄者不宜使用
	白头翁汤	白头翁15g，黄柏12g，黄连6g，秦皮12g	清热解毒凉血止痢	热毒血痢。下痢鲜艳脓血，腹痛，里急后重，肛门灼热，渴欲饮水，舌红苔黄，脉滑数。	-
	导赤散	生地黄、生甘草、木通各等分，共为粗末。每次用9g，加入竹叶适量水煎服	清心利水养阴	心经火热证。心胸烦热，口舌生疮，口渴面赤，意欲饮冷，或小便赤涩或刺痛，舌红，脉数。	脾胃虚弱者慎用
	清胃散	黄连6g，升麻9g，生地黄6g，牡丹皮9g，当归身6g	清胃凉血	胃火牙痛。牙痛牵引头痛，其齿喜冷恶热，口气热臭，或有面颊发热、口干舌燥，甚或牙龈红肿溃烂、唇舌腮颊肿痛、牙宣出血，舌红苔黄，脉滑数	风寒肾虚火炎所致牙痛不宜使用
	芍药汤	芍药18g，当归9g，黄连9g，槟榔6g，木香6g，炙甘草6g，大黄9g，黄芩9g，官桂3g	清热燥湿调气和血	湿热痢疾。下痢赤白相兼，腹痛，里急后重，肛门灼热，小便短赤，舌苔黄腻，脉弦数	-
清虚热剂	当归六黄汤	当归、生地黄、黄芩、黄柏、黄连、熟地黄各6g，黄芪12g	滋阴泻火固表止汗	阴虚火旺之盗汗。发热盗汗，面赤心烦，口干唇燥，大便干结，小便黄赤，舌红，苔黄，脉数	脾胃虚弱，纳减便溏者不宜使用
清暑热剂	六一散	滑石，甘草（两药量比6：1）	清暑利湿	暑湿证。身热烦渴，小便不利，或泄泻。亦治湿疹，湿疮，汗疹	阴虚，内无湿热，或小便清长者忌用

第三节 泻下方药

凡以泻下通便为主要功效，用于治疗便秘以及其他里实积滞的方药，称为泻下方药。

泻下方药多为沉降之品，能通利大便，排泄积滞；或清热泻火，使实热壅滞随泻下解除；或泻水逐饮，达到祛除停饮，消退水肿的目的。本类方药适用于燥屎内结、冷积不化、瘀血内停、宿食不消、结痰停饮等，临床见脘腹胀满、腹痛拒按、大便秘结或泻利、苔厚、脉沉实等里实证者。

由于里实证有热结、寒结、燥结、水结之分，人之体质亦有强弱之别，故泻下药根据其作用缓峻的不同，分为攻下药、润下药、峻下逐水药三类；而泻下剂也相应地分为寒下、温下、润下、逐水、攻补兼施五类。

泻下方药易伤正气及脾胃，年老体虚、脾胃虚弱者，孕妇、经期当慎用或忌用；奏效即止，不可过量。药性峻猛毒大者，当注意炮制、用量、用法及禁忌，以避免中毒，确保用药安全。

一、泻下药

凡能引起腹泻，或滑利大肠，以促进排便为主要功效的药物，称为泻下药。

大 黄

Dahuang（《神农本草经》）

本品为蓼科多年生草本植物掌叶大黄*Rheum palmatum* L.、唐古特大黄*Rheum tanguticum* Maxim.ex Balf.或药用大黄*Rheum officinale* Baill.的干燥根及根茎。于秋末茎叶枯萎或次春发芽前采挖，除去须根，刮去外皮切块干燥，生用，或酒炒、酒蒸、炒炭用。

【药性】苦，寒。归脾、胃、大肠、肝、心包经。

【功效】泻下攻积，清热泻火，凉血解毒，逐瘀通经，利湿退黄。

【应用】

1.胃肠积滞，大便秘结

本品有较强的泻下作用，为治疗积滞便秘之要药。又因其苦寒沉降，善能泻热，故实热便秘尤为适宜。本品常与芒硝、厚朴、枳实配伍，如大承气汤；里实热结兼气血虚者，与人参、当归等同用，如黄龙汤；若脾阳不足，冷积便秘，配附子、干姜等药，如温脾汤。

2.血热吐衄，目赤咽肿，实火诸证

本品苦降，既能使上炎之火下泄，又具清热泻火，凉血止血之功。本品治血热妄行之吐血、衄血、咯血以及火邪上炎所致之目赤、咽喉肿痛、牙龈肿痛等，常与黄芩、黄连同用，如泻心汤。

3.热毒疮疡，烧烫伤，肠痈

本品内服外用均可，内服能清热解毒，并借其泻下通便作用，使热毒下泄。本品治疮痈、丹毒初起，与连翘、白芷同用；治肠痈腹痛配牡丹皮、桃仁等，如大黄牡丹皮汤；以大黄粉与蜂蜜调敷或配地榆粉麻油调敷，可治水火烫伤。

4.瘀血经闭，产后瘀阻，跌打损伤

本品既可下瘀血，又清瘀热，为治疗瘀血证的常用药物。本品治产后瘀阻腹痛，配伍桃仁、土鳖虫等药，如下瘀血汤；治瘀血经闭者，与桃核、桂枝等配伍，如桃核承气汤；若与当归、红花、穿山甲同用，则可治跌打损伤瘀血肿痛，如复元活血汤。

5.湿热黄疸，淋证，湿热痢疾

本品清泻湿热，治湿热黄疸，常配伍茵陈蒿、栀子，如茵陈蒿汤；治湿热淋证，与车前子、栀子等同用，如八正散；治湿热痢疾初起，里急后重，常与黄连、木香等同用，如芍药汤。

【用法用量】煎服，3～15g。外用适量。生大黄泻下力强，欲攻下者宜生用，且入汤剂后下，久煎则泻下力减弱。酒制大黄泻下力较弱，活血作用较好，宜用于瘀血证；大黄炭则多用于出血证。

【使用注意】脾胃虚弱者慎用；妇女妊娠、月经期、哺乳期应忌用或慎用。

芒 硝

Mangxiao（《名医别录》）

本品为硫酸盐类矿物芒硝族芒硝，经加工精制而成的结晶体，主含含水硫酸钠（$Na_2SO_4 \cdot 10H_2O$）。芒硝经风化失去结晶水而成白色粉末称玄明粉（元明粉）。

【药性】咸、苦，寒。归胃、大肠经。

【功效】泻下攻积，润燥软坚，清热消肿。

【应用】

1.湿热积滞便秘

本品能泻下攻积，且性寒能清热，味咸润燥软坚，对实热积滞，大便燥结者尤为适宜。常与大黄相须为用，如大承气汤、调胃承气汤。

2.咽痛，口疮，目赤及疮痈肿痛

本品外用清热消肿，治咽喉肿痛、口舌生疮，配伍硼砂、冰片、朱砂，如冰硼散；或制成西瓜霜外用；配制眼药水滴眼，治目赤肿痛；乳痈初起，以本品外敷或化水外洗；肠痈初起，与大黄、大蒜同用，捣烂外敷；单用本品煎汤外洗，可治痔疮肿痛。

【用法用量】煎服，6～12g，加入药汁内或开水溶化服。外用适量。

【使用注意】孕妇及哺乳期妇女忌用或慎用，不宜与硫磺、三棱同用。

【药物比较】大黄与芒硝均能清热，泻下通便。治实热积滞，大便秘结常相须为用，又都用于咽痛、口疮、目赤及疮痈等实火证。然大黄苦泄力强，为热结便秘之主药，又凉血，解毒，活血祛瘀，清湿热，治血热出血、实火诸证、瘀血证、湿热黄疸等；芒硝味咸，软坚润燥功优，善治实热大便燥结，外用清热消肿，用于治疗乳痈、目赤肿痛等。

火麻仁

Huomaren（《神农本草经》）

本品为桑科植物大麻*Cannabis sativa* L.的干燥成熟种子。秋季果实成熟时采收，除去杂质，晒干。打碎生用。

【药性】甘，平。归脾、胃、大肠经。

【功效】润肠通便。

【应用】

肠燥便秘：本品甘平，质润多脂，能润肠通便，且又兼有滋养补虚作用。本品治老人、产妇及体弱津血不足之肠燥便秘，可单用取效，亦常与郁李仁、瓜蒌仁、苏子、杏仁等药同用；或与大黄、厚朴等配伍，以加强通便作用，如麻子仁丸。

【用法用量】煎服，10～15g。

其他泻下药见表8-5。

表 8–5 其他泻下药简表

类别	药名	药性	功效	应用	用法用量	使用注意
攻下药	番泻叶	甘、苦，寒。归大肠经	泻下导滞，利水消胀	①湿热积滞便秘；②水肿胀满	2～6g，入煎剂宜后下，或开水泡服	妇女哺乳期、月经期及孕妇忌用
	芦荟	苦，寒。归肝、胃、大肠经	泻下通便，清肝杀虫，疗疳	①热结便秘；②烦躁惊痫；③小儿疳积	–	–
润下药	松子仁	甘，温。归肺、肝、大肠经	润肠通便，润肺止咳	①肠燥便秘；②肺燥干咳	–	–
	郁李仁	辛、苦、甘，平。归脾、大肠、小肠经	润肠通便，利水消肿	①肠燥便秘；②水肿胀满及脚气浮肿	煎服，6～10g，打碎入煎	孕妇慎用
峻下逐水药	京大戟	苦、辛，寒；有毒，归肺、脾、肾经	泻下逐饮，消肿散结	①水肿，臌胀，胸胁停饮；②痈疮肿毒，瘰疬痰核	1.5～3g；入丸散服，每次1g。外用适量，生用。内服醋制用	不宜与甘草同用
	甘遂	苦，寒；有毒。归肺、肾、大肠经	泻水逐饮，消肿散结	①水肿，臌胀，胸胁停饮；②风痰癫痫；③疮痈肿毒	入丸散服，每次0.5～1.5g。外用适量，生用。内服醋制用，以减低毒性	虚弱者及孕妇忌用。不宜与甘草同用

二、泻下剂

泻下剂是以泻下药为主要药物组成，具有通便、泄热、攻积、逐水等作用，治疗里实证的一类方剂，体现了“八法”中的“下法”。泻下剂分为寒下、温下、润下、逐水、攻补兼施五类。

（一）寒下剂

寒下剂，以攻下药为主要药物组成，具有攻下清热等作用，适用于大便秘结、腹部胀满疼痛、甚或潮热、舌苔厚、脉实等里热积滞实证，常用攻下药如大黄、芒硝等。由于里热积滞影响胃肠气机升降，容易导致气滞血瘀，故此类方剂中每配伍行气及活血祛瘀之品。本类方剂代表方为大承气汤等。

大承气汤

（《伤寒论》）

【组成】大黄（酒洗）12g，芒硝9g，炙厚朴24g，炙枳实12g。水煎，先煎厚朴、枳实，后下大黄，再纳芒硝微煮，分温再服。

【功效】峻下热结。

【主治】阳明腑实证。大便硬难、频转矢气，或下利清水、纯青臭秽，腹胀满硬，绕脐腹痛拒按，日晡潮热，手足濈然汗出而不恶寒，烦躁甚则谵语，不能食，舌红，苔老黄焦燥起刺，脉沉实有力。

【方解】本方证主要反映肠热津伤，燥屎内结，腑气不通之病机特点。故立两药相须为用，法组方以急下存阴为主，即“釜底抽薪”之意，并结合行气宽肠以助推荡之力。

君：大黄——苦寒通降，泻下攻积，通腑泄热 ⎤ 两药相须为用，泻下热结之
臣：芒硝——咸寒润降，泄热润燥，软坚通便 ⎦ 功益峻

佐使：厚朴、枳实——行气宽肠，以助大黄、芒硝推荡积滞

组方特点：一是泻下与行气并重：大黄、芒硝泻下热结，厚朴、枳实行气通腑；二是用量与用法讲究：厚朴用量倍于大黄；先煎枳、朴，后下大黄，再纳芒硝微煮。故能峻下热结，承顺胃气之下行，因而名曰“大承气”。

【使用注意】本方为泻下峻剂，凡气虚阴亏、燥结不甚者，以及年老、体弱等均应慎用；孕妇禁用；注意中病即止，以免耗损正气。

（二）润下剂

润下剂，具有润肠通便等作用，适用于肠燥便秘证。症见大便干结，小便短赤，舌苔黄燥，脉滑实；或大便干结，小便清长，腰膝酸软，手足不温，舌淡苔白，脉迟。本类方剂常用润下药如麻子仁、杏仁、郁李仁，配伍养血敛阴药如白芍、当归为主组方，适当配伍理气行滞、宽肠降浊之品，如陈皮、枳壳。本类方剂代表方如麻子仁丸等。

麻子仁丸

（《伤寒论》）

【组成】火麻仁500g，苦杏仁250g，芍药250g，炙枳实250g，大黄500g，炙厚朴250g。以上六味，蜜和为丸。

【功效】润肠泄热，行气通便。

【主治】脾约便秘。大便干结，小便频数，腹无所苦，舌苔微黄少津。

【方解】脾约证主要反映胃中热盛，脾受制约，津液不布，但输膀胱，肠失濡润之病机特点，立法组方当润肠缓下，宜润肠药与泻下药同用。

君：火麻仁——质润多脂，善润肠通便

臣：杏仁——降气润肠

芍药——养阴敛津

佐：大黄——泄热通便

枳实、厚朴——行气通腑

佐使：蜂蜜——甘缓，既助麻子仁润肠通便，又可缓和大黄、枳实、厚朴攻下之力

组方特点：一是攻润相合，体现润下法；二是丸剂缓图，意在缓下，且下不伤正，

润而不腻。

【使用注意】年老体虚，津亏血少者，不宜常服，孕妇慎用本方。

（三）逐水剂

逐水剂，具有攻逐水饮的作用，适用于胸胁引痛或水肿腹胀、二便不利、脉实有力等水饮壅盛于里的实证，常用的峻下逐水药物有大戟、芫花、甘遂、牵牛子等。本类方剂代表方有十枣汤等。

十枣汤

（《伤寒论》）

【组成】芫花、甘遂、大戟三药等分为末，每服0.5～1g，以大枣10枚煎汤送服，清晨空腹服，每日1次。得快下利后，糜粥自养。

【功效】攻逐水饮。

【主治】①悬饮：咳唾胸胁引痛，心下痞硬，干呕短气，头痛目眩，或胸背掣痛不得息，舌苔白滑，脉沉弦。②实水：一身悉肿，尤以腰以下为重，腹胀喘满，二便不利，舌苔滑，脉沉弦。

【方解】本方证因水饮壅盛于内，停聚胸胁，或外溢肌肤而致。立法组方宜攻逐水饮，务使水邪速下。

君：甘遂——善行经隧水湿

臣：大戟——善泄脏腑水湿

芫花——善消胸胁伏饮痰癖

佐使：大枣——既可缓和诸药毒性，又能益气护胃以减少药后不良反应，且寓培土制水之意

组方特点：一是体现攻下逐水法；二是逐邪兼顾扶正。

【使用注意】本方作用峻猛，只可暂用，不宜久服。若患者体虚邪实，又非攻不可者，可用本方与健脾补益剂交替运用，或先攻后补，或先补后攻；年老体弱者慎用，孕妇忌服；忌与甘草同用。

其他泻下剂见表8–6。

表8–6 其他泻下剂简表

类别	方名	组成	功效	主治	使用注意
寒下剂	大黄牡丹汤	大黄12g，牡丹皮3g，桃仁9g，瓜子（冬瓜仁代）30g，芒硝9g	泄热破瘀散结消肿	肠痈初起，湿热瘀滞证。右下腹疼痛拒按，或右足屈伸痛甚，甚则局部肿痞，小便自调，或有时发热、自汗恶寒，舌苔薄腻而黄，脉滑数	凡肠痈溃后以及老人、孕妇、产后或体质过于虚弱者，均应慎用或忌用本方
温下剂	大黄附子汤	大黄9g，炮附子12g，细辛3g	温里散寒通便止痛	寒积里实证。腹痛便秘，胁下偏痛，发热，畏寒肢冷，舌苔白腻，脉弦紧	使用时注意大黄用量一般不超过附子

续表

类别	方名	组成	功效	主治	使用注意
润下剂	济川煎	肉苁蓉6～9g，当归9～15g，牛膝6g，泽泻5g，升麻2g，枳壳3g	温肾益精润肠通便	肾阳虚便秘。大便秘结，小便清长，腰膝酸软，舌淡苔白，脉沉迟或沉涩	热邪伤津及阴虚便秘者不宜使用。
攻补兼施剂	黄龙汤	大黄9g，芒硝9g，枳实6g，厚朴3g，当归9g，人参6g，甘草3g，生姜3片，大枣2枚，桔梗3g	攻下热结益气养血	阳明腑实，气血不足证。大便秘结或自利清水，腹痛拒按，脘腹胀满，身热口渴，神倦少气，甚则谵语、循衣摸床、撮空理线、神昏肢厥，舌苔焦黄或黑，脉虚	–

第四节 祛湿方药

凡以祛风除湿、化湿和中、利水渗湿等为主要作用，用于治疗各种水湿病证的方药，称为祛湿方药。

祛湿方药多芳香温燥或甘淡渗利，用于各种水湿病证。此类方药所治包括风湿之邪客于肌肉、筋骨、关节而为痹；水湿停滞于人体上下而为痰饮、水肿、淋证、黄疸等；湿浊困脾，脾失运化而致痞满、泄泻等。湿与水异名而同类，湿为水之渐，水为湿之积。其与肺、脾、肾三脏至为密切，所谓主水在肾，制水在脾，调水在肺。治疗上温肾助阳则能化气行水，健脾祛湿能使水有所制，宣肃肺气则能通调水道。其他脏腑如三焦、膀胱亦与水湿代谢相关，通利三焦、助膀胱气化，均有利于祛除水湿。

本类方药易于耗伤阴津，故素体阴虚津亏、病后体弱者，以及孕妇均应慎用。

一、祛湿药

凡以祛风除湿、化湿和中、利水渗湿为主要作用的药物，称为祛湿药。湿邪为病较为复杂，病位有形体、脏腑的不同，祛湿药可分为祛风湿药、化湿药、利水渗湿药三类。

（一）祛风湿药

凡以祛风除湿，治疗风湿痹证为主要功用的药物，称为祛风湿药。本类药物味多辛苦，能祛除肌肉、经络、筋骨的风湿之邪。主要用于风湿痹证之肢体疼痛，关节不利，筋脉拘挛，麻木重着，腰膝酸软、下肢痿弱等症。

独 活

Duhuo（《神农本草经》）

本品为伞形科植物重齿毛当归*Angelica pubescens* Maxim.f.*biserrata* Shan et Yuan的干燥根。春初或秋末采挖，烘至半干，堆置2～3天，发软后烘干。切片，生用。

【药性】辛、苦，微温。归肾、膀胱经。

【功效】祛风湿，止痛，解表。

【应用】

1.风寒湿痹

本品辛散苦燥，气香温通，功善祛风湿，止痹痛，为治风湿痹痛主药，凡风寒湿邪所致之痹证，无论新久，均可应用；因其主入肾经，性善下行，尤以腰膝、腿足关节疼痛等属下部寒湿者为宜；治痹证日久正虚，腰膝酸软，关节屈伸不利者，与桑寄生、杜仲等配伍，如独活寄生汤。

2.风寒夹湿表证

本品辛能散风寒湿而解表，治外感风寒夹湿所致的头痛头重，身痛，多配羌活、藁本、防风等药，如羌活胜湿汤。

3.头痛

本品善入肾经而祛伏风，与细辛、川芎等相配，治少阴伏风头痛。

【用法用量】煎服，3～10g；外用适量。

【用药比较】独活与羌活均能祛风湿，止痛，解表，治风寒湿痹，风寒夹湿表证，头痛等。但羌活性较燥烈，发散力强，常用于风寒表证、风寒湿痹痛在头项、肩背等腰以上者；独活发散力较羌活为弱，治风寒湿痹证偏腰膝下半身者，少阴头痛等。若风寒湿痹，一身尽痛，两者常相伍为用。

威灵仙

Weilingxian（《新修本草》）

本品为毛茛科植物威灵仙 *Clematis chinensis* Osbeck、棉团铁线莲 *Clematis hexapetala* Pall.或东北铁线莲 *Clematis manshurica* Rupr.的干燥根及根茎。秋季采挖，晒干。切段生用。

【药性】辛、咸，温。归膀胱经。

【功效】祛风湿，通络止痛，消骨鲠。

【应用】

1.风湿痹证

本品辛散温通，性猛善走，既能祛风湿，又能通经络而止痛，为治风湿痹痛要药。本品治风湿痹痛，肢体麻木，筋脉拘挛，屈伸不利，无论上下皆可应用，尤宜于风邪偏盛，拘挛掣痛者。本品可单用为末服，如威灵仙散；治风寒腰背疼痛，与当归、肉桂同用，如神应丸。

2.骨鲠咽喉

本品味咸，能软坚而消骨鲠，可单用或与砂糖、醋煎后慢慢咽下。

【用法用量】煎服，6～10g；外用适量。

【使用注意】本品辛散走窜，气血虚弱者慎服。

秦 艽

Qinjiao（《神农本草经》）

本品为龙胆科植物秦艽 *Gentiana macrophylla* Pall.、麻花秦艽 *Gentiana straminea* Maxim.、粗茎秦艽 *Gentiana.crassicaulis* Duthie ex Burk.或小秦艽 *Gentiana.dahurica* Fisch.的干燥根。春、秋季采挖，去泥沙，切片，生用。

【药性】辛、苦，平。归胃、肝、胆经。

【功效】祛风湿，通络止痛，退虚热，清湿热。

【应用】

1.风湿痹证

本品辛散苦泄，质偏润而不燥，为风药中之润剂。风湿痹痛，筋脉拘挛，骨节酸痛，无论寒热新久均可配用。其性偏凉，故对热痹尤为适宜，常与防己、络石藤、忍冬藤等同用；若治风寒湿痹，则配天麻、羌活、当归、川芎等药。

2.中风不遂

本品既能祛风邪，舒筋络，又善“活血荣筋”，大剂量单用可治中风半身不遂，口眼㖞斜，四肢拘急；若血虚中风，与当归、熟地黄、白芍等补血药同用，如秦艽汤。

3.骨蒸潮热，小儿疳积发热

本品能退虚热，除骨蒸，亦为治虚热要药，常与青蒿、地骨皮、知母等同用，如秦艽鳖甲散。

4.湿热黄疸

本品苦以降泄，能清肝胆湿热而退黄，常与茵陈、栀子、大黄等配伍。

【用法用量】煎服，3～10g。

防 己

Fangji（《神农本草经》）

本品为防己科植物粉防己 *Stephania tetrandra* S.Moore 的干燥根。习称“汉防己”。秋季采挖，除去粗皮，干燥。切厚片，生用。

【药性】苦，寒。归膀胱、肺经。

【功效】祛风湿止痛，利水消肿。

【应用】

1.风湿痹证

本品辛能行散，苦寒降泄，既能祛风除湿止痛，又能清热。为治疗风湿痹证湿热偏盛者之要药，常与滑石、薏苡仁、蚕沙、栀子等配伍，如宣痹汤。

2.水肿脚气，小便不利

本品能清热利水，善走下行而泄下焦膀胱湿热，尤宜于下肢水肿、小便不利者，常配伍益气健脾之黄芪、白术等品，如防己黄芪汤；若湿热腹胀水肿，多与椒目、葶苈子、大黄合用，如己椒苈黄丸。

3.湿疹疮毒

可与苦参、金银花等配伍。

【用法用量】煎服，5～10g。

【使用注意】本品苦寒易伤胃气，胃纳不佳及阴虚体弱者慎服。

桑寄生

Sangjisheng（《神农本草经》）

本品为桑寄生科植物桑寄生 *Taxillus chinensis*（DC.）Danser的干燥带叶茎枝。冬季至次春采割，除去粗茎，干燥或蒸后干燥。切厚片，生用。

【药性】苦、甘，平。归肝、肾经。

【功效】祛风湿，补肝肾，强筋骨，安胎。

【应用】

1.风湿痹证

本品苦能燥，甘能补，祛风湿又长于补肝肾、强筋骨，对痹证日久，伤及肝肾，腰膝酸软，筋骨无力者尤宜，常与独活、杜仲、牛膝、桂心等同用，如独活寄生汤。

2.崩漏胎漏，胎动不安

本品补肝肾，养血固冲任而安胎，每与阿胶、续断、当归、香附等配伍；或与阿胶、续断、菟丝子等同用，如寿胎丸。

【用法用量】煎服，9～15g。

（二）化湿药

本类药物气味芳香，性偏温燥，以化湿运脾为主要作用，主要适用于湿浊内阻，脾为湿困，运化失常所致的脘腹痞满、呕吐泛酸、大便溏薄、食少体倦、口甘多涎、舌苔白腻等证。此外，湿温、暑湿等证亦可选用。本类药物气味芳香，多含挥发油，如入汤剂宜后下，且不应久煎。

广藿香

Guanghuoxiang（《名医别录》）

本品为唇形科多年生草本植物广藿香 *Pogostemon cablin*（Blanco）Benth.的地上部分。夏秋季枝叶茂盛时采割。切段生用。

【药性】辛，微温。归脾、胃、肺经。

【功效】化湿，止呕，解暑。

【应用】

1.湿阻中焦证

本品为芳香化湿要药，常用于寒湿困脾所致之脘腹痞闷、少食作呕、神疲体倦等症，每与苍术、厚朴、陈皮等同用，如不换金正气散。

2.呕吐

本品既能化湿，又能和中止呕。本品治湿浊中阻所致之呕吐，单用即效，或与半夏、丁香等同用；偏湿热者，配黄连、竹茹等；妊娠呕吐，配砂仁、苏梗等；若脾胃虚弱，则与党参、白术等配伍。

3.寒湿闭暑证，暑湿证，湿温证初起

本品既能化湿，又可解表，治暑月外感风寒，内伤生冷之寒湿闭暑证，配紫苏、厚朴、半夏等，如藿香正气散；若湿温病初起，湿热并重者，与黄芩、滑石、茵陈等同用，如甘露消毒丹。

【用法用量】煎服，3～10g。鲜品加倍。

佩　兰

Peilan（《神农本草经》）

本品为菊科植物佩兰 *Eupatorium fortunei* Turcz. 的干燥地上部分。夏、秋二季分两次采割。切段生用。

【性能】辛，平。归脾、胃、肺经。

【功效】化湿，解暑。

【应用】

1.湿阻中焦

本品气味芳香，其化湿和中之功与藿香相似，治湿阻中焦之证，每相须为用，并配苍术、厚朴、蔻仁等药。本品芳化湿浊，去陈腐，用治脾经湿热，口中甜腻、多涎、口臭等的脾瘅证，可单用煎汤服，如兰草汤。

2.暑湿，湿温

本品化湿又能解暑，治暑湿证常与藿香、荷叶、青蒿等同用。湿温初起，可与滑石、薏苡仁、藿香等同用。

【用法用量】煎服，3～10g。鲜品加倍。

苍　术

Cangzhu（《神农本草经》）

本品为菊科多年生草本植物茅苍术 *Atractylodes lancea*（Thunb.）DC. 或北苍术 *Atractylodes chinensis*（DC.）Koidz. 的干燥根茎。春、秋季采挖，晒干。切片，生用、麸炒用。

【药性】辛、苦，温。归脾、胃、肝经。

【功效】燥湿健脾，祛风湿，散寒解表。

【应用】

1.湿阻中焦证

本品苦温燥湿，辛香健脾，对湿阻中焦，脾失健运而致脘腹胀闷、呕恶食少等症最为适宜，常配伍厚朴、陈皮等药，如平胃散。

2.风湿痹证

本品辛散苦燥，长于祛湿，故对痹证湿胜者尤宜，可与薏苡仁、独活等同用；用于湿热痿证，与黄柏、薏苡仁、牛膝合用，即四妙丸。

3.风寒表证

本品辛香燥烈，能开肌腠而发汗，祛肌表之风寒表邪，又因其长于胜湿，故以风寒表证夹湿者最为适宜，常与羌活、白芷、防风等同用，如神术散。

此外，本品能明目，用于夜盲症及眼目昏涩。可单用，或与羊肝、猪肝同食。

【用法用量】煎服，3～9g。

【药物比较】苍术、藿香、佩兰均为芳香化湿药，都能治湿阻中焦证。但苍术苦温燥烈，为燥湿健脾要药，不仅用于湿阻中焦，亦可治其他湿邪泛滥之证如风湿痹证、风寒表证夹湿等；而藿香、佩兰则兼能解暑，可用于暑湿、湿温。

厚 朴

Houpo（《神农本草经》）

本品为木兰科落叶乔木植物厚朴 *Magnolia officinalis* Rehd.et Wils. 或凹叶厚朴 *Magnolia officinalis* Rehd.et Wils.var.*biloba* Rehd.et Wils. 的干皮、根皮及枝皮。4～6月剥取，生用或姜制用。

【药性】苦、辛，温。归脾、胃、肺、大肠经。

【功效】燥湿消痰，下气除满。

【应用】

1.湿阻中焦，脘腹胀满

本品辛散之中有燥降之性，为湿阻、气滞胀满之要药，常与苍术、陈皮等同用，如平胃散。

2.食积气滞，腹胀便秘

本品可下气宽中，消积导滞，与大黄、枳实同用，如厚朴三物汤；热结便秘者，配大黄、芒硝、枳实，即大承气汤。

3.痰饮喘咳

本品燥湿消痰，下气平喘，治痰饮阻肺，肺气不降，咳喘胸闷者，与苏子、陈皮、半夏等配用，如苏子降气汤；若外感风寒而喘息者，配桂枝、杏仁等，如桂枝加厚朴杏子汤。

【用法用量】煎服，3～10g。或入丸散。

【使用注意】气虚津亏者及孕妇慎用。

【用药比较】厚朴与苍术均为辛苦温燥之品，具燥湿功效，治湿阻中焦证常相须为用。但厚朴苦降下气，为消除胀满的要药，又能消痰平喘，用于治疗湿阻、气滞、食积的脘腹胀满，大便秘结，咳喘痰多等；而苍术为健脾燥湿要药，具祛风湿，解表，明目之功，用于治风湿痹证、风寒表证夹湿者、夜盲症等。

（三）利水渗湿药

凡以通利水道，渗泄水湿为主要功效的药物，称为利水渗湿药。本类药物味多甘淡，性多平或微寒，能渗湿利尿，可使小便通畅，尿量增多而将体内蓄积的水湿从小便排出。本类药物分为利水消肿药，利尿通淋药和利湿退黄药。部分药物通利之性较强，孕妇、滑精、遗精者当慎用。

茯 苓

Fuling（《神农本草经》）

本品为多孔菌科真菌茯苓*Poria cocos*（Schw.）Wolf的干燥菌核。产云南者称“云苓”，质较优。除去泥沙，切块或切厚片，阴干。生用。

【药性】甘、淡，平。归心、肺、脾、肾经。

【功效】利水渗湿，健脾，宁心安神。

【应用】

1.水肿，小便不利

本品药性平和，利水而不伤阴，为利水渗湿之要药，凡水肿者，无论寒热虚实皆可使用。本品常与猪苓、白术、泽泻等同用，如五苓散；若脾肾阳虚水肿，则可配以附子、白术、生姜等，如真武汤；湿热互结水肿，多与猪苓、泽泻等合用，如猪苓汤。

2.痰饮

本品善渗泄水湿，使湿无所聚，痰无由生，可治痰饮之目眩心悸，常与桂枝、白术、甘草同用，如苓桂术甘汤。

3.脾虚泄泻

本品能健脾渗湿而止泻，尤宜于脾虚湿盛泄泻，可与党参、白术、山药等同用，如参苓白术散；治脾虚食少，便溏，乏力，多常与党参、白术、甘草同用，如四君子汤。

4.心悸，失眠

本品益心脾而宁心安神，治疗心脾两亏，气血不足之心悸、失眠、健忘，常与党参、远志、枣仁等配伍，如归脾丸。

【用法用量】煎服，10～15g。

附：

茯苓皮：为茯苓菌核的黑色外皮。性味同茯苓，功能利水消肿，多用于水肿、小便不利。用量15～30g。

茯神：为茯苓菌核生长中的天然抱有松根者。功能宁心安神，多用于心悸、失眠、健忘等。用量10～15g。

薏苡仁

Yiyiren（《神农本草经》）

本品为禾本科植物薏苡*Coix lacryma-jobi* L.*var. ma-yuen*（Roman.）Stapf的干燥成熟种仁。晒干，除去外壳及黄褐色种皮。生用或炒用。

【药性】甘、淡，凉。归脾、胃、肺经。

【功效】利水渗湿，健脾止泻，除痹，清热排脓。

【应用】

1.水肿，小便不利

本品淡渗利湿，兼能健脾，对脾虚湿盛之水肿，小便不利者，尤为适宜，多与茯苓、猪苓、泽泻等同用；若脚气浮肿，则需与木瓜、槟榔等同用。

2.脾虚泄泻

本品善治脾虚湿盛所致泄泻，多配以党参、白术、茯苓等，如参苓白术散。

3.湿痹

本品渗湿除痹，能舒筋脉，以治湿热痹痛为宜，常与防己、滑石、栀子等同用，如宣痹汤；治湿痹、筋脉拘挛者，则多与独活、防风、苍术等同用，如薏苡仁汤；治湿温病邪在气分，湿邪偏盛者，常与杏仁、白豆蔻、滑石等同用，如三仁汤。

4.肺痈，肠痈

本品清肺肠之热，排脓消痈，治肺痈，咳吐脓痰者，常配伍芦根、冬瓜仁、桃仁等，如苇茎汤；治肠痈腹痛者，则可与附子、败酱草等同用，如薏苡附子败酱散。

【用法用量】煎服，9～30g。本品力缓，宜量大、久服。健脾宜炒用，其余生用。

【药物比较】茯苓与薏苡仁均能利水渗湿，健脾，用于水湿内停及脾虚证。然茯苓性平，药力较强，为利水渗湿要药，可治各种水肿，且补脾力较强，又能宁心安神，故可用于脾虚诸证及心神不宁证；薏苡仁性凉兼清热，药力较和缓，宜治水湿内停轻证或兼热者，炒用擅长健脾止泻，多用于脾虚湿盛泄泻，又能除痹，清热排脓，故还可用于湿痹以及肺痈、肠痈等证。

泽　泻

Zexie（《神农本草经》）

本品为泽泻科植物泽泻*Alisma orientalis*（Sam.）Juzep.的干燥块茎。烘干，除去须根及粗皮，再以水润透切片，晒干。生用或盐水炙用。

【药性】甘，寒。归肾、膀胱经。

【功效】利水渗湿，泄热。

【应用】

1.小便不利，水肿，泄泻，痰饮眩晕

本品性寒，利水作用较强，能泄肾与膀胱之热，尤宜于水湿为患而偏热者。本品治疗小便不利，水肿，常与茯苓、猪苓、车前子等同用；治泄泻及痰饮眩晕者，则多与白术配伍，如泽泻汤。

2.淋证，遗精

本品性寒，既能清膀胱之热，又能泄肾经之虚火，下焦湿热者尤为适宜，故用治湿热淋证，常配以龙胆草、车前子、木通等，如龙胆泻肝汤。

【用法用量】煎服，6～10g。

车前子

Cheqianzi (《神农本草经》)

本品为车前科植物车前*Plantago asiatica* L.或平车前*Plantago depressa* Willd.的干燥成熟种子。除去杂质，晒干。生用或盐水炙用。

【药性】甘，寒。归肝、肾、肺、小肠经。

【功效】利尿通淋，渗湿止泻，明目，祛痰。

【应用】

1.热淋，水肿

本品甘寒而利，善通利水道，清膀胱热结。治热淋涩痛，常与木通、滑石、山栀等同用，如八正散；若治水肿，小便不利者，则需与茯苓、猪苓、泽泻等合用。

2.暑湿泄泻

本品能利水湿，分清浊而止泻，即利小便以实大便，尤适宜湿盛于大肠而致小便不利的水泻，可单味研末服，或与茯苓、泽泻、薏苡仁等配伍。

3.目赤肿痛，眼目昏花

本品善清肝热而明目，治肝经风热所致目赤肿痛，多与菊花、决明子、夏枯草等配伍；若治肝肾不足所致的目昏目暗、视物昏花，常与菟丝子、熟地黄等同用，如驻景丸。

4.痰热咳嗽

本品治肺热咳嗽痰多，需配伍黄芩、贝母、瓜蒌等同用。

【用法用量】煎服，9～15g，入煎剂宜包煎。

滑　石

Huashi (《神农本草经》)

本品为硅酸盐类矿物滑石族滑石，主含含水硅酸镁［$Mg_3(Si_4O_{10})(OH)_2$］。除去杂石，粉碎，或水飞用。

【药性】甘、淡，寒。归膀胱、肺、胃经。

【功效】利水通淋，清热解暑，祛湿敛疮。

【应用】

1.热淋，石淋

本品性寒而滑，善清膀胱热结而通利水道，为热淋涩痛之常用药，每与车前子、木通、瞿麦等配伍，如八正散；治石淋，则可与海金沙、金钱草、木通等同用，如二金排石汤。

2.暑湿烦渴，湿温初起

本品甘淡而寒，既能利水湿，又能解暑热，是治暑湿之常用药。本品治暑热烦渴，小便不利者，多与甘草同用，如六一散；治湿温初起，头痛身重，胸闷者，可与杏仁、豆蔻、薏苡仁等合用，如三仁汤。

3.湿疹，湿疮，痱子

本品外用有清热收湿敛疮之功，对湿疹、湿疮、痱子等皮肤病可单用，或配合其他药物局部外用。

【用法用量】煎服，10～20g。滑石块先煎，滑石粉包煎。外用适量。

【药物比较】车前子与滑石均性寒，功善清热利水通淋而治湿热淋痛及水肿。车前子长于渗湿止泻，又善清肝明目、清肺化痰，治暑湿泄泻、肝热目赤及痰热咳嗽；滑石长于清解暑热，又能祛湿敛疮，治暑湿烦渴，湿温初起及湿疹、湿疮、痱子等皮肤病。

茵　陈

Yinchen（《神农本草经》）

本品为菊科植物滨蒿 *Artemisia scoparia* Waldst.et Kit.或茵陈蒿 *Artemisia capillaris* Thunb.的干燥地上部分。除去杂质及老茎，晒干。生用。

【药性】苦、辛，微寒。归脾、胃、肝、胆经。

【功效】清热利湿退黄，解毒疗疮。

【应用】

1.黄疸

本品苦泄下降，性寒清热，善清利脾胃肝胆湿热，使之从小便而出，为治黄疸之要药，尤宜于湿热蕴结所致阳黄证。本品可单味大剂量煎服，或配以大黄、栀子同用，如茵陈蒿汤；若寒湿阴黄，则配附子、干姜等同用，如茵陈四逆汤。

2.湿疹，湿疮瘙痒

本品苦微寒，有解毒疗疮之功，故可用于治疗湿热内蕴之风瘙瘾疹、湿疮瘙痒，多配以黄柏、蛇床子、苦参等，内服或外洗。

【用法用量】煎服，6～15g。外用适量。

【使用注意】蓄血发黄者及血虚萎黄者慎用。

金钱草

Jinqiancao（《本草纲目拾遗》）

本品为报春花科植物过路黄 *Lysimachia christinae* Hance 的干燥全草。除去杂质，切段，晒干。生用。

【药性】甘、咸，微寒。归肝、胆、肾、膀胱经。

【功效】利湿退黄，利尿通淋，解毒消肿。

【应用】

1.湿热黄疸

本品清肝胆之火，又能除下焦湿热，治湿热黄疸，常与茵陈、栀子等同用；若治肝胆结石，则可与鸡内金、郁金等配伍。

2.热淋，石淋

本品利尿通淋，善消结石，尤宜于治疗砂淋、石淋，可单味浓煎饮服，或与海金沙、鸡内金等同用，如二金排石汤；治热淋，尿道涩痛，常与车前子、海金沙、木通等同用。

3.痈肿疔疮，毒蛇咬伤

单用鲜品捣汁服，并以渣外敷；或与金银花、蒲公英、紫花地丁等合用。

【用法用量】煎服，15～60g。鲜品加倍。外用适量。

【使用注意】孕妇慎用。

其他利水渗湿药见表8–7。

表 8–7　其他利水渗湿药简表

类别	药名	药性	功效	应用	用法用量	使用注意
祛风湿药	川乌	辛、苦，热。有大毒。归心、肝、肾、脾经	去风湿，温经止痛	①风寒湿痹；②心腹冷痛，寒疝疼痛；③跌打伤痛	1.5～3g，先煎，久煎。	孕妇忌用，不宜与贝母类、半夏、白及、白蔹以及天花粉、瓜蒌皮等瓜蒌类同用
	蕲蛇	甘、咸，温。有毒。归肝经	祛风通络，止痉	①风湿顽痹，中风半身不遂；②小儿惊风，破伤风；③麻风，疥癣	煎服，3～9g；研末吞服，一次1～1.5g，一日2～3次	阴虚内热者忌服
	豨莶草	辛、苦，寒。归肝、肾经	祛风湿，利关节，解毒	①风湿痹痛，肢体麻木，半身不遂；②风疹，湿疮，疮痈	9～12g；外用适量	–
	雷公藤	苦、辛，寒。有大毒，归肝、肾经	祛风湿，活血通络，消肿止痛，杀虫解毒	①风湿顽痹；②麻风、顽癣、湿疹、疥疮、皮疹	10～25g；研粉，每日1.5～4.5g	内脏有器质性病变及白细胞减少者慎服；孕妇忌用
	五加皮	辛、苦，温。归肝、肾经	祛风湿，补肝肾，强筋骨，利水消肿	①风湿痹证；②筋骨痿软，小儿行迟；③水肿，脚气	煎服，5～10g；或浸酒；或入丸散	–
化湿药	砂仁	辛，温。归脾、胃、肾经	化湿行气，温中止泻，安胎	①湿阻中焦及脾胃气滞证；②脾胃虚寒吐泻；③气滞妊娠恶阻及胎动不安	煎服，3～6g，入汤剂宜后下	阴虚血燥者慎用
	豆蔻	辛，温。归肺、脾、胃经	化湿行气，温中止呕	①湿阻中焦及脾胃气滞证；②呕吐	煎服，3～6g，入汤剂宜后下	阴虚血燥者慎用
利水渗湿药	猪苓	甘、淡，平。归肾、膀胱经	利水渗湿	小便不利，水肿，泄泻，淋浊，带下	煎服，6～12g	–
	瞿麦	苦，寒。归心、小肠经	利尿通淋活血通经	①淋证；②瘀阻闭经，月经不调	9～15g	孕妇慎用
	地肤子	辛、苦，寒。归肾、膀胱经	利尿通淋，清热利湿，止痒	①淋证；②阴痒带下，风疹，湿疹	–	–

续表

类别	药名	药性	功效	应用	用法用量	使用注意
利水渗湿药	石韦	甘、苦，微寒。归肺、膀胱经	利尿通淋，清肺止咳，凉血止血	①淋证；②肺热咳喘；③血热出血	-	-
	通草	甘、淡，微寒。归肺、胃经	利尿通淋，通气下乳	①淋证，水肿；②产后乳汁不下	煎服，3～5g	孕妇慎用
	海金沙	甘、咸，寒。归膀胱、小肠经	利水通淋	各种淋证	煎服，6～15g，入煎剂宜包煎	-
	虎杖	苦，微寒。归肝、胆、肺经	利胆退黄，清热解毒，散瘀止痛，化痰止咳	①湿热黄疸；②痈肿疮毒、水火烫伤、毒蛇咬伤；③经闭、癥瘕、跌仆损伤；④肺热咳嗽痰多	煎服，9～15g。外用适量	孕妇慎用

二、祛湿剂

祛湿剂是以祛湿药为主要药物组成，具有化湿和中、利水渗湿、通淋泄浊等作用，主治水湿病证的方剂的统称，体现了“八法”中的“消法”。祛湿之法种类繁多，祛湿剂亦分为化湿和中、利水渗湿、清热祛湿、温化水湿、祛风胜湿五类。

（一）化湿和中剂

化湿和中剂，具有燥湿行气、辟秽化浊、运脾和胃等作用，适用于脘腹胀满、嗳气吞酸、呕吐泄泻、食少怠惰等湿滞脾胃证。本类方剂常以苦温燥湿或芳香化湿药如苍术、藿香、白豆蔻等为主，配伍理气药如陈皮、厚朴等组成；若兼脾胃虚弱者，当相应配伍健脾助运药如白术、茯苓、白扁豆等，代表方如平胃散、藿香正气散等。

平胃散

（《简要济众方》）

【组成】炒苍术120g，姜厚朴90g，陈皮60g，炙甘草30g。上药共为细末，每服4～6g，姜、枣煎汤送服。亦作汤剂，各药用量按比例酌减，加生姜2片、大枣2枚，水煎温服。

【功效】燥湿运脾，行气和胃。

【主治】湿滞脾胃证。脘腹胀满，或有不思饮食、口淡无味、恶心呕吐、嗳气吞酸、肢体沉重、怠惰嗜卧、常多自利，舌苔白腻而厚，脉缓。

【方解】本方证主要反映湿困脾胃，脾运不健，气机阻滞，胃失和降的病机特点。立法组方以燥湿运脾为主，兼以行气和胃，气行则湿亦化。

君：苍术——辛苦温燥，燥湿运脾
臣：厚朴——行气燥湿，消胀除满
（君臣相伍，燥湿以运脾，行气以化湿）

佐：陈皮——燥湿醒脾、理气和胃，既助苍术燥湿运脾，又助厚朴行气化滞

佐使：生姜、大枣——调和脾胃

甘草——调和诸药，且能益气健脾和中

组方特点：一是燥湿与行气并用，而以燥湿为主；二是运脾与和胃兼顾，而以运脾为主。

藿香正气散

（《太平惠民和剂局方》）

【组成】藿香90g，大腹皮30g，白芷30g，紫苏30g，茯苓30g，半夏曲60g，白术60g，陈皮60g，姜厚朴60g，苦桔梗60g，炙甘草75g。上为细末，每服9g，生姜、大枣煎汤送服。亦作汤剂，各药用量按比例酌减，加生姜3片、大枣1枚，水煎服。

【功效】化湿解表，理气和中

【主治】内伤湿滞，兼感风寒。脘腹胀痛，恶心呕吐，肠鸣泄泻，胸膈满闷，伴有恶寒发热、头痛、舌苔白腻。

【方解】本方证病机特点是内伤湿滞，升降失常，脾弱不运；兼风寒束表，卫阳郁遏。立法组方当内化湿浊、外解风寒，兼以理气和中、健脾助运。

君：藿香——既能内化湿浊，又可外解风寒

臣：紫苏、白芷——解表散寒，兼化湿浊，以助藿香解表化湿之力

佐：半夏曲——燥湿消食，降逆止呕

陈皮、厚朴、大腹皮——行气化湿，畅中除满

茯苓——合大腹皮利水渗湿于下，合白术健脾运湿于中

桔梗——宣肺利膈，以利解表化湿

生姜、大枣——调和脾胃

使：炙甘草——益气和中又能调和诸药

组方特点：一是表里双解而以化湿和中治里为主；二是升降并用而以降浊为主；三是三焦同调而以畅中运脾为主；四是邪正兼顾而以祛邪为主。

【使用注意】本方重在化湿和中，解表散寒之力较弱，如欲取汗者，服后宜温覆以助解表。

（二）清热祛湿剂

清热祛湿剂，具有清化湿热等作用，适用于外感湿热或湿从热化所致的湿温、黄疸、霍乱、痢疾、泄泻、热淋、痿痹、带下等湿热病证。根据湿邪与邪热之轻重，以及湿热在上、中、下三焦所属脏腑部位之不同而配伍组方。如湿重于热者，常以藿香、厚朴、白蔻仁、滑石、薏苡仁等为主组方；热重于湿者，常以黄连、黄芩、黄柏、生石膏等为主，配伍化湿药；湿热并重者，化湿与清热并举。本类方剂代表方如三仁汤、茵陈蒿汤、八正散、二妙散等。

三仁汤

（《温病条辨》）

【组成】杏仁15g，飞滑石18g，通草6g，白蔻仁6g，竹叶6g，厚朴6g，生薏仁18g，半夏15g。水煎服。

【功效】宣畅气机，祛湿清热。

【主治】湿温初起，湿重于热证。头痛恶寒，身重疼痛，脘痞不饥，午后身热不扬，或有胸闷不适、肢体困倦、面色淡黄，苔白不渴，脉濡缓。

【方解】本方所治湿温初起主要反映湿郁肺卫，困阻脾胃，阻滞气机，湿遏热伏的病机特点，故本方立法组方以宣气化湿为主，佐以渗湿导下，使气化则湿化，湿去则热孤。

君：杏仁——宣利上焦肺气，气行则湿化 白蔻仁——化湿行气，畅中焦之脾气 薏苡仁——渗湿利水而健脾，使湿热从中焦而去	三仁合用，三焦分消

臣：滑石、通草、竹叶——甘寒淡渗，利湿清热

佐：半夏、厚朴——燥湿运脾、散结除痞

组方特点：一是宣上、畅中、渗下，以宣畅三焦气机；二是化湿于宣畅气机之中，以求气化湿亦化；三是清热于淡渗利湿之间，以分解湿热。

茵陈蒿汤

（《伤寒论》）

【组成】茵陈蒿18g，栀子12g，大黄6g。水煎服。

【功效】清热利湿，逐瘀退黄。

【主治】湿热黄疸。身目俱黄，黄色鲜明，如橘皮色，小便短赤，腹微满，或有口渴欲饮、无汗或但头汗出，舌苔黄腻，脉象滑数。

【方解】本方所治湿热黄疸主要反映湿邪蕴脾，瘀热在胆的病机特点，立法组方宜清热利湿，凉血逐瘀。

君：茵陈——清热利湿，疏利肝胆，乃治黄疸要药

臣：栀子——通利三焦而引湿热从小便出

佐：大黄——清泄湿热，逐瘀退黄

组方特点：一是清利湿热与凉血逐瘀并进；二是茵陈与大黄量比3∶1，且“先煮茵陈，则大黄从小便出，此秘法也”（徐灵胎语，引自《温热经纬》）。

八正散

（《太平惠民和剂局方》）

【组成】车前子500g，瞿麦500g，萹蓄500g，滑石500g，山栀子仁500g，炙甘草500g，木通500g，煨大黄500g。共为细末，每服6～9g，加少量灯心草，水煎温服。亦作汤剂，各药用量按比例酌减，水煎服。

【功效】清热泻火，利水通淋。

【主治】湿热淋证。小便黄赤，淋沥不畅，频急涩痛，甚或点滴不通，小腹胀满，舌苔黄腻，脉滑数。

【组方原理】本方所治湿热淋证由湿热蕴结下焦，膀胱气化失司而致，立法组方以清热利水通淋为主，疏凿分消湿热。

君：滑石——清热渗湿，利水通淋

木通——上清心火，下利湿热

臣：瞿麦、萹蓄、车前子——清热利水通淋

佐：栀子仁——清心泻火、通利三焦

煨大黄——清泄湿热

佐使：炙甘草——缓急止痛，兼制苦寒渗利太过，并能调和诸药

灯心草——助清心利水之力

组方特点：一是体现"清""利""通"治热淋大法；二是三焦同调，分消湿热火毒。全方以清利膀胱为中心，结合清心火利小肠，清肺热肃上源，泄湿热走大肠，以及通利三焦。

【使用注意】方中药物大多苦寒通利，不宜多服、久服，孕妇慎用。

（三）利水渗湿剂

利水渗湿剂，具有通利小便、祛湿行水等作用，适用于水湿偏盛所致的蓄水、水肿、泄泻、眩晕等病证。根据"治湿不利小便，非其治也"理论，常用利水渗湿药有泽泻、猪苓、茯苓、防己等，代表方如五苓散等。

五苓散

（《伤寒论》）

【组成】泽泻300g，猪苓180g，茯苓180g，白术180g，桂枝120g。制成散剂，每次以米汤调服6～10g。亦作汤剂，各药用量按比例酌减，水煎服。

【功效】利水渗湿，化气布津。

【主治】蓄水证。头痛微热、水逆、吐涎沫、心下痞、泄泻、脐下动悸、头目眩晕、短气而咳、水肿，伴见小便不利、烦渴欲饮、舌苔白滑、脉缓或浮。

【方解】本方证以三焦气化不利，水停不布为主要病机，故立法组方以利水渗湿为主，结合化气布津，兼以解表散邪。

君：泽泻——直达膀胱，利水渗湿之力较强

臣：茯苓、猪苓——甘淡渗利，增强泽泻利水渗湿之力

佐：白术——健脾布津，且寓"实脾制水"之意

桂枝——通阳化气，兼能解表散邪。

组方特点：一是表里同治，内利水湿为主，兼外解表邪；二是三焦兼调，以通利膀胱为主，又兼温通三焦阳气、实脾制水。

（四）温化水湿剂

温化寒湿剂，具有温阳祛寒、化湿利水等作用，适用于阳虚不能化水或湿从寒化所致的痰饮、水肿、尿浊、痹证、脚气等病证。常用药物有温阳药如干姜、桂枝、附子、益智仁，以及健脾祛湿药如茯苓、白术等。本类方剂常配理气药如厚朴、木香、乌药、陈皮、槟榔等，以求气化则湿化，代表方如苓桂术甘汤、真武汤等。

苓桂术甘汤

（《金匮要略》）

【组成】茯苓12g，桂枝9g，白术6g，炙甘草6g。水煎温服。

【功效】温阳化饮，健脾利水。

【主治】中阳不足之痰饮。头晕目眩、胸胁支满、心悸短气，伴见心下胀满、气上冲胸、舌苔白滑、脉弦滑。

【方解】本方所治痰饮由中阳素虚，脾失健运，饮停心下，气逆上冲而致。本方立方组方以化饮降逆治标为主，兼顾温阳健脾以治本，温化渗利、平冲降逆为常用配伍。

君：茯苓——渗湿化饮，健脾利水
臣：桂枝——温阳化气，平冲降逆
（君、臣：温化渗利、平冲降逆常用配伍）

佐：白术——健脾燥湿，一则助茯苓健脾祛湿，二则合桂枝温阳健脾

佐使：炙甘草——合桂枝辛甘化阳以助温补中阳之力，合茯苓、白术益气健脾以崇土制水，并调和诸药

组方特点：一为标本兼顾，温阳健脾以治本，祛湿化饮以治标；二为化饮和剂，温而不燥，利而不峻，符合仲景“病痰饮者，当以温药和之”之旨。

真武汤

（《伤寒论》）

【组成】炮附子9g，生姜9g，茯苓9g，白术6g，芍药9g。水煎温服。

【功效】温阳利水。

【主治】肾阳虚水泛证。四肢重痛、腰以下肿甚、腹痛泄泻、心悸、眩晕、咳喘、呕逆、身体筋肉瞤动、振振欲擗地，伴见小便不利、畏寒怯冷、舌质淡胖边有齿痕、苔白滑不渴、脉沉细。

【方解】本方证主要反映肾阳衰微，气化无权，水气泛溢及阴随阳伤的病机特点。立法组方以温肾化气为主，辅以渗湿散水，兼顾益阴。

君：炮附子——温肾助阳以化气行水

臣：茯苓——淡渗利水

生姜——既助附子温阳散寒，又合苓、术辛散水气

佐：白术——健脾燥湿，寓实脾制水之意

白芍——一可缓急止腹痛，二能益阴舒筋以解筋肉瞤动，三兼敛阴护津防附子燥热伤阴

组方特点：一是标本兼顾，温肾助阳化气以治本，利水湿、散水气以治标；二是肾脾同温，温肾助阳为主，辅以祟土实脾；三是刚柔相济，温阳利水而不伤阴，益阴敛阴而不留邪。

（五）祛风胜湿剂

祛风胜湿剂具有祛除风湿、宣痹止痛作用，适用于外感风湿所致头项、肩背、腰膝疼痛，肢节不利等病证。本类方剂常以祛风湿药如羌活、独活、秦艽等，以及甘缓之品如甘草等为主组方，临证当根据风湿寒热的侧重而配伍用药，如风邪偏盛者，常配防风、威灵仙、海风藤等祛风通络药；湿邪偏盛者，常配生薏苡仁、蚕沙等祛湿药；偏寒者，酌配麻黄、桂枝、制川乌等散寒止痛之品；偏热者，酌配黄芩、知母、络石藤等清热通络之品。由于风湿痹阻经络易致血行涩滞，痹痛日久又常损及肝肾，故本类方剂常配伍补益肝肾以及补气养血之品。本类方剂代表方如独活寄生汤等。

独活寄生汤

（《备急千金要方》）

【组成】独活9g，桑寄生6g，杜仲6g，牛膝6g，细辛6g，秦艽6g，茯苓6g，桂心6g，防风6g，川芎6g，人参6g，甘草6g，当归6g，芍药6g，干地黄6g。水煎服。

【功效】祛风湿，止痹痛，补肝肾，益气血。

【主治】痹症日久，肝肾两虚。腰膝冷痛，腿足屈伸不利，畏寒喜温，或有腰膝酸软、肌肤麻木不仁，舌淡苔白，脉细弱。

【方解】本方所治痹证由营卫亏虚，肝肾不足，风寒湿邪痹着筋骨，血脉不通而致。故立法组方既要祛风寒湿、温通血脉，又需益肝肾、补营卫。

君：独活——祛风除湿、散寒止痛，善祛下焦筋骨间风寒湿邪

桑寄生——补益肝肾，兼祛风湿

臣：秦艽、防风、细辛、肉桂——助独活祛风除湿、散寒止痛

杜仲、牛膝——助桑寄生补益肝肾、强筋壮骨

佐：当归、川芎、干地黄、芍药——补血调血

人参、茯苓——益气实卫，合以调补营卫。

佐使：甘草——健脾和药

组方特点：一是邪正兼顾，祛邪不伤正，扶正不留邪；二是筋骨并治，既强壮筋骨，又柔肝舒筋；三是气血兼调，不仅益气实卫、养血和营，而且温通血脉。

【使用注意】痹症属湿热实证者不宜使用。

其他祛湿剂见表8-8。

表 8–8 其他祛湿剂简表

类别	方名	组成	功效	主治	使用注意
清热祛湿剂	连朴饮	姜汁炒川连3g，制厚朴6g，制半夏3g，石菖蒲3g，焦山栀9g，炒香豉9g，芦根60g	清热化湿理气和中	湿热霍乱。上吐下泻，脘痞心烦，小便短赤，舌苔黄腻，脉滑数	–
	二妙散	炒黄柏、炒苍术（米泔水浸炒）各等分，各9g	清热燥湿	湿热下注证。足膝红肿疼痛，或两足痿软，或带下黄臭，或下部湿疮，小便短赤，舌苔黄腻	–
	甘露消毒丹	黄芩300g，飞滑石450g，茵陈330g，木通150g，藿香120g，石菖蒲180g，白蔻仁120g，连翘120g，薄荷120g，射干120g，川贝母150g，丸剂，每服9～12g	利湿化浊清热解毒	湿温时疫之湿热并重证。发热困倦，面垢汗出，肢酸微疼，胸闷不适，脘痞腹胀，小便短赤，或有咽喉肿痛、黄疸、呕吐、泄泻、淋浊，舌红苔黄腻，脉濡数或滑数	湿热入营，谵语舌绛者，不宜使用
利水渗湿剂	猪苓汤	猪苓、茯苓、泽泻、阿胶、滑石各10g	利水清热养阴	热结水停伤阴证。小便不利，发热，口渴欲饮，或有心烦不寐、咳嗽、恶心呕吐、下利，舌红苔白或微黄，脉细数	内热盛、汗出多而渴者忌用
	防己黄芪汤	防己12g，生黄芪15g，白术9g，炒甘草6g，加生姜4片，大枣1枚	益气祛风健脾利水	风水或风湿。身重微肿，或肢节疼痛，汗出恶风，小便不利，舌淡苔白，脉浮	水湿壅盛肿甚者，不宜使用
	五皮散	茯苓皮，生姜皮，桑白皮，陈皮，大腹皮各9g	利水消肿理气行滞	脾气不运，水停气滞之皮水。一身悉肿，肢体沉重，心腹胀满，上气喘急，小便不利，以及妊娠水肿，苔白腻，脉沉缓	–
温化水湿剂	实脾散	炮附子9g（先煎），炮干姜6g，草果6g，白术9g，茯苓9g，槟榔9g，炒厚朴9g，木香6g，木瓜9g，炙甘草6g，生姜5片，大枣1枚	温阳健脾行气利水	脾阳虚之阴水。身半以下肿甚，小便短少，脘腹胀满，手足不温，口中不渴，大便溏薄，舌苔白腻，脉沉迟或沉缓	属阳水者不宜使用
	萆薢分清饮	益智仁，川萆薢，石菖蒲，乌药各9g，水中加入少许食盐煎服	温肾利湿分清化浊	下焦虚寒白浊。小便频数，浑浊不清，白如米泔，凝如膏糊，舌淡苔白，脉沉	湿热白浊者不宜使用
祛风胜湿剂	羌活胜湿汤	羌活6g，独活6g，防风3g，藁本3g，川芎3g，蔓荆子2g，炙甘草3g	祛风胜湿	风湿在表之痹证。肩项背痛，难以转侧，或有一身尽痛、身重腰沉，苔白腻，脉浮缓	–

第五节 温里方药

凡以温里散寒为主要作用，用于治疗里寒证的方药，称为温里方药。

温里方药多性温、热，以其辛散温通而能温里散寒，温经止痛，有些还能助阳、回阳，主治里寒病证。里寒证的病因有外寒直中、寒从中生之分，病位有脏腑、经络之别，病情有轻重、缓急之异，因此治法也就不同。

运用温里方药时，应明辨寒热的真假，对于真热假寒证不可误投温里剂；同时注意调整药物用量的大小，做到因人、因时、因地，随证变通。本类方药多辛热而燥，容易耗阴助火动血，凡属实热证、阴虚火旺证、阴津亏虚者忌用；气候炎热时慎用；孕妇慎用。

一、温里药

凡以温里祛寒为主要功效，以治疗里寒证为主的药物，称为温里药。本类药物主治里寒病证。根据药物的归经不同，可用于治疗不同部位的里寒证，如归脾胃经的药物，功能温中散寒止痛而治脾胃受寒或脾胃虚寒证，症见脘腹冷痛、呕吐泄利等；归肺经的药物，多能温肺化饮而治肺寒痰饮证，症见咳喘、痰白清稀、舌苔白滑等；归肝经的药物，能暖肝散寒止痛而治肝经寒凝证，症见少腹冷痛、寒疝腹痛、厥阴头痛等；归肾经的药物，专以温肾助阳而治肾阳不足证，症见阳痿宫冷、遗精遗尿、夜尿频多、腰膝酸冷等；若归心肾两经的药物，则能温阳通脉而治心肾阳虚证，症见心悸怔忡、肢冷浮肿、小便不利等；或能回阳救逆而治亡阳暴脱证，症见四肢厥逆、冷汗自出、脉微欲绝等。本类药物多辛热而燥，容易耗阴助火动血，故凡属实热证、阴虚火旺证、阴津亏虚者忌用，气候炎热时慎用。

附　子

Fuzi（《神农本草经》）

本品为毛茛科植物乌头 *Aconitum carmichaeli* Debx.的子根的加工品。除去母根、须根及泥沙。加工成盐附子、黑顺片、白附片后入药用。

【药性】辛、甘，大热；有毒。归心、肾、脾经。

【功效】回阳救逆，补火助阳，散寒止痛。

【应用】

1.亡阳证

本品能上助心阳、中温脾阳、下补肾阳，为回阳救逆之要药，治亡阳暴脱、四肢厥逆、脉微欲绝，配干姜、甘草同用，如四逆汤；气阳暴脱，大汗淋漓，气促喘急，则需配伍人参，即参附汤。

2.阳虚证

本品辛甘温煦，有峻补元阳、益火消阴之效，凡肾、脾、心诸脏阳气衰弱者均可应用。本品治肾阳不足，阳痿尿频、宫冷带下，常与肉桂、山茱萸、熟地黄等同用，如桂附八味丸；治脾阳不振，腹冷便溏，可配以人参、白术、干姜等，如附子理中丸；治脾肾阳虚，小便不利、肢体浮肿，常与白术、茯苓等同用，如真武汤；治心阳衰弱，心悸胸痹，可与人参、桂枝、薤白等同用；阳虚外感，配伍麻黄、细辛，如麻黄附子细辛汤。

3.寒痹证

本品气雄性悍，走而不守，能温经通络，逐经络中的风寒湿邪，故有较强的散寒止痛作用。寒湿偏盛，周身骨节疼痛甚者尤宜，常与桂枝、白术等同用，如甘草附子汤。

【用量用法】煎服，3～15g，先煎，久煎，口尝至无麻辣感为度。生附子毒性较大，一般供外用。

【使用注意】孕妇忌用。不宜与半夏、瓜蒌、天花粉、贝母、白蔹、白及同用。

肉 桂

Rougui（《名医别录》）

本品为樟科植物肉桂*Cinnamomum cassia* Presl的干燥树皮。除去杂质及粗皮，阴干。切片或研末，生用。

【药性】辛、甘，大热。归肾、脾、心、肝经。

【功效】补火助阳，引火归原，散寒止痛，温经通脉。

【应用】

1.肾阳虚证

本品辛甘大热，能补火助阳，益阳消阴，作用温和持久，为治命门火衰之要药。本品治肾阳不足，阳痿尿频、腰膝冷痛者，常伍以附子、山茱萸、熟地黄等，如桂附八味丸；治脾肾阳衰，泄泻腹痛者，多配以附子、干姜、白术等，如桂附理中丸。

2.下元虚冷，虚阳上浮

本品大热入肝肾，能使因下元虚衰所致上浮之虚阳回归故里，故曰引火归原。本品治下元虚冷，虚阳上浮，症见上热下寒者，常与山茱萸、五味子、人参、牡蛎等同用。

3.寒凝血滞诸痛证

本品甘热助阳以补虚，辛热散寒以止痛，善去痼冷沉寒。本品治脘腹冷痛，单味内服或敷脐，或与干姜、丁香、吴茱萸等同用；治寒湿痹痛、腰痛，常配以桑寄生、独活、杜仲等，如独活寄生汤；治胸痹心痛，多配伍附子、桂枝、薤白等；寒滞经闭、痛经，则常与当归、川芎、艾叶等同用，如少腹逐瘀汤；治寒疝腹痛，可与吴茱萸、小茴香等同用。

4.阴疽，痈肿脓成不溃或溃久不敛

本品治气血虚寒所致的阴疽漫肿，常与鹿角胶、熟地黄、白芥子等同用，如阳和汤；痈肿脓成不溃，或溃久不敛，则与黄芪、当归等同用，如托里黄芪汤。

此外，本品又能温运阳气，鼓舞气血生长，故常与补益气血药同用，治疗久病体虚，气血不足之证。

【用法用量】煎服，1～5g，宜后下；入丸散，每次1～2g。

【使用注意】有出血倾向者及孕妇慎用，不宜与赤石脂同用。

【药物比较】附子与肉桂，均为大热之品，功能补火助阳，散寒止痛，常用于治疗里寒证及寒痹。然附子善能回阳救逆，并擅长温补脾肾；肉桂则长于温补命门，引火归原，并能鼓舞气血生长，故又用于下元虚冷，虚阳上浮之证，阴疽及久病体虚，气血不足之证。

干　姜

Ganjiang（《神农本草经》）

本品为姜科植物姜*Zingiber officinale* Rosc.的干燥根茎。除去须根，切片，晒干或低温干燥。生用。

【药性】辛，热。归脾、胃、肾、心、肺经。

【功效】温中散寒，回阳通脉，温肺化饮。

【应用】

1.脾胃寒证，脘腹冷痛，呕吐泻泄

本品辛热燥烈，主入脾胃而长于温中散寒、健运脾阳，为温暖中焦之主药。本品治疗脾胃寒证，无论虚实皆为要药，可单研为末，水饮调服。治胃寒呕吐，与半夏同用，如半夏干姜散；治脾胃虚寒，腹痛腹泻，可与人参、白术、甘草同用，如理中丸。

2.亡阳证

本品辛热，入心、脾、肾经，有温阳守中，回阳通脉的功效。本品能助附子以增回阳救逆之效，并可减弱附子的毒性。本品治亡阳厥逆，脉微欲绝者，多与附子、甘草同用，如四逆汤。

3.寒饮咳喘

本品辛热，入肺经，善能温肺散寒化饮。寒饮咳喘，症见痰多清稀者，常与麻黄、细辛、五味子等同用，如小青龙汤。

【用法用量】煎服，3～10g。

【使用注意】阴虚内热、血热妄行者忌用。

【药物比较】附子与干姜，均能温中散寒，回阳救逆，可用治脾胃寒证及亡阳证。但附子为回阳救逆第一要药，又能补火助阳，散寒止痛，故多用于各种阳虚证及寒湿痹痛；干姜虽回阳之功不及附子，但擅长温中散寒，又能温肺化饮，故多用于中焦寒证及寒饮咳喘证。

其他温里药见表8–9。

表8–9　其他温里药简表

类别	药名	药性	功效	应用	用法用量	使用注意
温里药	吴茱萸	辛、苦，热；有小毒。归肝、脾、胃、肾经	散寒止痛 降逆止呕 助阳止泻	①寒凝肝脉诸痛证；②呕吐吞酸；③虚寒泄泻	煎服，2～5g。外用适量	不宜久服、多服，阴虚有热者忌用。孕妇慎用

续表

类别	药名	药性	功效	应用	用法用量	使用注意
	小茴香	辛，温。归肝、肾、脾、胃经	散寒止痛 理气和胃	①寒疝腹痛、睾丸偏坠、痛经；②脘腹胀痛、食少吐泻	煎服，3～6g。外用适量	–
	丁香	辛，温。归脾、胃、肺、肾经	温中降逆 散寒止痛 补肾助阳	①胃寒呕吐、呃逆；②脘腹冷痛；③肾虚阳痿，宫冷	煎服，1～3g	不宜与郁金同用
	高良姜	辛，热。归脾、胃经	温中止痛 散寒止痛	①脘腹冷痛；②胃寒呕吐	煎服，3～6g	–

二、温里剂

温里剂是以温里药为主要药物组成，具有温里助阳、散寒通脉等作用，主治里寒证的一类方剂，体现了“八法”中的“温法”。本节重点针对脾胃虚寒、肾阳衰微和寒凝经脉之里寒证，相应分为温中祛寒、回阳救逆、温经散寒三类方剂。

（一）温中祛寒剂

温中祛寒剂，具有温补脾阳以祛除中焦寒邪的作用，适用于脘腹冷痛、四肢不温、呕吐泄泻、不思饮食、口淡不渴、舌淡苔白、脉沉迟等中焦虚寒证。常以辛热温里散寒药如干姜、吴茱萸、桂枝、蜀椒等配伍益气健脾药如人参、白术、黄芪、炙甘草等为主组方。代表方如理中丸、小建中汤等。

理中丸

（《伤寒论》）

【组成】干姜90g，人参90g，白术90g，炙甘草90g。上药共研细末，炼蜜为丸，每次9g，每日3～4次。又作汤剂，各药用量按比例酌减，水煎服。

【功效】温中祛寒，益气健脾。

【主治】中焦虚寒证。脘腹冷痛，喜温喜按，大便稀溏，畏寒肢冷，口淡不渴，或有腹满食少、恶心呕吐，舌淡苔白润，脉沉迟或沉细无力。

【方解】本方证主要反映脾胃虚寒，纳运无权，升降失常，温煦无力的病机特点。立法组方应根据“寒者热之”“虚者补之”的理论，以辛热之品温中祛寒、甘温之品补气健脾。

君：干姜——辛热，温中祛寒
臣：人参——甘温，补气健脾
（君臣相配，温中健脾，虚寒并治）

佐：白术——健脾燥湿，投脾所喜

佐使：炙甘草——既助参、术益气健脾，又可缓急止痛，还能调和诸药

组方特点：一是辛热与甘温相配，温补并用而以温为主；二是等量配伍，丸汤两用，缓急有别。

【使用注意】中焦温热或脾胃阴虚者禁用。

小建中汤

（《伤寒论》）

【组成】饴糖30g，桂枝9g，芍药18g，炙甘草6g，大枣6枚，生姜9g。水煎取汁，兑入饴糖，文火加热溶化，分2次温服。

【功效】温中补虚，和里缓急。

【主治】虚劳里急，症见腹中挛痛、喜得温按、按之痛减，或虚劳发热，症见四肢酸楚、手足烦热、咽干口燥，或虚劳心悸、虚烦不宁，伴面色无华、舌淡苔白、脉虚弦。

【方解】本方所治虚劳里急、虚劳发热和虚劳心悸由中焦阳虚，阳损及阴，化源不足，气血虚馁所致，故立法组方以辛甘化阳为主，结合酸甘化阴，阴阳相生以建中补虚。

君：饴糖——甘温质润，温中补虚，益阴润燥，缓急止痛

臣：桂枝——温助中阳

　　白芍——缓急止痛

佐：生姜、大枣——鼓舞脾胃生发之气

佐使：炙甘草——甘温益气，合饴糖桂枝辛甘化阳，合饴糖、芍药酸甘化阴、缓急止痛

组方特色：一是气血阴阳俱虚，取治于中，遣药于甘，旨在温建中焦阳气；二是辛甘化阳为主，兼以酸甘化阴，阴阳相生，建中补虚，故以“建中”名之。

（二）回阳救逆剂

回阳救逆剂，具有温振阳气、驱逐阴寒、挽救危亡等作用，适用于四肢厥逆、精神萎靡、恶寒踡卧、呕吐腹痛、下利清谷、冷汗淋漓、脉微欲绝等阴盛阳衰证，甚至阴盛格阳或戴阳等急危重证。本类方剂常以附子、干姜、肉桂等辛热药物为主，配伍人参、炙甘草等甘温之品组方，代表方如四逆汤等。

四逆汤

（《伤寒论》）

【组成】附子15g（先煎），干姜6g，炙甘草6g。水煎2次分服或频服。

【功效】回阳救逆。

【主治】阳衰寒厥证。四肢厥逆，神衰欲寐，恶寒蜷卧，或有面色苍白、腹痛下利、呕吐不渴，舌苔白滑，脉微细。

【方解】本方证主要反映心肾阳衰，阴寒内盛，火不暖土，脾阳亦衰的病机特点。此非纯阳大辛大热之品不足以破阴寒、回阳气、救厥逆。

君：附子——大辛大热，通行十二经脉，温壮心肾、回阳逐寒，走而不守

臣：干姜——辛热性守，温中散寒，助阳通脉，守而不走

（附子、干姜：相须为用，回阳救逆的常用配伍）

佐使：炙甘草——益气补中，缓和姜、附峻烈之性，且调和药性而使药力作用持久

组方特点：一是肾心脾兼顾，温补结合；二是药简效专，力快强久，为回阳救逆峻剂。

（三）温经散寒剂

温经散寒剂，具有温散阴寒、通利血脉等作用，适用于手足厥寒、肢体痹痛、阴疽、血痹等寒凝经脉证。本类方剂常以温经散寒药如桂枝、肉桂、细辛与益气养血药如当归、黄芪、熟地黄等配伍组成，代表方如当归四逆汤、阳和汤等。

当归四逆汤

《伤寒论》

【组成】当归12g，桂枝9g，芍药9g，细辛3g，通草（川木通）6g，大枣8枚，炙甘草6g。水煎服。

【功效】温经散寒，养血通脉。

【主治】血虚寒厥证。手足厥寒，口不渴，舌淡苔白，脉沉细欲绝。

【方解】本方证主要反映血虚受寒，寒凝经脉，血行不畅的病机特点，立法组方宜养血温经，散寒通脉。

君：当归——养血和血

桂枝——温经散寒

臣：芍药——助当归养血和营

细辛——助桂枝温经散寒

佐：木通——既助桂枝、细辛通利经脉，又防其燥烈太过而伤及阴血

大枣——助归、芍补益营血，又合甘草益气健脾以资营血生化之源

使：炙甘草——益气健脾，调和药性

组方特色：一是养血与温通并用；二是温而不燥，补而不滞。

其他温里剂见表8–10。

表8–10　其他温里剂简表

类别	方名	组成	功效	主治	使用注意
温中祛寒	吴茱萸汤	吴茱萸9g，人参9g，生姜18g，大枣4枚	温胃暖肝，降逆止呕	①胃虚寒证。食谷欲呕，或有手足逆冷、胃脘作痛、吞酸嘈杂，舌淡苔白滑，脉沉迟。②肝寒犯胃证。巅顶头痛，干呕或吐涎沫，舌淡苔白滑，脉沉弦	胃热呕吐，阴虚呕吐，或肝阳上亢之头痛者禁用本方
温经散寒剂	阳和汤	熟地黄30g，肉桂3g（冲服），麻黄2g，鹿角胶9g（烊化冲服），白芥子6g，炮姜炭2g，生甘草3g	温阳补血，散寒通滞	阴证痈疽疮疡。局部漫肿无头、皮色不变、酸痛不热，口中不渴，舌淡苔白，脉沉细	阳疮红肿热痛，或阴虚有热，或疽已破溃者，不宜使用

第六节　理气方药

凡以调理气分，疏畅气机，具有行气或降气作用，用以治疗气滞或气逆证为主要功效的方药，称为理气方药。

理气方药性味多辛香温通，具有畅通气机的作用，适用于气机不畅所致的气滞或气逆证。气机不畅主要与脾胃、肝、肺等脏腑功能失调有关，因脾胃为气机升降之枢纽；肝主疏泄，调畅气机；肺主一身之气。若饮食不节、忧思郁怒、寒暖失调、痰湿瘀阻等均可影响脏腑气机，导致脾胃升降失司、肝失疏泄、肺失宣降。气滞者常表现为闷、胀、痛，气逆者常表现为呕恶或喘息，临床上因其发病部位及病机的不同，其具体症状亦有差别。如脾胃气滞者，症见脘腹胀满、嗳气、呕恶、便秘或腹泻等；肝气郁滞者，症见胸胁胀闷、乳房胀痛或结块、疝气疼痛以及月经不调等；肺失宣降者，症见胸闷不畅、咳嗽气喘等。

理气方药药性大多辛温香燥，容易耗气伤阴，故阴亏及气虚者慎用；药力峻猛者，孕妇慎用；本类方药多含挥发油成分，不宜久煎，以免降低药效。

一、理气药

凡以调理气分，疏畅气机为主要功效的药物，称为理气药，亦名行气药。其中行气力甚强者，又称破气药。本类药性味多辛苦温而芳香，辛能行，苦能泄，芳香能走窜，性温能通行，故有梳理气机，即行气、降气、解郁、散结的作用，并可通过畅达气机、消除气滞而达到止痛之效，因本类药物主归脾、胃、肝、肺经，以其性能不同，而分别具有理气健脾、疏肝解郁、理气宽胸、行气止痛、破气散结等功效。本类药物主要用于治疗脾胃气滞所致脘腹胀痛、嗳气吞酸、恶心呕吐、腹泻或便秘等；肝气郁滞所致胁肋胀痛、抑郁不乐、疝气疼痛、乳房胀痛、月经不调等；肺气壅滞所致胸闷胸痛、咳嗽气喘等。

陈　皮

Chenpi（《神农本草经》）

本品为芸香科植物橘 *Citrus reticulata* Blanco及其栽培变种的干燥成熟果皮。采摘成熟果实，剥取果皮，切丝。晒干或低温干燥。生用。

【药性】苦、辛，温。归肺、脾经。

【功效】理气健脾，燥湿化痰。

【应用】

1.脾胃气滞、湿阻之腹胀食少，呕吐泄泻

本品辛行温通，入中焦脾胃，有行气健脾、燥湿止呕之功，因其苦温而燥，故寒湿阻中之气滞最宜。本品治脘腹胀满，可与枳壳、木香等同用；治脾虚气滞，腹痛喜按，食后腹胀，常与党参、白术、茯苓等同用，如异功散；治湿浊中阻所致的胸脘胀闷、纳呆倦怠、苔腻等，常配以苍术、厚朴等，如平胃散；治疗呕吐、呃逆，常配伍生姜、竹茹、大枣，如橘皮竹茹汤；治脾胃寒冷，呕吐不止，可与生姜、甘草同用，如姜橘汤。

2.湿痰，寒痰咳嗽

本品既能燥湿化痰，又能温化寒痰，且辛行苦泄而能宣肺止咳，为治痰之要药。本品治湿痰咳嗽，多与半夏、茯苓等同用，如二陈汤；若治寒痰咳嗽，则多与干姜、细辛、五味子等同用，如苓甘五味姜辛汤。

3.胸痹证

本品辛行温通、入肺走胸，而能行气通痹止痛。本品治疗胸痹胸中气塞短气，可配伍枳实、生姜，如橘皮枳实生姜汤。

【用法用量】煎服，3～10g。生用长于燥湿化痰；炒用燥烈之性稍缓，长于理气健脾。

附：

橘核：为芸香科植物橘*Citrus reticulata* Blanco及其栽培变种的干燥成熟种子。药性苦，平。归肝、肾经。功效为理气、散结、止痛。多用于小肠疝气、睾丸肿痛、乳痈肿痛。用量3～9g。

化橘红：为芸香科植物化州柚*Citrus grandis*'Tomentosa'或柚*Citrus grandis*（L.）Osbeck的未成熟或近成熟的干燥外层果皮。药性辛、苦，温。归肺、脾经。功效为理气宽中，燥湿化痰。适用于湿痰或寒痰咳嗽、食积呕恶、胸闷等。用量3～6g。

枳　实

Zhishi（《神农本草经》）

本品为芸香科植物酸橙*Citrus aurantium* L.及其栽培变种或甜橙*Citrus sinensis* Osbeck的干燥幼果。除去杂质，切片，晒干或低温干燥。生用或麸炒用。

【药性】苦、辛、酸，微寒。归脾、胃经。

【功效】破气散积，化痰消痞。

【应用】

1.胃肠积滞，湿热泻痢

本品辛行苦降，善破气除痞、消积导滞，治食积腹痛便秘，每与厚朴、大黄等同用，如小承气汤；食积不化，嗳腐气臭，可配以山楂、麦芽、神曲等；若湿热积滞，泻痢不畅，里急后重者，则多与大黄、黄芩、黄连等合用，如枳实导滞丸。

2.胸痹，心下痞满

本品能行气化痰以消痞，破气除满而止痛。本品治痰浊内阻，胸阳不振所致胸痹者，常与瓜蒌、薤白、桂枝等同用，如枳实薤白桂枝汤；治脾虚痰滞，寒热互结所致心下痞满，食欲不振者，多与厚朴、半夏、白术等同用，如枳实消痞丸；若治病后劳复，身热，心下痞闷，则宜配栀子、豆豉同用，即枳实栀子豉汤。

此外，本品还可治疗胃扩张、胃下垂、脱肛、子宫脱垂等。

【用法用量】煎服，3～10g，炒后性较平和。

【使用注意】孕妇慎用。

附：

枳壳：为芸香科植物酸橙 *Citrus aurantium* L.及其栽培变种的干燥未成熟果实（去瓤）。生用或麸炒用。性味、归经、功用与枳实同，但作用较缓和，长于行气开胸，宽中除胀。用法用量同枳实，孕妇慎用。

木 香

Muxiang（《神农本草经》）

本品为菊科植物木香 *Aucklandia lappa* Decne.的干燥根。除去须根，切段，干燥后撞去粗皮。生用或煨用。

【药性】辛、苦，温。归脾、胃、大肠、三焦、胆经。

【功效】行气止痛，健脾消食。

【应用】

1.脾胃气滞诸证

本品辛行苦泄温通，芳香气烈而味厚，善通行脾胃之滞气，既为行气止痛之要药，又为健脾消食之佳品。治脘腹胀痛、呃逆等，可与砂仁、藿香等同用，如木香调气散；若脾胃气虚，脘腹胀满，食少便溏者，多配以陈皮、党参、白术等，如香砂六君子汤。

2.泻痢里急后重

本品辛行苦降，善行大肠之滞气，为治湿热泻痢里急后重之要药。大肠积滞，泻痢后重者，可配伍槟榔、枳实、大黄等，如木香槟榔丸；若湿热泻痢腹痛者，每与黄连同用，如香连丸。

3.肝胆气滞证

本品味辛能行，味苦主泄，走三焦和胆经，故既能行气健脾又能疏肝利胆，治肝失疏泄，湿热郁蒸，胁肋胀痛，口苦苔黄，或黄疸，可与茵陈、郁金、柴胡等同用。

此外，本品与补虚药同用，可奏补而不滞之效。

【用法用量】煎服，3～6g。生用以行气，煨用以止泻。

【使用注意】本品辛温香燥，阴虚火旺者慎用。

香 附

Xiangfu（《名医别录》）

本品为莎草科植物莎草 *Cyperus rotundus* L.的干燥根茎。燎去毛须，碾碎或切薄片，晒干。生用或醋炒用。

【药性】辛、微苦、微甘，平。归肝、脾、三焦经。

【功效】疏肝解郁，调经止痛，理气调中。

【应用】

1.肝郁气滞诸痛证

本品主入肝经，善散肝气之郁结并止痛，故为疏肝解郁，行气止痛之要药。本品治胁肋胀痛，常与柴胡、枳壳、白芍等同用，如柴胡疏肝散；乳房结块、胀痛者，可与柴胡、瓜蒌、橘叶等同用；寒疝腹痛者，多配伍小茴香、乌药等。

2.月经不调，痛经

本品辛行苦泄，善于疏理肝气，调经止痛，为妇科调经之要药。对肝气郁结所致月经不调、痛经等，常与当归、柴胡、川芎等同用。

3.气滞腹痛

本品味辛能行而长于止痛，除善疏肝解郁之外，还能入脾经而有行气宽中的作用，故临床上也常用于脾胃气滞证。本品治寒凝气滞，胃脘胀痛，配高良姜同用，即良附丸。

【用法用量】煎服，6～10g。醋炙增强止痛作用。

【药物比较】木香与香附均可理气止痛，宽中消食，常用于治疗脾胃气滞、脘腹胀痛、食少诸症。但木香药性偏燥，主入脾胃，善治脾胃气滞之食积不化，脘腹胀痛，泻痢里急后重，兼可用于治疗胁痛、黄疸、疝气疼痛以及胸痹心痛，为理气止痛之要药；香附药性平和，主入肝经，以疏肝解郁、调经止痛见长，主治肝气郁结之胁肋胀痛、乳房胀痛、月经不调、癥瘕疼痛等症，为妇科调经之要药。

其他理气药见表8-11。

表8-11 其他理气药简表

类别	药名	药性	功效	应用	用法用量	使用注意
理气药	青皮	苦、辛，温。归肝、胆、胃经	疏肝破气 消积化滞	①肝气郁结诸证；②食积腹胀；③癥瘕积聚，久疟癖块	煎服，3～10g。醋制品能增强止痛作用	气虚者慎用
	川楝子	苦，寒；有小毒。归肝、小肠、膀胱经	疏肝行气 止痛杀虫	①肝郁化火所致诸痛证；②虫积腹痛	煎服，5～10g。外用适量。炒用寒性减低	不宜过量或持续服用，脾胃虚寒者慎用
	乌药	辛，温。归肺、脾、肾、膀胱经	行气止痛 温肾散寒	①寒凝气滞之胸腹诸痛证；②尿频、遗尿	煎服，6～10g	–
	薤白	辛、苦，温。归肺、胃、大肠经	通阳散结 行气导滞	①胸痹证；②肠胃气滞，泻痢后重	5～9g	胃弱纳呆及不耐蒜味者慎用
	沉香	辛、苦，微温。归脾、胃、肾经	行气止痛 降逆止呕 温肾纳气	①寒凝气滞之胸腹胀痛证；②胃寒呕吐呃逆；③虚喘	1.5～4.5g。入煎剂宜后下	阴虚火旺者慎用

二、理气剂

理气剂是以理气药为主要药物组成，具有行气或降气作用，用以治疗气滞或气逆证的一类方剂，体现了“八法”中的“消法”。气病的范围较为广泛，但归纳起来，不外乎气虚、气滞、气逆三方面。气虚者宜补气，气滞者当行气，气逆者当降气。补气剂部分在补益剂中讨论，本节主要论述行气和降气两类方剂。

（一）行气剂

行气剂，具有疏畅气机等作用，适用于气机郁滞的病证。气滞一般以脾胃气滞和肝气郁滞为多见，脾胃气滞常见脘腹胀痛、嗳气吞酸、恶心呕吐、饮食减少、大便失常等症，常用理气药如陈皮、厚朴、枳壳、木香、砂仁等；肝郁气滞常见胸胁或少腹胀痛，或疝气痛，或月经不调，或痛经等症，常用理气药如香附、柴胡、青皮、郁金、川楝子、乌药等。本类方剂代表方为越鞠丸、柴胡疏肝散、半夏厚朴汤、逍遥散等。

越鞠丸（又名芎术丸）

（《丹溪心法》）

【组成】苍术200g，香附200g，川芎200g，神曲200g，栀子200g。以上五味，粉碎成细粉，用水泛丸。口服，1次6～9g，1日2次。亦作汤剂，方中各药饮片酌量，水煎服。

【功效】行气解郁，活血清热，燥湿消食。

【主治】六郁证。胸膈痞闷或刺痛，脘腹胀痛，嗳腐吞酸，恶心呕吐，饮食不消。

【方解】本方所治气、血、痰、火、湿、食六郁之证以肝脾气滞为基础，气郁为先，相因为患，故立法组方以行气解郁为主，兼顾活血、清热、燥湿、消食。

君：香附——行气解郁，以治气郁

臣：川芎——血中之气药，既活血祛瘀以治血郁，又助香附行气解郁

　　苍术——燥湿运脾，以治湿郁

佐：栀子——清热泻火，以治火郁

　　神曲——消食和胃，以治食郁

组方特点：一是数法合用，六郁并治，但以治气郁为主，重在调理气机；二是以五药治六郁，虽未治痰却治生痰之源，贵在治病求本。

柴胡疏肝散

（《证治准绳·类方》）

【组成】柴胡6g，香附5g，川芎5g，醋炒陈皮6g，炒枳壳5g，芍药5g，炙甘草2g。水煎服。

【功效】疏肝解郁，行气止痛。

【主治】肝郁气滞证。胁肋疼痛，胸闷喜太息，情志抑郁易怒，或有嗳气频繁、脘腹胀满、攻痛连胁，脉弦。

【方解】本方证病机特点是肝失疏泄，气机郁滞，久郁血滞，横逆犯胃，立法组方应遵“木郁达之”之旨，以疏肝解郁、行气止痛为主，兼以活血行滞、和胃调中、养血柔肝。

君：柴胡——功善疏肝解郁，条达肝气

臣：香附——疏肝解郁，理气止痛
　　川芎——开郁行气，活血止痛　}共助柴胡疏肝理气

佐：陈皮、枳壳——理气行滞调中

　　芍药——养血柔肝，合炙甘草以缓急止痛

使：炙甘草——调和诸药

组方特点：疏肝结合柔肝，行气兼以调血，治肝不忘和胃。

半夏厚朴汤

（《金匮要略》）

【组成】半夏12g，厚朴9g，生姜15g，茯苓12g，苏叶6g。水煎服。

【功效】行气散结，降逆化痰。

【主治】痰气郁结之梅核气。咽中如有物阻，咯吐不出，吞咽不下，每遇精神刺激加剧，胸膈满闷，或有胁肋胀痛、咳嗽有痰、呕吐痰涎、舌苔白腻、脉弦滑。

【方解】本方所治梅核气，多因情志不遂，肝气郁结，肺胃失于宣降，痰气郁结咽喉所致。立法组方宜行气散结，化痰降逆。

君：半夏——化痰散结，降逆和胃
　　厚朴——行气开郁，下气除满　}君臣相配，苦辛温燥，痰气并治

臣：茯苓——渗湿健脾，以助半夏化痰

　　苏叶——芳香行气，理肺疏肝，助厚朴行气开郁散结

佐：生姜——辛宣散水气、和胃止呕，助半夏化痰散结、和胃降逆，又制半夏毒

组方特点：一为理气化痰，痰气并治；二为辛苦合用，行中有降。

【使用注意】梅核气属气郁化火，阴伤津少者，不宜使用本方。

逍遥散

（《太平惠民和剂局方》）

【组成】柴胡30g，当归30g，白芍30g，茯苓30g，白术30g，炙甘草15g。上共为散，每服6～9g，加烧生姜3片、薄荷3g，煎汤温服。若作汤剂，各药饮片用量按原方比例酌减。

【功效】疏肝解郁，健脾养血。

【主治】肝郁血虚脾弱证。两胁作痛，头痛目眩，口燥咽干，神疲食少，或有月经不调、乳房胀痛，脉弦而虚。

【方解】本方证主要反映肝郁血虚、脾弱不运、肝郁蕴热的病机特点。立法组方以疏肝解郁为主，结合养血柔肝、疏散郁热、健脾助运。

君：柴胡——疏肝解郁
臣：白芍、当归——养血柔肝　}君臣相配，疏肝柔肝并举，补肝体助肝用阳

佐：白术、茯苓、炙甘草——健脾益气

　　薄荷——助柴胡疏肝而散郁热

　　烧生姜——温运和中，兼能辛散达郁

使：甘草——调和诸药

组方特点：一是疏养并施，体用结合；二是气血兼顾，肝脾并调。

（二）降气剂

降气剂，具有降逆止呕作用，适用于胃气上逆等气逆证。胃气上逆以呕吐、嗳气、呃逆等为主症，常用降逆和胃止呕药如旋覆花、代赭石、半夏、竹茹、丁香、柿蒂等。本类方剂代表方如旋覆代赭汤等。

旋覆代赭汤

（《伤寒论》）

【组成】旋覆花9g（包），代赭9g（先煎），半夏9g，生姜15g，人参6g，炙甘草9g，大枣4枚。水煎去渣再煎，温服。

【功效】降逆化痰，益气和中。

【主治】中虚痰阻，胃气上逆证。胃脘痞鞕，按之不痛，噫气不除，或见呕吐、呃逆，舌苔白腻，脉缓或滑。

【方解】本方证具有中虚痰阻，胃气上逆之病机特点，立法组方以化痰降逆为主，兼以益气补虚。

君：旋覆花——苦辛咸温，功善下气消痰、降逆止噫

臣：代赭石——善镇冲逆，长于镇摄肝胃之逆

佐：半夏——祛痰散结，降逆和胃

生姜——用意有三：一者和胃降逆以增止嗳之效；二者宣散水气，以助祛痰之功；三者制约代赭石寒性

人参、大枣——甘温益气，以复中气

使：炙甘草——调和诸药

组方特点：一是降逆化痰与益气和胃并用，标本兼治；二是镇降逆气不伤胃，益气补中不助痰。

【使用注意】方中代赭石性寒沉降，质重碍胃，用量宜小。

其他理气剂见表8–12。

表8–12 其他理气剂简表

类别	方名	组成	功效	主治	使用注意
行气剂	枳实薤白桂枝汤	全瓜蒌12g，薤白9g，枳实12g，桂枝6g，厚朴12g	通阳散结祛痰下气	胸阳不振，痰结气逆之胸痹。胸满而痛，甚或胸痛彻背，喘息咳唾，短气，胁下气逆上冲心胸，舌苔白腻，脉沉弦或紧	–
	天台乌药散	天台乌药、木香、小茴香、青皮、高良姜各15g，槟榔9g，川楝子12g，巴豆12g	行气疏肝散寒止痛	寒滞肝脉之小肠疝气。前阴牵引脐腹疼痛，睾丸偏坠肿胀，舌淡苔白，脉沉弦	湿热下注之疝痛不宜使用

续表

类别	方名	组成	功效	主治	使用注意
行气剂	金铃子散	川楝子、延胡索各30g	疏肝泄热活血止痛	肝郁化热证。胸腹胁肋诸痛，时发时止，口苦，或有痛经、疝气痛，舌红苔黄，脉弦数	若肝气郁滞属寒者，不宜单独使用
降气剂	橘皮竹茹汤	橘皮15g，竹茹15，生姜9g，人参3g，甘草6g，大枣30枚	降逆止呃益气清热	胃虚有热之呃逆。呃逆或干呕，虚烦少气，口干，舌红嫩，脉虚数	呕逆因实热或虚寒而致者，非本方所宜

第七节　消食方药

具有消食、化积、导滞、健脾等作用，治疗食积停滞的一类方药，称为消食方药。

消食方药主要治疗宿食停留，饮食不消所致之脘腹胀满、嗳气吞酸、恶心呕吐、不思饮食、大便失常等症；食积之病因多由暴饮暴食或脾虚食停所致，宜配健脾益气之品，以标本兼顾，使消积而不伤正。

本类方药虽多数效缓，但仍有耗气之弊，故气虚而无积滞者慎用。

一、消食药

凡以消化食积为主要作用，主治饮食积滞的药物，称为消食药。消食药多味甘性平，主归脾胃二经，具消食化积、健脾开胃、和中之功。本类药物主治宿食停留，饮食不消所致之脘腹胀满、嗳气吞酸、恶心呕吐、不思饮食、大便失常；以及脾胃虚弱，消化不良等证。

山　楂

Shanzha（《神农本草经集注》）

本品为蔷薇科植物山里红 *Crataegus pinnatifida* Bge.*var.major* N.E.Br. 或山楂 *Crataegus pinnatifida* Bge. 的成熟果实。切片，干燥。生用或炒用。

【性能】酸、甘，微温。归脾、胃、肝经。

【功效】消食化积，行气散瘀。

【应用】

1. 肉食积滞证

本品酸甘，微温不热，功善消食化积，能治各种饮食积滞，尤为消化油腻肉食积滞之要药。可单味煎服。治积滞脘腹胀痛，配木香、青皮等，如匀气散。

2. 泻痢腹痛，疝气痛

本品入肝经，能行气散结止痛，炒用兼能止泻止痢。治泻痢腹痛，可单用焦山楂水煎服，或用山楂炭研末服；治疝气痛，常与橘核、荔枝核等同用。

3. 瘀阻胸腹痛，痛经

本品性温兼入肝经血分，能通行气血，有活血祛瘀止痛之功。本品治瘀滞胸胁痛，常与川芎、桃仁、红花等同用；若治产后瘀阻腹痛、恶露不尽或痛经、经闭，单用本品加糖水煎服；亦可与当归、香附、红花同用，如通瘀煎。

【用法用量】煎服，9～12g。生山楂、炒山楂多用于消食散瘀，焦山楂、山楂炭多用于止泻痢。

【使用注意】脾胃虚弱而无积滞者或胃酸分泌过多者均慎用。

莱菔子

Laifuzi（《日华子本草》）

本品为十字花科植物萝卜 *Raphanus sativus* L.的成熟种子。生用或炒用。

【性能】辛、甘，平。归肺、脾、胃经。

【功效】消食除胀，降气化痰。

【应用】

1.食积气滞证

本品味辛行散，消食化积，尤善行气消胀，治食积气滞所致的脘腹胀满或疼痛，嗳气吞酸，常与山楂、神曲、陈皮同用，如保和丸。

2.咳喘痰多，胸闷食少

本品既能消食化积，又能降气化痰，止咳平喘，治咳喘痰壅，胸闷兼食积者，单用本品为末服；或与白芥子、苏子等同用，如三子养亲汤。

【用法用量】煎服，5～12g。生用吐风痰，炒用消食下气化痰。

【使用注意】本品辛散耗气，故气虚及无食积、痰滞者慎用。不宜与人参同用。

鸡内金

Jineijin（《神农本草经》）

本品为雉科动物家鸡 *Gallus gallus domesticus* Brisson的沙囊内壁。洗净，干燥。生用、炒用或醋制入药。

【性能】甘，平。归脾、胃、小肠、膀胱经。

【功效】消食健胃，涩精止遗，化坚消石。

【应用】

1.饮食积滞，小儿疳积

本品消食化积作用较强，并可健运脾胃，故广泛用于米面薯芋乳肉等各种食积证。病情较轻者，单味研末服即有效，治小儿脾虚疳积，与白术、山药、使君子等同用。

2.肾虚遗精，遗尿

本品可固精缩尿止遗。治遗精，以鸡内金单味炒焦研末温酒送服。

3.砂石淋证，胆结石

本品治砂石淋证、胆结石，常与金钱草等药同用。

【用法用量】煎服，3～10g。研末服，每次1.5～3g。研末服效果比煎剂好。

【使用注意】脾虚无积滞者慎用。

其他消食药见表8-13。

表 8-13 其他消食药简表

类别	药名	药性	功效	应用	用法用量	使用注意
消食药	神曲	甘、辛，温。归脾、胃经	消食和胃	饮食积滞证	煎服，6～15g。消食宜炒焦用	–
	麦芽	甘，平。归脾、胃、肝经	消食健胃，回乳消胀	①米面薯芋食滞证；②断乳、乳房胀痛	煎服，10～15g，大剂量30～120g	授乳期妇女不宜使用

二、消食剂

消食剂是以消食药为主要药物组成，具有消食、化积、导滞、健脾等作用，治疗食积停滞的一类方剂。本类方剂根据“结者散之”“坚者削之”“通可去滞”的理论而立法，体现了“八法”中的“消法”。

保和丸

（《丹溪心法》）

【组成】焦山楂300g，炒六神曲100g，制半夏100g，茯苓100g，陈皮50g，连翘50g，炒莱菔子50g。现代加炒麦芽50g，共为细末，制成水丸或大蜜丸。亦作汤剂，各药用量按比例酌减，水煎服。

【功效】消食化滞，理气和中。

【主治】食积轻证。呕吐酸馊，或大便泄泻，脘腹胀满时痛，嗳腐恶食，舌苔厚腻，脉滑。

【方解】本方所治食积证多因饮食不节，暴饮暴食而致，具有食积内停，肠胃不和的病机特点，立法组方以消食和中为主，兼以理气、祛湿、清热。

君：山楂——能消一切饮食积滞，长于消肉食油腻之积

臣：神曲——消食健胃，善化酒食陈腐之积

莱菔子——下气消食除胀，善消谷面之积

佐：半夏、陈皮——理气化湿，和胃止呕

茯苓——健脾利湿，和中止泻

连翘——清热散结，既可散结以助消积，又可清解食积所生之热

组方特点：一是标本兼顾，消食化积治本为主，行气、化湿、清热兼治其标；二为消食轻剂，药性平稳，原方以炊饼（蒸饼）为丸，药力缓和。

【临床运用】本方为治疗食积内停所治呕吐或泄泻的常用方。临床以伴有脘腹胀满时痛、嗳腐恶食、舌苔厚腻、脉滑等症状为辨证要点。现代常用于急慢性胃炎、急慢性肠炎、消化不良、婴幼儿腹泻等属食积内停者。

【使用注意】本方虽为消食轻剂，但属攻伐之剂，故不宜久服。

健脾丸

（《证治准绳·类方》）

【组成】炒白术75g，白茯苓60g，人参45g，木香22g，酒炒黄连22g，甘草22g，炒神曲30g，陈皮30g，砂仁30g，炒麦芽30g，山楂肉30g，山药30g，煨肉豆蔻30g。共为细末，糊丸或水泛小丸。亦作汤剂，各药用量按比例酌减，水煎服。

【功效】健脾和胃，消食止泻。

【主治】脾虚食积证。大便溏薄，脘腹痞闷，食少难消，倦怠乏力，苔腻微黄，脉虚弱。

【方解】本方证主要反映脾虚不运，食积内停，湿阻气滞，日久蕴热的病机特点。立法组方宜消补兼施，即以健脾助运结合消食和中为主，兼以理气化湿、清解蕴热。

君：炒白术、白茯苓——健脾运湿以止泻

臣：人参、甘草——助君药益气健脾之力

山楂肉、神曲、麦芽——消食化滞和中

（以上君臣相伍，健脾消食，消补兼施）

佐：山药、肉豆蔻——健脾涩肠止泻

木香、砂仁、陈皮——理气开胃、醒脾化湿，既可解除脘腹痞闷，又使全方补而不滞

黄连——酒炒，且用量较少，意在燥湿厚肠，兼清食积所蕴之热

使：甘草——调和诸药

组方特点：本方消补兼施，补重于消，且补中寓涩。

其他消食剂见表8-14。

表 8-14　其他消食剂简表

类别	方名	组成	功效	主治	使用注意
消食剂	枳实导滞丸	大黄200g，炒枳实、炒神曲各100g，茯苓、黄芩、黄连各60g，白术100g，泽泻40g	消食导滞祛湿清热	湿热食积证。大便或痢或泻或秘结，脘腹胀痛，小便短赤，舌红苔黄腻，脉沉有力	泄泻无积滞及孕妇不宜使用

第八节　止血方药

止血方药是指具有止血作用，主治各种原因导致的出血病证的一类方药。

血是营养人体的重要物质，在正常情况下，血液循行脉道，环周不休，充盈五脏六腑，濡养四肢百骸。若因某些原因致使血液离经妄行，可造成出血病证，治以止血为宜。止血药多入心、肝血分，其药性有寒、温、散、敛的不同，故止血药分为凉血止血、温经止血、收敛止血、化瘀止血四类，止血剂以止血药为主组成，用于治疗血热妄行、虚寒失摄、瘀血阻滞等各种原因导致的咳血、衄血、吐血、便血、尿血、崩漏、紫癜以及外伤出血等各种体内外出血证。

运用止血方药，首先应掌握病情的标本缓急。若突然大出血者，当急则治标，着重止血；如气随血脱，则又急需大补元气，以挽救气脱危证为先；慢性出血者，应着重治本，审因组方，或标本兼顾。其次，止血慎防留瘀。对于出血初期或出血兼有瘀滞者，可在止血方药中辅以适当的活血祛瘀之品，或选用兼有活血祛瘀作用的止血药，使血止而不留瘀。

一、止血药

凡以制止体内外出血，治疗各种出血病证为主的药物，称止血药。止血药主要用治咯血、咳血、衄血、吐血、便血、尿血、崩漏、紫癜以及外伤出血等体内外各种出血病证。止血药均入血分，因心主血、肝藏血、脾统血，故本类药物以归心、肝、脾经为主，尤以归心、肝二经者为多。因其药性有寒、温、散、敛之异，故本类药物的功效分别有凉血止血、温经止血、化瘀止血、收敛止血之别。止血药多炒炭用，炒炭后其性变苦、涩，可增强止血之效。

小 蓟

Xiaoji（《名医别录》）

本品为菊科植物刺儿菜*Cirsium setosum*（Willd.）MB.的地上部分。除去杂质，晒干，生用或炒炭用。

【性能】甘、苦，凉。归心、肝经。

【功效】凉血止血，散瘀解毒消痈。

【应用】

1.血热出血

本品性属寒凉，善清血分之热而凉血止血，因血热妄行所致吐咯衄血，便血崩漏等出血皆可选用，兼能利尿通淋，故尤善治尿血、血淋。本品治多种出血证，与大蓟、侧柏叶、白茅根、茜草等同用，如十灰散；治尿血、血淋，可配生地黄、滑石、栀子、淡竹叶等，如小蓟饮子。

2.热毒痈肿

本品能清热解毒，散瘀消肿，治热毒疮疡初起肿痛，可单用鲜品捣烂敷患处，也可与乳香、没药同用，如神效方。

【用法用量】煎服，5～12g，外用适量，捣敷患处。

大 蓟

Daji（《名医别录》）

本品为菊科植物蓟*Cirsium japonicum* Fisch.ex DC.的地上部分。除去杂质，晒干，生用或炒炭用。

【性能】甘、苦，凉。归心、肝经。

【功效】凉血止血，散瘀解毒消痈。

【应用】

1.血热出血

本品寒凉而入血分，功能凉血止血，主治血热妄行之诸出血证，尤多用于吐血、咯血及崩漏下血。本品治九窍出血，与小蓟相须为用；治吐血、衄血、崩中下血，可用鲜大蓟捣汁服。

2.热毒痈肿

本品既能凉血解毒，又能散瘀消肿，无论内外痈肿都可运用，单味内服或外敷均可，以鲜品为佳。外用治疮痈肿毒，多与盐共研，或鲜品捣烂外敷。

【用法用量】煎服9～15g，鲜品可用30～60g；外用适量，捣敷患处。

【药物比较】大、小二蓟，均能凉血止血，散瘀解毒消痈，广泛用治血热出血诸证及热毒疮疡。然大蓟散瘀消痈力强，止血作用广泛，故对吐血、咯血及崩漏下血尤为适宜；小蓟兼能利尿通淋，故以治血尿、血淋为佳。

地 榆

Diyu（《神农本草经》）

本品为蔷薇科植物地榆*Sanguisorba officinalis* L.或长叶地榆*S. officinalis* L.*var. longifolia*（Bert.）Yu et Li的根。除去须根，洗净，晒干生用，或炒炭用。

【性能】苦、酸、涩，微寒。归肝、大肠经。

【功效】凉血止血，解毒敛疮。

【应用】

1.血热出血

本品苦寒入血分，长于泄热而凉血止血；味兼酸涩，又能收敛止血，可治多种血热出血之证。又因其性下降，尤善治下焦血热之便血、痔血、血痢及崩漏。本品治便血因于热甚者，常配生地黄、白芍、黄芩、槐花等，如约营煎；治痔疮出血，血色鲜红者，常与槐角、防风、黄芩、枳壳等配伍，如槐角丸；用治血热甚，崩漏量多色红，兼见口燥唇焦者，可与生地黄、黄芩、牡丹皮等同用，如治崩极验方。

2.烫伤湿疹，疮疡痈肿

本品苦寒能泻火解毒，味酸涩能敛疮，为治水火烫伤之要药，可单味研末麻油调敷，或配大黄粉，或配黄连、冰片研末调敷；用治湿疹及皮肤溃烂，可以本品浓煎外洗，或用纱布浸药外敷，亦可配煅石膏、枯矾研末外掺患处。

【用法用量】煎服，9～15g。外用适量。止血多炒炭用，解毒敛疮多生用。

【使用注意】本品性寒酸涩，凡虚寒性便血、下痢、崩漏及出血有瘀者慎用。对于大面积烧伤患者，不宜使用地榆制剂外涂，以防其所含鞣质被大量吸收而引起中毒性肝炎。

侧柏叶

Cebaiye（《名医别录》）

本品为柏科植物侧柏*Platycladus orientalis*（L.）Franco的嫩枝叶。多在夏、秋季节采收，除去粗梗及杂质，阴干，生用或炒炭用。

【性能】苦、涩，寒。归肺、肝、脾经。

【功效】凉血止血，化痰止咳，生发乌发。

【应用】

1.血热出血

本品苦涩性寒，善清血热，兼能收敛止血，为治各种出血病证之要药，尤以血热者为宜。本品治血热妄行之吐血、衄血，常与荷叶、地黄、艾叶同用，均取鲜品捣汁服之，如四生丸；治尿血、血淋，配蒲黄、小蓟、白茅根；治肠风、痔血或血痢，配槐花、地榆；治崩漏下血，多与芍药同用。

2.肺热咳嗽

本品苦能泄降，寒能清热，长于清肺热，化痰止咳，用治肺热咳喘，痰稠难咯者，可单味运用，或配伍贝母、制半夏等。

3.脱发，须发早白

本品寒凉入血而祛风，有生发乌发之效，适用于血热脱发、须发早白。如以本品为末，和麻油涂之，治头发不生；《千金方》以生柏叶、附子研末，猪脂为丸，入汤中洗头，治脱发。

【用法用量】煎服，6～12g；外用适量。止血多炒炭用，化痰止咳宜生用。

三　七

Sanqi（《本草纲目》）

本品为五加科植物三七*Panax notoginseng*（Burk.）F.H.Chen的干燥根。去尽泥土，洗净，晒干，生用或研细粉用。

【性能】甘、微苦，温。归肝、胃经。

【功效】化瘀止血，活血定痛。

【应用】

1.各种出血

本品味甘微苦性温，入肝经血分，功善止血，又能化瘀生新，有止血不留瘀，化瘀不伤正的特点，对人体内外各种出血，无论有无瘀滞，均可应用，尤以有瘀滞者为宜。单味内服外用均有良效。本品治咳血、吐血、衄血及二便下血，与花蕊石、血余炭合用，如化血丹；治各种外伤出血，可单用本品研末外掺，或配龙骨、血竭、象皮等同用。

2.跌打损伤，瘀血肿痛

本品活血化瘀、消肿定痛，为治瘀血诸证之佳品，为伤科之要药。凡跌打损伤，或筋骨折伤、瘀血肿痛等，本品皆为首选药物。本品可单味应用，以三七为末，黄酒或白开水送服；治疗血滞胸腹刺痛，配伍延胡索、川芎、郁金等活血行气药，则活血定痛之功更著。

此外，本品具有补虚强壮的作用，民间用治虚损劳伤，常与猪肉炖服。

【用法用量】多研末吞服，1～3g；煎服，3～9g。外用适量。

【使用注意】孕妇慎用。

茜 草

Qiancao（《神农本草经》）

本品为茜草科植物茜草*Rubia cordifolia* L.的干燥根及根茎。除去茎苗、泥土及细须根，洗净，晒干，生用或炒碳用。

【性能】苦，寒。归肝经。

【功效】凉血，化瘀，止血，通经。

【应用】

1.出血证

本品味苦性寒，善走血分，既能凉血止血，又能活血行血，故可用于血热妄行或血瘀脉络之出血证，对于血热夹瘀的各种出血证，尤为适宜。本品治吐血不止，单用为末煎服；治血热崩漏，常配生地黄、生蒲黄、侧柏叶等；治疗气虚不摄的崩漏下血，与黄芪、白术、山茱萸等同用，如固冲汤。

2.血瘀经闭，跌打损伤，风湿痹痛

本品能通经络，行瘀滞，故可用于治疗经闭、跌打损伤、风湿痹痛等血瘀经络闭阻之证，尤为妇科调经要药。本品治血滞经闭，单用酒煎服，或配桃仁、红花、当归等同用；治跌打损伤，可单味泡酒服，或配三七、乳香、没药等同用。

【用法用量】煎服，6～10g。止血炒炭用，活血通经生用或酒炒用。

白 及

Baiji（《神农本草经》）

本品为兰科植物白及*Bletilla striata*（Thunb.）Reichb.f.的干燥块茎。夏、秋二季采挖，除去须根，洗净，晒干，生用。

【性能】苦、甘、涩，寒。归肺、胃、肝经。

【功效】收敛止血，消肿生肌。

【应用】

1.出血证

本品质黏味涩，为收敛止血之要药，可用治体内外诸出血证，尤多用于肺胃出血之证。本品治咯血，配枇杷叶、阿胶等，如白及枇杷丸；治吐血，与茜草、生地黄、牡丹皮、牛膝等煎服，如白及汤；治金疮血不止，与白蔹、黄芩、龙骨等研细末，掺疮口上。

2.痈肿疮疡，手足皲裂，水火烫伤

本品寒凉苦泄，能消散血热之痈肿；味涩质黏，能敛疮生肌，为外疡消肿生肌的常用药。对于疮疡，无论未溃或已溃均可应用。若疮疡初起，可单用本品研末外敷，或与银花、皂刺、乳香等同用，如内消散；若疮痈已溃，久不收口者，以之与黄连、贝母、轻粉、五倍子等为末外敷，如生肌干脓散。治手足皲裂，可以之研末，麻油调涂，能促进裂口愈合。

【用法用量】煎服，6～15g；研末吞服，每次3～6g；外用适量。

【使用注意】不宜与乌头类药物同用。

仙鹤草

Xianhecao（《神农本草经》）

本品为蔷薇科植物龙牙草*Agrimonia pilosa* Ledeb.的全草。夏、秋二季茎叶茂盛时采割，除去杂质，晒干，生用。

【性能】苦、涩，平。归心、肝经。

【功效】收敛止血，止痢截疟，补虚强壮。

【应用】

1.出血证

本品味涩收敛，功能收敛止血，广泛用于全身各部的出血之证。因其药性平和，大凡出血病证，无论寒热虚实，皆可应用。本品治血热妄行之出血证，可与生地黄、侧柏叶、牡丹皮等凉血止血药同用；治疗虚寒性出血证，与党参、熟地黄、炮姜、艾叶等同用。

2.腹泻痢疾

本品涩敛之性，能涩肠止泻止痢，因本品药性平和，兼能补虚，又能止血，对血痢及久病泻痢尤为适宜。治疗赤白痢，可单用本品水煎服，或配伍其他药物同用。

3.疟疾寒热

本品有解毒截疟之功，治疟疾寒热，可单以本品研末，于疟发前2小时吞服。

4.脱力劳伤

本品有补虚、强壮的作用，用于治疗劳力过度所致的脱力劳伤，症见神疲乏力、面色萎黄而纳食正常者，常与大枣同煮，食枣饮汁；若治气血亏虚，神疲乏力、头晕目眩者，可与党参、熟地黄、龙眼肉等同用。

【用法用量】煎服，3～10g，大剂量可用至30～60g。外用适量。

艾　叶

Aiye（《名医别录》）

本品为菊科植物艾*Artemisia argyi* Levl.et Vent.的叶。以湖北蕲州产者为佳，称“蕲艾”。夏季花未开时采摘，除去杂质，晒干或阴干，生用或制炭用。

【性能】辛、苦，温；有小毒。归肝、脾、肾经。

【功效】温经止血，散寒调经，安胎。

【应用】

1.出血证

本品气香味辛，温可散寒，能暖气血而温经脉，为温经止血之要药，适用于虚寒性出血病证，尤宜于崩漏。本品治下元虚冷，冲任不固所致的崩漏下血，可单用，或与阿胶、芍药、干地黄等同用，如胶艾汤。

2.月经不调，痛经

本品能温经脉，逐寒湿，止冷痛，尤善调经，为治妇科下焦虚寒或寒客胞宫之要药。本品用治下焦虚寒、月经不调、经行腹痛、宫寒不孕及带下清稀等证，与香附、当归、吴茱萸、肉桂等同用，如艾附暖宫丸。

3.胎动不安

本品为妇科安胎之要药，治妊娠胎动不安，多与阿胶、桑寄生等同用。

此外，将本品捣绒，制成艾条、艾炷等，为温灸的主要原料。

【用法用量】煎服，3～9g；外用适量。温经止血宜炒炭用，余生用。

其他止血药见表8–15。

表8–15 其他止血药简表

类别	药名	药性	功效	应用	用法用量	使用注意
止血药	槐花	苦，微寒。归肝、大肠经	凉血止血，清肝泻火	①血热出血证；②肝火上炎之目赤头痛	10～15g	脾胃虚寒及阴火者慎用
	白茅根	甘，寒。归肺、胃、膀胱经	凉血止血，清热利尿，清肺胃热	①血热出血；②水肿、热淋、黄疸；③胃热呕吐、肺热咳喘	煎服，9～30g，鲜品加倍，以鲜品为佳。多生用，止血亦可炒炭用	–
	蒲黄	甘，平。归肝、心包经	止血，化瘀，利尿通淋	①出血证；②瘀血痛证；③血淋尿血	煎服，5～10g，包煎。外用适量	–
	血余炭	苦，平。归肝、胃经	收敛止血，化瘀，利尿	①各种出血证；②小便不利	煎服6～10g，研沫服1.5～3g	–
	棕榈炭	苦、涩，平。归肝、肺、大肠经	收敛止血	出血证	煎服，3～9g	出血兼有瘀滞慎用

二、止血剂

止血剂，具有凉血止血、化瘀止血、温经止血、收涩止血等作用，适用于咳血、咯血、吐血、衄血、便血、尿血、血淋、肠风、脏毒、崩漏等各种出血证。止血剂的组方配伍须因证制宜：治血热妄行者，常用凉血止血药如小蓟、侧柏叶、白茅根、槐花等；阳虚不能摄血者，常用温经止血药如炮姜、艾叶等；瘀血阻络，血不循经者，常用化瘀止血药如三七、茜草、蒲黄等。此外，对于上部出血者，可酌配少量引血下行药，如牛膝、代赭石之类以降逆；下部出血者，辅以少量升提药，如升麻之类兼以升举。本类方剂代表方如十灰散、小蓟饮子等。

十灰散

（《劳症十药神书》）

【组成】大蓟9g，小蓟9g，荷叶9g，侧柏叶9g，茅根9g，茜草根9g，山栀9g，大黄，牡丹皮9g，棕榈皮9g。各药烧炭存性，为末，以藕汁或萝卜汁磨京墨适量，调服

9～15g。亦可作汤剂，水煎服。

【功效】凉血止血。

【主治】血热妄行之上部出血证。呕血、咯血、衄血等，血色鲜红，势急量多，舌红，脉数。

【方解】本方所治上部出血证由火热炽盛，气火上冲，损伤血络，离经妄行而致。立法组方以凉血清热治本为主，结合清降气火以平病势、收敛止血以治标急。

君：大蓟、小蓟——凉血止血，且能祛瘀

臣：荷叶、侧柏叶、白茅根、茜草根——凉血止血

棕榈皮——功专收涩止血

佐：大黄、山栀——清降气火，引热下行，以折血热上逆之势

牡丹皮合茜草、大黄——凉血祛瘀，使止血而不留瘀

组方特点：一是寓止血于清降气火之下，寄祛瘀于凉血止血之内，蕴收敛止血于炭药之中，为急救止血之良剂；二是原方制成散剂，内服、外用皆可，以备急用；三是用藕汁或萝卜汁磨京墨调服，有助于清热凉血止血。

【使用注意】本方为急救治标之剂，只能暂用，血止后，当审因治本，以巩固疗效。

小蓟饮子

（《济生方》，录自《玉机微义》）

【组成】小蓟15～30g，生地黄30g，炒蒲黄9g（包煎），生藕节9g，滑石15g（包煎），川木通6g，淡竹叶9g，山栀子9g，当归6g，炙甘草3g。水煎服。

【功效】凉血止血，利水通淋。

【主治】热结下焦之血淋、尿血。尿中带血，赤涩热痛，小便频数，舌红，脉数。

【方解】本方所治血淋、尿血，是因热结下焦，损伤血络，瘀热互结，膀胱气化不利而致。立法组方宜凉血止血，利水通淋。

君：小蓟——凉血止血，利水通淋，善治尿血和血淋

臣：蒲黄、藕节——助君药凉血止血，并能消瘀，使止血而不留瘀

生地黄——凉血清热以治本

佐：滑石、木通、淡竹叶——清热利水通淋

栀子——清泻三焦之火，导热下行

当归——养血和血，引血归经，并合生地黄滋养阴血

使：炙甘草——清热泻火，缓急止痛，调和药性

组方特点：一是止血之中寓以化瘀，使血止而不留瘀；二是清利之中寓以养阴，使利水而不伤正。

【使用注意】若血淋、尿血日久兼寒或阴虚火动或气虚不摄者，均不宜运用本方。

其他止血剂见表8-16。

表 8-16 其他止血剂简表

类别	方名	组成	功效	主治	使用注意
止血剂	咳血方	水飞青黛6g（包煎），瓜蒌仁9g，海浮石9g，炒山栀9g，诃子6g	清肝宁肺，凉血止血	肝火犯肺之咳血。咳嗽痰稠，痰中带血，咯吐不爽，胸胁作痛，或有心烦易怒、咽干口苦、颊赤便秘，舌红苔黄，脉弦数	非肾阴虚及脾虚便溏者，不宜使用
	槐花散	炒槐花、侧柏叶、荆芥穗、麸炒枳壳各等分，共为细末	清肠止血，疏风行气	肠风、脏毒。便前或便后出血，血色鲜红或晦暗污浊，舌红苔黄或腻，脉数或滑	便血日久属气虚或阴虚者，以及脾胃素虚者不宜使用
	黄土汤	黄土半斤（30～60g，煎汤代水），白术9g，炮附子9g，干地黄9g，阿胶9g（烊化冲服），黄芩9g，甘草9g	温阳健脾，养血止血	脾阳不足，脾不统血证。大便下血，或吐血、衄血、妇人崩漏，血色暗淡，四肢不温，面色萎黄，舌淡苔白，脉沉细无力	凡热破血妄行所致出血者忌用

第九节 活血化瘀方药

活血化瘀方药是指具有活血祛瘀作用，主治各种瘀血病证的一类方药。

本类方药善于走散通行，具有活血化瘀的功效，并能止痛调经、消癥消肿、疗伤等。适用于血行不畅、瘀血阻滞之胸痹，经闭痛经，产后瘀阻腹痛，癥瘕痞块，关节痹痛，痈疡疮肿，跌打损伤等证。

运用活血祛瘀方药，首先应在辨析血瘀证的病因、病性、病位，分清病情轻重缓急的基础上合理选方。其次，祛瘀防伤正气，在运用活血祛瘀方药时，常辅以养血益气之品，使祛瘀而不伤正；对峻猛逐瘀方药，只能暂用，中病即止。最后，本类方药性多破泄，易于动血、伤胎，故凡妇女经期、月经过多、血虚无瘀的闭经以及孕妇均当慎用或忌用。

一、活血化瘀药

凡以通利血脉，促进血行，消散瘀血为主要作用的药物，称为活血化瘀药或活血祛瘀药。其中活血化瘀作用较强者，称作破血药。本类药物药性多辛、苦，温，归肝、心经，善于走散通行，故能行血活血，使血脉通畅，瘀滞消散。活血化瘀药通过活血化瘀作用而产生多种不同的功效，包括活血止痛、活血调经、活血消肿、活血疗伤、活血消痈、破血消癥等。

（一）活血止痛药

本类药物多具辛味，辛散善行，既入血分，又入气分，活血每兼行气，有良好的止痛效果，主治气血瘀滞所致的各种痛证，如头痛、胸胁痛、心腹痛、痛经、产后腹痛，肢体痹痛、跌打损伤之瘀痛等，也可用于其他瘀血病证。

川　芎

Chuanxiong（《神农本草经》）

本品为伞形科植物川芎 *Ligusticum chuanxiong* Hort. 的干燥根茎。除去须根，用时润透切片。生用或酒炙用。

【药性】辛，温。归肝、胆、心包经。

【功效】活血行气，祛风止痛。

【应用】

1. 血瘀气滞诸证

本品辛散温通，既能活血，又能行气，为“血中之气药”，功善止痛，故治气滞血瘀之胸胁、腹部诸痛。本品治心脉瘀阻之胸痹心痛，常与丹参、桂枝、檀香等同用；治肝郁气滞而血行失畅之胁痛，可与柴胡、香附等药合用；治跌打损伤瘀痛，可与赤芍、红花等配用。

2. 月经不调，经闭痛经

川芎善“下调经水，中开郁结”，能活血调经，可用治多种妇产科的疾病，为妇科要药。本品治月经不调、痛经、经闭，常与当归、香附同用；治产后瘀阻腹痛，多配伍益母草、桃仁等。

3. 头痛，风湿痹痛

本品辛温升散，能“上行头目”，祛风止痛，为治头痛要药，无论风寒、风热、风湿、血虚、血瘀头痛均可随证配伍用之。治外感风寒头痛，常配白芷、防风、细辛等品，如川芎茶调散；风热头痛，可配菊花、石膏、僵蚕同用，即川芎散；治风湿头痛，每与羌活、藁本、防风等品配伍，如羌活胜湿汤；血瘀头痛，可与赤芍、红花、丹参等同用；治血虚头痛，可与当归、白芍等合用；治风湿痹痛，常配独活、秦艽、防风、桂枝等药同用，如独活寄生汤。

【用法用量】煎服，3～10g。

【使用注意】本品辛温升散，凡阴虚火旺、多汗热盛者不宜应用；妇女月经过多、出血性疾病、孕妇应慎用。

延胡索

Yanhusuo（《雷公炮炙论》）

本品为罂粟科植物延胡索 *Corydalis yanhusuo* W.T.Wang 的干燥块茎。立夏后采挖，除去苗叶和须根，洗净，沸水烫至内外变黄，晒干。生用或醋制用。

【药性】辛、苦，温。归肝、脾、心经。

【功效】活血，行气，止痛。

【应用】

气血瘀滞诸痛证

本品辛散温通，为活血行气止痛之良药，前人谓其能“行血中之气滞，气中血滞，故能专治一身上下诸痛”。本品无论何种痛证，均可配伍应用。本品治胃脘痛，单用研末，温酒调服，或合川楝子使用，即金铃子散；治经行腹痛，配以当归、川芎、香附等药；治胸痹疼痛，配以瓜蒌、薤白、郁金等品；治胁肋痛，多与青皮、香附配伍；治疝气痛，配小茴香；跌打伤痛，伍以当归、乳香、没药等。

【用法用量】煎服，3～10g。醋制可加强止痛功效。

郁　金

Yujin（《药性论》）

本品为姜科植物温郁金 *Curcuma wenyujin* Y.H. Chen et C.Ling、姜黄 *Curcuma longa* L.、广西莪术 *Curcuma kwangsiensis* S.G.Lee et C.F.Liang 或蓬莪术 *Curcuma phaeocaulis* Val. 的干燥块根。除去须根，洗净泥土，入沸水中煮透，取出，晒干，切片用。

【药性】辛、苦，寒。归肝、心、肺、胆经。

【功效】活血止痛，行气解郁，清心凉血，利胆退黄。

【应用】

1. 气滞血瘀之胸、胁、腹痛

本品既能活血，又能行气，故治气血瘀滞之痛证。本品治胸腹胁肋胀痛，可与丹参、柴胡、香附等配用；治肝郁有热，经前腹痛，可与柴胡、香附、当归等配伍，如宣郁通经汤；治胁下癥块，可与丹参、鳖甲、青皮等同用。

2. 热病神昏，癫痫痰闭

本品能解郁开窍，且性寒，入心经，能清心热，湿温病痰浊蒙蔽清窍，常与石菖蒲、竹沥、栀子等配伍，如菖蒲郁金汤；对痰热闭塞心窍者，常与明矾合用，如白金丸。

3. 热迫血妄行之吐血、衄血、尿血及妇女倒经

本品性寒味苦，入肝经血分而能凉血降气止血，用于气火上逆之吐血、衄血、倒经等，可配合生地黄、栀子、牛膝等同用。

4. 湿热黄疸，胆石症

本品能清利肝胆湿热，可治湿热黄疸，配茵陈蒿、栀子；配伍金钱草可治胆石症。

【用法用量】煎服，3～10g。

【使用注意】不宜与丁香同用。

（二）活血调经药

本类药物性能大多辛散苦泄，主归肝经血分，具有活血散瘀之功，尤善通畅血脉而调经水。本类药物主治血行不畅所致的月经不调，痛经，经闭及产后瘀滞腹痛；亦常用于治疗瘀血痛证，癥瘕，跌打损伤，疮痈肿毒。

丹　参

Danshen（《神农本草经》）

本品为唇形科植物丹参 *Salvia miltiorrhiza* Bge. 的根及根茎。春、秋季采挖，除去茎叶，洗净泥土，润透后切片，晒干。生用或酒炙用。

【药性】苦，微寒。归心、肝经。

【功效】活血调经，祛瘀止痛，凉血消痈，清心安神。

【应用】

1.月经不调，闭经痛经，产后瘀滞腹痛

本品功善活血祛瘀，性微寒而缓，能祛瘀生新而不伤正，善调经水，为妇科调经常用药。有“一味丹参散，功同四物汤”之说。因其性偏寒凉，对血热瘀滞之证尤为相宜。本品可单用研末酒调服，如丹参散；亦常与川芎、当归、益母草等药同用，如宁坤至宝丹。

2.血瘀诸痛证

本品善能通行血脉，祛瘀止痛，广泛应用于各种瘀血病证，如治血脉瘀阻之胸痹心痛，脘腹疼痛，可配伍砂仁、檀香，如丹参饮；治癥瘕积聚，可与三棱、莪术、鳖甲等配伍；治跌打损伤瘀滞作痛，常与当归、红花、川芎等同用。

3.疮痈肿毒

本品又能清热消痈，可用于治疗热毒瘀阻引起的疮痈肿毒，如治乳痈初起，可与金银花、连翘等同用，如消乳汤。

4.心烦失眠

本品性寒入心经，可清心除烦安神。本品治温热病热入营血之烦躁不寐，常与地黄、玄参等药同用，如清营汤；若治血不养心者，可与酸枣仁、首乌藤等配伍。

【用法用量】煎服，10～15g。酒炒可增强活血之功。

【使用注意】不宜与藜芦同用。

【药物比较】川芎与丹参均能活血祛瘀，调经、止痛，用治瘀血疼痛、月经不调等证。但川芎辛散温通，兼能行气、祛风止痛，常用于治疗气滞血瘀证，又为治头痛要药。丹参味苦而微寒，长于调经，尤宜于血热瘀滞证；并能凉血消痈、清心安神，用于治疗疮痈肿毒、温热病及血不养心之心烦失眠。

红　花

Honghua（《新修本草》）

本品为菊科植物红花*Carthamus tinctorius* L.的干燥花。夏季花色由黄变红时采摘，阴干或晒干，生用。

【药性】辛，温。归心、肝经。

【功效】活血通经，祛瘀止痛。

【应用】

1.血滞经闭、痛经，产后瘀滞腹痛

红花辛散温通，为活血祛瘀、通经止痛之要药，治经闭，常与桃仁、川芎、赤芍等配用，如桃红四物汤；治产后瘀滞腹痛，可与荷叶、蒲黄、牡丹皮等配伍，如红花散。

2.心腹胁痛，癥瘕积聚

本品能活血通经，祛瘀止痛，善治瘀阻心腹胁痛。治胸痹心痛，与桂枝、瓜蒌、丹参等同用；治瘀滞腹痛，配桃仁、川芎、牛膝等；治胁肋刺痛，可与桃仁、柴胡、大黄等配伍，如复元活血汤。

3.跌打损伤瘀痛

本品善能通利血脉，消肿止痛，为治跌打损伤，瘀滞肿痛之要药，常与木香、乳香等药合用，或制为红花油。

4.瘀滞斑疹色暗

本品能活血通脉以化滞消斑，可与当归、紫草、大青叶等配伍，如当归红花饮。

【用法用量】煎服，3～10g。

【使用注意】孕妇忌服，有出血倾向者不宜多用。

附：

西红花：为鸢尾科植物番红花（藏红花）Crocus sativus L.的干燥花柱头。本品味甘性微寒，归心、肝经，有与红花相似的活血祛瘀、通经作用，而药力较强，又兼凉血解毒之功，尤宜于温病热入营血发斑，热郁血瘀斑疹色不红活者。煎服1～3g。孕妇忌用。

桃 仁

Taoren（《神农本草经》）

本品为蔷薇科植物桃*Prunus persica*（L.）Batsch或山桃*Prunus davidiana*（Carr.）Franch.的干燥成熟种子。击破果核，取出种子，去皮，晒干，生用或炒用。

【药性】苦、甘，平；有小毒。归心、肝、大肠经。

【功效】活血祛瘀，润肠通便。

【应用】

1.瘀血阻滞病证

本品味苦，入心肝血分，善泄血滞，祛瘀力强，又称破血药，为治疗多种瘀血阻滞病证的常用药。本品治疗妇科病证及癥瘕痞块，可与红花、当归、川芎等同用，如桃红四物汤；治胸胁疼痛，常与红花、柴胡等配伍；治损伤瘀痛，则与红花、当归、酒大黄等药合用，如复元活血汤。

2.肺痈，肠痈

本品活血祛瘀以消痈，配清热解毒药，常用于治疗肺痈、肠痈等证，治肺痈，与鲜芦根、冬瓜子、薏苡仁配伍，如苇茎汤；治肠痈，与大黄、牡丹皮、冬瓜子合用，如大黄牡丹汤。

3.肠燥便秘

本品富含油脂，能润燥滑肠，故可用于肠燥便秘证，常与火麻仁、瓜蒌仁等同用。

此外，本品尚能止咳，作为辅助之品治咳嗽气喘。

【用法用量】水煎服，5～10g。

【使用注意】孕妇忌服。过量服用可见头痛、头晕、呕吐、心悸，甚者可出现呼吸衰竭。

【药物比较】红花与桃仁均能活血祛瘀，常相须为用，主治血瘀痛经、经闭、产后腹痛、癥瘕、跌打损伤疼痛等。红花辛散温通，善于通经，并可活血消斑，治疗热郁血滞的斑疹色暗；桃仁甘润苦泄，又能润肠通便、止咳平喘，用于肺痈、肠痈及肠燥便秘、咳喘等。

益母草

Yimucao（《神农本草经》）

本品为唇形科植物益母草 *Leonurus japonicas* Houtt. 的地上部分。除去杂质，洗净，润透，切段后干燥。鲜用或切段生用。

【药性】辛、苦，微寒。归肝、心包、膀胱经。

【功效】活血调经，利水消肿。

【应用】

1. 血滞之月经不调、痛经、经闭，产后腹痛、恶露不尽

本品苦泄辛散，主入血分，善活血调经，祛瘀通经，为妇产科要药，故名益母，可单味熬膏内服，亦可配当归、丹参、川芎、赤芍等药用，如益母丸。

2. 小便不利，水肿

本品既能利水消肿，又能活血化瘀，尤宜用于水瘀互阻的水肿，可单味煎服，亦可与白茅根、泽兰等同用。

此外，本品又能清热解毒，用于疮痈肿毒、皮肤痒疹。

【用法用量】煎服，9～30g，鲜品12～40g；或熬膏。外用适量。

【使用注意】孕妇慎用。

（三）破血消癥药

本类药物味多辛苦，虫类药居多，药性峻猛，走而不守，能破血逐瘀、消癥散积，主治瘀血时间长，程度重的癥瘕积聚。亦可用于血瘀经闭、瘀肿疼痛、偏瘫等。本类药物药性峻猛，大都有毒，易耗气、动血、伤阴，所以凡出血证，阴血亏虚，气虚体弱者，及孕妇，当忌用或慎用。

莪　术

Ezhu（《药性论》）

本品为姜科植物蓬莪术 *Curcuma phaeocaulis* Val.、广西莪术 *Curcuma kwangsiensis* S.G.Lee et C.F.Liang 或温郁金 *Curcuma wenyujin* Y. H. Chen et C.Ling 的干燥根茎。洗净，蒸或煮至透心，干燥后除去须根及杂质。切片生用或醋制用。

【药性】辛、苦，温。归肝、脾经。

【功效】破血行气，消积止痛。

【应用】

1.气滞血瘀之癥瘕积聚、经闭及心腹瘀痛

莪术苦泄辛散温通，既入血分，又入气分，能破血散瘀，消癥化积，行气止痛，适用于气滞血瘀久而成的癥瘕积聚以及气滞、血瘀、寒凝所致的诸般痛证，常与三棱相须为用。对于前者，可与三棱、丹参、鳖甲等同用；对于后者，可与丹参、川芎、牛膝等配伍。

2.食积气滞证

本品能行气止痛，消食化积，可用于治疗饮食不节，脾运失常所致的积滞不化、脘腹胀满疼痛，常与三棱、木香、枳实等配伍；如兼有脾虚气弱者，应与补气健脾药同用。

【用法用量】煎服，6～10g。醋制能加强止痛之功。

【使用注意】月经过多及孕妇忌用。

水　蛭

Shuizhi（《神农本草经》）

本品为水蛭科动物蚂蟥 *Whitmania pigra* Whitman、水蛭 *Hirudo nipponica* Whitman 或柳叶蚂蟥 *Whitmania acranulata* Whitman 的干燥全体。夏、秋季捕捉，用沸水烫死，晒干或低温干燥。生用或用滑石粉烫后用。

【药性】咸、苦，平；有小毒。归肝经。

【功效】破血通经，逐瘀消癥。

【应用】

1.血滞经闭，癥瘕积聚

本品咸苦入血，破血逐瘀力强，主要用于血滞经闭、癥瘕积聚等证，治经闭、癥瘕，常与桃仁、三棱、苏木等配伍。

2.跌打损伤，心腹疼痛

取本品的破血逐瘀之功，亦常用于跌打损伤，可配苏木、自然铜等；治瘀血内阻，心腹疼痛，大便不通，则配伍大黄、牵牛子，如夺命散。

【用法用量】煎服，1～3g；研末服，0.3～0.5g。以入丸散或研末服为宜。

【使用注意】孕妇及月经过多者忌服。

其他活血药见表8-17。

表8-17　其他活血药简表

类别	药名	药性	功效	应用	用法用量	使用注意
活血止痛药	姜黄	辛、苦，温。归肝、脾经	活血行气通经止痛	①气滞血瘀之胸胁疼痛，经闭腹痛；②风湿臂痛	煎服，3～10g。外用适量	–
	乳香	辛、苦，温。归肝、心、脾经	活血止痛消肿生肌	气滞血瘀诸痛证	3～10g，宜炒去油用	内服不宜多用，胃弱者慎用

续表

类别	药名	药性	功效	应用	用法用量	使用注意
活血止痛药	没药	苦、辛，平。归心、肝、脾经	活血止痛 消肿生肌	①气滞血瘀诸痛证；②跌打损伤，疮疡痈肿	3～10g	与乳香合用时两者用量均需减少
	五灵脂	苦、咸、甘，温。归肝经	活血止痛 化瘀止血	①瘀血阻滞之痛证；②出血而内有瘀滞证	3～10g，包煎。或入丸散	孕妇慎用，不宜与人参同用
活血调经药	牛膝	苦，甘、酸，平。归肝、肾经	活血通经 补益肝肾 强壮筋骨 利水通淋 引血（火）下行	①瘀血阻滞之月经不调、痛经、经闭，产后腹痛以及跌打伤痛；②腰膝酸痛，下肢无力；③淋证、水肿、小便不利；④吐血、衄血、齿痛、口舌生疮，以及头痛眩晕	煎服，6～15g	孕妇及月经过多者忌用
	鸡血藤	苦、甘，温。归肝、肾经	行血补血 调经 舒筋活络	①月经不调、痛经、经闭；②手足麻木、肢体瘫痪、风湿痹痛	煎服，9～15g，大剂量可用至30g。可熬膏服	-
活血疗伤药	土鳖虫	咸，寒。有小毒。归肝经	破血逐瘀 续筋接骨	①跌打损伤，筋伤骨折，瘀肿疼痛；②血瘀经闭，产后瘀滞腹痛，积聚痞块	煎服，3～10g；研末服，1～1.5g	孕妇忌服
	骨碎补	苦，温。归肾、肝经	活血续伤 补肾强骨	①跌打损伤，筋断骨折，金疮出血；②肾虚腰痛、耳鸣、久泻	煎服，3～10g	阴虚火旺，血虚风燥慎用
破血消癥药	三棱	辛、苦，平。归肝、脾经	破血行气 消积止痛	①气滞血瘀之癥瘕积聚、经闭及心腹瘀痛；②食积气滞证	煎服，5～10g	月经过多及孕妇忌用

二、活血化瘀剂

活血化瘀剂，通过通利血脉、消除瘀滞而产生止痛、调经、疗伤、消癥、消痈及祛瘀生新等作用，适用于瘀热互结之蓄血证，瘀血内阻所引起的胸腹诸痛、半身不遂、闭经、痛经、产后恶露不行，以及疮疡初起、跌打损伤等各种血瘀证。临床以局部刺痛、痛处固定而拒按、夜间痛增，肿块质硬而不移，出血之色紫暗或夹血块，肌肤粗糙如鳞甲、面色黧黑，舌质紫暗或有瘀点、瘀斑，脉细涩或结代等为主要特征。本类方剂常以活血祛瘀药如川芎、桃仁、红花、赤芍、丹参、水蛭等为主，适当配伍理气、养血之品而成。此外，还应根据血瘀偏寒、瘀血化热、正虚有瘀等病性，分别配伍温经散寒、逐瘀泄热、益气养血药等。本类方剂代表方如血府逐瘀汤、失笑散、补阳还五汤、生化汤等。

血府逐瘀汤

（《医林改错》）

【组成】桃仁12g，红花9g，赤芍6g，川芎5g，牛膝9g，枳壳6g，柴胡3g，桔梗5g，当归9g，生地黄9g，甘草6g。水煎服。

【功效】活血祛瘀，行气止痛。

【主治】胸中血瘀证。胸痛或头痛日久，痛如针刺而有定处，或呃逆、干呕不止，甚或饮水即呛，或内热瞀闷、入暮潮热，或心悸怔忡、失眠多梦，或急躁易怒，唇暗或两目暗黑，舌质暗红或有瘀斑、瘀点，脉涩或弦紧。

【方解】本方证主要反映瘀血内阻，阻滞气机，瘀久化热的病机特点。立法组方宜以活血化瘀为主，兼以理气行滞、凉血清热。

君：桃仁、红花——活血化瘀止痛

臣：赤芍、川芎、当归——助桃仁、红花活血化瘀

佐：牛膝——祛瘀通脉，引血下行

柴胡——疏肝解郁
桔梗——开宣肺气，载药上行而入胸中
枳壳——理气宽胸
生地黄——凉血以除瘀热，合当归滋养阴血，使祛瘀而不伤正
（柴胡、桔梗上行主升，枳壳合牛膝下行主降，升降并用，以调理胸中之气血）

使：甘草——调和诸药

组方特点：一是活血配以行气，既散瘀血，又解气滞，体现行气活血法；二是祛瘀与养血兼顾，活血而不耗血；三为升降并用，使气机调畅，气血和顺。

【使用注意】孕妇忌用。

失笑散

（《太平惠民和剂局方》）

【组成】炒蒲黄6g，五灵脂6g。共为细末。用黄酒或醋冲服，1次6g；亦可每日取8～12g，用纱布包煎，作汤剂服。

【功效】活血祛瘀，散结止痛。

【主治】瘀血停滞证。心胸或脘腹刺痛，或产后恶露不行，或月经不调、少腹急痛等，舌质紫暗或边有瘀斑，脉涩或弦。

【方解】本方所治诸症，皆由瘀血内停，血行不畅所致。立法组方当活血祛瘀止痛。

五灵脂——通利血脉，散瘀止痛
蒲黄——行血消瘀，炒用并能止血
（二者相须为用）

组方特点：一是五灵脂配蒲黄，药简效宏，既活血又兼止血，相反相成，可作为治疗血瘀作痛的基础方；二是原方制以酽醋和药熬膏，既有助于化瘀通络、活血止痛，又可矫正五灵脂腥臊之味。

【使用注意】脾胃虚弱者及妇女月经期慎用，孕妇忌用本方。

补阳还五汤

（《医林改错》）

【组成】生黄芪30～120g，归尾6g，赤芍5g，地龙3g，川芎3g，桃仁3g，红花3g。水煎服。

【功效】补气，活血，通络。

【主治】气虚血瘀之中风。半身不遂，口舌㖞斜，语言謇涩，口角流涎，小便频数或遗尿失禁，大便干燥，舌暗淡苔白，脉缓无力。

【方解】本方所治中风由气虚血瘀，脉络不通而致。气虚为本，血瘀为标，故立法组方当以补气为主，活血通络为辅。

君：生黄芪——力专性走，大补元气，使气旺则血行

臣：当归尾——活血化瘀而不伤正

佐：赤芍、川芎、桃仁、红花——助归尾以活血化瘀

地龙——走窜善行，通经活络，合生黄芪以增强补气通络之力

组方特点：一是体现王清任所创的补气活血法；二是黄芪生用，当归用尾，黄芪用量约为活血通络药总量的五倍，强调补气为主，意使气旺而血行，行瘀而不伤正。

【使用注意】方中生黄芪用量独重，临床宜从小剂量（30～60g）开始，逐渐加量。本方需久服缓治，坚持疗程，愈后还应继续服用，以巩固疗效。痰阻、肝风、阴虚阳亢、血热之中风禁用本方。

生化汤

（《傅青主女科·产后编》）

【组成】当归24g，川芎9g，桃仁6g，黑姜2g，炙甘草2g。水煎服，或酌加黄酒同煎（原方用黄酒、童便各半，煎服）。

【功效】养血化瘀，温经止痛。

【主治】血虚寒凝，瘀阻胞宫证。产后恶露不行，小腹冷痛。

【方解】本方证病机特点是虚、寒、瘀，即血虚寒凝，瘀阻胞宫。故立法组方以养血化瘀为主，兼以温经散寒。

君：当归——补血活血，化瘀生新，兼可温经散寒

臣：川芎——活血行气

桃仁——活血逐瘀

佐：炮姜——入血散寒，温经止痛

黄酒——温通血脉以助药力

童便——益阴化瘀，引败血下行

使：炙甘草——缓急止痛，调和诸药

组方特点：一是补血与活血并用，化瘀生新；二是活血与温经兼施，寓温于通；三是原方以黄酒、童便各半煎服，以助温通化瘀止痛之效。

【使用注意】产后有热而有瘀滞者不宜使用；若恶露过多，出血不止，甚则汗出气

短者禁用。

其他活血化瘀剂见表8-18。

表 8-18 其他理血剂简表

类别	方名	组成	功效	主治	使用注意
活血化瘀剂	桃核承气汤	桃仁12g，大黄12g，桂枝6g，炙甘草6g，芒硝6g（冲服）	逐瘀泄热	下焦蓄血证。少腹急结，小便自利，神志如狂，甚则烦躁谵语，至夜发热，或妇人闭经、痛经，脉沉实或涩	孕妇忌用
	桂枝茯苓丸	桂枝、茯苓、牡丹皮桃仁、芍药各100g，各药用量均为9g	化瘀利湿缓消癥块	瘀积湿阻胞宫证。妇人素有癥块，妊娠漏血不止，并觉脐上动感，血色紫黑或夹血块，腹痛拒按，舌质紫暗或有瘀点，苔白腻，脉沉涩	对妇女妊娠而有瘀血癥块者，只能渐消缓散，不可峻猛攻破
	温经汤	吴茱萸9g，桂枝6g，当归6g，川芎6g，芍药6g，阿胶6g（烊化冲服），麦冬9g，牡丹皮6g，人参6g，甘草6g，生姜6g，半夏5g	温经散寒养血祛瘀	冲任虚寒，瘀血阻滞证。漏下不止，或月经后期，或逾期不止，或痛经，或久不受孕，伴见小腹冷痛或腹满、经血色暗有块、时有手心烦热、傍晚发热、唇口干燥，舌质暗红，脉细而涩	月经不调属实热或无瘀血内阻者忌用，服药期间忌食生冷食品

第十节 化痰止咳平喘方药

凡能祛痰或消痰，制止或减轻咳喘，用以治疗痰证和咳喘为主的方药，称为化痰止咳平喘方药。

化痰止咳平喘方药具有化痰、止咳平喘作用，适用于各种痰证及外感、内伤所致的各种咳嗽和喘息。痰病的种类较多，就其性质而言，可分湿痰、热痰、燥痰、寒痰、风痰等。应根据咳喘性质的不同以及病因的不同，正确选择清化热痰方药或者温化寒痰的方药。

运用化痰剂时，应首先辨别痰病的性质，分清寒热燥湿的不同；同时应注意病情，辨清标本缓急。有咳血倾向者，不宜使用燥热之剂，以免引起大量出血；表邪未解或痰多者，慎用滋润之品，以防壅滞留邪，病久不愈。

一、化痰止咳平喘药

能祛痰或消痰，以治疗痰证为主要作用的药物，称化痰药；能减轻或制止咳嗽和喘息的药物，称止咳平喘药。因咳喘每多夹痰，痰多易致咳喘。而化痰药多兼止咳、平喘之功，止咳平喘药亦多兼化痰之效。所以，两类药合于一章，总称化痰止咳平喘药。化痰药主要用于痰多咳嗽或痰饮气喘，咯痰不爽之证，兼治癫痫惊厥、瘿瘤瘰疬、阴疽流注等证；止咳平喘药主要用于外感、内伤所引起的咳嗽和喘息。

（一）化痰药

化痰药依据药性不同可分为两类，一类为温化寒痰药，味多辛苦，性多温燥，主归肺、脾、肝经，有温肺祛寒，燥湿化痰之功，部分药物外用有消肿止痛的作用。主治寒痰、湿痰证，以及疮痈肿毒；另一类为清化热痰药，药性多寒凉，有清化热痰之功，部分药物质润，兼能润燥，部分药物味咸，兼能软坚散结，主治热痰、燥痰证，以及瘿瘤、瘰疬等。

半　夏

Ban xia《神农本草经》

本品为天南星科植物半夏*Pinellia ternata*（Thunb.）Breit.的干燥块茎。夏、秋季采挖，洗净，除去外皮及须根，晒干。一般以生姜、明矾制过入药。

【药性】辛，温；有毒。归脾、胃、肺经。

【功效】燥湿化痰，降逆止呕，消痞散结，消肿止痛。

【应用】

1.湿痰，寒痰证

本品味辛性温而燥，为燥湿化痰，温化寒痰之要药，尤善治脏腑之湿痰。本品治疗脾不化湿，痰湿阻滞之痰多、咳嗽气逆，常与陈皮、茯苓配伍，如二陈汤；治兼有寒象，痰多清稀者，可配细辛、干姜等同用；如有热象，痰稠色黄者，与黄芩、知母、瓜蒌等配伍使用；若证属湿痰眩晕，则配白术、天麻等，如半夏白术天麻汤。

2.胃气上逆之恶心呕吐

半夏味苦而降逆和胃，为止呕要药，对各种原因导致的呕吐，皆可随证配伍用之，对痰饮或胃寒所致的胃气上逆呕吐尤宜。本品治寒饮呕吐，常与生姜同用，如小半夏汤；治胃虚呕吐，以之配人参、白蜜，如大半夏汤；对胃热呕吐，则可与黄连、竹茹等同用；治妊娠呕吐，可与紫苏梗、砂仁等药配用。

3.胸脘痞闷，梅核气以及瘿瘤痰核

半夏辛开散结，化痰消痞。治痰热互结所致胸脘痞闷、呕吐，配以黄连、瓜蒌，如小陷胸汤；治气郁痰结，咽中如有物阻之梅核气而无热象者，常与厚朴、紫苏叶、茯苓等药合用，如半夏厚朴汤；治瘿瘤痰核，可与昆布、海藻、浙贝母等药同用。

4.痈疽肿毒，瘿瘤痰核，毒蛇咬伤

本品内服能消痰散结，外用能消肿止痛，治痈疽发背、无名肿毒初起或毒蛇咬伤，可生品研末调敷。

【用法用量】煎服，3～9g。外用适量。内服一般宜制用。姜半夏长于降逆止呕，法半夏长于燥湿且温性较弱。

【使用注意】因其性温燥，对阴虚燥咳、血证、热痰等证当慎用。不宜与乌头类药物同用。

旋覆花

Xuanfuhua（《神农本草经》）

本品为菊科植物旋覆花*Inula japonica* Thunb.或欧亚旋覆花*Inula Britannica* L.的干燥头状花序。夏、秋季花开放时采收，除去杂质，阴干或晒干，生用或蜜炙用。

【药性】苦、辛、咸，微温。归肺、脾、胃、大肠经。

【功效】降气化痰，降逆止呕。

1.咳喘痰多，痰饮蓄结、胸膈痞闷

本品苦降辛开，降气化痰而平喘咳，消痞行水而除痞满，用于寒痰咳喘兼有表证者，常与生姜、半夏、细辛等配伍，如金沸草散；用于痰热咳喘之实证，每与桔梗、桑白皮、大黄等同用，如旋覆花汤；若顽痰胶结，胸膈痞闷者，可配海浮石、海蛤壳等品。

2.噫气，呕吐

本品善降胃气而止呕噫，治脾胃气虚、痰湿上逆所致的呕吐、噫气、心下痞满，可配伍代赭石、半夏、生姜等，如旋覆代赭汤。

【用法用量】煎服，3～10g，包煎。

瓜　蒌

Gualou（《名医别录》）

本品为葫芦科植物栝楼*Trichosanthes kirilowii* Maxim.和双边栝楼*Trichosanthes rosthornii* Harms的干燥成熟果实。秋季采收，干燥。生用，或以仁制霜用。

【药性】甘，微苦，寒。归肺、胃、大肠经。

【功效】清热化痰，宽胸散结，润肠通便。

【应用】

1.痰热咳喘

本品甘寒而润，善清肺热，润肺燥而化热痰、燥痰。本品善清化热痰，治痰热内结，咳痰黄稠，胸闷而大便不畅者，以瓜蒌仁配黄芩、胆南星、枳实等药同用，如清气化痰丸。

2.胸痹、结胸

本品能利气开郁，导痰浊下行而奏宽胸散结之效。本品治痰浊阻滞，胸阳不通之胸痹疼痛，与薤白、半夏配伍，如瓜蒌薤白半夏汤；治痰热结胸，胸胁痞满、按之则痛，则与半夏、黄连同用，如小陷胸汤。

3.肺痈、肠痈、乳痈

本品能清热散结消肿，常配清热解毒药以治痈证，治疗肺痈咳吐脓血，与鱼腥草、芦根等配伍；治肠痈，与败酱草、红藤等合用；治乳痈初起，红肿热痛，配蒲公英、金银花等。

4.肠燥便秘

瓜蒌仁润燥滑肠，适用于治疗肠燥便秘，常与火麻仁、郁李仁、枳壳等药同用。

【用法用量】煎服，9～15g。瓜蒌皮重在清热化痰，宽胸理气；瓜蒌仁重在润燥化痰，润肠通便；全瓜蒌则兼有二者功效。

【使用注意】不宜与乌头类同用。

川贝母

Chuanbeimu（《神农本草经》）

本品为百合科植物川贝母*Fritillaria cirrhosa* D.Don、暗紫贝母*Fritillaria unibracteata* Hsiao et K.C.Hsia、甘肃贝母*Fritillaria przewalskii* Maxim.或棱砂贝母*Fritillaria delavayi* Franch.的干燥鳞茎。以产于四川者质优。夏、秋季或积雪融化时采挖，除去须根、粗皮及泥沙，晒干或低温干燥。生用。

【药性】苦、甘，微寒。归肺、心经。

【功效】清热化痰，润肺止咳，散结消肿。

【应用】

1.肺虚久咳，肺热燥咳

本品性寒味微苦，能清泄肺热化痰，又味甘质润而能润肺止咳，尤宜于内伤久咳，燥痰、热痰之证。本品治疗肺虚劳嗽，阴虚久咳有痰者，常配沙参、麦冬等；治肺热肺燥咳嗽，常与知母同用，如二母散。

2.瘰疬、疮痈、乳痈、肺痈

本品能清化郁热，化痰散结，治瘰疬常与玄参、牡蛎等配伍，即消瘰丸；疗疮痈、乳痈，常与蒲公英、天花粉、连翘等合用；治肺痈，可与鱼腥草、鲜芦根、薏苡仁等同用。

【用法用量】煎服，3～10g。研粉冲服，一次1～2g。

【使用注意】不宜与乌头类药物同用。

浙贝母

Zhebeimu（《本草正》）

本品为百合科植物浙贝母*Fritillaria thunbergii* Miq.的干燥鳞茎。主产于浙江。初夏植株枯萎时采挖。洗净，擦去外皮，切厚片或打成碎块。生用。

【药性】苦，寒。归肺、心经。

【功效】清热化痰，散结消痈。

【应用】

1.风热、燥热、痰热咳嗽

本品功似川贝母而偏苦泄，长于清化热痰，降泄肺气，治外感风热咳嗽，常与桑叶、牛蒡子、前胡等药同用；治痰热郁肺之咳嗽，常配瓜蒌、知母等。

2.瘰疬、瘿瘤、疮痈肿毒、肺痈

本品苦泄清解热毒，化痰散结消痈，功偏软坚散结，治瘰疬结核，配玄参、牡蛎等，如消瘰丸；治瘿瘤，配海藻、昆布等；治疮痈，配连翘、蒲公英等；治肺痈，配鱼腥草、芦根等。

【用法用量】煎服，5～10g。

【使用注意】不宜与乌头类药物同用。

【药物比较】川贝母与浙贝母均能清热化痰，散结消肿，用于痰热咳嗽，瘰疬、肺痈等。但川贝母甘寒滋润，长于润肺止咳，故肺虚久咳，肺燥咳嗽等虚证多用；浙贝苦寒开泄，清热散结力强，风热、痰热咳嗽及痰火郁结，瘰疬疮痈等实证多用。

桔梗

Jiegeng（《神农本草经》）

本品为桔梗科植物桔梗*Piatycodon grandiflorum*（Jacq.）A.DC.的干燥根。春、秋季采挖，洗净，除去须根，切片，晒干，生用。

【药性】苦、辛，平。归肺经。

【功效】宣肺，祛痰，利咽，排脓。

【应用】

1.肺气不宣之咳嗽痰多，胸闷不畅

本品辛散苦泄，宣开肺气，祛痰，无论寒热皆可应用。风寒者，配紫苏、杏仁等，如杏苏散；风热者，配伍桑叶、菊花等，如桑菊饮；治胸膈痞闷，痰阻气滞，常与枳壳同用。

2.咽喉肿痛，失音

本品能宣肺泄邪以利咽开音。凡外邪犯肺，咽痛失音，配甘草、牛蒡子等；治咽喉肿痛，属热毒盛者，与射干、板蓝根等合用。

3.肺痈吐脓

本品性散上行，能利肺气以排壅肺之脓痰。本品可配甘草，如桔梗汤；也可配鱼腥草、冬瓜仁等药。

【用法用量】煎服，3～10g。

【使用注意】本品性升散，凡气机上逆之呕吐、呛咳、眩晕，阴虚火旺咳血者不宜用。用量过大易致恶心呕吐。

（二）止咳平喘药

本类药物主归肺经，其味或辛或苦或甘，其性或温或寒，主治咳喘之证。由于药物性味不同，质地润、燥有异，止咳平喘之理也就有所不同，有宣肺、清肺、润肺、降肺、敛肺及化痰之别。有的药物偏于止咳，有的偏于平喘，有的则兼而有之。

苦杏仁

Kuxingren（《神农本草经》）

本品为蔷薇科植物山杏*Prunus armeniaca* L.var.ansu Maxim.、西伯利亚杏*Prunus sibirica* L.、东北杏*Prunus mandshurica*（Maxim.）Koehne或杏*Pruns armeniaca* L.的干燥成熟种子。夏季采收成熟果实，除去果肉及核壳，取出种子，晒干。生用或炒用。

【药性】苦，微温；有小毒。归肺、大肠经。

【功效】止咳平喘，润肠通便。

【应用】

1.咳嗽气喘

本品主入肺经，味苦降泄，肃降兼宣发肺气而能止咳平喘，为治咳喘之要药，可治多种咳喘病证。本品治风热咳嗽，与桑叶，菊花等配伍，如桑菊饮；治燥热咳嗽，与桑叶、川贝母、沙参等同用，如桑杏汤；治肺热咳喘，与麻黄、生石膏等合用，如麻黄杏仁甘草石膏汤。

2.肠燥便秘

本品质润多脂，味苦而下气，故能润肠通便，常与火麻仁、当归、枳壳等同用，如润肠丸。

【用法用量】煎服，5～10g，生品入煎剂宜后下。

【使用注意】本品有小毒，用量不宜过大；大便溏泻者慎用，婴儿慎用。

紫苏子

Zisuzi（《名医别录》）

本品为唇形科植物紫苏*Perilla frutescens*（L.）Britt.的干燥成熟果实。秋季果实成熟时采收，除去杂质，晒干。生用或微炒。

【药性】辛，温。归肺、大肠经。

【功效】降气化痰，止咳平端，润肠通便。

1.痰壅气逆，咳嗽气喘

本品性主降，长于降肺气，化痰涎，气降痰消则咳喘自平。本品治痰壅气逆，咳嗽气喘，痰多胸痞，甚则不能平卧之证，常与白芥子、莱菔子同用，如三子养亲汤；治上盛下虚之久咳痰喘，可与肉桂、厚朴、半夏等配用，如苏子降气汤。

2.肠燥便秘

本品富含油脂，能润燥滑肠，又能降泄肺气以助大肠传导，常与火麻仁、瓜蒌仁、杏仁等同用。

【用法用量】煎服，3～10g。

【药物比较】苦杏仁与紫苏子均能降气止咳平喘，润肠通便，主治肺气上逆之咳喘及肠燥便秘。但苦杏仁兼宣肺，紫苏子能化痰；苦杏仁温性稍弱，治各种咳喘可随证配用，紫苏子温性较强，以寒痰证为宜。

款冬花

Kuandonghua（《神农本草经》）

本品为菊科植物款冬*Tusslago farfara* L.的干燥花蕾。12月或地冻前当花尚未出土时采挖，除去花梗及泥沙，阴干。生用或蜜炙用。

【药性】辛、微苦，温。归肺经。

【功效】润肺止咳化痰。

【应用】

多种咳嗽

本品辛温而润，治咳喘无论寒热虚实，皆可随证配伍。本品治疗寒嗽，常与麻黄等同用；治肺热咳喘，则配桑白皮、瓜蒌等；治肺气虚而咳，与人参、黄芪等同用；治阴虚燥咳，与沙参、麦冬等同用；治喘咳日久，痰中带血，与百合共研末为丸，如百花膏；治暴咳，可配伍杏仁、川贝母、知母等，如款冬花汤。

【用法用量】煎服，5～10g。外感咳嗽宜生用，内伤咳嗽宜炙用。

【药物比较】款冬花、紫菀，其性皆温，温而不燥，既可化痰，又能润肺，咳嗽无论寒热虚实，病程长短均可用之。前者重在止咳，后者尤善祛痰。二者每多相须为用。

桑白皮

Sangbaipi（《神农本草经》）

本品为桑科植物桑*Morus alba* L.的干燥根皮。秋末叶落时至次春发芽前采挖根部，刮去黄棕色粗皮，纵向剖开，剥取根皮，晒干。生用或蜜炙用。

【药性】甘，寒。归肺经。

【功效】泻肺平喘，利水消肿。

【应用】

1.肺热咳喘

本品性甘寒性降，主入肺经，能清泻肺火兼泻肺中水气而平喘，治肺热咳喘，可与地骨皮、甘草同用，如泻白散。

2.浮肿、小便不利之水肿实证

本品尤宜用于风水、皮水等阳水实证，常与大腹皮、茯苓皮、生姜皮等同用，如五皮散。

此外，本品尚有一定清肝止血作用，可用于治疗肝阳、肝火偏旺之高血压及衄血、咯血。

【用法用量】煎服，6～12g。泻肺利水、清火平肝宜生用，肺虚咳嗽宜蜜炙用。

其他化痰止咳平喘药见表8-19。

表8-19 其他化痰止咳平喘药简表

类别	药名	药性	功效	应用	用法用量	使用注意
化痰药	天南星	苦、辛，温；有毒。归肺、肝、脾经	燥湿化痰，祛风解痉，散结消肿	①湿痰、寒痰证；②风痰眩晕、中风、癫痫、破伤风；③痈疽肿痛，痰核，毒蛇咬伤	煎服，3～9g	孕妇慎用
	前胡	苦、辛，微寒。归肺经	降气化痰，宣散风热	①痰热阻肺证；②外感风热咳嗽有痰	3～9g	–
	竹沥	甘，寒。归心、肺、肝经	清热滑痰，定惊利窍	①肺热痰壅咳喘；②中风痰迷，惊痫癫狂	30～50mL，冲服	寒痰及脾虚便溏者忌用

续表

类别	药名	药性	功效	应用	用法用量	使用注意
化痰药	竹茹	甘，微寒。归肺、胃、心、胆经	清热化痰，除烦止呕	①痰热咳嗽及痰火内扰，心烦不眠；②胃热呕吐、妊娠恶阻	煎服，5～10g	-
	海藻	苦、咸，寒。归肝、胃、肾经	消痰软坚，利水消肿	瘿瘤、瘰疬、睾丸肿痛；脚气浮肿及水肿	煎服，6～12g	反甘草
	昆布	咸，寒。归肝、胃、肾经	消痰软坚，利水消肿	同海藻，常与海藻相须为用。	煎服，6～12g	-
止咳平喘药	百部	甘、苦，微温。归肺经	润肺止咳，灭虱杀虫	①新久咳嗽、百日咳、肺痨咳嗽；②蛲虫病、头虱、体虱、疥癣	煎服，3～10g。外用适量。久咳虚喘宜蜜炙	-
	紫菀	辛、苦，温。归肺经	润肺化痰，止咳	咳嗽有痰	煎服，5～10g	-

二、化痰止咳平喘剂

化痰止咳平喘剂具有化痰祛痰、止咳平喘作用，主治各种痰证、咳嗽和喘息的一类方剂。分为祛痰剂和止咳平喘剂两类。

（一）祛痰剂

祛痰剂是以祛痰药为主要药物组成，具有消除痰涎作用，主治各种痰证的一类方剂，体现了“八法”中的“消法”。痰证的种类较多，就其性质而言，可分为湿痰、热痰、燥痰、寒痰、风痰等。湿痰证多表现为咳嗽痰多、色白易咯、胸脘痞闷、恶心呕吐、眩晕、肢体困重、食少口腻、舌苔白腻或白滑、脉缓或滑等，常用燥湿化痰药如半夏、南星等；热痰证多表现为咳吐黄痰、稠黏不爽、胸脘痞闷、眩晕、惊悸、癫狂、舌红苔黄腻、脉滑数等，常用清热化痰药如胆南星、瓜蒌等；寒痰证多表现为咳吐白痰、胸闷脘痞、气喘哮鸣、畏寒肢冷、舌苔白腻、脉弦滑或弦紧等，常用温化寒痰药如白芥子、苏子等；内风夹痰者，主要表现为眩晕、头痛、中风、呕吐痰涎，或发癫痫，甚则昏厥等，常用化痰兼息风药如胆南星、白附子、竹沥等。本类方剂代表方有二陈汤、温胆汤、小陷胸汤、三子养亲汤、半夏白术天麻汤等。

二陈汤

（《太平惠民和剂局方》）

【组成】半夏9g，橘红9g，白茯苓9g，炙甘草3g，生姜7片，乌梅1个。水煎温服（原方为煮散）。

【功效】燥湿化痰，理气和中。

【主治】湿痰证。咳嗽、呕吐、胸膈痞闷、肢体困重、头眩、心悸，伴见痰多色白易咯、舌苔白滑或腻、脉滑。

【方解】本方证主要反映脾失健运，湿阻气滞，郁积成痰，湿痰内阻的病机特点。故立法组方以燥湿化痰、理气行滞为主，结合健脾运湿以杜生痰之源。

君：半夏——善燥湿化痰，且又和胃降逆
臣：橘红——理气行滞，且能燥湿化痰
（君臣二药）等量合用，不仅可增强燥湿化痰功效、体现治痰先理气之意，且无过燥之弊，二者以陈久者良，故名“二陈”

佐：茯苓——健脾渗湿

生姜——既制半夏之毒，又助半夏化痰降逆、和胃止呕

乌梅——酸收，敛气护阴，与半夏、橘红相伍，散中兼收，防其燥散伤正

使：炙甘草——健脾和中，调和诸药

【使用注意】燥痰慎用；吐血、消渴、阴虚、血虚者忌用。

温胆汤

（《三因极一病证方论》）

【组成】半夏6g，竹茹6g，炒枳实6g，陈皮9g，茯苓6g，炙甘草3g，生姜5片，大枣2枚。水煎服（原方为煮散）。

【功效】理气化痰，和胃利胆。

【主治】胆郁痰扰证。心烦不眠、惊悸不宁、呕吐呃逆、眩晕、癫痫，伴见胆怯易惊、苔白腻、脉弦滑。

【方解】本方证多因素体胆气不足，复因情志不遂，胆失疏泄，脾湿内生，气郁生痰，痰浊蕴热，以致胆气不宁。立法组方宜理气化痰、健脾和胃以利胆。

君：半夏——燥湿化痰，和胃止呕
臣：竹茹——清热化痰，除烦止呕
（君臣二药）一温一凉，共奏化痰和胃，止呕除烦之功

佐：陈皮——理气行滞，燥湿化痰
枳实——破气导滞，消痰除痞
（陈皮、枳实）亦为一温一凉，增强理气化痰之力

茯苓——健脾渗湿

佐使：生姜、大枣——调和脾胃，且生姜兼制半夏毒性

甘草——调和诸药

组方特点：一是温凉兼进，令全方不寒不燥；二是理气化痰以和胃，胃气和降以利胆，俾胆无邪扰，复其宁谧之性、少阳温和之气，故以“温胆”名之。

小陷胸汤

（《伤寒论》）

【组成】全瓜蒌30g，黄连6g，半夏12g。水煎温服。

【功效】清热涤痰，宽胸散结。

【主治】痰热互结之小结胸病。心下痞闷，按之则痛，或有胸膈闷痛、咳痰黄稠、舌红苔黄腻、脉浮滑或滑数。

【方解】本方原治伤寒表证误下，邪热内陷与痰浊结于心下的小结胸病。立法组方既要针对痰热互结治以清热涤痰，又要针对气郁不通而取辛开苦降之法。

君：全瓜蒌——清热涤痰，宽胸散结，用时先煮，意在“以缓治上”而通胸膈之闭

臣：黄连——苦寒泄热除痞

半夏——辛温化痰散结

组方特点：黄连与半夏一苦一辛，体现辛开苦降之法；与瓜蒌相伍，润燥相得，为清热涤痰、散结开痞的常用组合。

三子养亲汤

（《皆效方》，录自《杂病广要》）

【组成】紫苏子9g，白芥子9g，莱菔子9g。三药微炒，捣碎，布包微煮，频服。

【功效】温肺化痰，降气消食。

【主治】痰壅气逆食滞证。咳嗽喘逆，痰多胸痞，食少难消，舌苔白腻，脉滑。

【方解】本方针对痰壅、气逆、食滞中具有病性偏寒的病机特点的证候，立法组方宜温肺化痰，降气消食。

白芥子——温肺化痰，利气散结，长于豁痰

紫苏子——降气化痰，止咳平喘，长于降气

莱菔子——消食导滞，下气祛痰，长于消食

临证当视痰壅、气逆、食滞三者之孰重孰轻而定何药为君，余为臣佐。

组方特点：一是化痰与降气、消食并举；二是原方要求三药微炒、捣碎、布包微煮、频服，既可防止辛散耗气，又能使药力缓行。

【使用注意】本方终属治标之剂，绝非治本之图，服后一旦病情缓解，即当标本兼治。气虚者不宜单独使用。

半夏白术天麻汤

（《医学心悟》）

【组成】半夏9g，天麻6g，茯苓6g，橘红6g，白术18g，甘草3g，生姜1片，大枣2枚。水煎服。

【功效】化痰息风，健脾祛湿。

【主治】风痰上扰证。眩晕或头痛，胸膈痞闷，恶心呕吐，舌苔白腻，脉弦滑。

【方解】本方证缘于脾虚不运，湿痰壅遏，引动肝风，风痰上扰所致。立法组方以化痰息风治标为主，辅以健脾祛湿以治本。

君：半夏——燥湿化痰，降逆止呕 ┐
天麻——平肝息风，而止头眩 ┘ 两者合用，为治风痰眩晕头痛之要药

臣：白术、茯苓——健脾祛湿

佐：橘红——理气化痰，使气顺则痰消

使：甘草——和中调药

生姜、大枣——调和脾胃，生姜兼制半夏之毒

组方特点：风痰并治，标本兼顾，但以化痰息风治标为主，健脾祛湿治本为辅。

（二）止咳平喘剂

止咳平喘剂，具有宣降肺气、止咳平喘的作用，适用于由外感、内伤导致的肺气不利，咳嗽气喘等病证。本类方剂常用的止咳平喘药有紫菀、百部、款冬花、桔梗、紫苏子、杏仁等。本类方剂治疗因外感引发的病证，常配伍宣肺解表药如麻黄、细辛等；治疗内伤性病证，常配伍清肺、润肺、化痰药如瓜蒌、贝母、半夏等。本类方剂的代表性方剂如止嗽散、苏子降气汤等。

止嗽散

（《医学心悟》）

【组成】紫菀9g，百部9g，白前9g，炒桔梗6g，陈皮6g，荆芥9g，炒甘草3g。初感风寒加生姜3片，水煎服（原方为煮散）。

【功效】宣利肺气，疏风化痰。

【主治】风痰咳嗽。咽痒咳嗽，咯痰不爽，或微恶风发热，舌苔薄白。

【方解】本方所治咳嗽乃因风邪稽肺，肺失宣畅，痰阻气滞而致。针对“风、痰、气”相因为患，且以肺失宣畅为核心的病机特点，立法组方宜以宣利肺气为主，兼以化痰、疏风。

君：紫菀、百部——入肺经，苦甘温润，功善润肺下气，紫菀又可化痰止嗽

臣：桔梗——善于宣肺祛痰
　　白前——长于降气化痰
（两药一宣一降，增强君药化痰止嗽之力）

佐：陈皮——理气化痰
　　荆芥——辛而微温，疏风散邪

使：甘草——调和诸药，合桔梗又可宣肺利咽

组方特点：本方温而不燥、润而不腻、散寒不助热、解表不伤正。

【使用注意】外感初起以表证为主者，不宜使用本方；阴虚劳嗽或肺热咳嗽者，慎用本方。

苏子降气汤

（《太平惠民和剂局方》）

【组成】紫苏子9g，半夏9g，姜炒厚朴6g，前胡6g，肉桂3g，当归6g，炙甘草6g。加生姜2片、大枣1个、苏叶2g，水煎服。

【功效】降气祛痰，平喘止咳。

【主治】上实下虚之喘咳。咳喘气急，痰多稀白，胸膈满闷，或有呼多吸少、腰疼脚弱、肢体倦怠、肢体浮肿，舌苔白滑或白腻，脉弦滑。

【方解】本方证病机特点是痰涎壅肺，肾阳不足。本方证虽属上实下虚，但以上实为主，故立法组方以降气平喘、祛痰止咳为主，兼顾下元。

君：紫苏子——降气祛痰，平喘止咳

臣：半夏——化痰降逆
厚朴——下气除满
前胡——下气祛痰
（三药共助紫苏子降气祛痰之功，其中前胡兼能宣散，有降中寓升之意，君臣相配，以治上实）

佐：肉桂——温补下元，纳气平喘，以治下虚

当归——既治咳逆上气，又能养血补虚以增肉桂温补下元之力，且可润燥以防半夏、厚朴辛燥伤津

生姜、苏叶——以散寒宣肺

使：甘草、大枣——和中调药

组方特点：一是以降气祛痰药配伍温肾补虚药，标本兼顾，上下并治，且以治上治标为主；二是大队降逆药中伍以宣散之品，众多苦温药中酌用凉润之品，使降中寓升，温而不燥。

【使用注意】肺肾阴虚喘咳及肺热痰喘之证均不宜使用。

其他祛痰止咳平喘剂见表8-20。

表 8-20 其他祛痰止咳平喘剂简表

类别	方名	组成	功效	主治	使用注意
祛痰止咳平喘剂	定喘汤	麻黄9g，苏子6g，杏仁5g，法半夏9g，款冬花9g，炙桑白皮9g，炒黄芩6g，炒白果9g，甘草3g	宣降肺气，化痰清热	痰热蕴肺之哮喘。哮喘咳嗽，痰多稠黄，舌苔黄腻，脉滑数	

第十一节 安神方药

安神方药是以安定神志为主要作用，主治心神不宁病证的一类方药。

安神方药主要用于各种原因所致的心神不宁、心悸怔忡、失眠多梦以及惊痫癫狂等证。导致神志不安的病因有很多，病机亦较为复杂，安神剂主要适用于因情志内伤所致脏腑偏盛偏衰，且以神志不安为主要表现者，如惊狂易怒、烦躁不安者，多为实证，治宜重镇安神；若表现为心悸健忘、虚烦失眠者，则多属虚证，治宜补养安神。故本类方药分为重镇安神和补养安神二类。

安神方药多为金石介壳类质重之品及补养滋腻药物，易损害脾胃，影响运化，故不宜久服。素体脾胃不健者使用本类方药时，尤当注意，必要时须配合健脾和胃之品。由于重镇安神药质多坚硬，故宜打碎先煎；某些安神药如朱砂等具有一定毒性，不宜多服或久服；安神方药宜在睡前服。

一、安神药

凡以安定神志为主要功效，主治心神不宁病证的药物，称安神药。心藏神、肝藏魂，所以人体神志的变化与心、肝二脏的功能活动有密切关系，因此，本类药主入心、

肝经。本类药物分为重镇安神药和养心安神药。

（一）重镇安神药

本类药物多为矿石、介类药物，具有质重沉降之性。重则能镇，重可祛怯，故本类药物有镇安心神、平惊定志、平肝潜阳等作用。本类药物主要用于心火炽盛、痰火扰心、肝郁化火及惊吓等引起的心神不宁，心悸失眠实证及惊痫癫狂等证。

朱 砂

Zhusha（《神农本草经》）

本品为硫化物类矿物辰砂族辰砂，主含硫化汞（HgS），采挖后，选取纯净者，用磁铁吸净含铁的杂质，再用水淘去杂石和泥沙，研细水飞，晾干或40℃以下干燥。

【药性】甘，微寒；有毒。归心经。

【功效】镇心安神，清热解毒。

【应用】

1.心神不安，心悸，失眠

本品甘寒质重，寒能降火，重可镇怯，专入心经，既可重镇安神，又能清心安神，为镇心、清火、安神定志之药。本品治心火亢盛所致心神不安、胸中烦热、惊悸不眠，多与黄连、甘草配伍；治兼有心血虚者，再加当归、生地黄等，即朱砂安神丸。

2.癫狂，小儿惊风

本品质重而镇，略有镇惊止痉之功，治疗温热病，热入心包或痰热内闭所致的高热烦躁，神昏谵语，惊厥抽搐者，与牛黄、麝香等同用，如安宫牛黄丸；治疗小儿惊风，多与牛黄、全蝎等配伍，如牛黄散；治癫痫卒昏抽搐，与磁石、神曲配伍，即磁朱丸。

3.疮疡肿毒，咽喉肿痛，口舌生疮

本品性寒，不论内服、外用，均有清热解毒作用，治疮疡肿毒，与雄黄、大戟等配伍，如紫金锭；对于咽喉肿痛、口舌生疮，可配冰片、硼砂等外用，如冰硼散。

【用法用量】0.1～0.5g，多入丸散，不宜入煎剂。外用适量。

【使用注意】本品有毒，不宜大量服用，也不宜久服；孕妇及肝肾功能异常者禁服；忌火煅。

磁 石

Cishi（《神农本草经》）

本品为氧化物类矿物尖晶石族磁铁矿，主含四氧化三铁（Fe_3O_4）。采挖后，除去杂石。生用或醋焠用。

【药性】咸，寒。归肝、心、肾经。

【功效】镇惊安神，平肝潜阳，聪耳明目，纳气平喘。

【应用】

1.烦躁不宁，惊悸及失眠

本品质重沉降，入心经，能镇惊安神；味咸入肾，又有益肾之功；性寒清热，清泻心肝之火，故能顾护真阴，镇摄浮阳，安定神志。本品用于肾虚阳旺、肝火上炎，扰动心神或惊恐气乱，神不守舍之心神不宁、惊悸、失眠及癫痫，常与朱砂配伍，如磁朱丸。

2. 肝阳上亢，眩晕头痛

本品治肝阳上亢之头晕目眩、急躁易怒等症，常与石决明、珍珠、牡蛎等同用；治阴虚甚者，可配生地黄、白芍、龟甲等药；治热甚者，可与钩藤、菊花、夏枯草等药同用。

3. 耳鸣耳聋，目暗昏花

本品入肝、肾经，补益肝肾，有聪耳明目之功。本品用治肾虚耳鸣、耳聋，多配熟地黄、山茱萸、山药等滋肾之品，如耳聋左慈丸；治肝肾不足，目暗不明，视物昏花者，多配枸杞子、女贞子、菊花等。近年用磁朱丸治疗白内障，可使部分病例视力改善。

4. 肾虚气喘

本品入肾经，质重沉降，纳气归肾，有益肾纳气平喘之功。治肾气不足，摄纳无权之虚喘，宜与代赭石、五味子、核桃仁等配用。

【用法用量】煎服，9～30g，先煎。或入丸散。

【使用注意】因吞服后不易消化，故入丸散，不可多服。脾胃虚弱者慎用。

【药物比较】朱砂与磁石质重性寒入心经，均能镇心安神。然朱砂镇心、清心而安神，善治心火亢盛之心神不宁；又能清热解毒，用治疮痈肿毒、咽喉肿痛、口舌生疮。磁石益肾阴、潜肝阳，主治肾虚肝旺，肝火扰心之心神不宁，以及肝阳上亢之眩晕；还能聪耳明目，纳气平喘，治肾虚耳鸣、耳聋，肝肾不足之目暗不明、视物昏花及肾虚气喘。

龙　骨

Longgu（《神农本草经》）

本品为古代多种大型哺乳动物的骨骼化石或象类门齿的化石。全年均可采挖，除去泥土及杂质，贮于干燥处。生用或煅用。

【药性】甘、涩，平。归心、肝、肾经。

【功效】镇静安神，平肝潜阳，收敛固涩。

【应用】

1. 心神不宁，心悸失眠，惊痫癫狂

本品质重，入心、肝经，能镇静安神，为重镇安神的常用药，用治心神不宁，心悸失眠，健忘多梦等证，可与菖蒲、远志等同用，如孔圣枕中丹。

2. 肝阳上亢眩晕

本品入肝经，质重沉降，有较强的平肝潜阳作用，用治肝阳上亢所致的头晕目眩，烦躁易怒等症，多与代赭石、生牡蛎、生白芍等滋阴潜阳药同用，如镇肝熄风汤。

3. 滑脱诸证

本品味涩能敛，煅用有收敛固涩的功效，可治疗遗精、滑精、尿频、遗尿、崩漏、带下、自汗、盗汗等证。治肾虚遗精，可与牡蛎、沙苑蒺藜、芡实等配伍；治带下赤白及月经过多，可与牡蛎、海螵蛸、山药等配用；治虚汗，常与牡蛎、五味子等配伍。

4.湿疮痒疹，疮疡久溃不敛

本品性收涩，外用有收湿、敛疮、生肌之效，可用于湿疮痒疹及疮疡溃后久不愈合，治湿疮流水，阴汗瘙痒，常配伍牡蛎研粉外敷。

【用法用量】煎服，15～30g，宜先煎。外用适量。收敛固涩煅用，其他生用。

附：

龙齿：为古代多种大型哺乳动物的牙齿骨骼化石。性味甘、涩，凉。归心、肝经。较龙骨更长于镇惊安神，主要适用于惊痫癫狂、心悸、失眠、多梦等证。用法用量与龙骨相同。

（二）养心安神药

本类药物多为植物类种子、种仁，具有甘润滋养之性，故有滋养心肝、益阴补血、交通心肾等作用。本类药物主要适用于阴血不足、心脾两虚、心肾不交等导致的心悸怔忡、虚烦不眠、健忘多梦、遗精、盗汗等证。

酸枣仁

Suanzaoren（《神农本草经》）

本品为鼠李科植物酸枣*Ziziphus jujuba* Mill.*var.spinosa*（Bunge）Hu ex H.F.Chou的干燥成熟种子。秋末冬初采收成熟果实，除去果肉及核壳，收集种子，晒干。生用或炒用。

【药性】甘、酸，平。归肝、胆、心经。

【功效】养心益肝，安神，敛汗。

【应用】

1.心神不宁，心悸失眠

本品味甘，入心、肝经，能养心阴，益肝血而有安神之效，为养心安神要药。本品主治心肝阴血亏虚，心失所养之心悸、怔忡、健忘、失眠、多梦等，常与当归、白芍、何首乌、龙眼肉等药配伍；治肝虚有热之虚烦不眠，常与知母、茯苓、川芎等同用，如酸枣仁汤；治心肾不足、阴虚阳亢所致虚烦失眠、心悸、健忘、舌红少苔者，可与生地黄、玄参、柏子仁等药同用，如天王补心丹。

2.自汗、盗汗

本品味酸能敛，有收敛止汗的功效，用于治疗体虚自汗、盗汗，与五味子、山茱萸、黄芪等益气固表止汗药同用。

【用法用量】煎服，10～15g。研末吞服，每次1.5～3g。炒后质脆易碎，便于煎出有效成分，可增强疗效。

远　志

Yuanzhi（《神农本草经》）

本品为远志科植物远志*Polygala tenuifolia* Willd.或卵叶远志Polygala sibirica L.的干

燥根。除去须根及泥沙，晒干。生用或炙用。

【药性】苦、辛，温。归心、肾、肺经。

【功效】安神益智，祛痰开窍，消散痈肿。

【应用】

1.惊悸，失眠健忘

本品苦辛性温，性善宣泄通达，既能开心气而宁心安神、又能通肾气而强志不忘，为交通心肾、安定神志、益智强识之佳品。本品主治心肾不交之心神不宁、失眠、惊悸等症，常与茯神、龙齿、朱砂等同用，如远志丸；治疗健忘，可与人参、石菖蒲配伍，如不忘散。

2.癫痫发狂

本品味辛通利，能利心窍，逐痰涎，故可用治痰阻心窍所致之癫痫抽搐、惊风发狂等症，可与半夏、天麻、全蝎等配伍。

3.咳嗽痰多

本品苦温性燥，入肺经，能祛痰止咳，治痰多黏稠、咳吐不爽或外感风寒、咳嗽痰多者，常与杏仁、贝母、瓜蒌、桔梗等同用。

4.痈疽肿毒

本品辛行苦泄，功擅疏通气血之壅滞而消散痈肿，内服、外用均有疗效，用于痈疽疖毒、乳房肿痛，单用为末酒送服或调敷患处。

【用法用量】煎服，3～10g。外用适量。

【使用注意】胃溃疡及胃炎者慎用。

其他安神药见表8–21。

表8–21 其他安神药简表

类别	药名	药性	功效	应用	用法用量	使用注意
重镇安神药	琥珀	甘，平。归心、肝、膀胱经	镇惊安神，活血散，瘀利尿通淋	①心神不宁，心悸失眠，惊风癫痫；②痛经经闭，心腹刺痛，癥瘕积聚；③淋证，癃闭	研末冲服，每次1.5～3g，不人煎剂	忌火煅
养心安神药	合欢皮	甘，平。归心、肝经	安神解郁，活血消肿	①心神不宁，忿怒忧郁，烦躁失眠；②跌打骨折，血瘀肿痛；③痈肿疮毒	6～12g。外用适量	–
	柏子仁	甘，平。归心、肾、大肠经	养心安神，润肠通便	①心悸失眠；②肠燥便秘	煎服，3～10g	便溏及多痰者慎用

二、安神剂

安神剂是以安神药或养心补肝、交通心肾的药物为主组成，通过调整脏腑功能及其相互关系而达到安神定志的作用，主治神志不安疾患的一类方剂。本类方剂分为重镇安神剂、滋养安神剂两类。

（一）重镇安神剂

重镇安神剂，具有重镇泻火、宁心平肝等作用，适用于惊狂、癫痫、心悸、失眠、躁扰不宁等火热扰心或心肝阳亢之神志不安证，常以重镇安神药如朱砂、磁石、珍珠母、龙齿、生铁落等，酌情配伍清热泻火、滋阴养血、理气化痰、平肝息风、消导和中药而组成方剂。代表方如朱砂安神丸等。

朱砂安神丸

（《内外伤辨惑论》）

【组成】朱砂15g，甘草16.5g，黄连18g，当归7.5g，生地黄4.5g。上药研末，炼蜜为丸，朱砂另研，水飞为衣。每次6～9g，临睡前温开水送服。

【功效】镇心安神，泻火养阴。

【主治】心火亢盛，气阴不足证。怔忡不寐，心神烦乱，舌尖红，脉细数。

【方解】本方证主要反映心火亢盛，扰乱心神，灼伤气阴，心失所养的病机特点。立法组方重在镇心泻火，兼养气阴。

君：朱砂——长于清心火，镇心神，摄浮阳，以宁神

臣：黄连——清心泻火除烦，以助朱砂平内炽之心火

佐：生地黄、当归——滋阴养血，使肾水上济而令心火不亢

佐使：生甘草——清心火、益心气，护中调药

组方特点：集镇心、清心、养心（益气养阴）三法于一方，标本两顾，但重在镇心神、泻心火。

【使用注意】方中朱砂含硫化汞，不宜多服、久服，以防汞中毒。

（二）滋养安神剂

补养安神剂，具有滋阴养血、安神定志等作用，适用于虚烦不眠、心悸怔忡、健忘多梦、胆怯易惊等心肝肾阴血不足，心神失养之神志不安证。本类方剂常以补养安神药如酸枣仁、柏子仁等，配伍滋阴养血药如当归、生地黄、白芍等而成，代表方如天王补心丹、酸枣仁汤等。

天王补心丹

（《校注妇人良方》）

【组成】生地黄120g，人参15g，茯苓15g，玄参15g，丹参15g，桔梗15g，远志15g，当归30g，五味子30g，麦冬30g，天冬30g，柏子仁30g，炒酸枣仁30g。上为末，炼蜜为丸，如梧桐子大，用朱砂为衣。每服6～9g，温开水送下，或用桂圆肉煎汤送服。

【功效】滋阴清热，补心安神。

【主治】阴虚内热，心神不宁证。心悸怔忡，虚烦失眠，手足心热，或有神疲健忘、梦遗、口舌生疮，舌红少苔，脉细数。

【方解】本方证主要反映心肾阴亏，水不制火，虚火上扰，心神不宁的病机特点。应以补心安神立法，组方配伍当滋阴养血与清降虚火兼顾。

君：生地黄——滋肾养心，壮水制火

臣：玄参、天冬、麦冬——助生地黄滋阴清热

当归——助生地黄滋阴养血

酸枣仁、柏子仁——养心安神

佐：人参、五味子——补敛心气

茯苓、远志——宁心安神

丹参——清心活血

朱砂——镇心安神

使：桔梗——载药上行

组方特点：一是滋阴补血，心肾两顾，意在养心安神；二是滋中寓清，标本兼治，但以补心治本为主。

【使用注意】本方滋阴之品较多，脾胃虚弱、纳食欠佳、大便不实者，不宜长期服用。

酸枣仁汤（原名酸枣汤）

（《金匮要略》）

【组成】酸枣仁15g（先煎），茯苓6g，知母6g，川芎6g，甘草3g。水煎温服。

【功效】养血安神，清热除烦。

【主治】肝血不足，虚热内扰证。虚烦不眠，咽干口燥，或有头目眩晕、心悸不安，舌红，脉弦细。

【方解】本方所治虚烦不眠由肝血不足，血不养心，虚热内扰，心神不宁而致。立法组方当养血补肝、宁心清热，并结合肝的苦欲特性，以酸收、辛散、甘缓之品配伍组方。

君：酸枣仁——养血补肝，宁心安神

臣：茯苓——宁心安神；

知母——滋阴清热

佐：川芎——调畅气血、疏达肝气，与酸枣仁一辛散一酸收，有养血调肝之妙

使：甘草——和中缓急，调和诸药

组方特点：一是体现酸收、辛散、甘缓治肝法则；二是标本兼治，养中兼清，补中有行。

第十二节　平肝息风方药

平肝息风方药是以平肝潜阳或息风止痉为主要作用，主治肝阳上亢或肝风内动证的一类方药。

平肝息风方药主要用治肝阳上亢之头晕目眩、头痛、耳鸣和肝火上攻之面红、口

苦、目赤肿痛、烦躁易怒、头痛头昏等症，以及温热病热极动风、肝阳化风、血虚生风等所致眩晕欲仆、项强肢颤、痉挛抽搐等症，以及风阳夹痰、痰热上扰之癫痫、惊风抽搐，或风毒侵袭引动内风之破伤风痉挛抽搐、角弓反张等症。

一、平肝息风药

凡以平肝潜阳或息风止痉为主要作用的药物，称为平肝息风药。本类药物皆入肝经，主要功效为平肝潜阳、息风止痉。部分药物兼有镇惊安神、清肝明目、降逆、凉血、祛风通络等功效。本类药物主治肝阳上亢、肝风内动之病证，可分为平肝潜阳药和息风止痉药二类。

（一）平肝潜阳药

本类药物多为质重之介类或矿石类药物，具有平抑肝阳或平肝潜阳之功效。本类药物主要用于治疗肝阳上亢之头晕目眩、头痛、耳鸣和肝火上攻之面红、口苦、目赤肿痛、烦躁易怒、头痛头昏等症。

石决明

Shijueming（《名医别录》）

本品为鲍科动物杂色鲍（光底石决明）*Haliotis diversicolor* Reeve、皱纹盘鲍（毛底石决明）*Haliotis discus hannai* Ino、羊鲍*Haliotis ovina* Gmelin的贝壳。夏、秋季捕捉，去肉，洗净，干燥。生用或煅用。

【药性】咸，寒。归肝经。

【功效】平肝潜阳，清肝明目。

【应用】

1.肝阳上亢，头晕目眩，头痛

本品咸寒清热，质重潜阳，专入肝经，而有清泄肝热，镇潜肝阳，利头目之效，为凉肝、镇肝之要药，本品又兼有滋养肝阴之功，故对肝肾阴虚、肝阳眩晕，尤为适宜。本品常与白芍、生地黄等配伍，如阿胶鸡子黄汤；用于肝阳独亢而有热象，头晕头痛，烦躁易怒者，可与夏枯草、黄芩等同用，如平肝潜阳汤。

2.目赤翳障，视物昏花

本品清肝火而明目退翳，对于肝火上炎目赤肿痛之症，可与黄连、龙胆等同用；治风热目赤，翳膜遮睛之症，常与蝉蜕、菊花等配伍；治疗肝虚血少，目昏，雀盲，多配熟地黄、枸杞子等。

此外，煅石决明还有收敛、制酸、止痛、止血等作用，常用于胃酸过多之胃脘痛与外伤出血。

【用法用量】煎服，6～20g；应打碎先煎。平肝、清肝宜生用，外用点眼宜煅用、水飞。

【使用注意】本品咸寒易伤脾胃，故脾胃虚寒，食少便溏者慎用。

【药物比较】石决明与决明子，均有清肝明目之功效，皆可治疗目赤肿痛、翳障等偏于肝热者。石决明咸寒质重，凉肝镇肝，滋养肝阴，故无论虚实之目疾均可使用，多用治血虚肝热之羞明、目暗、青盲等；并善治阴虚阳亢之头痛眩晕；决明子苦寒，功偏清泻肝火而明目，常用治肝经实火之目赤肿痛，并能润肠通便，治疗肠燥便秘。

牡　蛎

Muli（《神农本草经》）

本品为牡蛎科动物长牡蛎*Ostrea gigas* Thunberg、大连湾牡蛎*Ostrea talienwhanensis* Crosse或近江牡蛎*Ostrea rivularis* Gould的贝壳。采得后，去肉，取壳，洗净，晒干。生用或煅用。

【药性】咸，微寒。归肝、胆、肾经。

【功效】潜阳补阴，重镇安神，软坚散结，收敛固涩。

【应用】

1.肝阳上亢，头晕目眩

本品咸寒质重，入肝经，有平肝潜阳，益阴之功。对于阴虚阳亢，头目眩晕，烦躁不安，耳鸣者，多与龙骨、龟甲等同用，如镇肝熄风汤；治虚风内动，四肢抽搐之症，常与生地黄、龟甲等配伍，如大定风珠。

2.心神不安，惊悸失眠

本品质重能镇，有安神之功效，常与龙骨相须为用，用治心神不安，惊悸怔忡，失眠多梦等，如桂枝甘草龙骨牡蛎汤。

3.痰核瘰疬，瘿瘤癥瘕

本品咸寒质重，入肝经，有平肝潜阳，益阴之功，治疗痰火郁结之痰核，瘰疬，瘿瘤等，可与浙贝母、玄参等配用；对于癥瘕积聚者，常与鳖甲、丹参等同用。

4.滑脱诸证

本品煅后收敛固涩功效与煅龙骨相似，用于自汗，盗汗，多与麻黄根、浮小麦等同用，如牡蛎散；治肾虚遗精，滑精，常配沙苑子、龙骨等，如金锁固精丸；对于尿频，遗尿，常与桑螵蛸、益智等同用；而治崩漏，带下证，则宜与海螵蛸、山药等配伍。

此外，煅牡蛎有制酸止痛的作用，治疗胃痛泛酸等。

【用法用量】煎服，9～30g；宜打碎先煎。外用适量。收敛固涩宜煅用，其他宜生用。

【药物比较】龙骨与牡蛎，均有重镇安神、平肝潜阳、收敛固涩的功效，皆主治心神不安、惊悸失眠、阴虚阳亢、头晕目眩及各种滑脱证。龙骨长于镇惊安神，且收敛固涩力优于牡蛎；牡蛎平肝潜阳功效显著，又有软坚散结之功，可治瘰疬、瘿瘤、癥瘕积聚等证。

赭　石

Zheshi（《神农本草经》）

本品为氧化物类矿物刚玉族赤铁矿，主含三氧化二铁（Fe_2O_3）。以山西为主产地

（古属代郡），故又称“代赭石”。开采后，除去杂石，打碎生用或醋淬研粉用。

【药性】苦，寒。归肝、心、肺、胃经。

【功效】平肝潜阳，重镇降逆，凉血止血。

【应用】

1.肝阳上亢，头晕目眩

本品质重沉降，长于镇潜肝阳；又性味苦寒，善清肝火，故为重镇潜阳常用之品。常用于肝阳上亢之头目眩晕、目胀耳鸣等症，多与牛膝、生龙骨等配用，如镇肝熄风汤；若肝火上升头晕头痛，心烦难寐者，可配伍珍珠母、磁石等。

2.呕吐，呃逆，噫气

本品质重性降，为重镇降逆要药，尤善降上逆之胃气而具止呕、止呃、止噫之效，常与旋覆花、半夏等同用，如旋覆代赭汤。

3.气逆喘息

本品能降上逆之肺气而平喘，常用于治疗肺肾不足，阴阳两虚之虚喘，多配党参、山茱萸等同用，如参赭镇气汤；若治肺热咳喘，则与桑白皮、紫苏子等同用。

4.吐血，衄血，崩漏

本品苦寒，入心肝血分，有凉血止血之效，又善于降气、降火，尤适宜于气火上逆，迫血妄行之出血证。本品多用于因热而胃气上逆所致吐血、衄血、胸中烦热，可与白芍、竹茹等同用，如寒降汤；若治血热崩漏下血，则多配禹余粮、赤石脂等，如震灵丹。

【用法用量】煎服，10～30g；宜打碎先煎。外用适量。降逆、平肝宜生用，止血宜煅用。

【使用注意】脾胃虚寒者及孕妇慎用。因含微量砷，故不宜长期服用。

（二）息风止痉药

本类药物主入肝经，以息肝风、止痉抽为主要功效。本类药物适用于温热病热极动风、肝阳化风、血虚生风等所致之眩晕欲仆、项强肢颤痉挛抽搐等症，以及风阳夹痰、痰热上扰之癫痫、惊风抽搐，或风毒侵袭引动内风之破伤风等症。部分兼有平肝潜阳、清泻肝火作用的息风止痉药，亦可用于治疗肝阳眩晕和肝火上攻之目赤、头痛等。

羚羊角

Lingyangjiao（《神农本草经》）

本品为牛科动物赛加羚羊*Saiga tatarica* Linnaeus的角。猎取后锯取其角，晒干。镑片或粉碎成细粉。

【药性】咸，寒。归肝、心经。

【功效】平肝息风，清肝明目，清热解毒。

【应用】

1.肝风内动，惊痫抽搐

本品主入肝经，咸寒质重，善能清泄肝热，平肝息风，镇惊解痉，为治惊痫抽搐之要药，尤宜于热极生风所致者。本品常与钩藤、白芍、菊花、桑叶、生地黄等同用，如羚角钩藤汤；治疗癫痫，多配钩藤、郁金等。

2.肝阳上亢，头晕目眩

本品味咸质重主降，有平肝潜阳之功，常用于治疗肝阳上亢，头晕目眩，多配石决明、龟甲等。

3.肝火上炎，目赤头痛

善清泻肝火而明目。对于肝火上炎之头痛，目赤肿痛，羞明流泪等症，则配决明子、黄芩、龙胆等，如羚羊角散。

4.壮热神昏，热毒发斑

本品入心肝二经，能气血两清，清热凉血，泻火解毒，常用于温热病壮热神昏，谵语躁狂，甚或抽搐，热毒斑疹等症，多与石膏、麝香等配伍，如紫雪丹。

【用法用量】煎服，1～3g；宜单煎2小时以上。磨汁或研粉服，每次0.3～0.6g。

【使用注意】本品性寒，脾虚慢惊者忌用。

附：

山羊角：为牛科动物青羊*Naemorkedusgoral goral* Hardwicke的角。咸，寒。归肝经。有平肝，镇惊功效。用治肝阳上亢，头目眩晕，肝火上炎，目赤肿痛以及惊风抽搐等证。用量10～15g。

牛　黄

Niuhuang（《神农本草经》）

本品为牛科动物牛*Bos taurus domesticus* Gmelin的干燥胆结石。宰牛时，如发现有牛黄，即滤去胆汁，将牛黄取出，除去外部薄膜，阴干，研极细粉末。

【药性】甘，凉。归心、肝经。

【功效】凉肝息风，豁痰开窍，清热解毒。

【应用】

1.热病神昏

本品性凉，其气芳香，入心经，能清心，祛痰，开窍醒神，故用于治疗温热病热入心包及中风、惊风、癫痫等病证中因痰热阻闭心窍所致的神昏、口噤等症，常与麝香、冰片、朱砂等配伍，如安宫牛黄丸。

2.惊风，癫痫

本品入心、肝二经，有清心、凉肝、息风止痉之功，用于小儿急惊风之壮热、神昏、惊厥抽搐等症，常与朱砂、全蝎等同用，如牛黄散；若治痰蒙清窍之癫痫，可配珍珠、远志、胆南星等。

3.口舌生疮，喉痹牙痛，痈疽疔毒

本品性凉，为清热解毒之良药，对于火毒郁结之口舌生疮、咽喉肿痛、牙痛，宜配黄芩、雄黄、大黄等，如牛黄解毒丸；治痈疽、疔毒、疖肿等，与金银花、甘草同用。

【用法用量】入丸、散剂，每次0.15～0.35g。外用适量，研末敷患处。

【使用注意】非实热证不宜用，孕妇慎用。

钩 藤

Gouteng (《名医别录》)

本品为茜草科植物钩藤 *Uncaria rhynchophylla*（Miq.）Miq. ex Havil.、大叶钩藤 *Uncaria macrophylla* Wall.、毛钩藤 *Uncaria hirsuta* Havil.、华钩藤 *Uncaria sinensis*（Oliv.）Havil.或无柄果钩藤 *Uncaria sessilifructus* Roxb.的干燥带钩茎枝。秋、冬二季采收带钩的嫩枝，去叶，切段，晒干。

【药性】甘，凉。归肝、心包经。

【功效】清热平肝，息风定惊。

【应用】

1.肝阳上亢，头痛眩晕

本品性凉，主入肝经，既能清肝热，又能平肝阳，故可用于治疗肝火上攻或肝阳上亢之头胀头痛、眩晕等症。本品治疗头胀头痛、眩晕等属肝火者，多与夏枯草、龙胆等同用；属肝阳者，可配天麻、石决明等药，如天麻钩藤饮。

2.肝风内动，惊痫抽搐

本品入肝，心包二经，有和缓的息风止痉作用，又能清泄肝热，尤宜于热极生风，四肢抽搐及小儿高热惊风症。本品治小儿急惊风，症见壮热神昏、牙关紧闭、手足抽搐者，与天麻、全蝎、僵蚕等同用，如钩藤饮子；治温热病热极生风，痉挛抽搐，多与羚羊角、白芍、菊花、生地等同用，如羚角钩藤汤。

此外，本品还可清热透邪，治疗风热外感，头痛，目赤及斑疹透发不畅之证；有凉肝止惊功效，治小儿惊啼、夜啼，多与蝉蜕、薄荷同用。

【用法用量】煎服，3～12g；入煎剂宜后下。

天 麻

Tianma (《神农本草经》)

本品为兰科植物天麻 *Gastrodia elata* Bl.的干燥块茎。采挖后，立即洗净，蒸透，敞开低温干燥。用时润透或蒸软，切片。

【药性】甘，平。归肝经。

【功效】息风止痉，平抑肝阳，祛风通络。

【应用】

1.肝风内动，惊痫抽搐

本品药性平和，对各种病因之肝风内动，惊痫抽搐，不论寒热虚实，皆可配伍应用。本品治小儿急惊风，多配羚羊角、钩藤等，如钩藤饮；若治小儿脾虚慢惊，则与人参、白术等药配伍，如醒脾丸；对破伤风痉挛抽搐、角弓反张者，与天南星、白附子、防风等同用，如玉真散。

2.肝阳上亢，眩晕头痛

本品性凉，主入肝经，既能清肝热，又能平肝阳，为治眩晕头痛之要药，故可用治肝火上攻或肝阳上亢之头胀头痛，眩晕等症，常与钩藤、石决明等同用，如天麻钩藤饮；治风痰上扰之眩晕、头痛，常与半夏、白术等配伍，如半夏白术天麻汤。

3.肢体麻木，手足不遂，风湿痹痛

本品能祛风通络，治疗风湿痹痛，关节屈伸不利，多与秦艽、羌活、桑枝等同用；治中风手足不遂，筋骨疼痛等，可与没药、制乌头、麝香等药配伍，如天麻丸。

【用法用量】煎服，3～10g。

【药物比较】钩藤与天麻共同的功效为平肝息风，平肝潜阳，均可用治肝风内动之惊痫抽搐、肝阳上亢之头痛，眩晕。钩藤长于清热息风，用治小儿高热惊风轻证为宜；又可清热透邪，常用治风热外感，头痛，目赤及斑疹透发不畅之证。天麻甘平质润，清热之力不及钩藤，但肝风内动、惊痫抽搐之证，不论寒热虚实皆可配伍应用；又可祛风通络，多用治肢体麻木，手足不遂，风湿痹痛。

全　蝎

Quan xie（《蜀本草》）

本品为钳蝎科动物东亚钳蝎*Buthus martensii* Karsch的干燥体。捕得后，先浸入清水中，待其吐出泥土，置沸水或沸盐水中，煮至全身僵硬，捞出，置通风处，阴干。

【药性】辛，平；有毒。归肝经。

【功效】息风镇痉，攻毒散结，通络止痛。

【应用】

1.痉挛抽搐

本品主入肝经，性善走窜，既平息肝风，又搜风通络，有良好的息风止痉之效，为治痉挛抽搐之要药。本品常用于治疗各种原因之惊风、痉挛抽搐，常配蜈蚣，即止痉散；治小儿急惊风，则配羚羊角、钩藤等；若治小儿慢惊风，常与党参、白术等同用；治疗中风口眼㖞斜，多配僵蚕、白附子等，如牵正散。

2.疮疡肿毒，瘰疬结核

本品味辛有毒，故有散结攻毒的功效，多外用，治疗诸疮肿毒，与栀子，麻油煎黑去渣，入黄蜡为膏外敷；治流痰、瘰疬、瘿瘤等证，与马钱子、半夏、五灵脂等同用。

3.风湿顽痹

本品善于通络止痛，对风寒湿痹久治不愈，筋脉拘挛，甚则关节变形之顽痹，作用颇佳，可与麝香同用。

4.偏正头痛

本品搜风通络止痛之效较强，善治顽固性偏正头痛，单味研末吞服即有效，或与天麻、蜈蚣、川芎、僵蚕等同用。

【用法用量】煎服，3～6g。外用适量。

【使用注意】本品有毒，用量不宜过大。孕妇慎用。

其他平肝息风药见表8-22。

表 8-22　其他平肝息风药简表

类别	药名	药性	功效	应用	用法用量	使用注意
平肝潜阳药	珍珠母	咸，寒。归肝经	平肝潜阳，清肝明目	①肝阳上亢，头晕目眩，头痛；②目赤翳障，视物昏花	煎服，6～20g；应打碎先煎	脾胃虚寒，食少便溏者慎用
	刺蒺藜	苦、辛，微温；有小毒，归肝经	平肝疏肝，祛风明目	①肝阳上亢，头晕目眩；②肝郁气滞，胸胁胀痛及乳闭胀痛；③风热上攻，目赤翳障；④风疹瘙痒、白癜风	6～9g，入丸、散剂	孕妇慎用
息风止痉药	蜈蚣	辛，温；有毒。归肝经	息风止痉，攻毒散结，通络止痛	①痉挛抽搐；②疮疡肿毒、瘰疬、结核；③风湿顽痹；④顽固性头痛	3～5g。研末冲服，每次0.6～1g	本品有毒，用量不宜过大，孕妇忌用
	僵蚕	咸、辛，平。归肝、肺经	息风止痉，祛风止痛，化痰散结	①惊痫抽搐；②风中经络，口眼㖞斜；③风热头痛、目赤、咽肿或风疹瘙痒；④痰核、瘰疬	5～9g。研末吞服，每次1～1.5g	-
	地龙	咸，寒。归肝、脾、膀胱经	清热定惊，通络，平喘，利尿	①高热神昏，惊痫癫狂；②气虚血滞，半身不遂；③风湿痹证；④肺热哮喘；⑤热结膀胱，小便不通	煎服，5～10g	-

二、平肝息风剂

平肝息风剂，具有平肝潜阳、息风止痉等作用，适用于肝阳上亢及肝风内动证。内风的产生多与肝有关，如肝经热盛，热极生风者，常见高热不退、抽搐、痉厥等；肝阳偏亢，风阳上扰者，常见眩晕、头部热痛、面红如醉，甚或猝然昏倒、不省人事、口眼㖞斜、半身不遂等；阴虚血亏，虚风内动者，常见筋脉挛急、手足蠕动等。本类方剂常以平肝息风药如羚羊角、钩藤、天麻、石决明、代赭石、龙骨、牡蛎等为主，配清热、滋阴、安神、化痰之品组方而成，代表方如羚角钩藤汤、镇肝熄风汤、天麻钩藤饮等。

羚角钩藤汤

（《通俗伤寒论》）

【组成】羚角片4.5g，霜桑叶6g，京川贝12g，鲜生地15g，双钩藤9g（后入），滁菊花9g，茯神木9g，生白芍9g，生甘草2g，淡竹茹15g（鲜刮，与羚角先煎代水）。水煎服。

【功效】凉肝息风，增液舒筋。

【主治】热盛动风证。高热不退，烦闷躁扰，手足抽搐，发为痉厥，甚或神昏，舌绛而干，或舌焦起刺，脉弦而数。

【方解】本方证主要反映肝经热盛、热极动风，热灼阴伤、筋脉失养的病机特点。立法组方当以凉肝息风为主，兼以增液舒筋。

君：羚羊角、钩藤——清热凉肝，息风止痉 ┐君臣相伍，清肝之中又复辛
臣：桑叶、菊花——清热平肝，辛凉透泄 ┘凉透泄，内清外透肝热

佐：鲜生地、白芍、甘草——酸甘化阴，养阴增液，舒筋缓急
川贝母、鲜竹茹——清热化痰
茯神木——宁心安神，兼以平肝

使：甘草——调和诸药

【使用注意】温病后期，阴虚动风者，不宜使用。

镇肝熄风汤

（《医学衷中参西录》）

【组成】怀牛膝30g，生赭石30g（先煎），生龙骨15g（先煎），生牡蛎15g（先煎），生龟甲15g（先煎），生杭芍15g，玄参15g，天冬15g，川楝子6g，生麦芽6g，茵陈6g，甘草5g。水煎服。

【功效】镇肝息风，滋阴潜阳。

【主治】类中风。常感头目眩晕、脑部热痛、面色如醉、心中烦热、时常噫气，渐觉肢体不利、口舌㖞斜，甚或突然眩晕颠仆、昏不知人，脉弦长有力。

【方解】本方所治类中风由肝肾阴虚，肝阳偏亢，阳亢化风，气血逆乱所致。故立法组方以镇肝息风、引气血下行为主，辅以滋养肝肾，兼顾肝木条达之性。

君：怀牛膝——引血下行，兼补肝肾 ┐
代赭石——善镇肝逆、降胃平冲 ┘引气血下行，直折亢阳，平定气血逆乱

臣：生龙骨、生牡蛎——镇肝潜阳
生龟甲——滋阴潜阳 ┐
生白芍——养阴柔肝 ┘四药合以滋水涵木以治本

佐：玄参、天冬——养阴清热，寓有清金制木之意
茵陈、川楝子——清泄肝热、疏肝理气，以遂肝喜条达之性
生麦芽——合甘草和胃安中，以防金石、介类药物碍胃

使：甘草——调和诸药

组方特点：一为标本兼治，急则治标为主；二为重镇与潜阳并用，体现镇肝息风法；三为镇肝与柔肝、疏肝兼顾；四为寓滋水涵木、清金制木法。

【使用注意】气虚血瘀之中风，不宜使用。

天麻钩藤饮

（《中医内科杂病证治新义》）

【组成】天麻9g，钩藤12g（后下），生决明18g（先煎），川牛膝12g，益母草9g，山栀9g，黄芩9g，杜仲9g，桑寄生9g，夜交藤9g，朱茯神9g。水煎服。

【功效】平肝息风，清热活血，补益肝肾。

【主治】肝阳偏亢，风火上扰证。头痛，眩晕，失眠，舌红苔黄，脉弦数。

【方解】本方证由肝肾阴虚，肝阳偏亢，化风生热所致，故立法组方以平肝息风为

主，辅以清热安神，滋养肝肾。

君：天麻、钩藤——入肝经，平肝息风，且天麻有定眩晕之专长

臣：石决明——性味咸平，平肝潜阳，除热明目

川牛膝——引血下行，直折亢阳

佐：黄芩、栀子——清热泻火，使肝经之热不致上炎内扰

益母草——活血利水，有利于平降肝阳

杜仲、桑寄生——补益肝肾

夜交藤、朱茯神——宁心安神

组方特点：以平肝息风药（天麻、钩藤）和清降肝热药（黄芩、山栀）、活血利水药（川牛膝、益母草）相伍，增强平肝息风的疗效。

【使用注意】肝经实火或湿热所致头痛不宜使用本方。

其他平肝息风剂见表8–23。

表 8–23 其他平肝息风剂简表

方名	组成	功效	主治	使用注意
大定风珠	阿胶9g，生鸡子黄2个，干地黄18g，麦冬18g，生白芍18g，生龟甲12g，生鳖甲12g，生牡蛎12g，麻子仁6g，五味子6g，炙甘草12g	滋阴息风	阴虚风动证。手足瘛疭，形消神倦，舌绛少苔，脉气虚弱	阴液虽亏而邪热尤盛者不宜使用

第十三节 开窍方药

开窍方药是具有辛香走窜之性，以开窍醒神为主要功能，治疗窍闭神昏证的一类方药。

窍闭神昏之证多由邪气壅盛，蒙蔽心窍所致。根据闭证的临床表现，闭证可分为热闭和寒闭两种。热闭多由温热邪毒内陷心包，或痰热蒙蔽心窍所致，治宜清热开窍；寒闭多因寒湿痰浊之邪或秽浊之气蒙蔽心窍引起，治宜温通开窍。

运用开窍方药，首先应鉴别闭证和脱证。凡神志昏迷伴见口噤不开、两手握固、二便不通、脉实有力的闭证才可运用开窍剂；若神昏而伴见汗出肢冷、呼吸气微、手撒遗尿、口开目合、脉象虚弱无力或脉微欲绝的脱证，切忌运用开窍剂。其次，开窍剂大多为芳香药物，辛散走窜，只宜暂用，不宜久服，久服则易伤元气，故临床多用于急救，中病即止，待患者神志清醒后，应根据不同表现，辨证施治。再者，本类方剂辛香走窜，有碍胎元，故孕妇慎用。

一、开窍药

本类药味辛、气芳香，善于走窜，皆入心经，具有通关开窍、启闭回苏、醒脑复神的作用。部分开窍药尚兼活血、行气、止痛、辟秽、解毒等功效。本类药物主要用于

治疗温病热陷心包、痰浊蒙蔽清窍之神昏谵语，以及惊风、癫痫、中风等猝然昏厥、痉挛抽搐等症。又可用治湿浊中阻，胸脘冷痛满闷；血瘀、气滞疼痛，经闭癥瘕；湿阻中焦，食少腹胀及目赤咽肿、痈疽疔疮等证。

麝　香

Shexiang (《神农本草经》)

为鹿科动物林麝*Moschus berezovskii* Flerov、马麝*Moschus sifanicus* Przewalski或原麝*Moschus moschiferus* Linnaeus成熟雄体香囊中的干燥分泌物。猎取后，割取香囊，或从香囊中取出麝香仁，阴干。

【药性】辛，温。归心、脾经。

【功效】开窍醒神，活血通经，消肿止痛。

【应用】

1.神昏证

本品气香走窜，有较强的开窍通闭作用，为醒神回苏之要药，用于治疗各种原因所致之闭证神昏，无论寒闭、热闭均可选用。本品用治热闭神昏，多与牛黄、冰片、朱砂等同用，如安宫牛黄丸、至宝丹；治寒闭神昏，与苏合香、檀香、安息香等药同用，如苏合香丸。

2.血瘀经闭，癥瘕积聚，心腹暴痛，跌打损伤，风寒湿痹

本品辛香走窜，有活血通经止痛功效，治血瘀经闭证，与丹参、桃仁、红花、川芎等药同用；若治癥瘕积聚痞块，则与水蛭、虻虫、三棱等配伍，如化癥回生丹；治跌打损伤，不论内服、外用均效，常与乳香、没药、红花等配伍，如七厘散。

3.痈肿疮疡，瘰疬痰核，咽喉肿痛

本品有良好的活血散结，消肿止痛作用，内服、外用均有效，治痈肿疮疡，与雄黄、乳香、没药等同用，如醒消丸；治咽喉肿痛，多与牛黄、蟾酥、珍珠等配伍。

【用法用量】入丸散，每次0.03～0.1g。外用适量。

【使用注意】孕妇禁用。

苏合香

Suhexiang (《名医别录》)

本品为金缕梅科植物苏合香树*Liquidambar orientalis* Mill.的树干渗出的香树脂加工而成。成品应置阴凉处，密闭保存。

【性能】辛，温。归心、脾经。

【功效】开窍醒神，辟秽，止痛。

【应用】

1.寒闭神昏

苏合香辛香气烈，有开窍醒神之效，作用与麝香相似而力稍逊，且长于温通、辟秽，故为治面青、身凉、苔白、脉迟之寒闭神昏之要药。本品治疗中风痰厥、惊痫等属于寒邪、痰浊内闭者，常与麝香、安息香、檀香等同用，如苏合香丸。

2.胸痹心痛，胸腹冷痛

本品温通、走窜，具有化浊开郁，祛寒止痛之效，治痰浊，血瘀或寒凝气滞之胸脘痞满、冷痛等症，常与冰片等同用，如冠心苏合丸。

【用法用量】入丸散，0.3～1g，外用适量，不入煎剂。

石菖蒲

Shichangpu（《神农本草经》）

本品为天南星科植物石菖蒲*Acorus tatarinowii* Schott.的干燥根茎。除去须根及泥沙，晒干。生用。

【药性】辛、苦，温。归心、胃经。

【功效】开窍豁痰，醒神益智，化湿开胃。

【应用】

1.痰蒙清窍，神志昏乱

本品辛开苦燥温通，芳香走窜，不但有开窍醒神之功，且兼具化湿，豁痰，辟秽之效，善治痰湿秽浊之邪蒙蔽清窍所致之神志昏乱，可与郁金、半夏等同用，如菖蒲郁金汤。

2.脘腹痞满，胀闷疼痛，噤口痢

本品辛温芳香，善化湿浊、醒脾胃、行气滞、消胀满，治湿浊中阻，脘闷腹胀、痞塞疼痛，与砂仁、苍术、厚朴同用；若湿从热化，身热吐利、胸脘痞闷、舌苔黄腻者，与黄连、厚朴等配伍，如连朴饮。本品治疗湿浊、热毒蕴结肠中所致之水谷不纳，里急后重等，可与黄连、茯苓、石莲子等配伍，如开噤散。

3.失眠健忘、耳鸣耳聋

本品入心经，开心窍、益心智、安心神、聪耳明目，故可用于上述诸症。本品治疗健忘、耳鸣、耳聋，常与远志、茯苓、龙齿等药配伍，如安神定志丸；治健忘证，多与人参、茯苓等配伍。

【用法用量】煎服，3～10g。外用适量。

其他开窍药见表8-24。

表8-24 其他开窍药简表

类别	药名	药性	功效	应用	用法用量	使用注意
开窍药	冰片	辛、苦，微寒。归心、脾，肺经	开窍醒神 清热止痛	①热闭神昏；②喉痹口疮，目赤肿痛，痈肿疮疡，水火烫伤	入丸散，0.15～0.3g。外用适量，研粉点敷患处	孕妇慎用

二、开窍剂

开窍剂是以芳香开窍药为主组成，具有开窍醒神作用，治疗窍闭神昏证的一类方剂。分为清热开窍剂和温通开窍剂两类。

（一）清热开窍剂

清热开窍剂，具有清热解毒、开窍醒神等作用，适用于身热烦躁、神昏谵语等热闭证。常以芳香开窍药如麝香、冰片、菖蒲等与清热泻火、凉血解毒药等为主组方。代表方如安宫牛黄丸等。

安宫牛黄丸

（《温病条辨》）

【组成】牛黄100g，郁金100g，犀角（水牛角浓缩粉代）200g，黄连100g，朱砂100g，梅片（冰片）25g，麝香25g，真珠（珍珠）50g，山栀100g，雄黄100g，黄芩100g。

粉碎成极细粉，加适量炼蜜制成大蜜丸600丸。脉虚者人参汤下，脉实者银花、薄荷汤下。

【功效】清热解毒，开窍醒神。

【主治】热闭心包证。高热烦躁，神昏谵语，或有舌謇肢厥，舌红或绛，脉数有力。

【方解】本方证因温热邪毒内闭心包所致，故立法组方以清热解毒、开窍醒神为主，并配辟秽、安神之品。

君：牛黄——清心解毒，辟秽开窍
　　犀角——清心凉血解毒
　　麝香——芳香开窍醒神
　　（三药相配，是清心开窍、凉血解毒的常用配伍）

臣：黄连、黄芩、山栀——大苦大寒，清热泻火解毒
　　冰片、郁金——芳香辟秽，化浊开窍

佐：雄黄——助牛黄辟秽解毒
　　朱砂、珍珠——镇心安神

使：蜜——和胃调中

【使用注意】服用本方宜中病即止，不可过服、久服；孕妇慎用本方。

附：

1.紫雪（苏恭方，录自《外台秘要》）主治：热闭心包，热盛动风证。症见高热烦躁，神昏谵语，痉厥，或有口渴唇焦、尿赤便闭，舌质红绛，苔黄燥，脉弦数有力。组成：犀角（水牛角代）、羚羊角、麝香、生石膏、寒水石、滑石、玄参、升麻、木香、丁香、沉香、朱砂、磁石、朴硝、硝石、炙甘草、黄金。功效：清热开窍，息风镇痉。

2.至宝丹（《灵苑方》引郑感方，录自《苏沈良方》）主治：痰热内闭心包证。症见神昏谵语，身热烦躁，痰盛气粗，舌绛苔黄垢腻，脉滑数。组成：麝香、牛黄、犀角（水牛角代）、安息香、冰片（龙脑）、玳瑁、雄黄、琥珀、朱砂、金银箔。功效：化浊开窍、清热解毒。

安宫牛黄丸、紫雪、至宝丹三方均可清热开窍，治疗热闭证，合称“凉开三宝”。就寒凉之性而言，吴瑭在《温病条辨》中指出：“大抵安宫牛黄丸最凉，紫雪次之，至宝又次之。”但从功效、主治两方面分析，则三方各有所长，其中安宫牛黄丸长于清热解毒，适用于邪热偏盛而见高热神昏者；紫雪长于息风止痉，适用于高热神昏兼有痉厥抽搐者；至宝丹长于芳香开窍，化浊辟秽，适用于痰浊偏盛之神昏较重，痰盛气粗而身热不高者。

（二）温通开窍剂

温通开窍剂，具有温散寒邪、辟秽化浊、宣达气机、芳香开窍等作用，适用于突然昏倒、牙关紧闭、不省人事、苔白脉迟等寒闭证。本类方剂常以芳香开窍药如苏合香、冰片、麝香等为主，配伍温里健脾、芳香行气之品如白术、沉香、丁香、檀香等组方，代表方如苏合香丸等。

苏合香丸

（《广济方》，录自《外台秘要》）

【组成】吃力伽（白术）100g，光明砂（朱砂）100g，当门子（麝香）75g，诃黎勒皮（诃子肉）100g，香附100g，沉香100g，青木香（木香代）100g，丁香100g，安息香100g，白檀香100g，荜茇100g，犀角（水牛角浓缩粉代）200g，薰陆香（制乳香）100g，苏合香50g，龙脑香（冰片）50g。粉碎成细粉，加适量炼蜜与水制成水蜜丸。

【功效】温通开窍，行气止痛。

【主治】寒闭证。突然昏倒，牙关紧闭，不省人事，苔白，脉迟。

【方解】本方证主要反映寒邪秽浊闭阻机窍的病机特点。立法组方以芳香开窍为主，配合辟秽化浊、温里散寒、行气活血。

君：苏合香、麝香、冰片、安息香——芳香开窍、辟秽化浊

臣：木香、香附、丁香、沉香、白檀香、乳香——行气解郁，散寒止痛，理气活血

佐：荜茇——温中散寒，助诸香药以增强驱寒止痛开郁之力

犀角——清心解毒
朱砂——重镇安神
二者药性虽寒，但与温热之品相伍，则不悖温通开窍之旨

白术——益气健脾、燥湿化浊
诃子——收涩敛气
二药一补一敛，以防诸香辛散走窜太过而耗散真气

【使用注意】本方药物辛香走窜，有损胎气，孕妇慎用；脱证禁用本方。

第十四节　补虚方药

补虚方药是具有补益人体气、血、阴、阳的作用，主治各种虚证的一类方药。

虚证是指人体五脏虚损、正气不足而产生的各种虚弱证候。虚证有气虚、血虚、气血两虚、阴虚、阳虚、阴阳两虚之区别，因而补虚方药相应分为补气、补血、补益气血、补阴、补阳、调补阴阳六类。

运用补虚方药，第一要针对虚证的性质和脏腑而进行相应的补益法，即以气虚、血

虚、阴虚、阳虚为纲结合脏腑辨证，或直接补益，或根据气血、阴阳以及脏腑之间的关系而间接补益。第二要辨别虚实的真假与兼夹，对真虚假实或真实假虚，勿犯“虚虚实实”之戒。第三要注意脾胃功能，如脾胃功能较差，可适当加入理气醒脾之品，以资运化，使之补而不滞。第四要注意煎服方法，补虚方药宜慢火久煎，务使药力尽出；服药时间以空腹或饭前为佳，若急证则不受此限。

一、补虚药

凡能补充人体物质亏损，增强人体功能活动，以治疗虚证为主的药物，称为补虚药。本类药物亦称补养药或补益药。根据药物的性能、功效及适应证的不同，补虚药分为补气药、补阳药、补血药、补阴药四类。

（一）补气药

补气药性味以甘温或甘平为主，主要归脾、肺经，少数归心经。本类药物多能补益脾肺之气，部分药兼能补心气，主要用治脾气虚、肺气虚、心气虚。脾气虚，症见食欲不振，大便溏薄，体倦神疲，面色萎黄，消瘦，或一身虚浮，甚或脏器下垂，血失统摄等；肺气虚，症见气少不足以息，动则益甚，咳嗽无力，声音低怯，甚或喘促，易出虚汗等；心气虚，症见心悸怔忡、胸闷气短等。

人参

Renshen（《神农本草经》）

本品为五加科植物人参*Panax ginseng* C.A.Mey.的干燥根及根茎。以吉林抚松县产量最大，称吉林参。鲜参洗净后干燥者称“生晒参”；蒸制后干燥者称“红参”。

【药性】甘、微苦，微温。归肺、脾、心、肾经。

【功效】大补元气，补脾益肺，生津养血，安神益智。

【应用】

1.气虚欲脱证

本品能大补元气，复脉固脱，为拯危救脱要药，适用于因大汗、大泻、大失血或大病、久病所致的元气虚极欲脱、气短神疲、脉微欲绝的重危证候。本品单用有效，即独参汤；对于兼见阳气衰微，四肢逆冷者，与附子同用，如参附汤；若兼见汗多口渴，气阴两伤者，则配麦冬、五味子，如生脉散。

2.肺气虚证

本品为补肺要药，可改善短气喘促、懒言声微等肺气虚衰症状，多与黄芪、五味子等配伍。

3.脾气虚证

本品亦为补脾要药，可改善倦怠乏力、食少便溏等脾气虚衰症状，常与白术、茯苓等配伍，如四君子汤；治疗脾虚不能统血之失血者，常与黄芪、白术等合用，如归脾汤。

4.热病气虚津伤口渴及消渴证

本品既能补气，又能生津，常用于治疗热病气津两伤，口渴，脉大无力者，与知母、石膏同用，如白虎加人参汤；治疗消渴证，可配天花粉、生地黄等。

5.心悸怔忡，失眠多梦

能补益心气，并能安神益智，治疗心悸怔忡、胸闷气短、脉虚等心气虚衰的症状，常配酸枣仁、柏子仁等，如天王补心丹。

6.肾虚阳痿，虚喘

本品补益肾气作用，可用于肾不纳气的短气虚喘，常与蛤蚧、五味子、胡桃等药同用，如人参蛤蚧散；治肾阳虚衰，肾精亏虚之阳痿，则常与鹿茸等补肾阳、益肾精之品配伍。

此外，本品还常与解表药、攻下药等祛邪药配伍，治疗气虚外感或里实热结而邪实正虚之证，有扶正祛邪之效。

【用法用量】煎服，3～9g；挽救虚脱可用15～30g。宜文火另煎分次兑服。研末吞服，每次2g，日服2次。

【使用注意】不宜与藜芦、五灵脂同用。

党 参

Dangshen（《本草从新》）

本品为桔梗科植物党参*Codonopsis pilosula*（Franch.）Nannf.、素花党参*Codonopsis Pilosula* Nannf. var.modesta（Nannf.）L.T.Shen或川党参*Codonopsis tangshen* Oliv.的干燥根。秋季采挖洗净，晒干，切厚片，生用。

【药性】甘，平。归脾、肺经。

【功效】补脾肺气，养血，生津。

【应用】

1.脾气虚证

本品性味甘平，主归脾肺二经，善补脾肺之气，尤善补中气，常用于脾气虚的体虚倦怠、食少便溏等症，多配白术、茯苓等。

2.肺气虚证

本品治肺气亏虚的咳嗽气促，语声低弱等症，可与黄芪、蛤蚧等同用。

3.气血两虚证

本品既能补气，又能养血，常用于治疗气虚不能生血，或血虚无以化气，而见面色苍白或萎黄、乏力、头晕、心悸等症的气血两虚证，常配伍黄芪、当归等。

4.气津两伤证

本品有补气生津作用，治疗气津两伤的轻证，宜与麦冬、五味子等同用。

【用法用量】煎服，9～30g。

【使用注意】不宜与藜芦同用。

【药物比较】人参与党参，均具有补脾气、补肺气、生津、养血及扶正祛邪之功，均可用于脾气虚、肺气虚、津伤口渴、消渴、气血两虚及气虚邪实之证。但党参性味甘平，药力薄弱，古方用以主治以上轻症和慢性疾患者，可用党参加大用量代替，但党参不具有人参益气救脱之功，凡元气虚脱之证，应以人参急救虚脱，不能以党参代替。此外，人参还长于益气助阳，安神增智。

黄　芪

Huangqi（《神农本草经》）

本品为豆科植物蒙古黄芪*Astragalus memeranaceus*（Fisch.）Bge.var. *mongholicus*（Bge.）Hsiao或膜荚黄芪*Astragalus membranaceus*（Fisch.）Bge.的干燥根。除去须根及根头，晒干，切片，生用或蜜炙用。

【药性】甘，微温。归脾、肺经。

【功效】补气升阳，益卫固表，利尿消肿，行血通滞，托毒生肌。

【应用】

1.脾气虚及中气下陷证

本品甘温，善入脾胃，为补中益气要药，常用于治疗脾气虚弱，倦怠乏力，食少便溏者，可与党参、白术等同用；治疗中气下陷之久泻脱肛，内脏下垂，常与人参、升麻等同用，如补中益气汤；本品又能补气生血，用于治疗血虚证，常与当归同用，如当归补血汤。

2.肺气虚及气虚自汗证

本品补益肺气，用于治疗肺气虚弱，咳喘日久，气短神疲，常与紫菀、款冬花等同用；治疗表虚自汗而易感风邪者，宜配白术、防风等，如玉屏风散。

3.气虚水肿

本品补气行水，为治疗气虚水肿之要药，常与白术、茯苓等同用。

4.气血亏虚，疮疡难溃难腐，或溃久难敛

本品以其补气之功以及收托毒生肌之效，用于治疗正虚不能托毒外达，疮形平塌，根盘散漫，难溃难腐者，常与当归、升麻等同用，如透脓散；治疗气血虚弱，疮口溃久难敛者，多配当归、肉桂等，如十全大补汤。

5.痹证、中风后遗症

本品补气以行血，治疗中风后遗症，常与当归、川芎、地龙等品同用，如补阳还五汤；治疗风寒湿痹，宜与川乌、独活等祛风湿药和川芎、牛膝等活血药配伍。

【用法用量】煎服，9～30g。蜜炙可增强其补中益气作用。

白　术

Baizhu（《神农本草经》）

本品为菊科植物白术*Atractylodes macrocephala* Koidz.的干燥根茎。冬季采收，烘干或晒干，除去须根，切厚片，生用或麸炒用。

【药性】甘，苦，温。归脾、胃经。

【功效】健脾益气，燥湿利水，止汗，安胎。

【应用】

1.脾气虚证

本品甘苦性温，主归脾胃经，以健脾、燥湿为主要作用，被前人誉之为“脾脏补气健脾第一要药”，常用于治疗脾气不足，倦怠乏力，食少便溏或泄泻，常与人参、茯苓等同用，如四君子汤。

2.水肿痰饮

本品既长于补气以复脾之健运，又能利尿以除痰湿，治疗脾虚水肿，可与茯苓、泽泻等同用；用于治疗脾虚中阳不振，痰饮内停者，宜与桂枝、茯苓等合用，如苓桂术甘汤。

3.气虚自汗

本品与黄芪相似而力稍逊，亦能补脾益气，固表止汗，治疗脾气虚弱，卫气不固，表虚自汗者，可单用或配黄芪、浮小麦等同用；治疗气虚而易感风邪者，多配黄芪、防风，即玉屏风散。

4.胎动不安

本品能益气安胎，治疗脾虚胎儿失养者，多配人参、阿胶等同用；治疗脾虚失运，湿浊中阻之妊娠恶阻，呕恶不食，四肢沉重者，宜与人参、砂仁等同用。

【用法用量】煎服，6～12g。炒用可增强补气健脾止泻作用。

【使用注意】本品性偏温燥，热病伤津及阴虚燥渴者不宜。

【药物比较】白术与苍术，均具有健脾、燥湿的功效，适用于脾虚湿困证。白术偏于健脾益气；苍术以苦温燥湿为主。此外，白术还有利尿，止汗，安胎之功，主治水肿、气虚自汗、脾虚胎动不安；苍术又有发汗解表、祛风湿及明目作用，主治风寒夹湿表证、风湿痹证、夜盲症及眼目昏涩。

甘　草

Gancao（《神农本草经》）

本品为豆科植物甘草 *Glycyrrhiza uralensis* Fisch.、胀果甘草 *Glycyrrhiza inflata* Bat. 或光果甘草 *Glycyrrhiza glabra* L. 的干燥根及根茎。除去须根，晒干，切厚片，生用或蜜炙用。

【药性】甘，平。归心、肺、脾、胃经。

【功效】补脾益气，祛痰止咳，缓急止痛，清热解毒，调和诸药。

【应用】

1.脾气虚证

本品味甘，善入中焦，有补益脾气功效。本品作用缓和，宜作为辅助药用，治脾气虚弱之证，常与人参、白术等同用。

2.心气不足，脉结代、心悸

本品能补益心气，益气复脉，常用于心气不足之心悸，脉结代，可与人参、阿胶等同用，如炙甘草汤。

3.咳嗽气喘

本品能止咳，兼能祛痰平喘，单用有效。本品治风寒犯肺，与麻黄、苦杏仁等同用，如三拗汤；治疗肺热咳喘，与石膏、麻黄等同用，如麻杏石甘汤。

4.脘腹、四肢挛急疼痛

本品味甘缓急，善于缓急止痛，治疗脾虚肝旺的脘腹挛急作痛，常与桂枝、白芍同用，如小建中汤；治疗阴血不足之四肢挛急作痛，常与白芍同用，如芍药甘草汤。

5.热毒疮疡，咽喉肿痛及药物、食物中毒

本品长于解毒，用于热毒疮疡，多配紫花地丁、连翘等；治疗热毒咽喉肿痛，宜配板蓝根、桔梗等；对多种药物或食物所致中毒，有一定解毒作用。

6.调和药性

本品在众多方剂中与诸药同用，可发挥调和药性之功。本品能缓和附子、干姜之热，以防伤阴；能缓和石膏、知母之寒，以防伤胃；能缓和大黄、芒硝的泻下作用，使泻而不速；能缓和党参、白术、熟地黄、当归等药补力，使作用缓慢而持久。

【用法用量】煎服，2～10g。清热解毒宜生用；药性微温，补益心脾之气和润肺止咳宜蜜炙用。

【使用注意】不宜与海藻、大戟、芫花、甘遂同用。本品有助湿壅气之弊，湿盛胀满、水肿者不宜用。本品大剂量久服可导致水钠潴留，引起浮肿。

（二）补阳药

补阳药味多甘辛咸，性多温热，主入肾经。咸以补肾，辛甘化阳，能补助一身之元阳。本类药物主要用治肾阳不足，症见畏寒肢冷、腰膝酸软、性欲淡漠、阳痿早泄、精寒不育，或宫冷不孕、尿频遗尿。本类药物还用于治疗脾肾阳虚，脘腹冷痛或阳虚水泛之水肿；肝肾不足，精血亏虚之眩晕耳鸣，须发早白，筋骨痿软或小儿发育不良，囟门不合，齿迟行迟；肺肾两虚，肾不纳气之虚喘以及肾阳亏虚、下元虚冷、崩漏带下等证。

鹿　茸

Lurong（《神农本草经》）

本品为脊椎动物鹿科梅花鹿*Cervus nippon* Temminck或马鹿*Crvus elaphus* Linnaeus的雄鹿未骨化蜜生茸毛的幼角。雄鹿长出的新角尚未骨化时，将角锯下，切片后阴干或烘干入药。

【药性】甘、咸，温。归肾、肝经。

【功效】补肾阳，益精血，强筋骨，调冲任，托疮毒。

【应用】

1.肾阳虚衰，精血不足证

本品甘温补阳，甘咸滋肾，能壮肾阳，益精血，治疗肾阳虚之阳痿不举，小便频数，多与山药浸酒服；治疗精血耗竭，面色黧黑，耳聋目昏等，常与当归、乌梅膏为丸；治疗元气不足，畏寒肢冷、阳痿早泄、宫冷不孕、小便频数等，常与人参、黄芪等同用，如参茸固本丸。

2. 肾虚骨弱，腰膝无力或小儿五迟

本品能益精血，强筋骨，多配五加皮、熟地黄等，如加味地黄丸；若治骨折后期，愈合不良，亦可与骨碎补、川断等同用。

3. 冲任虚寒，崩漏带下

本品能补肾阳，益精血，兼能固冲任，止带下，用于治疗崩漏不止，虚损羸瘦，与海螵蛸、龙骨等同用；而治白带过多，则多与狗脊、白蔹等同用。

4. 疮疡久溃不敛，阴疽疮肿内陷不起

本品补阳气、益精血而达到温补内托的目的，常与当归、肉桂等配伍，如阳和汤。

【用量用法】1～2g，研末吞服，或入丸散。

【使用注意】服用本品宜从小量开始，缓缓增加，不可骤用大量，以免阳升风动，头晕目赤，或伤阴动血。凡发热者均当忌服。

附：

鹿角：为梅花鹿和各种雄鹿已成长骨化的角。味咸，性温。归肝、肾经。有补肾助阳，强筋健骨功效。可做鹿茸之代用品，但效力较弱。兼活血散瘀消肿。用治疮疡肿毒、乳痈、产后瘀血腹痛、腰痛、胞衣不下等。用量5～15g，阴虚火旺者忌服。

鹿角胶：为鹿角煎熬浓缩而成的胶状物。味甘咸，性温。归肝、肾经。有补肝肾，益精血功效。效不如鹿茸之峻猛，但比鹿角为佳，有止血作用。用于肾阳不足，精血亏虚，虚劳羸瘦，吐衄便血、崩漏之偏于虚寒者，及阴疽内陷等。用量5～15g。用开水或黄酒加温烊化服。阴虚火旺者忌服。

鹿角霜：为鹿角熬膏所存残渣。味咸性温，归肝、肾经。有助肾阳、涩精、止血、敛疮功效。似鹿角而力较弱，用治崩漏、遗精、创伤出血及疮疡久溃不敛。用量9～15g，阴虚火旺者忌服。

巴戟天

Bajitian（《神农本草经》）

本品为茜草科植物巴戟天Morinda officinalis How的干燥根。全年均可采挖。去须根略晒，压扁晒干。切片或盐水炒用。

【药性】辛、甘，微温。归肾、肝经。

【功效】补肾阳，强筋骨，祛风湿。

【应用】

1. 肾阳虚阳痿、宫冷不孕、小便频数

本品补肾助阳，甘润不燥，常用于治疗肾阳虚弱，阳痿不育，多与淫羊藿、仙茅等同用；治疗下元虚冷，宫冷不孕，月经不调，少腹冷痛，则与肉桂、吴茱萸等同用，如巴戟丸；用治小便不禁，常配桑螵蛸、益智等。

2.肾虚腰膝酸软无力及风湿腰膝疼痛

本品补肾阳，强筋骨，祛风湿，宜治肾阳虚兼风湿之证，治肾虚骨痿，腰膝酸软，常与肉苁蓉、杜仲等同用，如金刚丸；对于风冷腰胯疼痛、行步不利，多配羌活、杜仲等。

【用量用法】煎服，3～10g。

【使用注意】阴虚火旺及有热者不宜服。

杜　仲

Duzhong（《神农本草经》）

本品为杜仲科植物杜仲*Eucommia ulmoides* Oliv.的干燥树皮。4～6月采收，去粗皮，堆置“发汗”至内皮呈紫褐色，晒干。生用或盐水炙用。

【药性】甘，温。归肝、肾经。

【功效】补肝肾，强筋骨，安胎。

【应用】

1.肾虚及各种腰痛

本品补肝肾，强筋骨，善治腰痛，肾虚腰痛尤宜，常与胡桃肉、补骨脂同用，如青娥丸；对于风湿腰痛冷重，常与独活、桑寄生等同用，如独活寄生汤；治外伤腰痛，多配川芎、桂心等；治妇女经期腰痛，则与当归、川芎等同用。

2.胎动不安或习惯堕胎

本品有补肝肾、固冲任、安胎功效，常用于胎动不安，单用有效，亦可与桑寄生、续断等同用，如杜仲丸；治疗习惯性堕胎，多与续断、山药等同用。

【用量用法】煎服，6～10g。

【使用注意】炒用破坏其胶质，有利于有效成分煎出，故比生用效果好。阴虚火旺者慎用。

续　断

Xuduan（《神农本草经》）

本品为川续断科植物川续断*Dipsacus asper* Wall. ex Henry的干燥根。除去根头及须根，用微火烘至半干堆置“发汗”后再烘干，切片。生用或盐炙用。

【药性】苦、辛，微温。归肝、肾经。

【功效】补肝肾，强筋骨，续折伤，止崩漏。

【应用】

1.阳痿不举，遗精遗尿

本品甘温助阳，辛温散寒，治疗肾阳不足、下元虚冷、阳痿不举、遗精滑泄、遗尿、尿频等，多与鹿茸、肉苁蓉、菟丝子等同用；用于治疗滑泄不禁之症，可与龙骨、茯苓等同用，如锁精丸。

2.腰膝酸痛，寒湿痹痛

本品甘温助阳，辛以散瘀，兼有补益肝肾，强健壮骨，通利血脉之功，治疗肝肾不足，腰膝酸痛，常配萆薢、杜仲等，如续断丸；治兼寒湿痹痛者，则与防风、川乌等同用。

3.跌打损伤，筋伤骨折

本品善能活血祛瘀，又能壮骨强筋，有续筋接骨、疗伤止痛功效，治跌打损伤，瘀血肿痛，筋伤骨折，常与桃仁、红花、穿山甲等同用。

4.崩漏下血，胎动不安

本品有补益肝肾，调理冲任，有固本安胎的功效，治崩中下血久不止者，常配侧柏炭、当归等；治疗滑胎证，多与桑寄生、阿胶等同用，如寿胎丸。

【用法用量】煎服，9～15g，或入丸、散；外用适量。崩漏下血宜炒用。

【药物比较】杜仲与续断均具有补肝肾，强筋骨，安胎功效，可治肝肾不足，腰膝酸痛，胎动不安及肾虚阳痿，精冷不固，尿频。杜仲善补肾，常用治肾虚腰痛，风湿腰痛冷重；而续断又可止血活血，疗伤续折，常用治崩漏下血，跌打损伤，筋伤骨折等证。

（三）补血药

补血药甘温质润，多入心肝经，具有补血功效。本类药物主要用治血虚证，症见面色苍白或萎黄，唇爪苍白，眩晕耳鸣，心悸怔忡，失眠健忘，或月经愆期，量少色淡，甚则闭经，舌淡脉细等。

当　归

Danggui（《神农本草经》）

本品为伞形科植物当归*Aaugellica sinensis*（Oliv.）Diels的干燥根。秋末采挖，除尽芦头、须根，待水分稍行蒸发后，捆成小把，用微火缓缓熏干，切片。生用或经酒炙用。

【药性】甘、辛，温。归肝、心、脾经。

【功效】补血活血，调经止痛，润肠通便。

【应用】

1.血虚诸证

本品甘温质润，长于补血，为补血之圣药，用于治疗血虚诸证，常配黄芪同用，如当归补血汤；治血虚萎黄、心悸失眠，与熟地黄、白芍、川芎配伍，如四物汤。

2.血虚血瘀之月经不调、经闭、痛经

功效补血活血，调经止痛，常与熟地黄、白芍、川芎配伍，如四物汤；若兼气虚者，可配人参、黄芪；若兼气滞者，可配香附、延胡索；若血瘀经闭不通者，可配桃仁、红花；若血虚寒滞者，可配阿胶、艾叶等。

3.虚寒性腹痛，跌打损伤，痈疽疮疡，风寒痹痛

本品辛行温通，为活血行气之要药，用于治疗血虚血瘀寒凝之腹痛，可配桂枝、芍药、生姜等，如当归建中汤；治疗跌打损伤瘀血作痛，与乳香、没药、桃仁等同用，如复元活血汤；治疗疮疡初起肿胀疼痛，与金银花、赤芍、天花粉等同用，如仙方活命饮；治疗风寒痹痛，多与羌活、防风、黄芪等同用。

4.血虚肠燥便秘

本品补血以润肠通便，治血虚肠燥便秘，常与肉苁蓉、牛膝等同用。

【用量用法】煎服，6～12g。

【使用注意】湿盛中满、大便泄泻者忌服。

熟地黄

Shudihuang（《本草拾遗》）

本品为玄参科植物地黄 *Rehmannia glutinosa* Libosch 的块根，经加工炮制而成。切片用，或炒炭用。

【药性】甘，微温。归肝、肾经。

【功效】滋阴补血，益精填髓。

【应用】

1.血虚诸证

本品甘温质润，补阴益精以生血，为养血补虚之要药，用于治疗血虚萎黄、眩晕、心悸、失眠及月经不调、崩中漏下等，常与当归、白芍、川芎同用，如四物汤；治崩漏下血，可与阿胶、艾叶等同用，如胶艾汤。

2.肝肾阴虚诸证

本品质润入肾，善滋补肾阴，填精益髓，为补肾阴之要药，治疗肝肾阴虚，腰膝酸软、遗精、盗汗、耳鸣、耳聋及消渴等，常与山药、山茱萸等同用，如六味地黄丸；治疗精血亏虚须发早白，常与何首乌、牛膝等同用。

此外，熟地黄炭能止血，可用于崩漏等血虚出血证。

【用量用法】煎服，9～15g。

【使用注意】本品性质黏腻，有碍消化，凡气滞痰多、脘腹胀痛、食少便溏者忌服。重用久服宜与陈皮、炒仁等同用，防止黏腻碍胃。

【药物比较】生地黄与熟地黄均有养阴生津之功效，治疗阴虚津亏诸证。生地黄清热凉血，长于养心肾之阴，故热入营血及阴虚发热者宜之；熟地黄性味甘温，入肝肾而功专养血滋阴，填精益髓，凡真阴不足，精髓亏虚者，皆可用之。

白　芍

Baishao（《神农本草经》）

为毛茛科植物芍药 *Raeonia lactiflora* pall. 的干燥根。夏秋季采挖，去净泥土和支根，去皮，沸水浸或略煮至受热均匀，晒干。切片。生用或酒炒或清炒用。

【药性】苦、酸，微寒。归肝、脾经。

【功效】养血敛阴，柔肝止痛，平抑肝阳。

【应用】

1.肝血亏虚及月经不调

本品常用于治疗肝血亏虚，月经不调，崩中漏下，多与熟地黄、当归等同用，如四物汤；若血虚有热，则与黄芩、黄柏等同用。

2. 自汗，盗汗

本品敛阴，有止汗之功，用于治疗外感风寒，营卫不和之汗出恶风，与桂枝等同用，如桂枝汤；对于阴虚盗汗，与龙骨、浮小麦等同用。

3. 胸胁、脘腹疼痛或四肢挛急疼痛

本品酸敛肝阴，有养血柔肝而止痛的功效，治疗血虚肝郁，胁肋疼痛，常与柴胡、当归、白芍等同用，如逍遥散；治疗阴血虚筋脉失养而致手足挛急作痛，常与甘草同用，如芍药甘草汤。

4. 肝阳上亢之头痛眩晕

本品有养血敛阴，平抑肝阳功效，治疗肝阳上亢之头痛眩晕，常与牛膝、代赭石、龙骨等同用，如镇肝熄风汤。

【用量用法】煎服，6～15g。

【使用注意】阳衰虚寒之证不宜用。反藜芦。

【药物比较】《神农本草经》不分白芍与赤芍，通称芍药，唐末宋初，始将二者区分。前人谓“白补赤泻，白收赤散”，总结了二者的主要区别。白芍长于养血调经，敛阴止汗，平抑肝阳；赤芍则长于清热凉血，活血散瘀，清泻肝火。白芍主治血虚阴亏，肝阳偏亢诸证；赤芍主治血热、血瘀、肝火所致诸证。白芍、赤芍皆能止痛，均可用治疼痛的病证。但白芍长于养血柔肝，缓急止痛，主治肝阴不足，血虚肝旺，肝气不舒所致的胁肋疼痛、脘腹四肢拘挛作痛；而赤芍则长于活血祛瘀止痛，主治血滞诸痛证，血热瘀滞者尤为适宜。

阿　胶

Ejiao（《神农本草经》）

本品为马科动物驴 *Equus asinus* L.的皮，经漂泡去毛后熬制而成的固体胶。古时以产于山东省东阿县而得名。以原胶块用，或用蛤粉炒或蒲黄炒成阿胶珠用。

【药性】甘，平。归肺、肝、肾经。

【功效】补血，止血，滋阴润燥。

【应用】

1. 血虚证

本品为血肉有情之品，甘温质润，为补血要药，多用治血虚诸证，尤以治疗出血而致血虚为佳，常配熟地黄、当归、芍药等，如阿胶四物汤；用于气虚血少之心悸、脉结代，多与桂枝、甘草等同用，如炙甘草汤。

2. 出血证

本品味甘质黏，为止血要药。治阴虚血热吐衄，常配伍蒲黄、生地黄等；治咳血，多配人参、天冬等；对于血虚血寒妇人崩漏下血等，则配熟地黄、当归等。

3. 阴虚燥咳

有滋阴润肺功效，治疗肺热阴虚，燥咳痰少，咽喉干燥，痰中带血，常与马兜铃、牛蒡子、杏仁等同用；对于燥邪伤肺，干咳无痰，鼻燥咽干，可与桑叶、杏仁、麦冬等同用。

4.心烦失眠，手足瘛疭

本品养阴以滋肾水，用于治疗热病伤阴，肾水亏而心火亢，心烦不得眠，常与黄连、白芍等同用，如黄连阿胶汤；治温热病后期，真阴欲竭，阴虚风动，手足瘛疭，可与龟甲、鸡子黄等同用，如大、小定风珠。

【用量用法】3～9g。入汤剂宜烊化冲服。

【使用注意】本品黏腻，有碍消化。脾胃虚弱者慎用。

（四）补阴药

补阴药性味多甘寒。本类药物归肺胃经者，具有补肺胃之阴功效；归肝肾经者，具有滋养肝肾之阴功效；少数药物归心经，具有养心阴功效。归属于各经的药物分别主治肺阴虚干咳少痰、咯血或声音嘶哑；胃阴虚口干咽燥、胃脘隐痛、饥不欲食，或脘痞不舒，或干呕呃逆等；肝阴虚头晕耳鸣、两目干涩，或肢麻筋挛、爪甲不荣等；肾阴虚头晕目眩、耳鸣耳聋、牙齿松动、腰膝酸痛、遗精等；心阴虚心悸怔忡、失眠多梦等。

北沙参

Beishashen（《本草汇言》）

本品为伞形科植物珊瑚菜 *Glehnia littoralis* Fr. Schmidt ex Miq. 的干燥根。采挖后洗净，置沸水中烫后，除去外皮，干燥，或洗净后直接干燥。生用。

【药性】甘、微苦，微寒。归肺、胃经。

【功效】养阴清肺，益胃生津。

【应用】

1.肺阴虚证

本品既能补肺阴，兼能清肺热，用于阴虚肺燥有热之干咳少痰、咳血或咽干音哑等症，常与麦冬、杏仁、桑叶等同用。

2.胃阴虚证

本品既能补胃阴，又能清胃热，治疗胃阴虚有热之口干多饮、饥不欲食、大便干结、舌苔光剥或舌红少津，以及胃痛、胃胀、干呕等症，多配石斛、玉竹、乌梅等。

【用法用量】煎服，5～12g。

【使用注意】反藜芦。

附：

南沙参：为桔梗科植物轮叶沙参 *Adenophora tetraphylla*（Thunb.）Fisch. 或沙参 Adenophora stricta Miq. 的根，药性甘，微寒。归肺、胃经。有养阴清肺，益胃生津，化痰，益气功效。用治肺阴虚或气阴两伤证，宜用于肺燥痰黏，咯痰不利者。用于胃阴虚证，对热病后期气阴两虚，余热未清，不受温补者，尤为适宜。用量9～15g。使用注意本品反藜芦。

麦　冬

Maidong（《神农本草经》）

本品为百合科植物麦冬*Ophiopogon japonicas*（L.f）Ker-Gawl.的干燥块根。夏季采挖，反复暴晒、堆置，至七八成干，除去段根，干燥。生用。

【药性】甘、微苦，微寒。归胃、肺、心经。

【功效】养阴生津，润肺清心。

【应用】

1.胃阴虚证

本品长于养胃阴，生津止渴，兼清胃热，治热伤胃阴，口干舌燥，常与生地黄、玉竹等同用；治消渴，可配天花粉、乌梅等；治胃阴不足之气逆呕吐，与半夏、人参等同用；治疗热邪伤津之便秘，与生地黄、玄参同用，如增液汤。

2.肺阴虚证

本品功善养肺阴，又可清肺热，治疗阴虚肺燥有热的鼻燥咽干，干咳痰少、咳血、咽痛音哑等症，多配阿胶、石膏、桑叶等，如清燥救肺汤。

3.心阴虚证

本品既能养心阴，又能清心热，并略具除烦安神功效，用于心阴虚有热之心烦、失眠多梦、健忘、心悸怔忡等症，可配生地黄、酸枣仁等，如天王补心丹；治疗热伤心营，神烦少寐者，与黄连、生地黄等同用。

【用法用量】煎服，6～12g。

天　冬

Tiandong（《神农本草经》）

本品为百合科植物天冬*Asparagus cochinchinensis*（Lour.）Merr.的干燥块根。秋冬二季采挖，洗净，除去茎基和须根，置沸水中煮或蒸至透心，趁热除去外皮，洗净，干燥，切片，生用。

【药性】甘、苦，寒。归肺、肾、胃经。

【功效】养阴润燥，清肺生津。

【应用】

1.肺阴虚证

本品苦寒之性较强，其养肺阴、清肺热的作用强于麦冬、玉竹等药，常用于治疗阴虚肺燥有热之干咳痰少、咳血、咽痛音哑等症，多配麦冬；治疗肺阴不足，燥热内盛之证，常与麦冬、沙参、川贝母等配伍。

2.肾阴虚证

本品既能滋肾阴，兼能降虚火，治肾阴亏虚，眩晕耳鸣，腰膝酸痛者，多与熟地黄、枸杞子等同用；治疗阴虚火旺，骨蒸潮热者，则可配生地黄、麦冬等；治疗肺肾阴虚之咳嗽咯血，多与生地黄、玄参等配伍。

3.热病伤津，内热消渴及肠燥便秘等证

本品有清热生津作用，治内热消渴或热病伤津，宜与生地黄、人参等配伍；治津亏肠燥便秘者，宜与生地黄、当归等同用。

【用法用量】煎服，6～12g。

【使用注意】本品甘寒滋腻之性较强，脾虚泄泻、痰湿内盛者忌用。

【药物比较】麦冬与天冬的共同功用：既能滋肺阴、润肺燥、清肺热，又可养胃阴、清胃热、生津止渴，润肠通便，常用于治疗肺阴虚，胃阴虚及热病伤津之肠燥便秘。然麦冬微寒，清火与滋润之力稍弱，但滋腻性亦较小，而天冬苦寒之性较甚，清火与润燥之力较强。不同功用：麦冬又可清心除烦，宁心安神，常用于治疗心阴不足及心热亢旺之心烦、失眠多梦、健忘、心悸怔忡等症；天冬又可滋肾阴，降虚火，常用治肾阴亏虚之眩晕、耳鸣、腰膝酸痛及阴虚火旺之骨蒸潮热，内热消渴等证。

石 斛

Shihu（《神农本草经》）

本品为兰科植物金钗石斛*Dendrobium nobile* Lindl.霍山石斛*Dendrobium huoshanense* C.I.Tang et S.J.Cheng、鼓槌石斛*Dendrobium chrysotoxum* Lindl.或流苏石斛*Dendrobium timbriatum* Hook.的栽培品及其同属植物近似种的新鲜或干燥茎。烘干或晒干，切段，生用。

【药性】甘，微寒。归胃、肾经。

【功效】益胃生津，滋阴清热。

【应用】

1.胃阴虚及热病伤津证

本品长于养胃阴，生津止渴，兼能清胃热，常用于胃热阴虚之胃脘疼痛、牙龈肿痛，可与生地黄、黄芩等配伍。对于热病伤津，烦渴之证，多配天花粉、鲜生地黄等。

2.肾阴虚证

本品既能滋肾阴，兼能降虚火，用于肾阴亏虚，目暗不明者，常与枸杞子、熟地黄等配伍，如石斛夜光丸；用治肾阴亏虚，筋骨痿软，多配熟地黄、山茱萸等；对于肾虚火旺，骨蒸劳热，宜与生地黄、枸杞子等同用。

【用法用量】煎服，6～12g。

附：

铁皮石斛：为兰科植物铁皮石斛*Dendrobium officinale* Kimura et Migo的干燥茎。药性甘，微寒；归胃、肾经。功效：益胃生津，滋阴清热。适用于热病津伤，口干烦渴，胃阴不足，食少干呕，病后虚热不退，阴虚火旺，骨蒸劳热，目暗不明，筋骨痿软。煎服，6~ 12g。本品能敛邪，故温热病不宜早用；又能助湿，若湿温热尚未化燥伤津者忌服。

枸杞子

Gouqizi（《神农本草经》）

本品为茄科植物宁夏枸杞*Lycium barbarum* L.的干燥成熟果实。产宁夏者质优。采收后，晾至皮皱，再晒至外皮干硬，果肉柔软，生用。

【药性】甘，平。归肝、肾经。

【功效】滋补肝肾，益精明目。

【应用】

肝肾阴虚及早衰证

本品能滋肝肾之阴，为平补肾精肝血之品，治疗精血不足所致头晕目眩、腰膝酸软、遗精滑泄、耳聋、牙齿松动、须发早白、失眠多梦以及肝肾阴虚，潮热盗汗、消渴等证，均颇为常用；治疗肝肾阴虚或精亏血虚之两目干涩，内障目昏，多与熟地黄、山茱萸、山药、菊花等配伍，如杞菊地黄丸。

【用法用量】煎服，6～12g。

龟　甲

Guijia（《神农本草经》）

本品为龟科动物乌龟*Chinemys reevesii*（Gray）的背甲及腹甲。全年均可捕捉。杀死，或用沸水烫死，剥取甲壳，除去残肉，晒干，以砂炒后醋淬用。

【药性】咸、甘，微寒。归肝、肾、心经。

【功效】滋阴潜阳，益肾强骨，养血补心。

【应用】

1.肝肾阴虚阳亢、阴虚内热、阴虚风动证

本品长于滋补肾阴，兼能滋养肝阴，故适用于肝肾阴虚而引起的上述诸证。本品治疗阴虚阳亢头目眩晕之证，多配天冬、白芍、牡蛎等，如镇肝熄风汤；对于阴虚内热，骨蒸潮热，盗汗遗精者，常与熟地黄、知母、黄柏等配伍，如大补阴丸；治疗阴虚风动，神倦瘛疭者，多与阿胶、鳖甲等配伍。

2.肾虚筋骨痿弱

本品长于滋肾养肝，又能健骨，用于治疗肾虚之筋骨不健，腰膝酸软，步履乏力诸症，常与熟地黄、知母等同用，如虎潜丸；对于小儿脾肾不足，阴血亏虚，发育不良，出现鸡胸、龟背者，可与紫河车、鹿茸、当归等同用。

3.阴血亏虚之惊悸、失眠、健忘

本品有养血补心，安神定志功效，常与石菖蒲、远志、龙骨等同用，如孔圣枕中丹。

此外，本品性偏寒凉，能止血，尤宜于阴虚血热，冲任不固之崩漏、月经过多。

【用法用量】煎服，9～24g。宜先煎。

其他补虚药见表8-25。

表 8-25　其他补虚药简表

类别	药名	药性	功效	应用	用法用量	使用注意
补气药	西洋参	甘、微苦、凉。归肺、心、肾、脾经	补气养阴，清热生津	①气阴两伤证；②肺气虚及肺阴虚证；③津伤口渴及消渴	煎服，3～6g。另煎兑服；入丸散剂，每次1.5～1g	不宜与藜芦同用
	山药	甘，平。归脾、肺、肾经	补脾养胃，生津益肺，补肾涩精	①脾虚食少，便溏；②肺虚咳喘；③肾虚遗精，带下，尿频；④消渴气阴两虚证	煎服，10～30g	-
	大枣	甘，温。归脾、胃、心经	补中益气，养血安神	①脾虚证；②脏躁，失眠	煎服，6～15g	-
	太子参	甘、微苦，平。归脾、肺经	补气健脾，生津润肺	脾肺气阴两虚证	9～30g	-
补阳药	补骨脂	苦、辛，温。归肾、脾经	补肾壮阳，固精缩尿，温脾止泻，纳气平喘	①肾虚阳痿、腰膝冷痛；②肾虚遗精、遗尿、尿频；③肾不纳气喘咳；④脾肾阳虚，五更泄泻	煎服，6～10g	阴虚火旺及大便秘结者忌服
	淫羊藿	辛、甘，温。归肾、肝经	补肾阳，强筋骨，祛风湿	①肾阳虚衰，阳痿尿频，腰膝无力；②风寒湿痹、肢体麻木	煎服，6～10g	阴虚火旺者不宜服
	紫河车	甘、咸，温。归肺、肝、肾经	补肾益精，养血益气。	①阳痿遗精、女子不孕、足膝酸软、头晕耳鸣；②气血不足诸证；③肺肾两虚之咳喘	2～3g，研末装胶囊服，也可入丸散	阴虚火旺不宜单独应用
	菟丝子	辛、甘，平。归肝、肾、脾经	补肾益精，养肝明目，止泻安胎。	①肾虚腰痛、阳痿遗精、尿频及宫冷不孕；②肝肾不足，目暗不明；③脾肾阳虚，便溏泄泻；④肾虚胎动不安、滑胎	煎服，6～12g	阴虚火旺，大便燥结、小便短赤者不宜服
	益智仁	辛，温。归肾、脾经	暖肾固精缩尿，温脾开胃摄唾	①肾虚遗精滑精，遗尿尿频等；②脾寒泄泻，腹中冷痛，口多涎唾等	3～10g	-
补血药	何首乌	苦、甘、涩，温。归肝、肾经	制用：补肝肾、益精血、乌须发、强筋骨。生用：解毒，截疟，润肠通便	①精血亏虚、头晕眼花、须发早白、腰膝酸软、遗精、崩带；②久疟、痈疽、瘰疬、肠燥便秘	煎服，制首乌6～12g，生首乌3～6g	便溏泄及湿痰较重者不宜用
补阴药	墨旱莲	甘、酸，寒。归肾、肝经	滋补肝肾，凉血止血	①肝肾阴虚证；②阴虚血热出血证	煎服，6～12g	-
	女贞子	甘、苦，凉。归肝、肾经	滋补肝肾，明目乌发	肝肾阴虚证	6～12g	-

续表

类别	药名	药性	功效	应用	用法用量	使用注意
补阴药	百合	甘，微寒。归心、肺经	养阴润肺，清心安神	①肺阴虚证；②失眠心悸，百合病	煎服，6～12g	-
	天冬	甘、苦，寒。归肺、肾、胃经	养阴润燥，清肺生津	①肺阴虚证；②肾阴虚证；③热病伤津，内热消渴及肠燥便秘等证	煎服，6～12g	脾虚泄泻、痰湿内盛者忌用。
	鳖甲	咸、甘，微寒。归肝、肾经	滋阴潜阳，退热除蒸，软坚散结	①阴虚内热、阴虚风动、阴虚阳亢诸证；②癥瘕积聚	煎服，9～24g。宜先煎	-

二、补益剂

补益剂是以补益药为主要药物组成，具有补益人体气、血、阴、阳的作用，主治各种虚证的一类方剂，体现了“八法”中的“补法”。补益剂分为补气、补血、补益气血、补阴、补阳、调补阴阳六类。

（一）补气剂

补气剂，具有健脾益气等作用，主要适用于倦怠乏力、少气懒言、语音低微、动则气促、面色萎白、食少便溏、舌淡苔白、脉虚弱等脾肺气虚证。本类方剂常用的补气药有人参、党参、黄芪、白术、甘草等，宜配伍少量行气药如木香、陈皮等，使之补而不滞，代表方如四君子汤、生脉散、补中益气汤、玉屏风散等。

四君子汤

（《太平惠民和剂局方》）

【组成】人参9g，白术9g，茯苓9g，炙甘草6g。水煎服。

【功效】益气健脾。

【主治】脾胃气虚证。面色萎白，气短乏力，食少便溏，语声低微，舌淡苔白，脉虚弱。

【方解】本方证主要反映脾胃气虚，纳运无权，气血乏源的病机特点。立法组方以益气健脾养胃为主，辅以祛湿助运之品。

君：人参——甘温益气，健脾养胃

臣：白术——补气健脾燥湿，加强人参益气补脾之力

佐：茯苓——健脾渗湿，合白术则健脾祛湿助运之功益著

佐使：炙甘草——甘温益气，加强人参、白术益气补中之力，兼能调和诸药

组方特点：补中兼运，温而不燥，平补不峻，作用缓和，犹如宽厚平和的君子，故有“四君子汤”之美名。

生脉散

（《医学启源》）

【组成】麦冬9g，人参9g，五味子6g。水煎服。

【功效】益气敛阴，固脱生脉。

【主治】心肺气阴两虚证。心悸，或久咳少痰，伴神疲体倦、气短懒言、自汗或汗多、咽干，舌红，脉细弱或虚大而数。

【方解】本方证多由肺热久羁或暑热之邪导致，主要反映心肺气阴两伤，甚则气虚欲脱的病机特点。立法组方宜益气敛阴，固脱生脉。

君：人参——既能大补元气而固脱止汗，又能益气生津

臣：麦冬——养阴清热，润肺生津

佐：五味子——益气生津，养心敛肺

组方特点：一是气阴双补，补气为主；二是补中寓敛，生脉救急。

【使用注意】对于邪热未解或暑病热盛，气阴虽伤也不宜运用本方；久咳肺虚，亦应在阴伤气耗，纯虚无邪时，方可运用。

补中益气汤

（《内外伤辨惑论》）

【组成】黄芪9g，炙甘草6g，人参6g（或党参9g），白术6g，升麻6g，柴胡6g，当归身6g，橘皮6g。水煎服。

【功效】补中益气，升阳举陷。

【主治】

气虚发热证。身热自汗，渴喜热饮，体倦乏力，舌淡，脉虚大无力。

脾虚气陷证。脱肛、子宫脱垂或内脏下垂、久泻久痢、崩漏、尿血等，伴见食少便溏、体倦乏力、自汗、面色萎黄、舌淡脉虚。

脾不升清证。眩晕或头痛、视物昏瞀、耳鸣耳聋，伴见体倦乏力、自汗、面色萎黄、舌淡而胖、脉虚软无力。

【方解】本方原治气虚发热证，由清阳下陷，阴火上冲所致，后世拓展应用于脾虚气陷和脾不升清证。三证的基本病机皆为脾胃气虚，清阳不升。立法组方宜补益中气，升阳举陷。

君：黄芪——补中益气，升举清阳，实卫固表

臣：人参、白术——补气健脾，增强黄芪补中益气之力

佐：当归——养血益营，合黄芪以实卫益营

升麻、柴胡——协助君药升举清阳

陈皮——理气和中，使全方补而不滞

使：炙甘草——调和诸药

组方特点：一是补气结合升阳，体现“甘温除热”法；二是补气兼能调气血、和营卫。

【使用注意】阴虚发热及内热炽盛者忌用。

玉屏风散

（《究原方》，录自《医方类聚》）

【组成】炙黄芪60g，白术60g，防风30g。共研粗末，每次9g，加大枣1枚，水煎饭后温服。亦作汤剂，各药用量按比例酌减，加大枣1枚，水煎温服。

【功效】益气固表止汗。

【主治】肺卫气虚证。自汗恶风，面色萎白，舌淡苔薄白，脉虚。

【方解】本方证主要反映肺卫气虚，不能固表，腠理不密，易感风邪的病机特点。立法组方以补气健脾、实卫固表药为主，配合小量祛风解表之品，使补中寓散。

君：炙黄芪——补脾肺气，实卫固表 ┐君臣相伍，培土生金，以补为固，
臣：白术——益气健脾 ┘使气旺表实而止汗、御风

佐：防风——走表而祛风邪，与黄芪相配，补中寓散。黄芪得防风，则固表而不留邪；防风得黄芪，则祛风而不伤正

大枣——加强益气补虚之力

组方特点：以补为固，补中寓散。方名“玉屏风散”者，言其功效有似御风屏障，珍贵如玉。

【使用注意】外感自汗及阴虚盗汗者，不宜使用本方。

（二）补血剂

补血剂，具有补血作用，适用于面色无华、头晕眼花、心悸失眠、唇甲色淡、舌淡、脉细等血虚证症状。本类方剂常用补血药如熟地黄、当归、白芍、阿胶、龙眼肉等。因气能生血，且补血药易腻滞碍胃，故本类方剂常配补气理气之品，代表方如四物汤、当归补血汤等。

四物汤

（《仙授理伤续断秘方》）

【组成】熟地黄9g，当归9g，白芍药9g，川芎6g。水煎温服。

【功效】补血调血。

【主治】营血虚滞证。面色无华，唇甲色淡，头晕目眩，心悸失眠，妇人月经后期、量少或经闭不行、脐腹作痛，舌淡，脉细弦或细涩。

【方解】本方证主要反映营血亏虚，脏腑形体失养，血行不畅的病机特点。立法组方以补养营血为主，辅以活血调血。

君：熟地黄——滋阴补肾，填精生血

臣：当归——补血养肝，活血调经

佐使：白芍——养血益阴

川芎——活血行气

组方特点：一是补血取治肝肾，兼调冲任；二是补血配行血，动静结合，补血而不

滞血，行血而不伤血。

当归补血汤

（《内外伤辨惑论》）

【组成】黄芪30g，当归6g。水煎温服。

【功效】补气生血。

【主治】血虚发热证。肌热面赤，烦渴欲饮，脉洪大而重按无力。

【方解】本方所致血虚发热由劳倦内伤，阴血亏虚，阴不维阳，阳气浮越而致。立法组方宜补气生血、固表除热。

君：黄芪——补气固表，且补气亦助生血，所谓气旺则血充
臣：当归——养血和营，以复血虚之本
（君臣相伍，阳生阴长，气旺血生）

组方特点：一是以补为固，体现“甘温除热”法；二是黄芪与当归量比为5∶1，气血双补，重在补气，寓“有形之血不能速生，无形之气所当急固”之理，为补气生血的代表方。

【使用注意】阴虚发热者忌用。

（三）气血双补剂

气血双补剂，具有既补气又补血的双重作用，适用于面色无华、头晕目眩、心悸怔忡、食少体倦、气短懒言、舌淡、脉虚细无力等气血两虚证。本类方剂常用补气药有人参、党参、白术、炙甘草等，与补血药熟地黄、当归、白芍、阿胶等合用，代表方如八珍汤等。

八珍汤（原名八珍散）

（《瑞竹堂经验方》）

【组成】人参9g，熟地黄12g，白术9g，白茯苓9g，当归9g，白芍药9g，川芎6g，炙甘草6g。加生姜5片、大枣1枚，水煎温服。

【功效】益气补血。

【主治】气血两虚证。面色萎黄，气短乏力，心悸怔忡，头晕目眩，饮食减少，舌淡苔薄白，脉细弱或虚大无力。

【方解】本方所治气血两虚证多由久病失治，或病后失调，或失血过多而致气血两虚，失于荣养。立法组方当益气与补血并重。

君：人参、熟地黄——益气养血

臣：白术、茯苓——健脾助运，助人参益气

当归、白芍——养血和营，助熟地黄养血

佐：川芎——活血行气，合当归调血

佐使：生姜、大枣——调和脾胃，以资化气血

炙甘草——合人参、白术、茯苓益气和中，并调和诸药

组方特点：集四君子汤和四物汤于一方，气血并补，为治气血两虚之良方。

（四）补阴剂

补阴剂，具有滋补阴精的作用，适用于形体消瘦、口燥咽干、潮热颧红、五心烦热、盗汗、舌红少苔、脉细数等阴虚证。本类方剂常用补阴药如生地黄、熟地黄、麦冬、沙参、枸杞子、龟甲等，由于阴虚易生内热，故酌配清热之品，代表方如六味地黄丸、左归丸等。

六味地黄丸（原名地黄丸）

（《小儿药证直诀》）

【组成】熟地黄160g，山茱萸80g，干山药80g，泽泻60g，牡丹皮60g，白茯苓60g。上研为末，制成水蜜丸或大、小蜜丸。亦作汤剂，各药用量按比例酌减，水煎服。

【功效】滋阴补肾。

【主治】肾阴虚证。腰膝酸软，头晕目眩，口燥咽干，或有耳鸣耳聋、盗汗、遗精、消渴、手足心热、牙齿动摇、足跟作痛、小儿囟门不合，舌红少苔、脉沉细数。

【方解】本方证以肾阴亏虚为本，虚热内扰为标，故立法组方以滋阴补肾为主，兼清虚热。

君：熟地黄——滋阴补肾，填精益髓
臣：山茱萸——补养肝肾，固涩精气
　　山药——补益脾阴，固肾涩精
（以上）三药配合，肾肝脾三阴并补，是为“三补”

佐：泽泻——利湿而泄肾浊，并能减熟地黄之滋腻
　　茯苓——淡渗脾湿，既助山药之健运，并协泽泻以泄肾浊
　　牡丹皮——清肝热，并制山萸肉之温涩
（以上）是为“三泄”

组方特点：一是三补三泄，以补为主，以泄助补；二是肝脾肾三阴并补，重在补肾。

【使用注意】脾虚泄泻者慎用。

左归丸

（《景岳全书》）

【组成】熟地黄240g，炒山药120g，枸杞120g，山茱萸120g，川牛膝90g，制菟丝子120g，鹿角胶120g，龟甲胶120g。炼蜜为丸。亦作汤剂，各药用量按比例酌减，水煎服。

【功效】滋阴补肾，填精益髓。

【主治】真阴不足证。头晕目眩，腰酸腿软，或有遗精滑泄、自汗盗汗、口燥舌干，舌红少苔，脉细。

【方解】本方证反映了真阴不足，精髓亏损的病机特点，故立法组方以滋阴补肾，填精益髓。

君：熟地黄——滋阴补肾，填精益髓

臣：山茱萸——养肝滋肾，涩精敛汗

山药——补脾益阴，滋肾固精

枸杞——补肾益精，养肝明目

鹿角胶——偏补肾阳
龟甲胶——偏补肾阴 } 血肉有情之品，峻补精髓，同时寓“阳中求阴”之义

佐：菟丝子、牛膝——益肝肾，强筋骨，健腰膝

组方特点：本方纯补不泻，阳中求阴。

【使用注意】本方药物阴柔滋润，易滞脾碍胃，脾虚泄泻者慎用。

（五）补阳剂

补阳剂，具有温补阳气等作用，适用于畏冷肢凉、口淡不渴或渴喜热饮、便溏尿清或尿少浮肿、性欲减退、男子阳痿早泄、女子宫寒不孕、舌淡胖苔白滑、脉沉迟等阳虚证。本类方剂常用补肾阳药如附子、肉桂、杜仲、菟丝子、巴戟天、肉苁蓉、淫羊藿、鹿角胶等，因阴阳互根，“善补阳者，必于阴中求阳”，故常配伍熟地、山茱萸、山药、枸杞子等滋阴之品，以助阳的生化，并可借补阴药的滋润，以制补阳药的温燥。本类方剂代表方如右归丸等。

右归丸

（《景岳全书》）

【组成】制附子60～180g，肉桂60～120g，鹿角胶120g，熟地黄240g，炒山药120g，山茱萸90g，枸杞120g，制菟丝子120g，杜仲120g，当归90g。上先将熟地黄蒸烂杵膏，加炼蜜为丸。亦作汤剂水煎温服，各药用量按比例酌减。

【功效】温补肾阳，填精益髓。

【主治】命门火衰证。神疲气怯，畏寒肢冷，腰膝软弱，或有阳痿遗精、阳衰无子、饮食减少、大便不实、小便自遗，舌淡苔白，脉沉而迟。

【方解】方证主要反映命门火衰，温煦、生殖、气化功能减弱，火不暖土的病机特点。立法组方当“益火之源，以培右肾之元阳”。

君：附子、肉桂——温壮元阳以补命门之火
鹿角胶——温补肾阳、益精养血 } 三药相辅相成，培补肾中元阳

臣：熟地黄、山茱萸、枸杞、山药——滋阴益肾，养肝补脾，取“阴中求阳”之意

佐：菟丝子、杜仲——补肝肾，强腰膝

当归——养血和血，助鹿角胶补养精血

组方特点：一是补阳药与补阴药相配，则“阳得阴助，生化无穷”，体现了“阴中求阳”的治疗法则；二是本方纯补无泻，集温补药与滋阴药于一方，则益火之功尤著。

【使用注意】本方纯补无泻，故肾虚兼有湿浊者，不宜使用。

（六）阴阳双补剂

阴阳双补剂，具有既补阴精又补阳气的双重作用，主要适用于头晕目眩、腰膝酸

软、阳痿遗精、畏寒肢冷、自汗盗汗、午后潮热等肾阴阳两虚证，以及腰痛脚软、少腹拘急、小便不利或小便反多（入夜尤甚）、舌淡而胖、脉虚弱而尺部沉细等肾气虚损者。常以补阴药如熟地黄、山茱萸、龟甲、何首乌、枸杞子和补阳药如肉苁蓉、巴戟天、附子、肉桂、鹿角胶等共同组成方剂。本类方剂代表方如肾气丸等。

肾气丸

（《金匮要略》）

【组成】干地黄240g，薯蓣（即山药）120g，山茱萸120g，桂枝30g，炮附子30g，泽泻90g，茯苓90g，牡丹皮90g。上为细末，炼蜜和丸。亦作汤剂，各药用量按比例酌减，水煎服。

【功效】滋阴助阳，补肾化气。

【主治】肾气虚证。腰痛脚软，少腹拘急，小便不利或反多，或有痰饮、水肿、消渴、脚气、转胞，舌淡而胖、脉虚弱尺部沉细。

【方解】本方证主要反映肾气不足，气化失司，水液代谢失常的病机特点，当以“阴中求阳”“少火生气”立法，组方配伍宜以大队滋阴益精药与少量温阳补火药为伍，并佐用通散渗利之品。

君：干地黄——滋阴补肾填精

臣：山茱萸——补益肝肾敛精
　　山药——补脾益肾涩精
（二药合干地黄滋阴补肾填精，阴生阳长）

佐：炮附子、桂枝——温肾助阳化气
　　泽泻、茯苓——利水渗湿，配桂枝又善温化痰饮
　　丹皮——活血散瘀，合桂枝可调血分之滞
（三药寓泄于补，以泄助补）

组方特点：一是补阳药少量轻而滋阴药多量重，意在阴中求阳，少火生气；二是寓泄于补，以泄助补，意使补而不滞。

其他补虚剂见表8–26。

表8–26　其他补虚剂简表

类别	方名	组成	功效	主治	使用注意
补气剂	参苓白术散	人参、白茯苓、白术、山药各100g，白扁豆75g、莲子肉、薏苡仁、砂仁、桔梗各50g，炒甘草100g，上为细末，枣汤调下	益气健脾渗湿止泻	脾虚湿盛证。肠鸣泄泻，形体消瘦，或有饮食不化、胸脘痞闷、四肢乏力、面色萎黄，舌淡苔白腻，脉虚缓	–
	完带汤	炒白术30g，炒山药30g，人参6g，制苍术9g，炒车前子9g（包煎），柴胡2g，炒白芍15g，黑芥穗2g，陈皮2g，甘草3g	补脾疏肝化湿止带	脾虚肝郁，湿浊带下。带下色白或淡黄，清稀如涕无臭，或有面色萎白、肢体倦怠、大便溏薄，舌淡苔白，脉缓或濡弱	带下证属湿热下注者，非本方所宜

续表

类别	方名	组成	功效	主治	使用注意
补血剂	归脾汤	人参6g，龙眼肉6g，炒黄芪6g，白术6g，当归6g，白茯苓6g，远志6g，酸枣仁6g，木香3g（后下），炙甘草2g，加生姜、大枣	益气补血 健脾养心	①心脾气血两虚证。心悸怔忡，失眠健忘，体倦食少，盗汗虚热，面色萎黄，舌淡，脉细弱。②脾不统血证。便血、皮下紫癜以及妇女崩漏、月经先期、量多色淡，舌淡，脉细弱	–
气血双补剂	炙甘草汤（又名复脉汤）	炙甘草12g，生地黄48g，大枣10枚，人参6g，阿胶6g（烊化、冲服），麦冬9g，麻子仁9g，生姜9g，桂枝9g	益气养血 滋阴温阳 复脉定悸	心阴阳气血俱虚证。脉结代，心悸，虚羸少气，舌光色淡少苔，或质干而瘦小	–
补阴剂	大补阴丸	炒黄柏、炒知母、熟地黄、炙龟甲各120g，猪脊髓（蒸熟），炼蜜为丸	滋阴降火	阴虚火旺证。骨蒸潮热，或有盗汗遗精、咳嗽咯血、心烦易怒、足膝疼热，舌红少苔，尺脉数而有力	脾胃虚弱，食少便溏，以及火热属实证者不宜使用
	一贯煎	枸杞子15g，当归9g，生地黄15g，北沙参9g，麦冬9g，川楝子6g	滋阴疏肝	阴虚肝郁证。胁肋或胃脘隐痛，咽干口燥，或有吞酸吐苦、疝气瘕聚，舌红少津，脉虚弦或细弱	有停痰积饮而舌苔白腻、脉沉弦者不宜使用
阴阳双补剂	地黄饮子	熟地黄、炒山茱萸、巴戟天、肉苁蓉、炮附子、肉桂、石斛、麦冬、炒五味子、白茯苓、远志、菖蒲各15g共为粗末，1次9g，加生姜3片、大枣2枚	滋肾阴 补肾阳 化痰宣窍	肾虚喑痱证。舌强不能言，足废不能用，口干不欲饮，足冷面赤，脉沉细弱	气火上升、肝阳偏亢而阳热之象明显者，不宜使用

第十五节　固涩方药

具有收敛固涩作用，治疗气、血、精、津散失滑脱之证的一类方药称为固涩方药。

本类方药主治久病体虚、正气不固、脏腑功能衰退所致的自汗、盗汗、久咳虚喘、久泻、久痢、遗精、滑精、遗尿、尿频、崩带不止等滑脱不禁的病证。固涩方药所治的散失滑脱之证，皆由正气亏虚而致，故应根据气血、阴阳、精气、津液耗伤程度的不同，以收涩方药治疗疾病之标，配伍相应的补益药，使之标本兼顾。固涩剂为正虚无邪或虚多邪少者而设，故凡外邪未去，误用固涩，则有“闭门留寇”之弊。此外，对于由实泻所致的热病多汗、痰饮咳嗽、火扰遗泄、热痢初起、伤食泄泻、实热崩带等，均非本类方药之所宜。

一、固涩药

凡以收敛固涩为主要作用，用于治疗各种滑脱病证的药物称为收涩药，又称固涩药。本类药物味多酸涩，性温或平，主要功效固表止汗、敛肺止咳、涩肠止泻、固精缩尿、收敛止血、止带等。根据其药性及临床应用的不同，可分为固表止汗药、敛肺涩肠药、固精缩尿止带药三类。

五味子

Wuweizi（《神农本草经》）

本品为木兰科植物五味子*Schisandra chinesis*（Turcz.）Baill或华中五味子*Schisandra sphenanthera* Rehd.et Wils.的成熟果实。前者习称“北五味子”，后者习称“南五味子”。秋季果实成熟时采取。晒干。生用或经醋、蜜拌蒸晒干用。

【药性】酸、甘，温。归肺、心、肾经。

【功效】收敛固涩，益气生津，补肾宁心。

【应用】

1.久咳虚喘

本品味酸收敛，甘温而润，能上敛肺气，下滋肾阴，为治疗久咳虚喘之要药。本品常用治肺虚久咳，可与罂粟壳配伍，如五味子丸；用治肺肾两虚喘咳，多与山茱萸、熟地黄等同用，如都气丸。

2.自汗，盗汗

本品五味俱全，以酸为主，善能敛肺止汗，常与麻黄根、牡蛎等配伍。

3.遗精，滑精

本品甘温而涩，入肾，能补肾涩精止遗，为治肾虚精关不固遗精、滑精之常用药。用治滑精，可与桑螵蛸、附子、龙骨等同用；治疗梦遗，常与麦冬、山茱萸等同用。

4.久泻不止

本品味酸涩性收敛，能涩肠止泻。用于脾肾虚寒久泻不止，常与补骨脂、肉豆蔻、吴茱萸配伍，如四神丸。

5.津伤口渴，消渴

本品甘以益气，酸能生津，具有益气生津止渴之功。治疗热伤气阴，汗多口渴者，常与人参、麦冬同用，如生脉散；治疗阴虚内热，口渴多饮之消渴证，多与山药、知母等同用。

6.心悸，失眠，多梦

本品既能补益心肾，又能宁心安神，治阴血亏损，心神失养，或心肾不交之虚烦心悸、失眠多梦，常与麦冬、丹参、生地黄等配伍，如天王补心丹。

【用法用量】煎服，2～6g。

【使用注意】凡表邪未解，内有实热，咳嗽初起，麻疹初期，均不宜用。

乌 梅

Wumei（《神农本草经》）

本品为蔷薇科植物梅*Prunus mume*（Sieb.）Sieb.et Zucc.的干燥近成熟果实。夏季果实近成熟时采收，低温烘干后闷至皱皮，色变黑时即成。去核生用或炒炭用。

【药性】酸、涩，平。归肝、脾、肺、大肠经。

【功效】敛肺涩肠，生津安蛔。

【应用】

1.肺虚久咳

本品味酸而涩，其性收敛，入肺经能敛肺气，止咳嗽，适用于肺虚久咳少痰或干咳无痰之证，可与罂粟壳、苦杏仁等配伍。

2.久泻，久痢

本品酸涩入大肠经，有良好的涩肠止泻痢作用，为治疗久泻、久痢之常用药。本品治疗久泻、久痢，可与罂粟壳等同用，如固肠丸；而治湿热泻痢，便脓血，则配伍黄连。

3.虚热消渴

本品味酸性平，能生津液，止烦渴，治虚热消渴，可单用煎服，或与天花粉、麦冬、人参等同用，如玉泉散。

4.蛔厥腹痛，呕吐

本品极酸，蛔得酸则静，有安蛔止痛，和胃止呕功效，为安蛔之良药。本品用治蛔虫所致腹痛、呕吐、四肢厥冷的蛔厥病证，常与川椒、黄连等同用，如乌梅丸。

此外，本品炒炭后，能固冲止漏，可治疗崩漏不止、便血等。

【用法用量】煎服，6～12g，大剂量可用至30g。外用适量。止泻止血宜炒炭用。

【使用注意】外有表邪或内有实热积滞者不宜服。

山茱萸

Shanzhuyu（《神农本草经》）

本品为山茱萸科植物山茱萸*Cornus officinalis* Sieb.et Zucc.的干燥成熟果肉。秋末冬初采收。用文火烘焙或置沸水中略烫及时挤出果核，晒干或烘干。生用或酒炙用。

【药性】酸、涩，微温。归肝、肾经。

【功效】补益肝肾，涩精固脱。

【应用】

1.腰膝酸软，头晕耳鸣，阳痿

本品酸微温质润，其性温而不燥，补而不峻，补益肝肾，既能益精，又可助阳，为平补阴阳之要药。治疗肝肾阴虚，头晕目眩、腰酸耳鸣者，与熟地黄，山药等同用，如六味地黄丸；治疗命门火衰，腰膝冷痛，小便不利者，与肉桂、附子等配伍，如肾气丸；治疗肾阳虚阳痿，多配鹿茸、补骨脂、巴戟天等。

2.遗精滑精，遗尿尿频

本品既能补肾益精，又能固精缩尿，于补益之中又具封藏之功，为固精止遗之要药。本品用于治疗肾虚精关不固之遗精、滑精，与熟地黄、山药等配伍；对于肾虚膀胱失约之遗尿、尿频者，多配覆盆子、金樱子、沙苑子等。

3.崩漏，月经过多

本品能补肝肾、固冲任而止血。对于肝肾亏损之崩漏及月经过多者，常与熟地黄、白芍等同用；而对于脾气虚弱，冲任不固而漏下不止者，常与龙骨、黄芪等配伍。

4.大汗不止，体虚欲脱

本品酸涩性温，能收敛止汗，固涩滑脱，为防止元气虚脱之要药，常与人参、附子、龙骨等同用。

【用法用量】煎服，6～12g，急救固脱20～30g。

【使用注意】素有湿热而致小便淋涩者，不宜应用。

莲　子

Lianzi（《神农本草经》）

本品为睡莲科植物莲*Nelumbo nucifera* Gaertn.的干燥成熟种子。秋季采收。晒干。生用。

【药性】甘、涩，平。归脾、肾、心经。

【功效】补脾止泻，益肾涩精，止带，养心安神。

【应用】

1.脾虚泄泻

本品甘可补脾，涩能止泻，治疗脾虚久泻，食欲不振者，常与党参、茯苓、白术等配伍，如参苓白术散。

2.遗精滑精，带下

本品味甘而涩，入肾经而能益肾固精，又能固涩止带，治肾虚精关不固之遗精、滑精，常与芡实、龙骨等同用，如金锁固精丸；对于脾虚带下者，常与茯苓、白术等配伍；治脾肾两虚，带下清稀，腰膝酸软者，可配山茱萸、山药等。

3.心悸，失眠

本品能养心血，益肾气，交通心肾而有安神功效。用于心肾不交之虚烦、心悸、失眠者，常配酸枣仁、茯神、远志等。

【用法用量】煎服，6～15g。

附：

莲子心：为莲子中的青嫩胚芽。味苦，性寒。归心、肾经。功效清心安神，交通心肾，涩精止血。主治热入心包，神昏谵语；心肾不交，失眠遗精；血热吐血。用量1.5～3g。

荷叶：为莲的叶片。味苦、涩，性平。归肝、脾、胃经，功能清暑利湿，升阳止血。主治暑热病证、脾虚泄泻和多种出血证。煎服，3～10g。

荷梗：为莲的叶柄及花柄。味苦，性平。归肺、脾、胃经，功能通气宽胸，和胃安胎。主治外感暑湿、胸闷不畅、妊娠呕吐、胎动不安。煎服，10～15g。

其他收涩药见表8-27。

表 8-27　其他收涩药简表

类别	药名	药性	功效	应用	用法用量	使用注意
固涩药	麻黄根	甘、微涩，平。归肺经	固表止汗	自汗、盗汗	煎服，3～9g。外用适量。	有表邪者忌用
	浮小麦	甘，凉。归心经	固表止汗 益气除热	①自汗，盗汗；②骨蒸劳热	煎服，6～12g	表邪汗出者忌用
	五倍子	酸、涩，寒。归肺、大肠、肾经	敛肺降火 涩肠止泻 敛汗止血 固精止遗 收湿敛疮	①咳嗽，咯血；②久泻，久痢；③自汗，盗汗；④崩漏，便血痔血；⑤遗精、滑精；⑥湿疮，肿毒	煎服，3～6g；入丸散服，每次1～1.5g。外用适量	湿热泻痢者忌用
	芡实	甘、涩，平。归脾、肾经	补脾止泻 益肾固精 除湿止带	①脾虚久泻；②肾虚遗精滑精，遗尿，白浊；③带下证	10～15g	-
	覆盆子	甘、酸，微温。入肝、肾经	补肾固精 缩尿益肝 明目	①遗精滑精、遗尿尿频、阳痿；②肝肾不足，目暗不明	煎服，6～12g	-

二、固涩剂

固涩剂是以固涩药为主组成，具有收敛固涩作用，治疗气、血、精、津散失滑脱之证的一类方剂。本类方剂属于“十剂”中的“涩剂”，主要适用于自汗、盗汗、久泻不止、遗精滑泄、小便失禁等。固涩剂所治的散失滑脱之证，皆由正气亏虚而致，故应根据气血、阴阳、精气、津液耗伤程度的不同，配伍相应的补益药，使之标本兼顾。根据所治病证的不同，固涩剂分为固表止汗、涩肠固脱、涩精止遗三类，代表方如四神丸。

四神丸

（《内科摘要》）

【组成】煨肉豆蔻200g，盐炒补骨脂400g，醋制五味子200g，浸炒吴茱萸100g。加生姜200g、去核红枣200g，二药先煮，再将上药研细，待红枣煮熟后，去姜取枣肉，合药末为丸。亦作汤剂，各药用量按比例酌减，水煎服。

【功效】温肾暖脾，固肠止泻。

【主治】脾肾虚寒之肾泻。五更泄泻或久泻不愈，不思饮食，腰酸肢冷，或有食不消化、腹痛喜温、神疲乏力，舌淡，苔薄白，脉沉迟无力。

【方解】本方所治肾泻，又称五更泻，多由命门火衰，火不暖土，脾失健运所致。立法组方宜温肾暖脾，固涩止泻。

君：补骨脂——善补命门之火以温养脾土

臣：肉豆蔻——温中涩肠

佐：吴茱萸——温脾暖胃以散阴寒

五味子——味酸固肾涩肠，合吴茱萸以助君、臣药温涩止泻之力

姜、枣同煮，枣肉为丸，意在温补脾胃，鼓舞运化

组方特点：本方温补脾肾，以温肾为主；温中寓涩，以温为主。

其他固涩剂见表8–28。

表8–28　其他固涩剂简表

类别	方名	组成	功效	主治	使用注意
固涩剂	牡蛎散	黄芪、麻黄根、煅牡蛎各30g，共为粗散，每服9g，加浮小麦30g，水煎温服	敛阴止汗 益气固表	体虚自汗、盗汗证。常自汗出，夜卧更甚，心悸惊惕，气短烦倦，舌淡红，脉细弱	–
	桑螵蛸散	桑螵蛸、远志、菖蒲、龙骨、人参、茯神、当归、酥炙龟甲各30g，共研细末，每服6g，睡前以人参汤调服	调补心肾 涩精止遗	心肾两虚证。小便频数或遗尿，健忘，或有尿如米泔色、遗精、心神恍惚，舌淡苔白，脉细弱	下焦湿热或相火妄动所致之尿频、遗尿或遗精滑泄者，非本方所宜
	固冲汤	山茱萸24g，煅龙骨24g（先煎），煅牡蛎24g（先煎），炒白术30g，生黄芪18g，生杭芍12g，棕榈炭6g，五倍子1.5g（研粉，药汁送服），海螵蛸12g，茜草9g	固冲摄血 益气健脾	脾肾亏虚，冲脉不固证。猝然血崩或月经过多，头晕肢冷，神疲气短，舌淡，脉微弱或微细无力	血热妄行所致崩漏者忌用本方

主要参考书目

[1]王健.中医基础理论.北京：中国中医药出版社，2016.
[2]李灿东.中医诊断学.北京：中国中医药出版社，2016.
[3]钟赣生.中药学.北京：中国中医药出版社，2016.
[4]李冀，连建伟.方剂学.北京：中国中医药出版社，2016.
[5]陈晶，程海波.中医学基础.北京：中国中医药出版社，2021.
[6]陈金水，中医学.北京：人民卫生出版社，2018.
[7]刘兴仁.中医学基础概论.上册.北京：学苑出版社，2008.
[8]刘兴仁.中医学基础概论.下册.北京：学苑出版社，2008.

中药索引

方剂索引